岐黄薪傳録

主编　陈永亮　李　强　杨荔勇　刘世巍

中国科学技术出版社
·北　京·

图书在版编目（CIP）数据

岐黄薪传录 / 陈永亮等主编 . — 北京 : 中国科学技术出版社 , 2023.9
ISBN 978-7-5236-0199-0

Ⅰ . ①岐… Ⅱ . ①陈… Ⅲ . ①中医临床—经验—中国—现代 Ⅳ . ① R249.7

中国国家版本馆 CIP 数据核字 (2023) 第 091497 号

策划编辑　王久红　孙　超
责任编辑　王久红
文字编辑　卢兴苗
装帧设计　佳木水轩
责任印制　李晓霖

出　　版　中国科学技术出版社
发　　行　中国科学技术出版社有限公司发行部
地　　址　北京市海淀区中关村南大街 16 号
邮　　编　100081
发行电话　010-62173865
传　　真　010-62179148
网　　址　http://www.cspbooks.com.cn

开　　本　710mm × 1000mm　1/16
字　　数　419 千字
印　　张　22.25
版　　次　2023 年 9 月第 1 版
印　　次　2023 年 9 月第 1 次印刷
印　　刷　北京盛通印刷股份有限公司
书　　号　ISBN 978-7-5236-0199-0 / R · 3110
定　　价　78.00 元

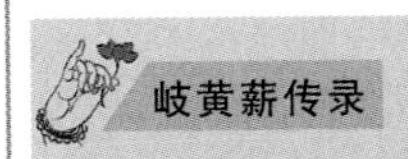

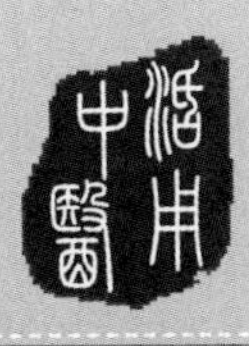

编著者名单

主　编　陈永亮　李　强　杨荔勇　刘世巍

副主编　蒋跃绒　谈太鹏　罗　梅　董　博　程少丹　刘爱峰　朱红俊　朱文浩　吕　品

编　者　（以姓氏笔画为序）

马　娴　杭州市中医院
王　芳　湖北省中医院
王　峰　安康市中医医院
王　萍　安阳市中医院
王亚丽　运城市中医医院
王全生　泸州市泸县中医医院
木巴热克·麦麦提　新疆维吾尔自治区维吾尔医医院
孔庆辉　珲春市中医医院
邓远秀　宁南县中医医院
邓建军　岳池县中医医院
叶承莉　重庆市中医骨科医院
史玉虎　安徽省中西医结合医院（安徽中医药大学第三附属医院）
冉传生　重庆三峡医药高等专科学校附属人民医院
付　晓　锦州医科大学附属第一医院
冯雯琪　宜宾市中医医院
边淑娟　海东市平安区中医医院
吕　品　中国中医科学院广安门医院
朱文浩　淄博市中医医院
朱红俊　无锡市中医医院
朱怀宇　重庆市正刚中医骨科医院
乔黎焱　西安市中医医院
任　磊　内蒙古自治区中医医院
刘　杰　忠县中医医院
刘　杰　嘉兴市中医医院
刘　洁　西宁市第二人民医院
刘　理　九江市第三人民医院
刘　鸿　丽水市中医院
刘　琼　忠县中医医院
刘　斌　凤阳县中医院
刘世举　河南中医药大学第三附属医院
刘世巍　中国中医科学院望京医院
刘学勇　射洪市中医院
刘晋利　内江市中医医院
刘爱峰　天津中医药大学第一附属医院
许正锦　厦门市中医院
孙永安　宁夏回族自治区固原市中医医院
孙培养　安徽中医药大学第二附属医院
严成龙　楚雄彝族自治州中医医院
李　玥　广西骨伤医院

李　峻　江苏省中医院

李　海　长春中医药大学附属第三临床医院

李　强　遂宁市大英县中医医院

李文娟　上海静安区中医医院

李鸿章　河南省中医院（河南中医药大学第二附属医院）

李增图　浙江中医药大学附属第三医院

杨　洸　河南省洛阳正骨医院

杨春艳　昆明市中医医院

杨荔勇　永州市零陵区中医医院

肖　丽　阿拉善左旗巴彦浩特镇环城南路社区卫生服务中心

吴华慧　哈尔滨市中医医院

汪　青　丹巴县中藏医医院

张　欢　陕西中医药大学第二附属医院

张　栋　广西骨伤医院

陈永亮　忠县中医医院

陈贵全　西南医科大学附属中医医院

陈朝丽　丽江市中医医院

陈睿姣　重庆市荣昌区中医院

武士勇　江苏省宿迁市中西医结合医院

苗德胜　新疆维吾尔自治区中医医院

范　娥　甘肃中医药大学附属医院

林国彬　深圳市宝安区中医院

罗　梅　重庆市中医院

罗树雄　广州中医药大学附属东莞中医院

周　渭　重庆市铜梁区中医院

周小莉　重庆市中医院

周明旺　甘肃省中医院

周康艳　成都中医药大学

孟宪鑫　河北省中医院

赵　政　沈阳市中医院

赵　萌　天津市和平区中医医院

胡　华　宜昌市中医医院

钟生洪　小金县中藏医院

施正贤　浙江中医药大学附属温州市中西医结合医院

姚　娓　大连医科大学附属第二医院

党晓玲　克拉玛依市中西医结合医院（市人民医院）

钱　锐　云南省中医医院

徐新刚　上饶市广丰区中医院

郭　云　重庆市铜梁区中医院

谈太鹏　黑龙江省中医药科学院

陶　杨　重庆市北碚区中医医院

陶　静　忠县中医医院

陶银利　忠县中医医院

黄奏琴　上海市浦东新区中医医院

曹　越　湖南中医药大学第一附属医院

曹淑华　广东省中西医结合医院

常晓娟　南京市浦口区中医院

康　雄　神木市医院

梁　勇　江苏省南京市溧水区中医院

梁　超　海口市中医医院

隋博文　黑龙江中医药大学附属第一医院

董　博　西安市红会医院

蒋跃绒　中国中医科学院西苑医院

韩兴军　山东中医药大学第二附属医院

喻凤文　巴中市中医院

程　永　重庆市渝北区中医院

程少丹　上海中医药大学附属光华医院

程志刚　贵州中医药大学第二附属医院

曾长林　永修县人民医院

曾朝辉　湖南中医药高等专科学校

谢小林　忠县中医医院

谢佳佳　黔南州中医医院

雷　应　厦门市中医院

谭黎明　云阳县中医院

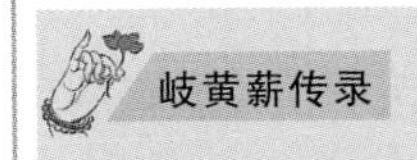

主编简介

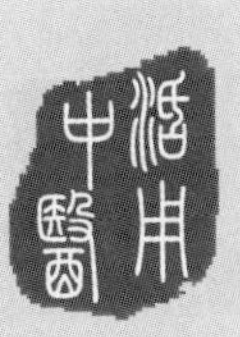

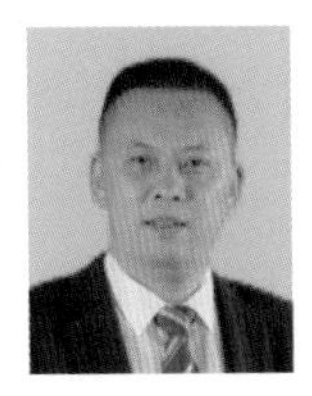

陈永亮

主任中医师，专技三级，忠县中医医院副院长，创“忠州纯针刀”培训。岐黄工程首届全国中医临床骨干人才，忠州纯针刀特色技术创新团队带头人，巴渝忠州针刀流派负责人，首批重庆市中医药文化传承创新十佳专家工作室导师，忠州纯针刀非物质文化遗产代表性传承人。

荣获第六届重庆市先进工作者、重庆市五一劳动奖章、首批重庆市区县医疗卫生学术技术带头人、重庆好医生等称号。

兼任中华中医药学会针刀医学分会副主委、党的工作小组重庆牵头专家、针刀临床技术规范化建设工作组成员，重庆市中医药学会针刀医学专委会主委。主持省部级重点科研课题等 10 余项，获重庆市医学会科技三等奖等 19 项。获国家实用新型专利 2 项，出版专著 6 部。

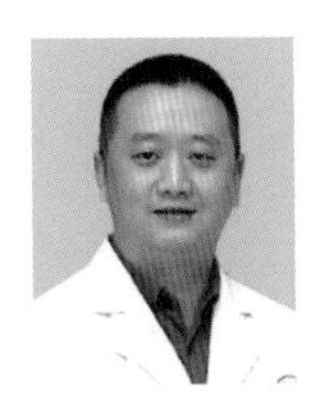

李　强

副主任中医师，大英县中医医院党委副书记、院长。岐黄工程首届全国中医临床骨干人才，重庆市忠州纯针刀特色技术创新团队成员，四川省国医大家学术经验传承班首期培养对象。

先后荣获四川省卫健系统先进个人、第七批四川省中医药管理局学术和技术带头人后备人选、遂宁市名中医、遂宁市第三批“川中明珠计划”医疗名家等称号。

兼任汉章针刀重庆学术部执行主委、四川省中医药学会道医养文化专委会常委。承担科研课题 7 项，发表学术论文 10 余篇，参编专著 3 部。

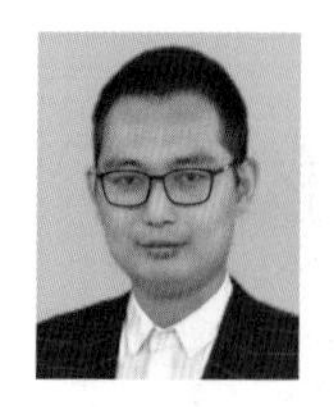

杨荔勇

副主任中医师，湖南省永州市零陵区中医医院治未病科主任。岐黄工程首届全国中医临床骨干人才，湖南省中医药治疗脾胃病高级研修班优秀学员。

兼任中华中医药学会学术流派传承分会青委、汉章针刀重庆学术部常务副主委。先后跟随国医大师刘祖贻，全国名中医黄煌、何嘉琳，省级名中医顾植山、门九章、门军章、朱克俭、张涤、柏正平，以及黄氏喉科第十代代表性传承人任思秀老师等学习。参编专著 1 部。

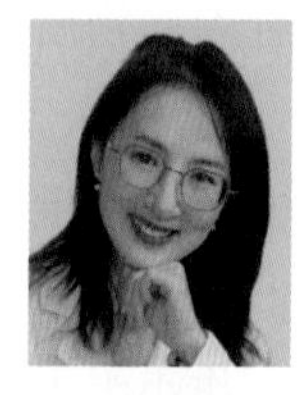

刘世巍

医学博士，博士研究生导师，中国中医科学院望京医院肾病内分泌科主任医师。岐黄工程第五批全国中医临床优秀人才，首届全国中医临床骨干人才，中国中医科学院第二批“中青年名中医”，国家中医肾病临床重点专科学术继承人，国家中医药管理局“十一五”肾病重点专科学术继承人。

荣获中华中医药学会科学技术奖 2 项、中国中医科学院科学技术进步奖 3 项。兼任中国中医药研究促进会糖尿病专业委员会常务理事。主持国家及省部级科研课题 9 项。发表学术论文 30 余篇，其中 SCI 论文 13 篇，中文核心期刊论文 20 余篇；参编专著 2 部。

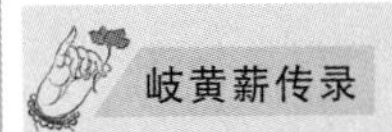

副主编简介

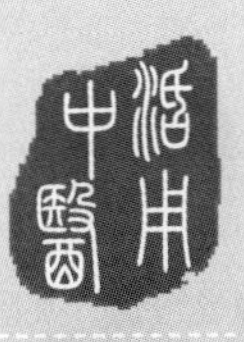

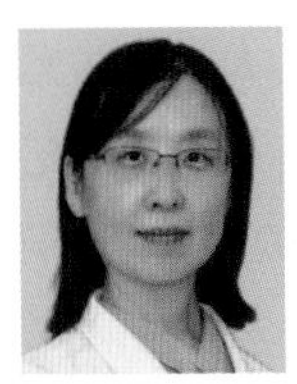

蒋跃绒

医学博士，中国中医科学院首批传承博士后，中国中医科学院心血管中心主任中医师。岐黄工程第五批全国中医临床优秀人才，首届全国中医临床骨干人才，第十三届中国医师奖获得者。先后荣获国家科技进步二等奖 1 项、省部级科技奖 5 项。兼任中国中医药研究促进会青年医师分会专家委员会副主委。主持及参加国家级科研课题 10 余项，发表学术论文 80 余篇。

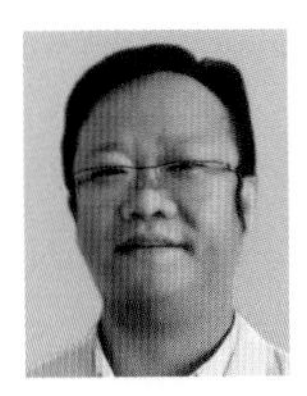

谈太鹏

博士后，主任医师，硕士研究生导师，黑龙江省青年名中医，人类非物质文化遗产中医针灸继承人[①]。岐黄工程第五批全国中医临床优秀人才，首届全国中医临床骨干人才，第五批全国老中医药专家学术经验继承人。兼任世界针灸学会联合会针灸传承工作委员会常委、汉章针刀重庆学术部学执行主委。承担各级课题 5 项，荣获省医疗卫生新技术应用一等奖等 3 项，发表论文 20 余篇。

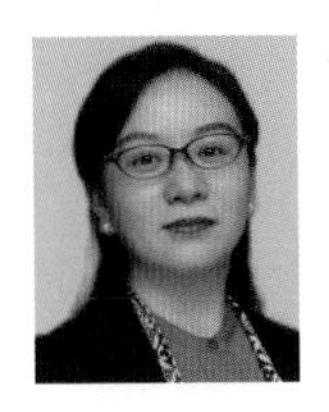

罗　梅

中医妇科学博士，副主任中医师，重庆市中医院妇科副主任。岐黄工程首届全国中医临床骨干人才，重庆市中青年医学高端人才。兼任中华中医药学会妇科分会委员。主持国家自然科学基金青年基金项目等课题多项，以主要执笔人及课题秘书身份参与国家中医药管理局中医药标准化项目指南研究课题 4 项，发表 SCI 论文 4 篇、核心期刊论文 20 余篇，参编专著 3 部。

① 联合国教科文组织批准中医针灸列为“人类非物质文化遗产代表作名录”时，确定的中医针灸代表性传承人全世界仅有四位，即程莘农、贺普仁、郭诚杰和张缙（jìn）。2021 年 4 月 9 日，张缙因病在衢州逝世。谈太鹏系其弟子，即非遗继承人。

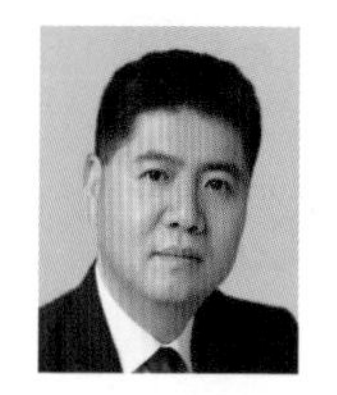

董　博

医学博士，主任中医师，教授，硕士研究生导师，西安市红会医院疼痛病区副主任，岐黄工程首届全国中医临床骨干人才，重庆市忠州纯针刀特色技术创新团队成员。兼任中国民族医药学会针刀分会副秘书长、陕西省中医药学会针刀分会主委、汉章针刀重庆学术部执行主委。主持和参与国自然基金等课题 15 项；荣获陕西省科技进步二等奖等 9 项。获国家专利 9 项。发表学术论文 30 余篇，其中 SCI 论文 5 篇；出版教材 7 部。

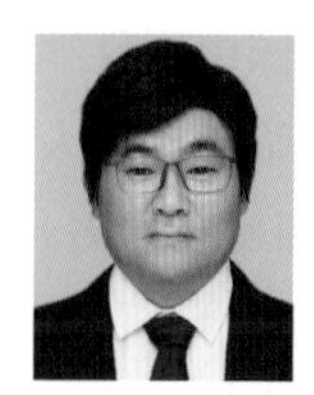

程少丹

医学博士，主任医师，硕士研究生导师，上海中医药大学附属光华医院关节康复科主任。岐黄工程首届全国中医临床骨干人才，施杞国医大师传承工作室学术继承人。荣获中华中医药学会 2022 年度青年科普人物、上海市医学青年人才最高荣誉奖“银蛇奖”提名奖等。

兼任中华中医药学会针刀医学分会常委、上海市中西医结合学会软组织专委会主委。主持省部级课题等 10 余项，获专利 3 项，发表论文 80 余篇，主编专著 4 部。

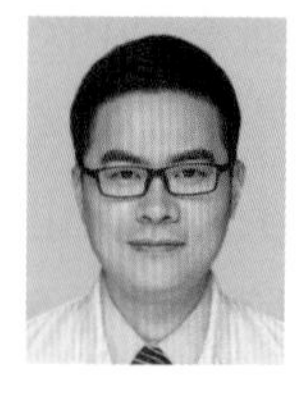

刘爱峰

医学博士，主任中医师，博士后，博士研究生导师，天津中医药大学附一医院科副主任。岐黄工程全国中医临床骨干人才，意大利安科纳联合大学医院访问学者。荣获天津市科技进步二等奖等 5 项、全国脊柱微创年会辩论赛一等奖和最佳辩手。兼任汉章针刀重庆学术部执行主委、国家自然基金评审专家、《国际生物医学工程杂志》编委。承担国自然等课题 15 项，获国家专利 5 项，发表 SCI 论文和中文核心论文 30 余篇，出版专著、教材 8 部。

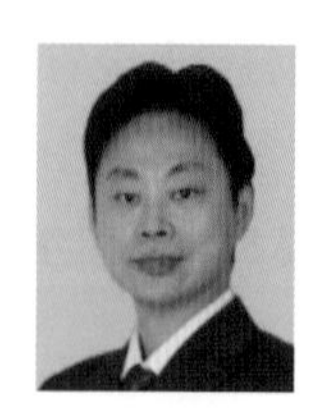

朱红俊

医学博士，主任中医师，博士后，硕士研究生导师，江苏省无锡市中医医院心血管科副主任。岐黄工程第五批全国中医临床优秀人才、首届全国中医临床骨干人才，江苏省“六高峰”高层次人才，江苏省“333”工程高层次人才，龙砂医学学术流派传承人。荣获江苏省中医药科学技术三等奖等 4 项。兼任中国中西医结合学会活血化瘀专委会青年副主委。承担国自然等课题 14 项，获国家发明专利 1 项。发表 SCI 论文等 40 余篇，参编专著 1 部。

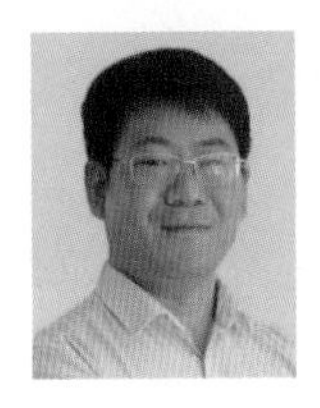

朱文浩

医学博士，主任医师，硕士研究生导师，淄博市中医医院脑病科二病区副主任。岐黄工程第五批全国中医临床优秀人才，首届全国中医临床骨干人才，全国中医药创新骨干人才，山东省中医药高层次人才。兼任中华中医药学会脑病分会委员、山东省老年医学学会中医药分会副主委等学术职务。承担国家级课题等 10 项，荣获山东中医药科技进步奖二等奖 1 项，获国家专利 5 项，发表 SCI 论文等 40 余篇，出版专著 6 部。

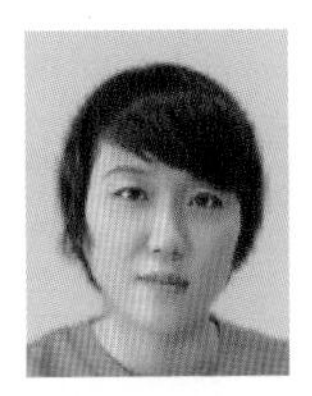

吕　品

医学硕士，中国中医科学院在读博士，中国中医科学院广安门医院治未病中心副主任医师。岐黄工程首届全国中医临床骨干人才，国家体育总局中国冰雪医务专家。研创的中医五音疗法成为北京首个自主定价中医治疗项目。兼任中国老年保健协会民族医药分会副秘书长、汉章针刀重庆学术部常务副主委。承担国自然基金等课题 7 项，发表核心期刊论文 8 篇，主编、副主编专著 3 部。

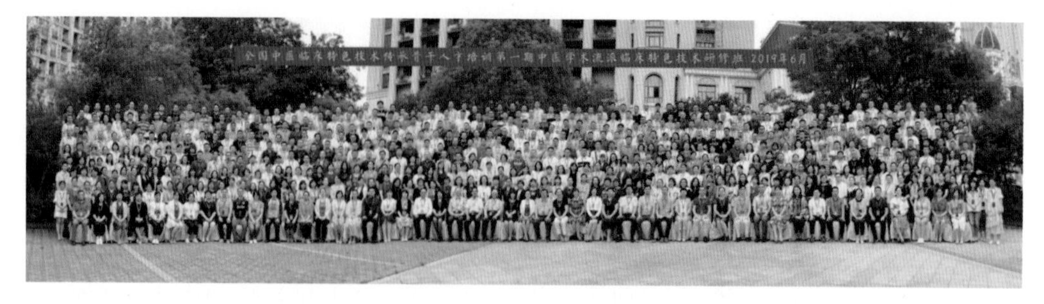

2019 年 6 月 17—26 日，国家中医药管理局在南京举办首届全国中医临床特色技术传承骨干人才第一期集中培训班时的合影

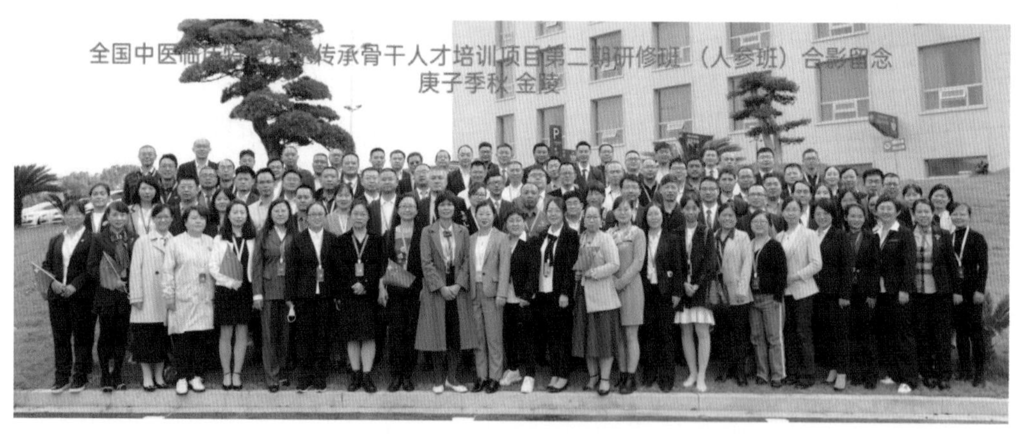

2020 年 10 月 13—24 日，国家中医药管理局在南京举办首届全国中医临床特色技术传承骨干人才第二次集中培训人参班（“六君子汤”之一）的集体合影

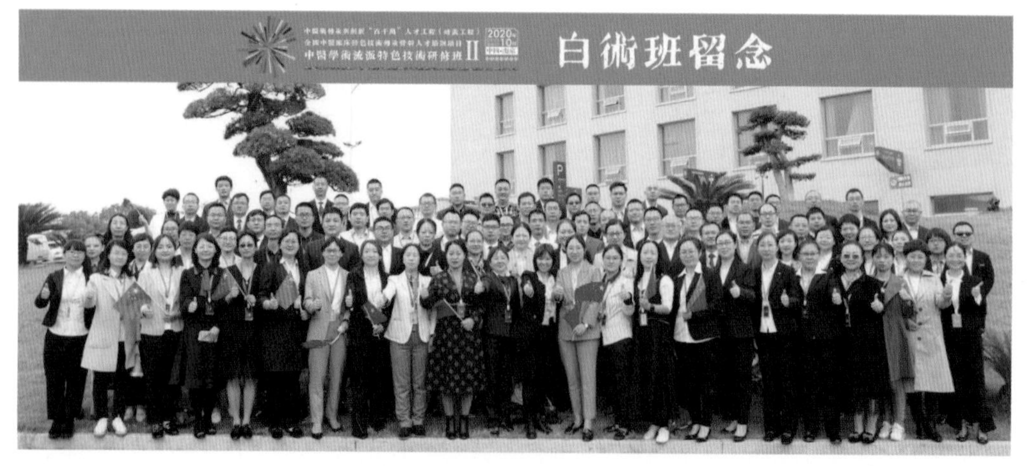

2020 年 10 月 13—24 日，国家中医药管理局在南京举办首届全国中医临床特色技术传承骨干人才第二次集中培训白术班（“六君子汤”之一）的集体合影

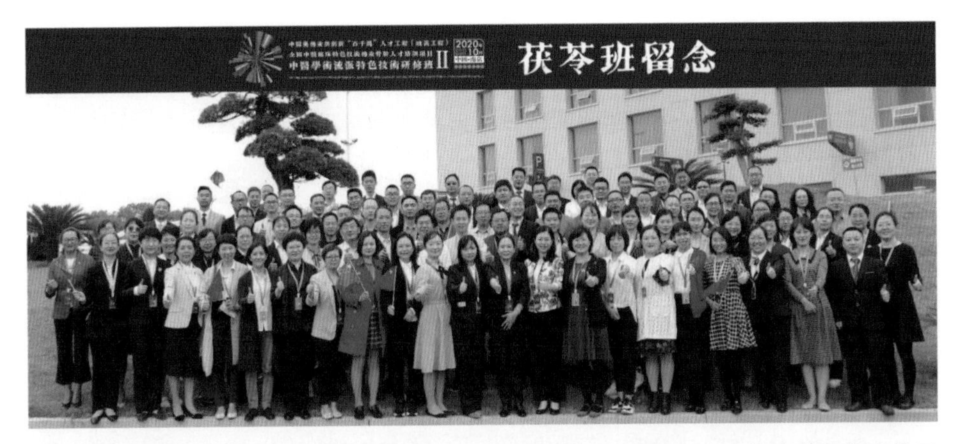

2020 年 10 月 13—24 日，国家中医药管理局在南京举办首届全国中医临床特色技术传承骨干人才第二次集中培训茯苓班（“六君子汤”之一）的集体合影

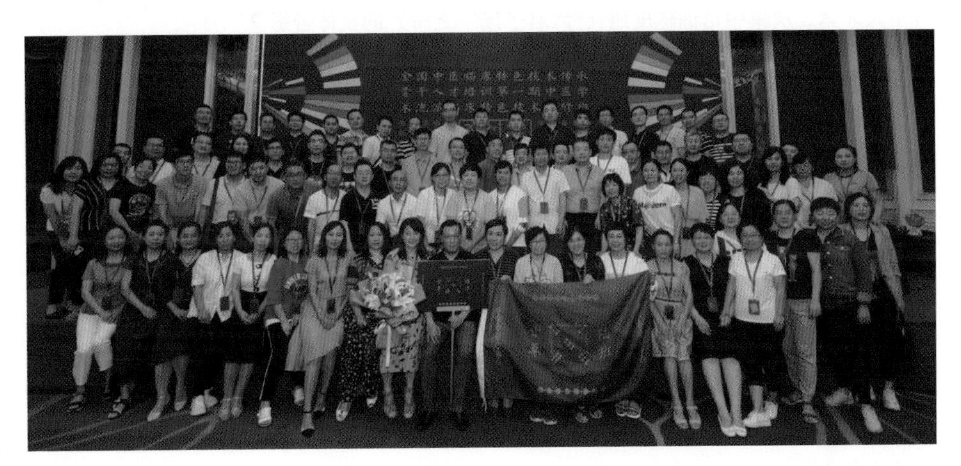

2020 年 10 月 13—24 日，国家中医药管理局在南京举办首届全国中医临床特色技术传承骨干人才第二次集中培训甘草班（“六君子汤”之一）的集体合影

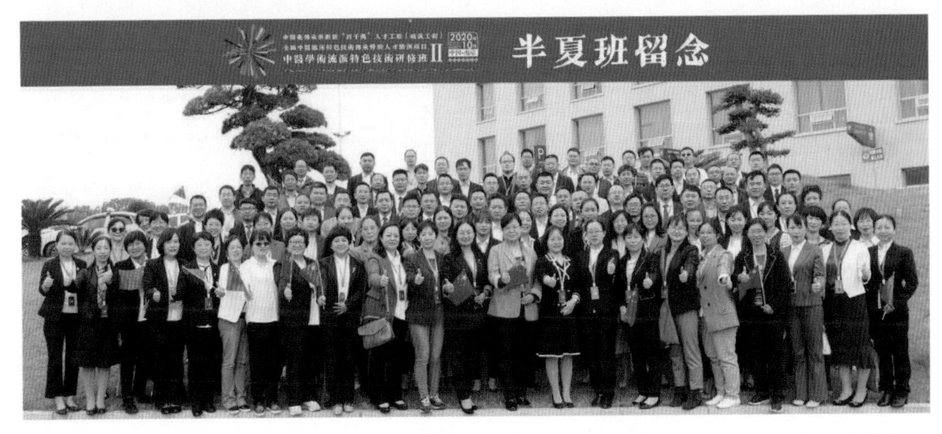

2020 年 10 月 13—24 日，国家中医药管理局在南京举办首届全国中医临床特色技术传承骨干人才第二次集中培训半夏班（“六君子汤”之一）的集体合影

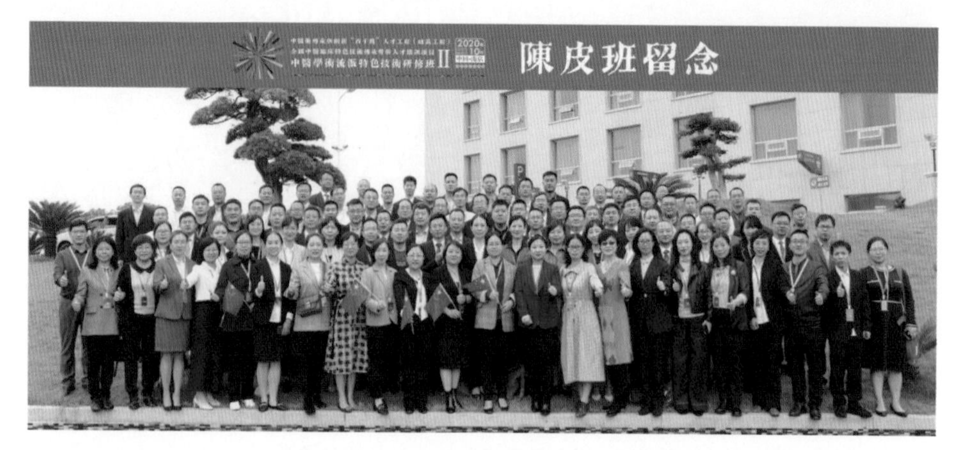

2020 年 10 月 13—24 日，国家中医药管理局在南京举办首届全国中医临床特色技术传承骨干人才第二次集中培训陈皮班（“六君子汤” 之一）的集体合影

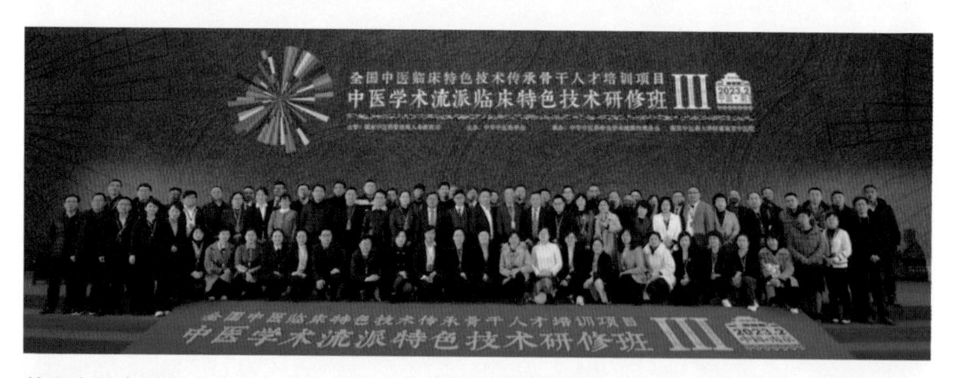

首届全国中医临床骨干人才班主任、第四批全国中医临床优才王挺教授与《岐黄薪传录》部分编者合影

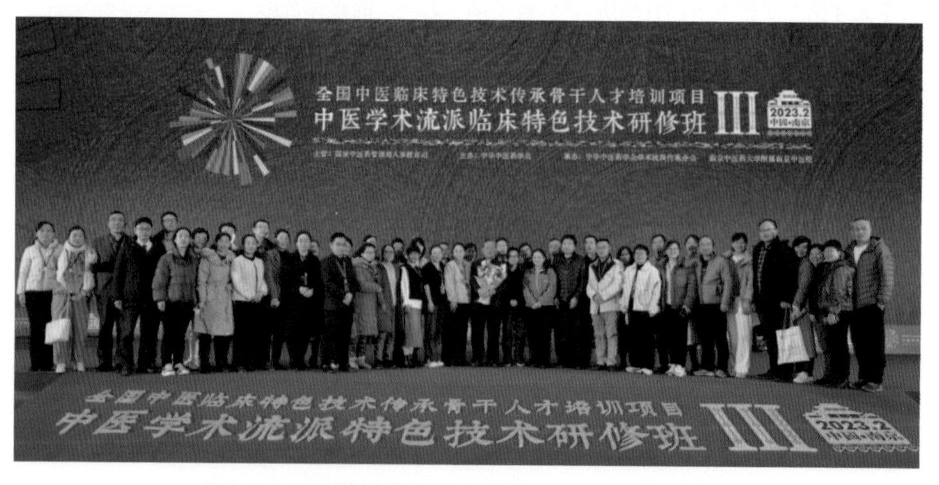

全国名中医黄煌教授与《岐黄薪传录》部分编者合影

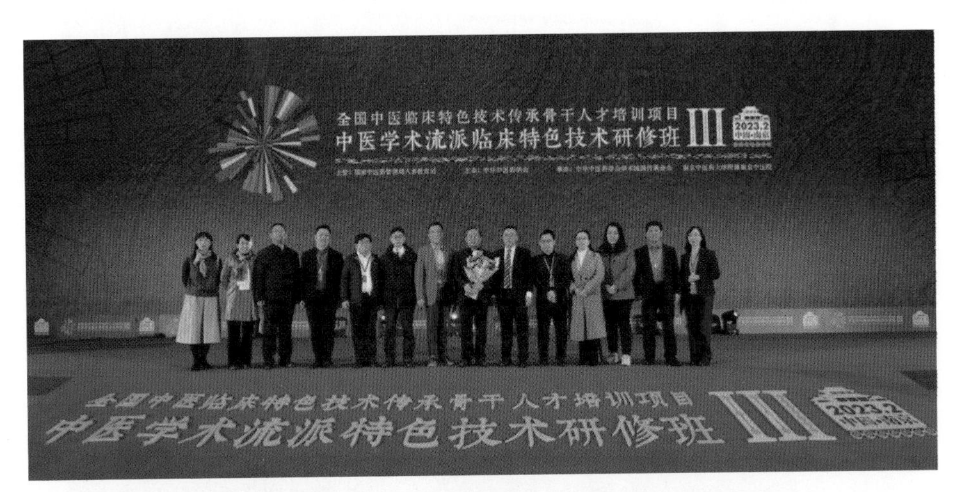

黄煌教授、王挺教授与《岐黄薪传录》主编、部分副主编合影

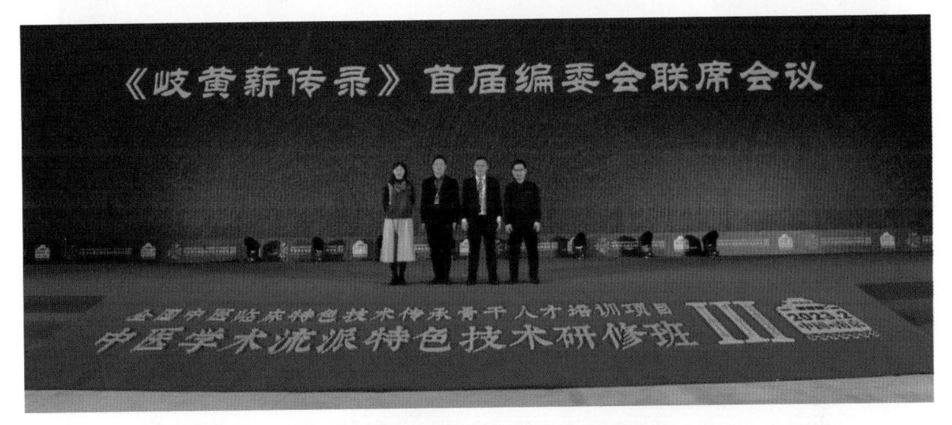

《岐黄薪传录》主编，从左至右依次为刘世巍、李强、陈永亮、杨荔勇

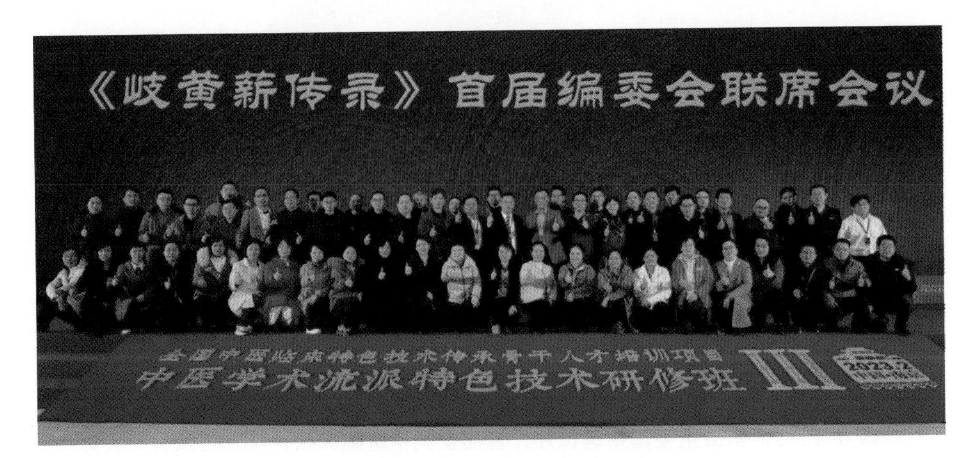

《岐黄薪传录》首届编委会联席会议

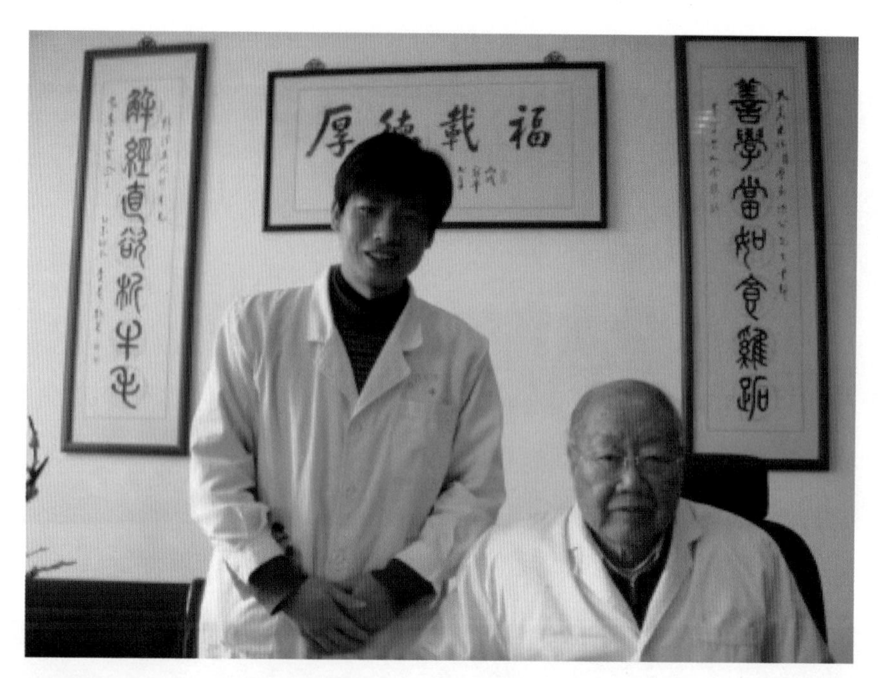

2010 年 **10** 月，第五批全国中医优才、首届全国中医临床特色技术传承骨干人才许正锦，在南通良春中医医院游学，跟师国医大师朱良春（**1917—2015** 年），并在朱老的指导下完成《国医大师朱良春应用“清泄法”的经验》

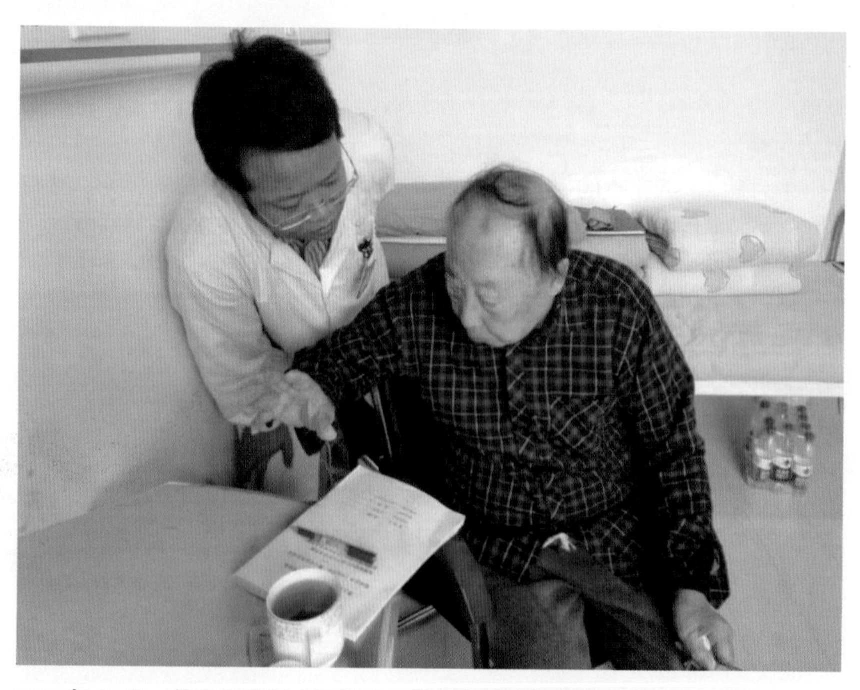

2015 年 **10** 月，第五批全国中医优才、首届全国中医临床特色技术传承骨干人才谈太鹏，在国医大师张琪（**1922—2019** 年）病榻前请教其指导撰写博士论文

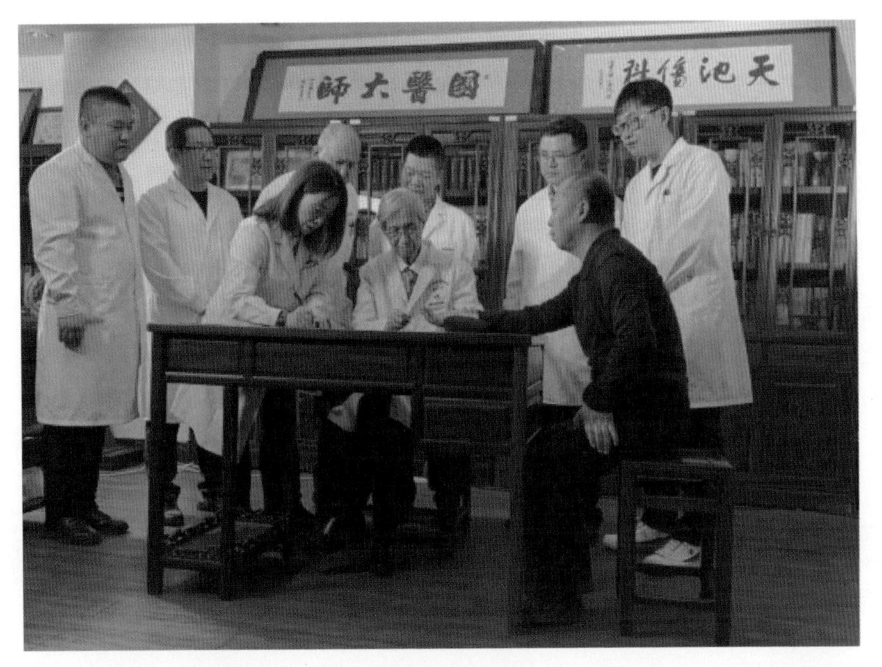

2021 年 **3** 月，首届全国中医临床特色技术传承骨干人才李海（左二），在长春中医药大学附属医院国医堂游学，跟师国医大师刘柏龄（**1927—2022** 年），同时完成吉林省非物质文化遗产相关影像资料的录制

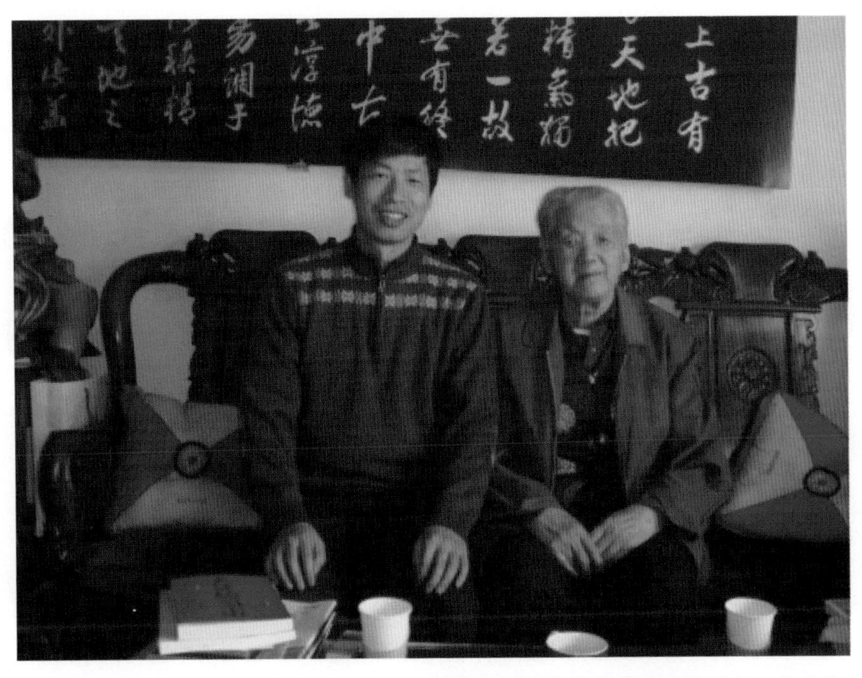

2015 年 **10** 月，第五批全国中医优才、首届全国中医临床特色技术传承骨干人才许正锦，拜访国医大师路志正，并请路老为主编著作《赵纪生医论医案集》题词

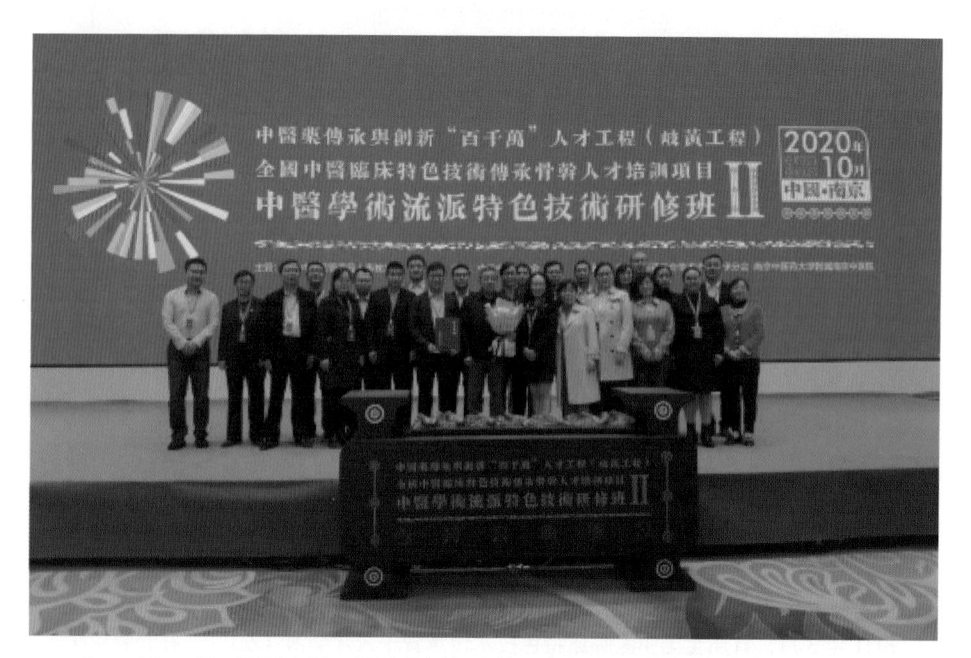

2020 年 **10** 月 **23** 日，国医大师王新陆教授与“首届全国中医临床特色技术传承骨干人才培训项目”的山东学员在南京合影。前排左六为全国中医临床特色技术传承骨干人才朱文浩

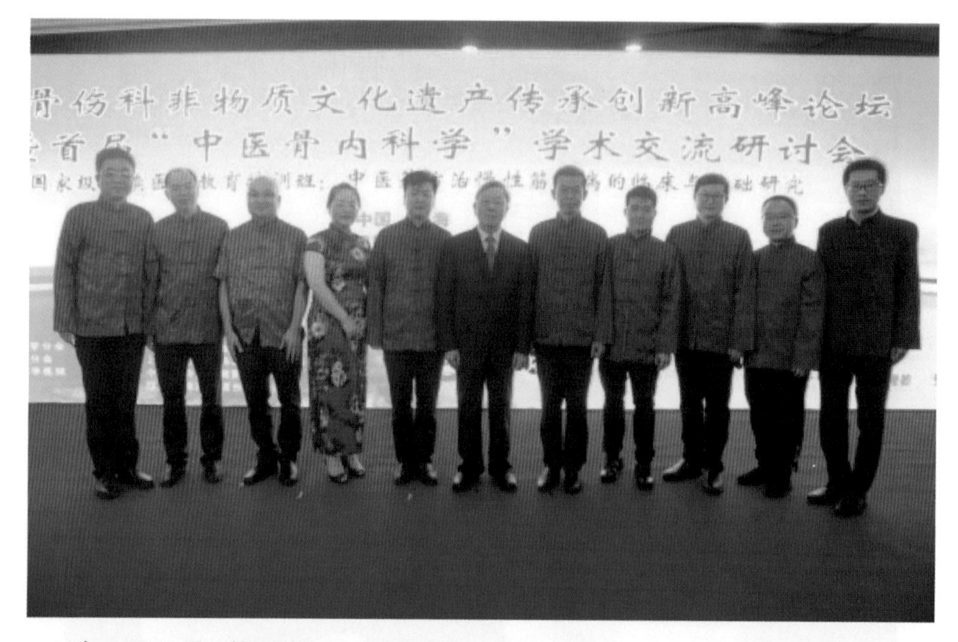

2019 年 **7** 月 **27** 日，第四批全国中医临床优才郭云（右二），在上海中医药大学附属龙华医院主办的“中医骨内科学学术交流研讨会”中，与 **10** 名第四批全国中医优才一起拜师国医大师施杞

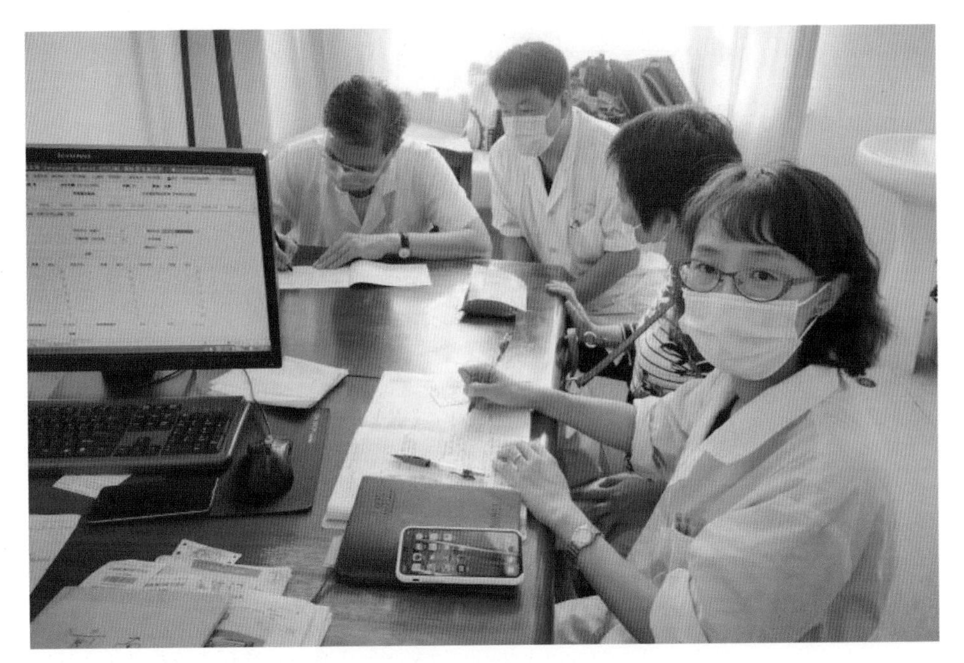

2020 年 8 月 22 日，第五批全国中医优才、首届全国中医临床特色技术传承骨干人才刘世巍（右一），在天津中医药大学第一附属医院游学，跟师全国名中医黄文政教授

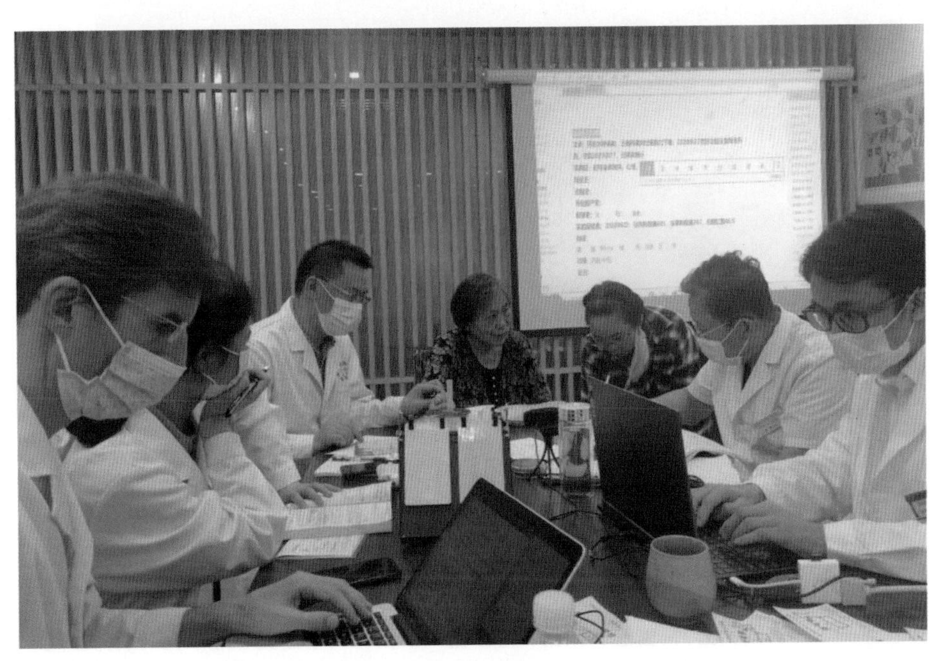

2020 年 9 月 1 日，首届全国中医临床特色技术传承骨干人才陈永亮（左三），在南京中医药大学名医堂游学，跟师国家中医药管理局龙砂医学流派代表性传承人、全国名中医黄煌教授

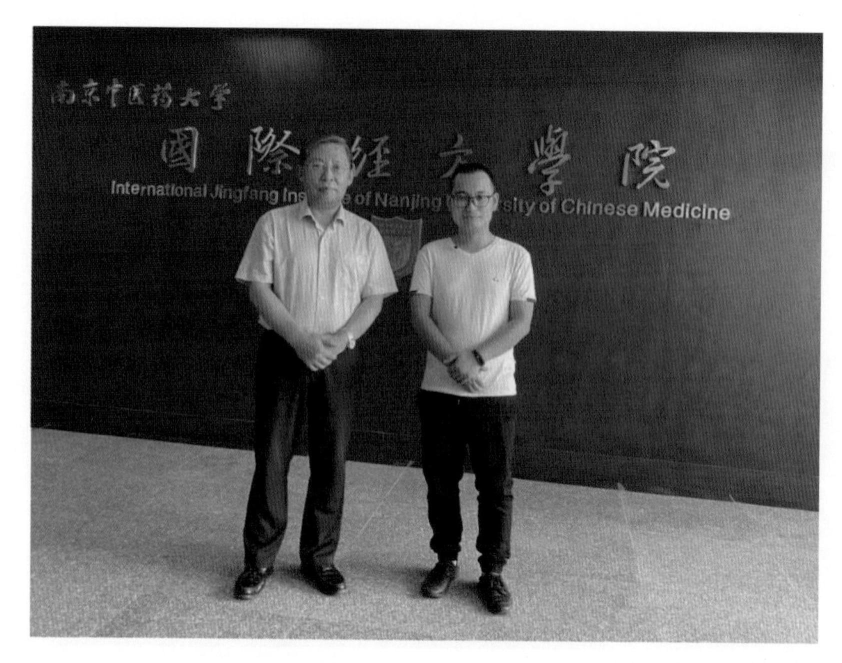

2020 年 9 月，首届全国中医特色技术传承骨干人才杨荔勇，在南京中医药大学国际经方学院游学，跟师全国名中医黄煌教授

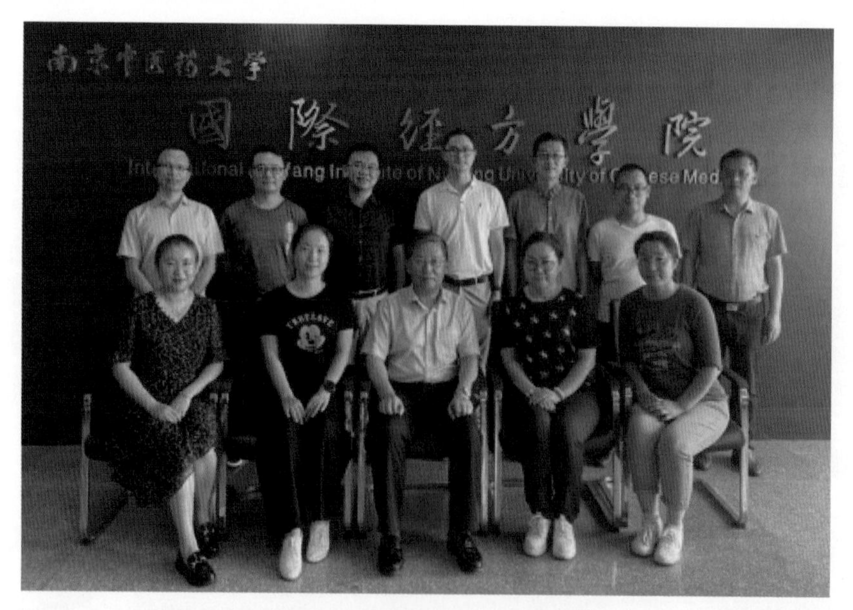

2020 年 9 月，首届全国中医特色技术传承骨干人才边淑娟、杨小燕、王亚丽、张妍珍（前排左起一、二、四、五），曾志、梁勇、陈宇基、罗树雄、杨荔勇、陈永亮（后排左起一至四,六、七）等，在南京中医药大学国际经方学院游学，与全国名中医黄煌教授（前排中间）合影。后排左五为黄煌教授的学生夏豪天

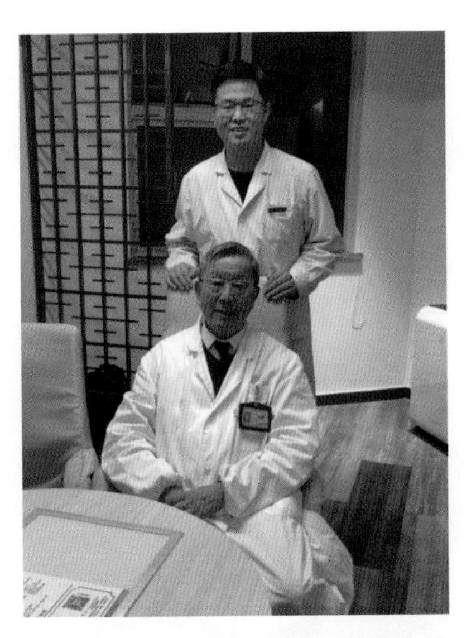

2020 年 **12** 月，首届全国中医临床特色技术传承骨干人才李鸿章，在上海中医药大学附属龙华医院游学，跟师国医大师施杞

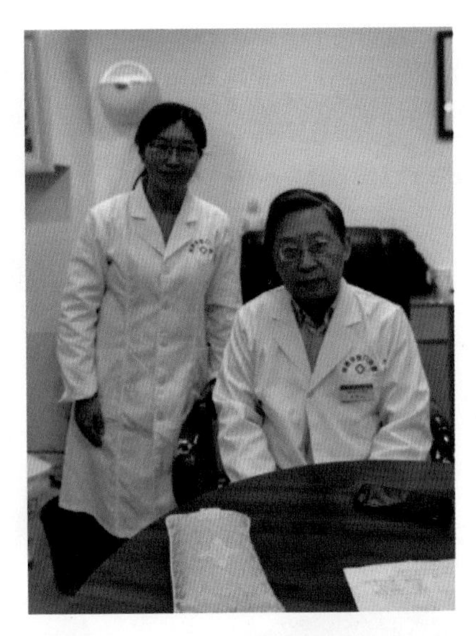

2020 年 **11** 月 **18** 日，首届全国中医临床特色技术传承骨干人才常晓娟，在南京传统中医门诊部游学，跟师全国名中医黄煌教授

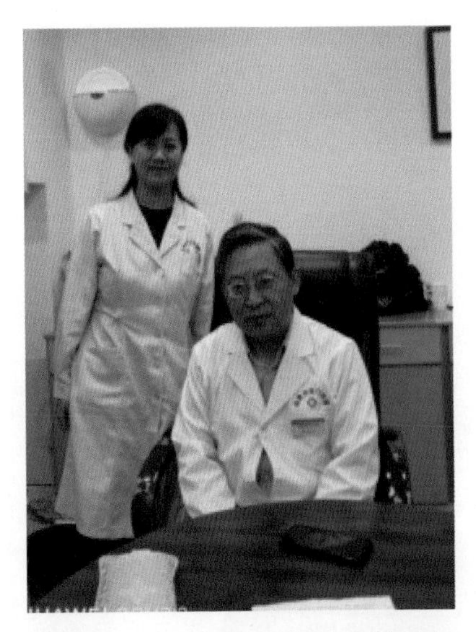

2019 年 **11** 月，首届全国中医临床特色技术传承骨干人才党晓玲，在南京中医药大学附属医院游学，跟师全国名中医黄煌老师

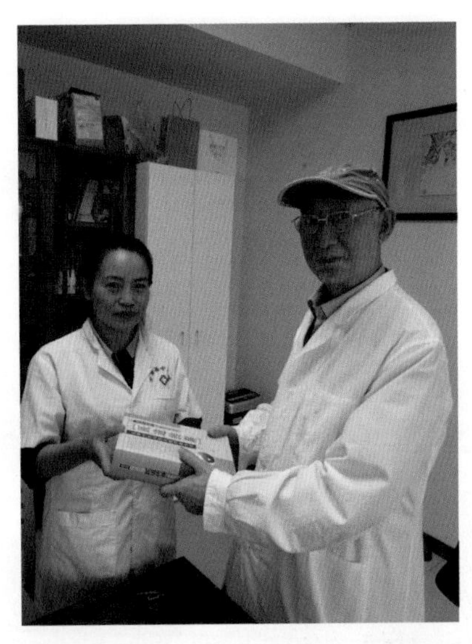

2021 年 **5** 月 **13** 日，首届全国中医临床特色技术传承骨干人才邓远秀，在国家中医药管理局四川文氏外科流派游学，跟师全国名中医艾儒棣教授

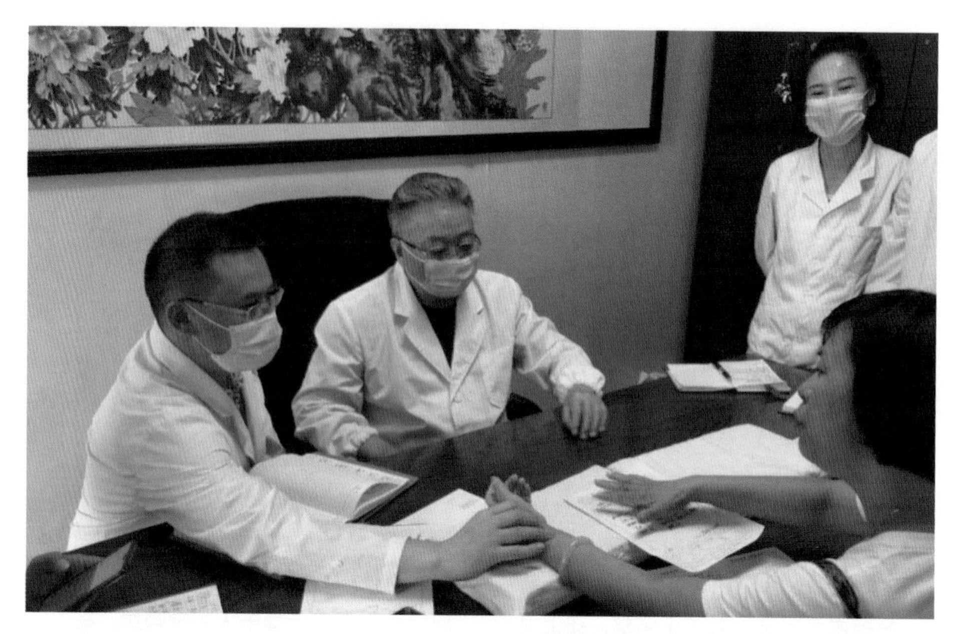

2020年8月16日，首届全国中医临床特色技术传承骨干人才陈永亮（左一），在国家中医药管理局云南吴佩衡扶阳学术流派游学，跟师全国名中医、云南吴佩衡扶阳学术流派第三代传人吴荣祖教授

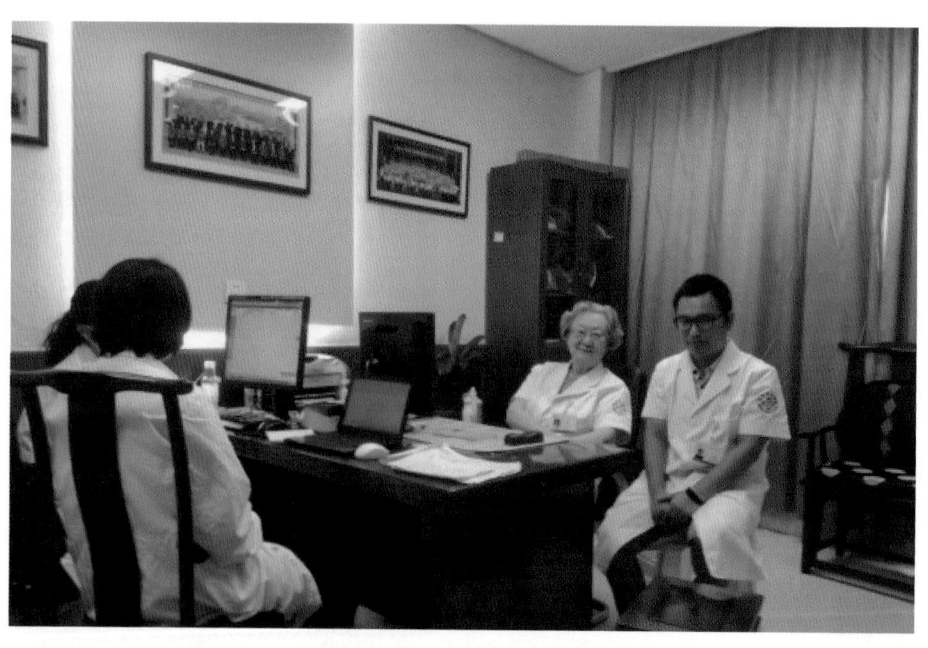

2021年7月，首届全国中医临床特色技术传承骨干人才杨荔勇（右一），在国家中医药管理局浙江何氏妇科流派游学，跟师全国名中医何嘉琳教授

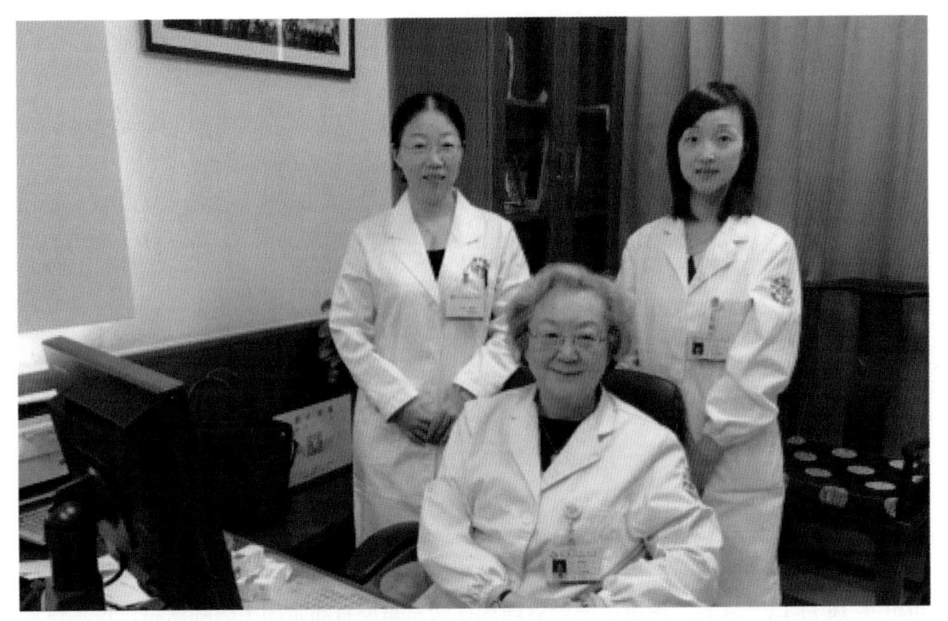

2019 年 **11** 月，首届全国中医临床特色技术传承骨干人才黄旭春、马娴（后排左起依次），在国家中医药管理局浙江何氏妇科流派游学，跟师全国名中医何嘉琳教授

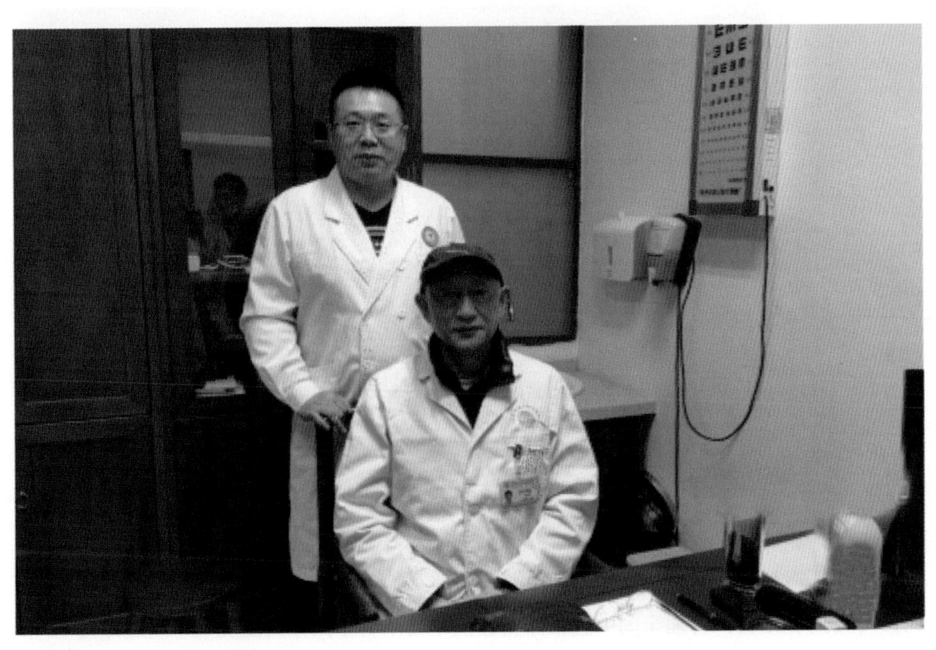

2021 年 **4** 月 **15** 日，首届全国中医临床特色技术传承骨干人才刘学勇，在国家中医药管理局四川文氏外科流派游学，跟师全国名中医艾儒棣教授

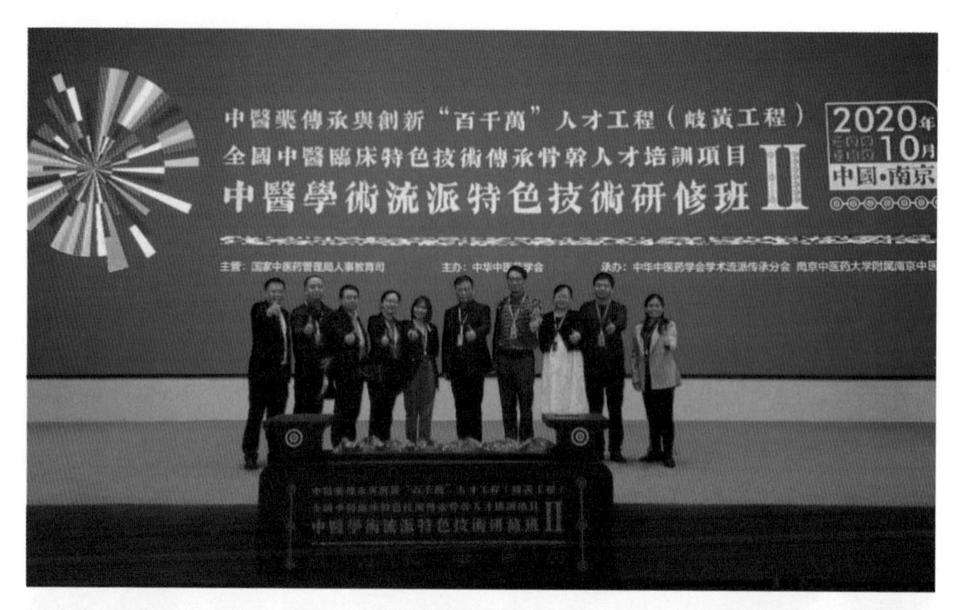

2020 年 10 月 13—24 日，国家中医药管理局在南京举办首届全国中医临床特色技术传承骨干人才第二次集中培训，重庆学员与班主任王挺教授合影，从左至右依次为陈永亮、谭黎明、周渭、罗梅、万远芳、王挺、陶杨、叶承莉、田锋亮、周小莉

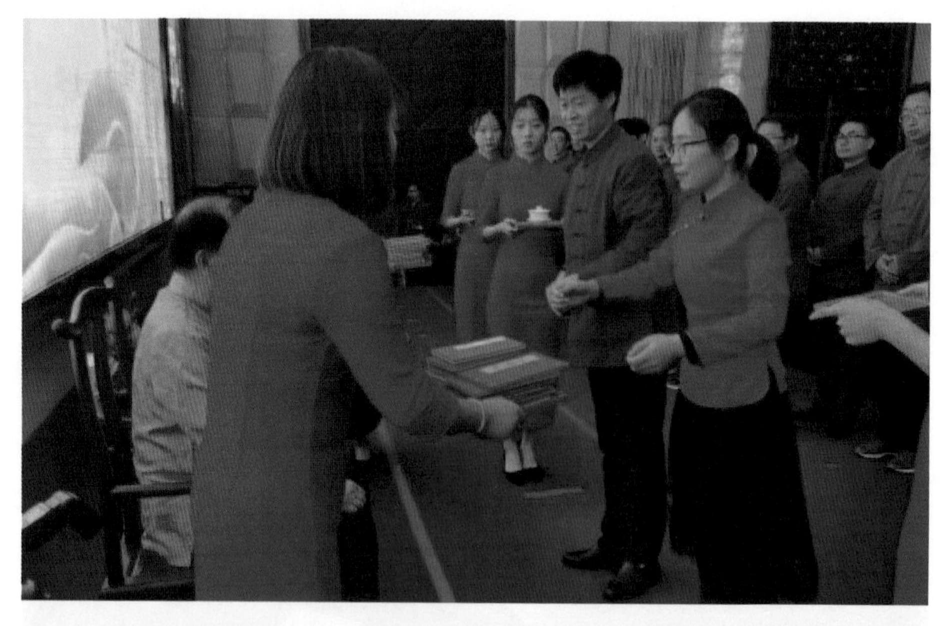

2019 年 10 月 21 日，首届全国中医临床特色技术传承骨干人才史玉虎（中间右二），参加国家中医药管理局龙砂医学流派传承工作室第二轮建设首批后备传承人拜师典礼，拜师龙砂医学流派代表性传承人顾植山教授

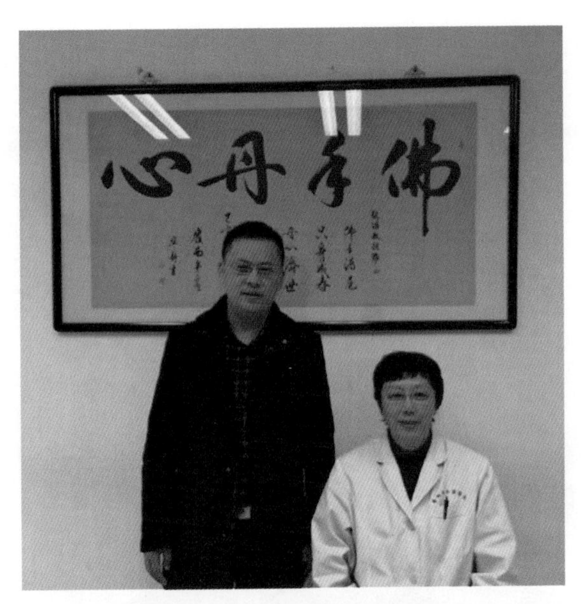

2021 年 **3** 月 **22** 日，首届全国中医临床特色技术传承骨干人才陈永亮（左），在国家中医药管理局孟河医派游学，跟师江苏省名中医、常州市中医医院原院长、孟河医派代表性传承人张琪教授

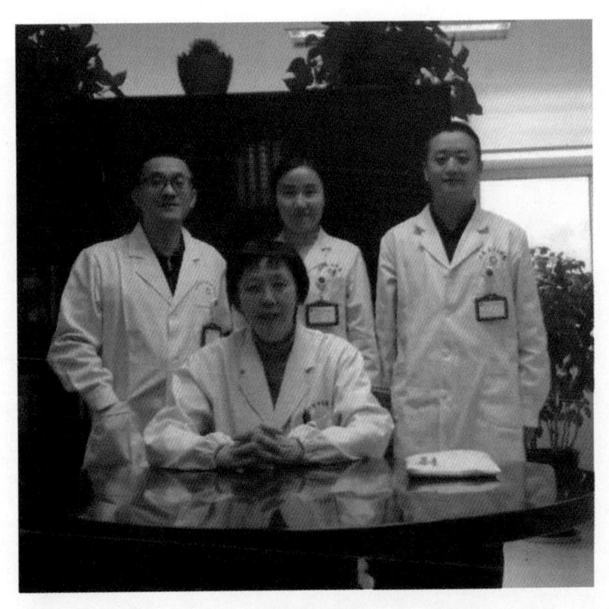

2020 年 **11** 月，首届全国中医临床特色技术传承骨干人才郑泳、耿萍、李强（后排左起依次），在国家中医药管理局孟河医派游学，跟师江苏省名中医、常州市中医医院原院长、孟河医派代表性传承人张琪教授

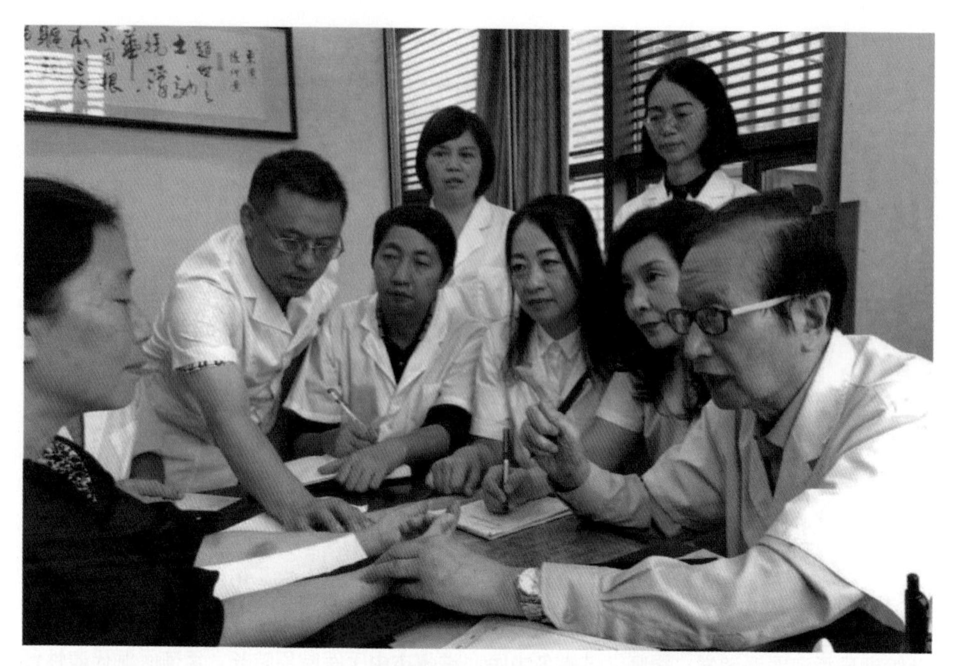

2019 年 **9** 月 **28** 日，首届全国中医临床特色技术传承骨干人才陈永亮（左二），在重庆市合道堂门诊部游学，与黄学宽、张红、胡春蓉、邓秀琴、何冠（左三起依次）等师兄姐妹一起，跟师全国首席中医科普专家、重庆市中医药学会原会长、马派传承工作室导师马有度教授

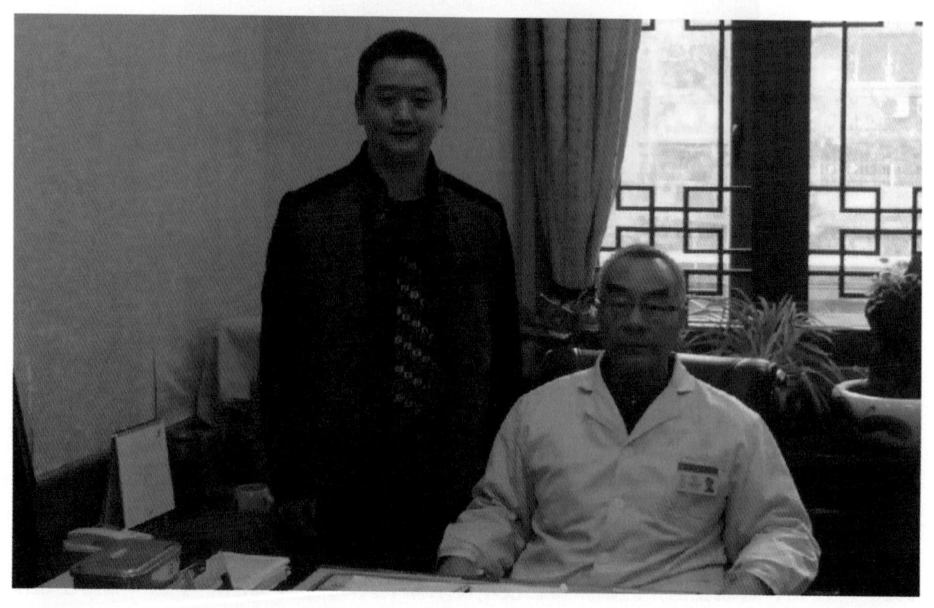

2013 年 **11** 月，首届全国中医临床特色技术传承骨干人才李强（左一），在四川成都游学，跟师四川省名中医陈学忠教授

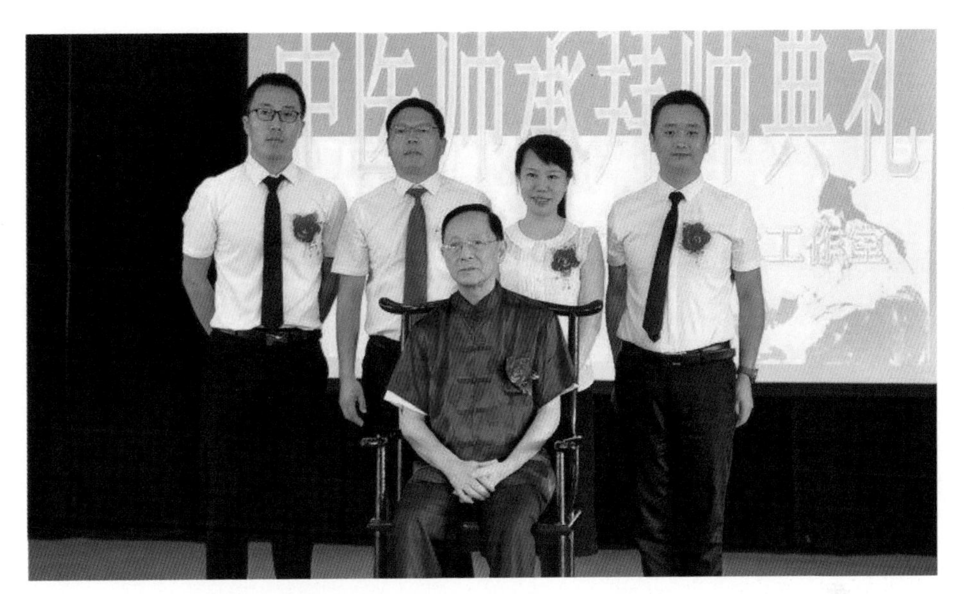

2019 年 **7** 月，首届全国中医临床特色技术传承骨干人才胡晓晖、曾长林、刘晋利、李强（后排左起依次），到湖北省鄂州市游学，跟师国家中医药管理局内伤伏气致病学术流派代表性传承人、湖北省名中医朱祥麟教授

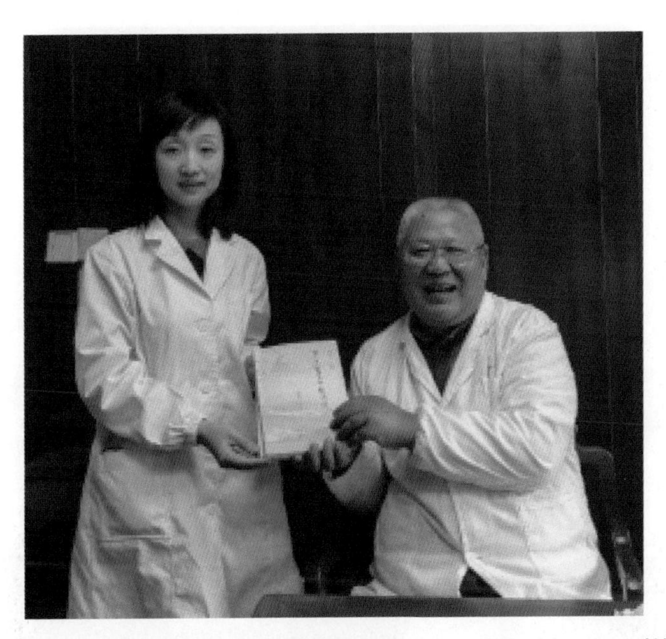

2021 年 **3** 月，首届全国中医临床特色技术传承骨干人才马娴（左一），到杭州游学，跟师国家中医药管理局浙江陈木扇女科流派（第二十五代）代表性传承人陈学奇教授，得到陈教授的亲笔签名及赠书

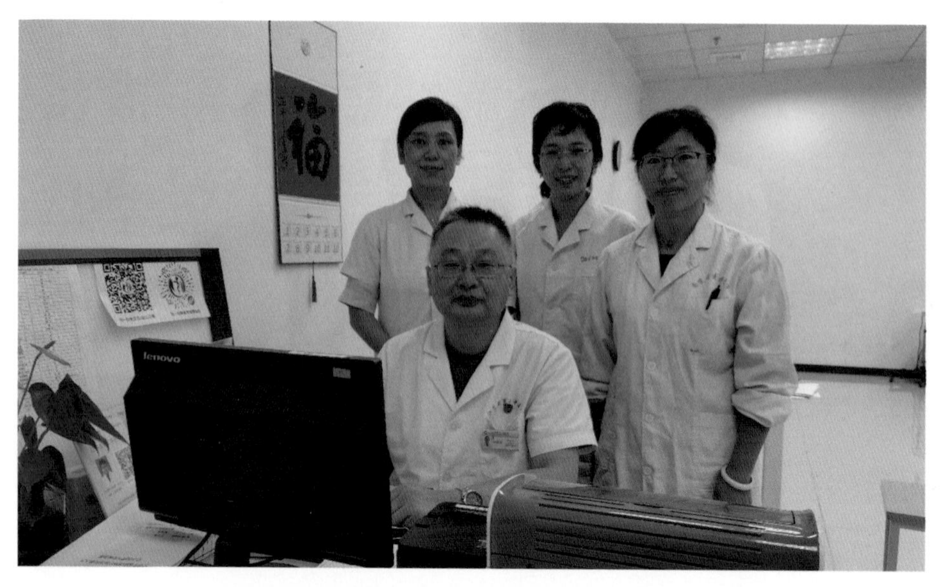

2020 年 **8** 月 **25** 日，首届全国中医临床特色技术传承骨干人才贾力、郑肖、常晓娟（左起依次），在南京中医药大学游学，跟师国家中医药管理局澄江针灸学派代表性传承人张建斌教授

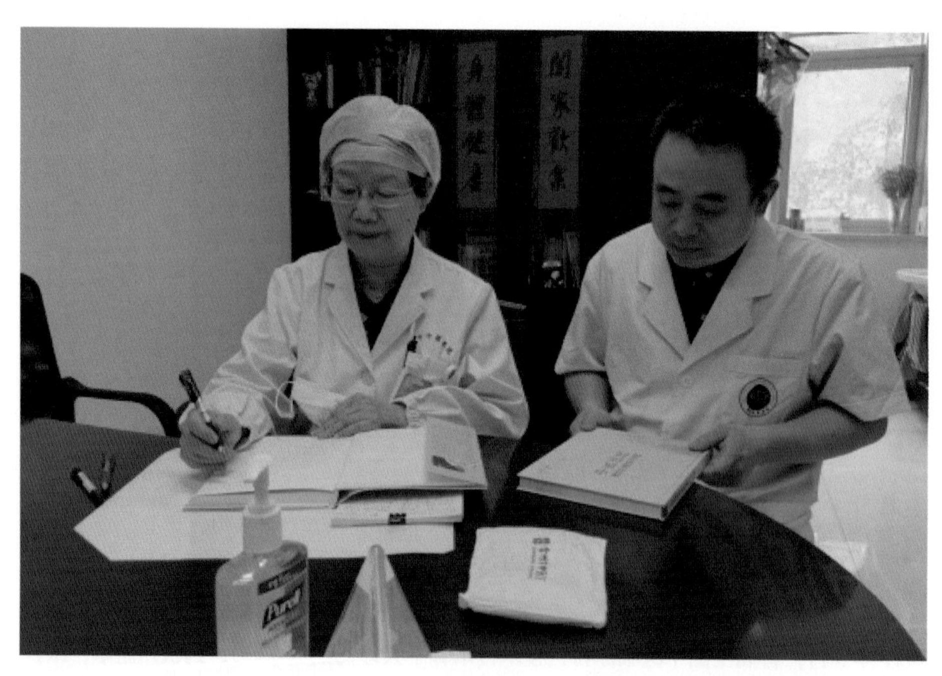

2021 年 **5** 月，首届全国中医临床特色技术传承骨干人才周渭，到江苏省常州市中医医院游学，跟师国家中医药管理局孟河医派传人申春悌教授，赠送了 **2** 本著作并题词

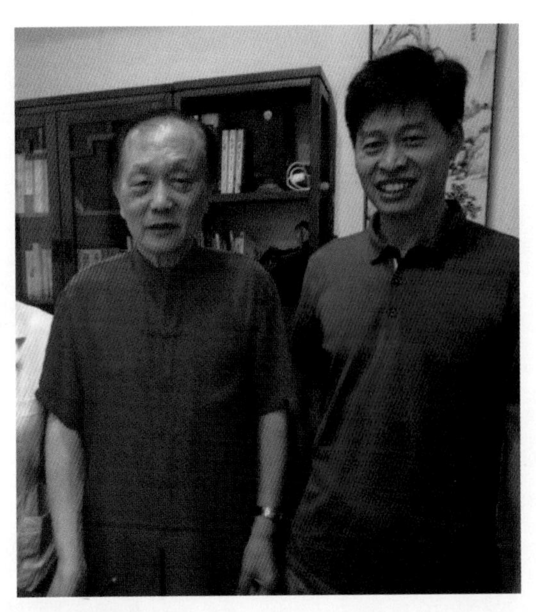

2019 年 **8** 月 **22** 日，首届全国中医临床特色技术传承骨干人才史玉虎，随龙砂医学流派代表性传承人顾植山教授，在合肥霁云堂中医馆跟诊

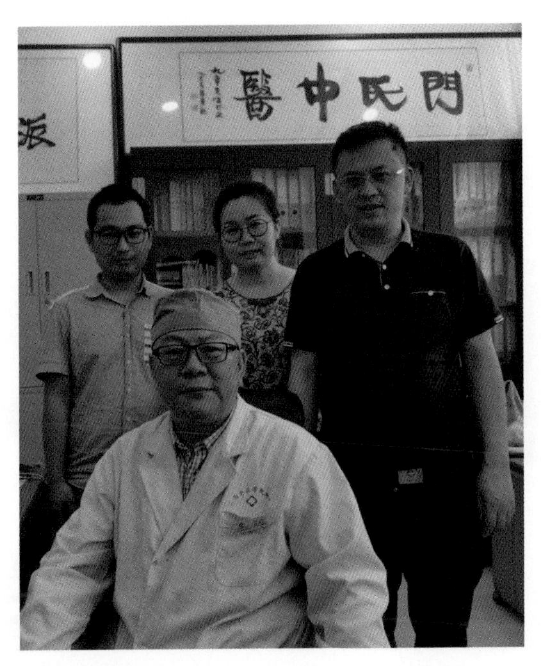

2021 年 **6** 月，首届全国中医临床特色技术传承骨干人才杨荔勇、王亚丽、陈永亮（后排左起依次），到国家中医药管理局山西门氏杂病流派游学，跟师山西省名中医、门氏杂病流派代表性传承人门九章教授

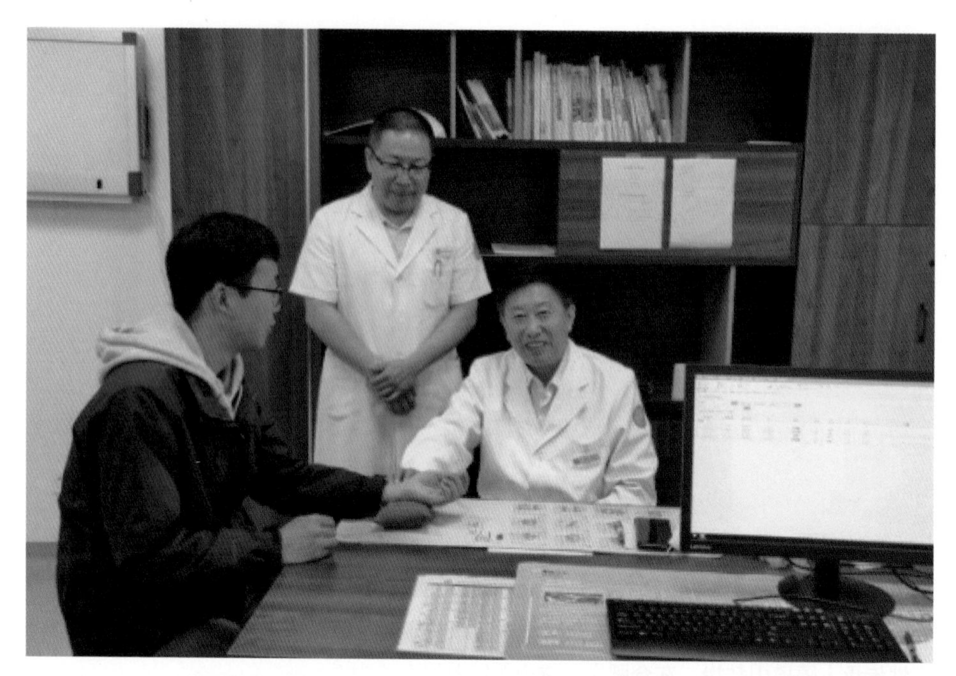

2021 年 11 月，首届全国中医临床特色技术传承骨干人才李海（中），在长春中医药大学附属第三临床医院国医堂游学，跟师国家中医药管理局天池伤科流派代表性传承人、长春中医药大学终身教授赵文海

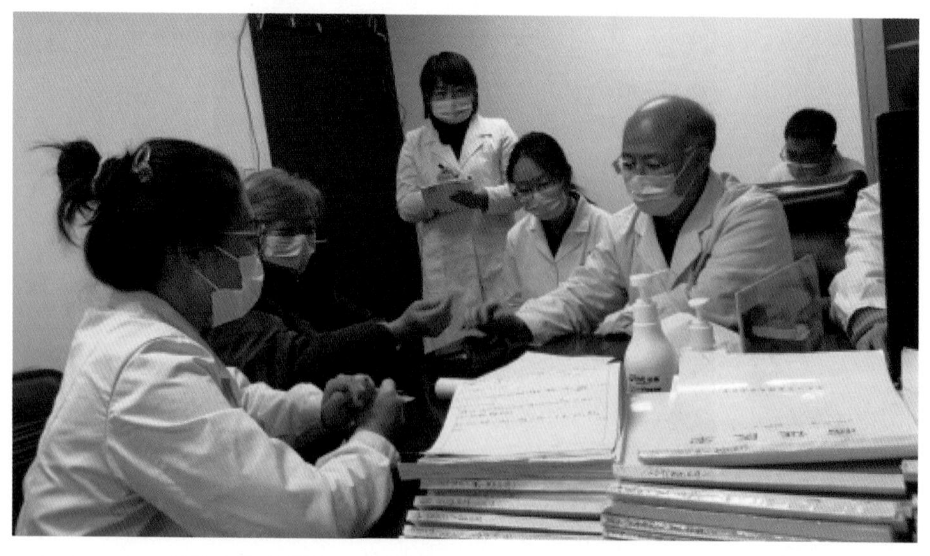

2019 年 12 月，首届全国中医临床特色技术传承骨干人才孔庆辉（左三），在黑龙江中医药大学第一临床医院国医堂游学，跟师国家中医药管理局龙江医学流派代表性传承人、黑龙江省名中医姜德友教授

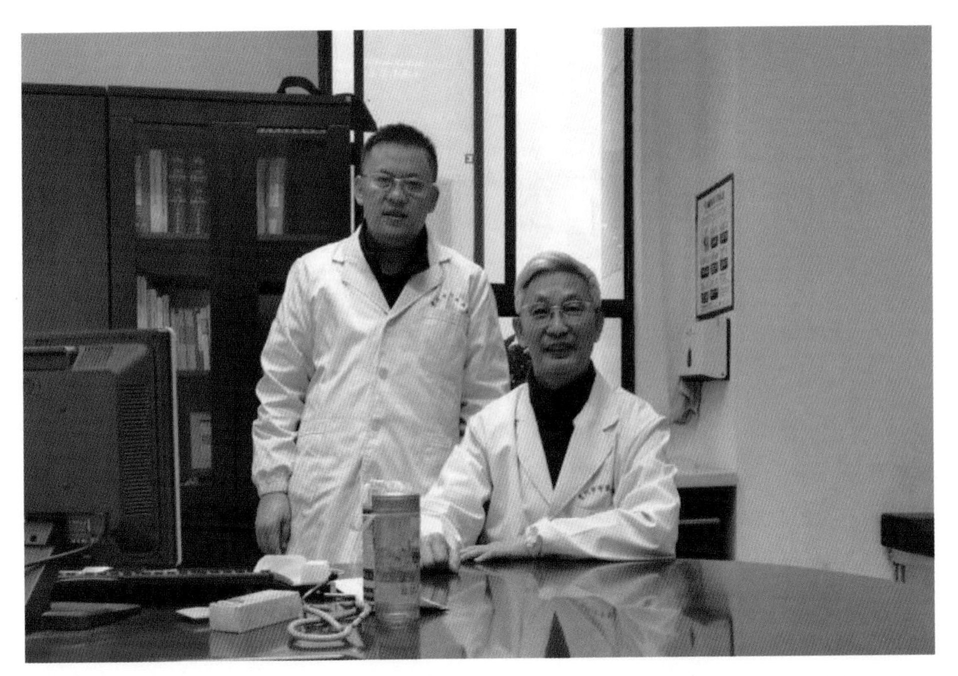

2021 年 **3** 月 **24** 日，首届全国中医临床特色技术传承骨干人才陈永亮（左），在国家中医药管理局孟河医派游学，跟师江苏省名中医、儿科专家卞国本教授

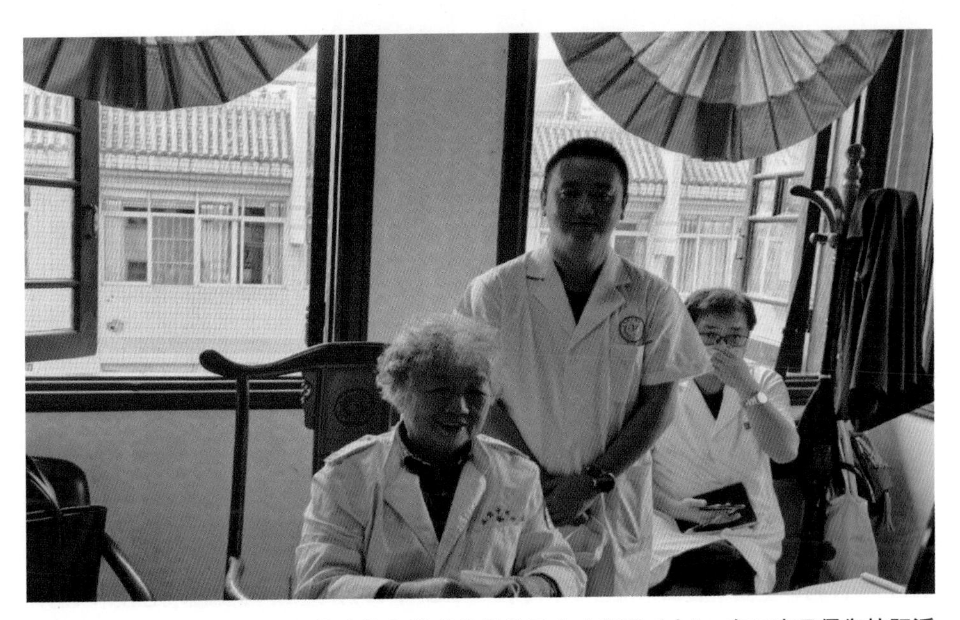

2021 年 **9** 月，首届全国中医临床特色技术传承骨干人才李强（中），在云南吴佩衡扶阳派游学，跟师云南吴佩衡扶阳派主要传承人吴华教授

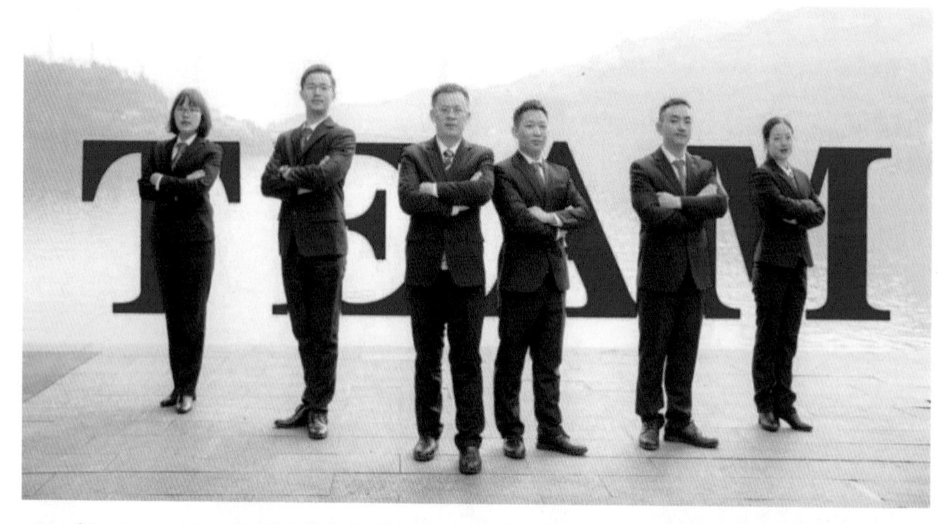

2021 年 **5** 月 **18** 日，“忠州纯针刀”培训师资团队，在长江之畔合影；左起陶静、谢小林、陈永亮、陶银利、刘杰、刘琼。**2022** 年 **11** 月，“忠州纯针刀特色技术创新团队”成功入选首批“重庆市中医药特色技术创新团队”资助建设项目

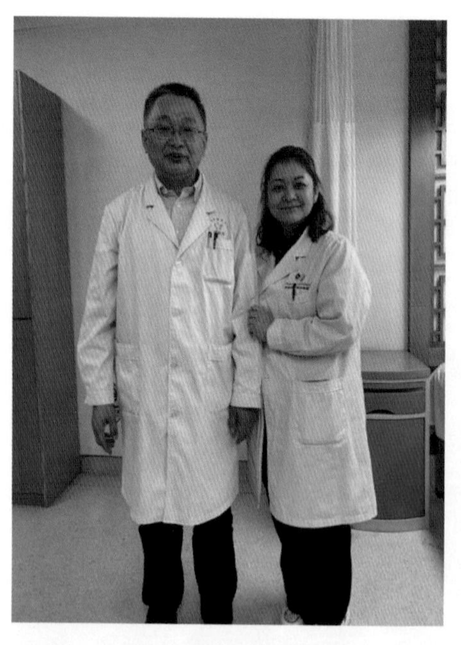

2019 年 **11** 月，全国中医临床特色技术传承骨干人才木巴热克 · 麦麦提，跟师澄江针灸学派传承人张建斌教授

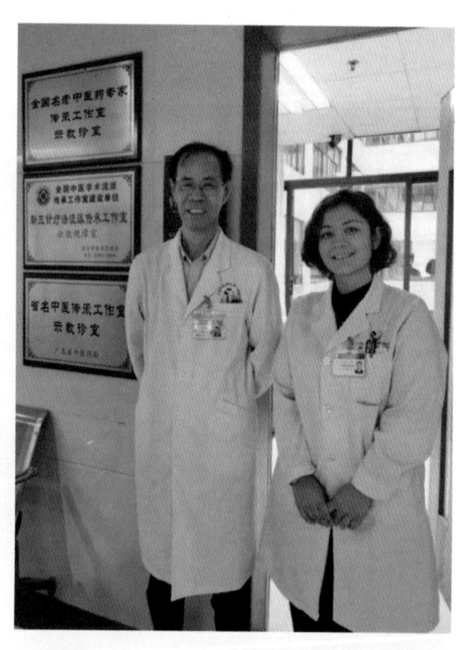

2020 年 **12** 月，全国中医临床特色技术传承骨干人才木巴热克 · 麦麦提，跟师靳三针疗法流派主要传承人、广东省名中医庄礼兴教授

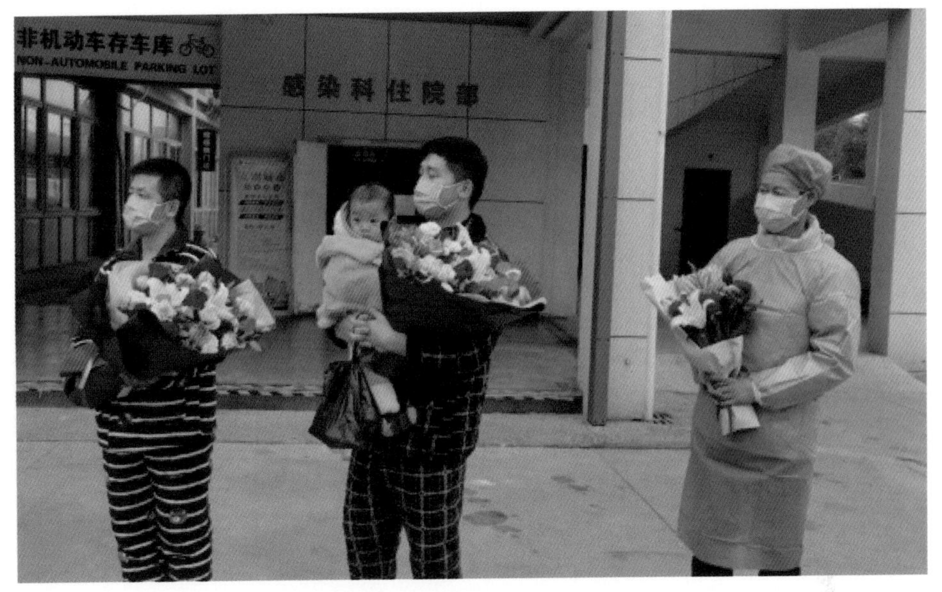

2022 年 **2** 月 **14** 日上午，首届全国中医临床特色技术传承骨干人才史玉虎，作为安徽省**COVID–19** 防治中医专家组成员，驻点安徽省滁州市抗击新冠肺炎疫情时，送治愈患者出院

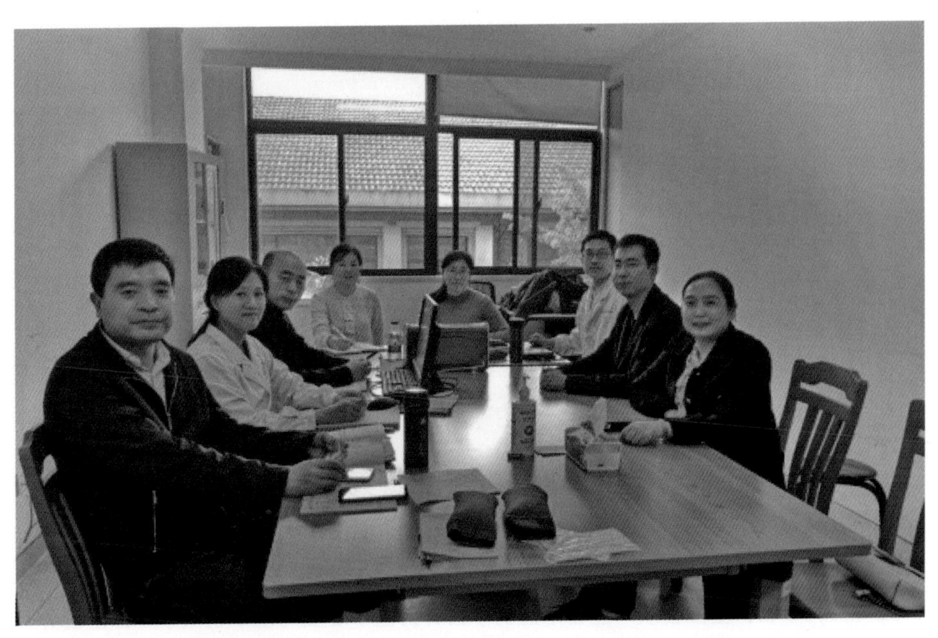

2019 年 **11** 月，首届全国中医临床特色技术传承骨干人才田锋亮、党晓玲、王德力、洪欣、常晓娟、田丰林、陈朝丽（左起一至五，七、八）等，在南京中医药大学附属医院游学，跟师全国名中医黄煌教授。左六为黄煌教授的学生夏豪天

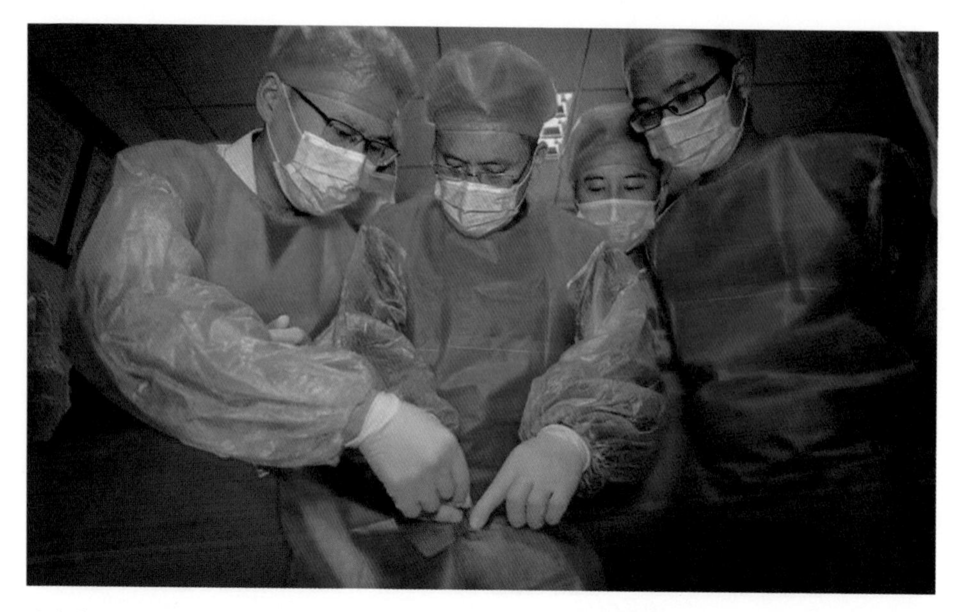

陈永亮主任中医师 **2018** 年创办的“忠州纯针刀”培训已连续举办 **20** 期，具有“纯针刀技术、理论与临床、手把手带教、规范化操作、疗效较可靠、风险性可控”等特点，先后有 **8** 个省、自治区、直辖市（包括重庆 **30** 个区县、四川 **11** 个区县）的 **100** 余位学友参加交流学习

热烈欢迎参加涪陵区疼痛医学科技创新中心学术活动的各位领导及专家莅临我院指导工作
涪陵区中医药学会针刀医学专委会成立大会

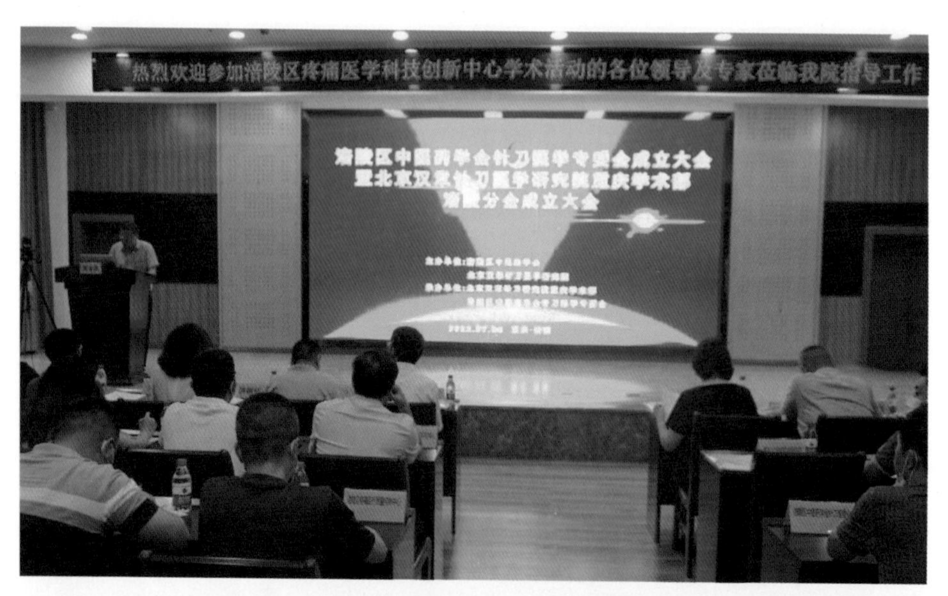

2022 年 **7** 月 **6** 日，全国首次“区县中医药学会针刀医学专委与汉章省级学术部区县分会联合成立大会”，在重庆市涪陵区人民医院同步成立，重庆市涪陵区人民医院李翔副书记 / 副院长当选为首任主任委员、会长，标志着中华中医药学会针刀医学分会党的工作小组重庆专家组“扎根基层、传播针刀，践行初心、为民除疾”系列活动拉开了帷幕

赠：杭州市中医院 马娴医师
西子湖畔白衣送子
钱塘江上观音济世

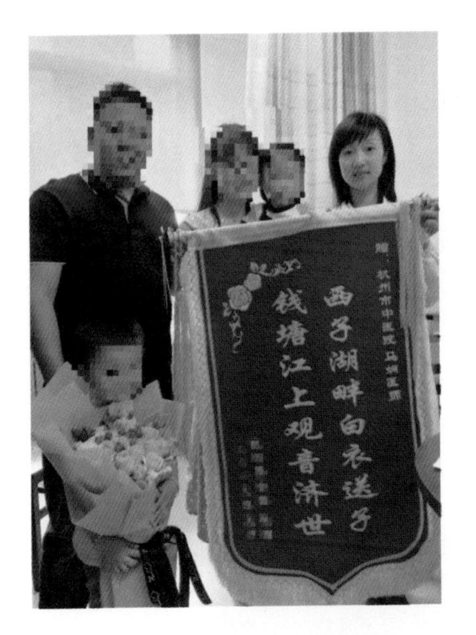

2019 年 **5** 月母亲节，首届全国中医临床特色技术传承骨干人才马娴（右一），收到患者阮女士及家属赠送的锦旗。阮女士为 **PCOS** 患者，两个儿子均是马娴促排卵治疗成功妊娠，这是作为一名医者最开心的事

红方色红，因此得名

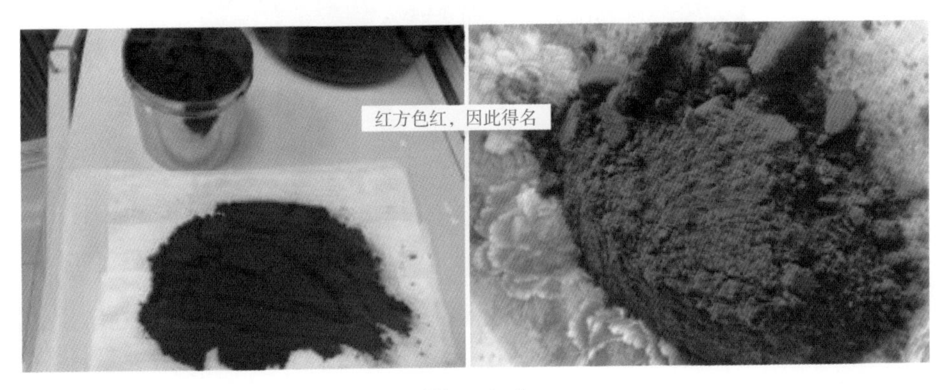

图 **8**　红方

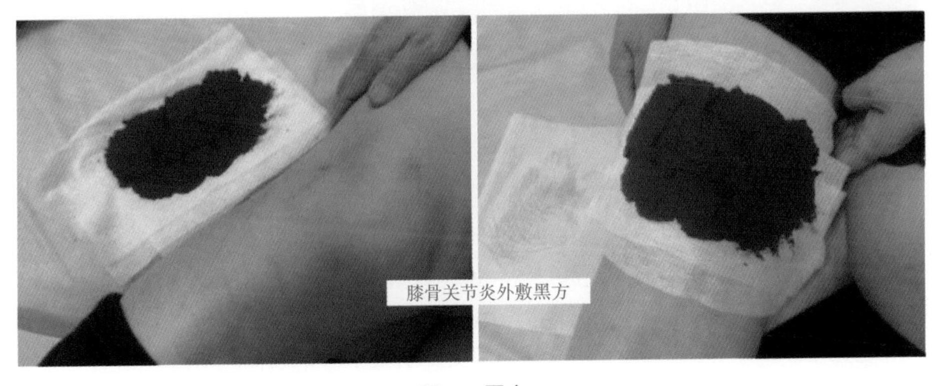

图 **9**　黑方

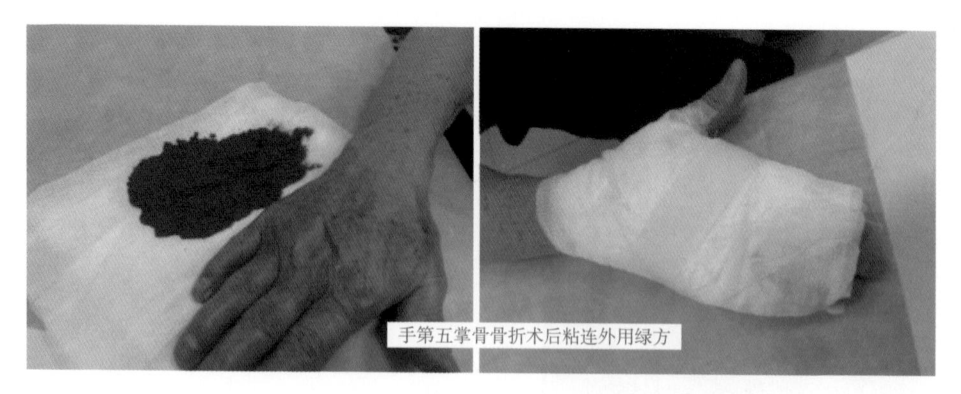
手第五掌骨骨折术后粘连外用绿方

图 10　绿方

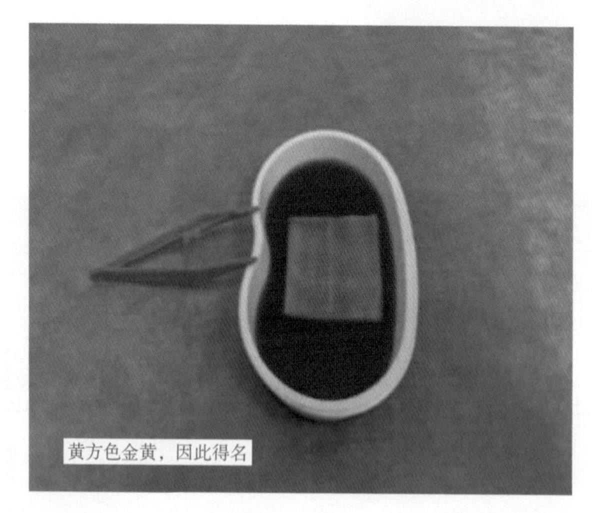
黄方色金黄，因此得名

图 11　黄方

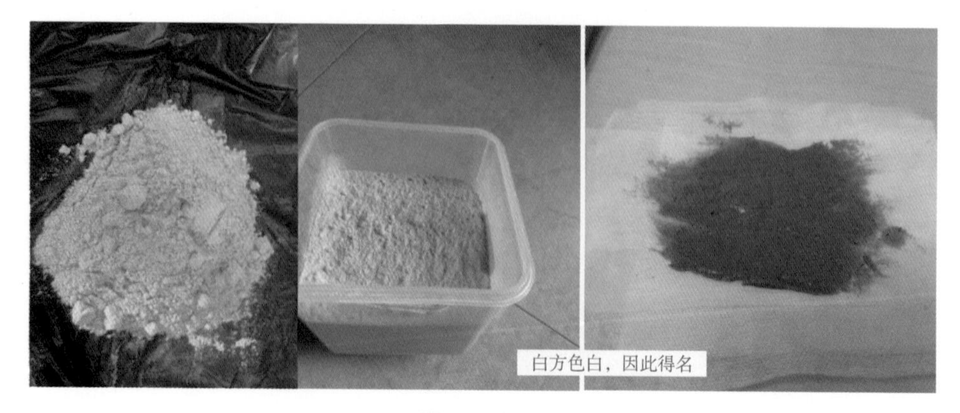
白方色白，因此得名

图 12　白方

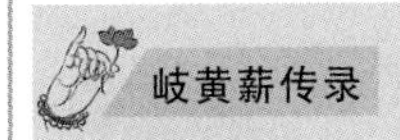

内容提要

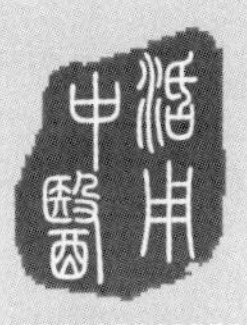

本书汇集了来自全国30个省、自治区、直辖市103位青年中医学者的跟师学习见闻、医案医话和心得体会，并从三个方面进行了系统梳理。

传承渊源部分，主要介绍了青年中医学者们在国家“岐黄工程”项目支持下，前往国家级中医学术流派孟河、龙砂、齐鲁内科时病、内伤伏气致病、浙江何氏妇科、岭南罗氏妇科、云南昆明姚氏妇科、盱江医学、山西门氏杂病、湖湘五经配伍针推、龙江医学、湖北省陈氏瘿病、无锡黄氏喉科疗法、云南吴佩衡扶阳、管氏特殊针法、甘肃郑氏针法、河南邵氏针灸、澄江针灸、南少林骨伤、天池伤科、甘肃陇中正骨、四川何氏骨科、石氏伤科等国家级学术流派，以及部分地方学术流派、非物质文化遗产项目、全国知名专家工作室跟师、研学、游学的见闻和体会。

杏林新悟部分，主要为青年中医学者们在临床实践过程中的一些思考、心悟，以及创新的理论观点、学说、诊疗模式等，内容丰富，别开生面，令人耳目一新，拍案称奇。

悬壶撷菁部分，汇集了各位青年学者的106篇临床医案，针通内外，药挽沉疴，新法特技，琳琅满目，具有较广泛的代表性和较高的临床实用参考价值。

全书内容原创，写作质朴，真实可参，实为广大中医师及中医爱好者研习中医的上佳读本。

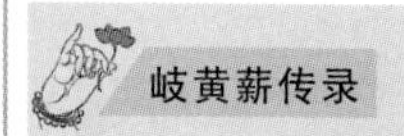

黄　序

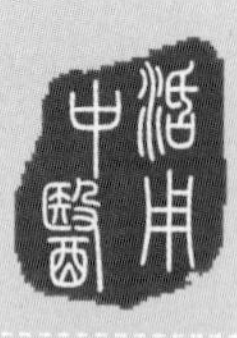

俗话说，一方水土养一方人，中医也是如此。不同地域乃至不同时代的疾病谱有所差异，医疗水平也各有不同，由此会影响该时期该地域医家们的诊疗思想、用药风格，其中一些出类拔萃的医家往往成为该地区该时代的行业领袖，于是地方医学流派便有了形成的条件。这是中医学术发展的特点之一。

基于中医学的这个特点，尽可能地多了解各派各家的学说，汲取其临床经验，是历代名医成长过程中不可或缺的阶段。如明代医家孙一奎，师承于汪机弟子黄古谭，后又游历江苏、浙江、湖南、江西等地，经三十年博学勤访，学术大进，为人治病，决死生多验。清代苏州名医叶天士幼承庭训，初习儿科，后学业日进，便及于内科，期间曾拜张石顽、周扬俊等十七位医家为师，终于成为享誉江南的一代大医。为了改善中医院校学生的知识结构，在高等中医院校中设有《中医各家学说》一门课程，目的是介绍中医各学术流派的思想与经验，让学生能博采众长，择善而从。同时，中医界也一直呼吁年轻人要多读经典，多跟名师。

国家卫生健康委员会和国家中医药管理局高度重视中医传承工作，近十年来所推出的全国临床优秀人才培养项目及全国中医临床特色技术传承骨干人才培训项目，符合中医人才培养规律和当前实际情况，广受关注和好评。特别是鼓励相关人员到各流派所在地游学，了解更多的现代地方医学流派，亲临现场，感受各位名中医的诊疗风采，更是一种实措。近几年，我的门诊也有不少该项目人才访学，他们虽来自全国各地，但无不勤勉好学，认真抄方，时时发问。我看到学生们求知若渴，也毫无保留地分享了自己的临证思路及经验。赠人玫瑰，手有余香，与这些来自临床一线的医生们交流，我也获益甚多。他们对学习和临床工作的激情、真诚，治疗中的思路和经验，无不激励、启发我做好经方推广这一有意义的工作。

《岐黄薪传录》收集了全国 103 位中医青年学者的跟师学习见闻、医案医话、心得体会，其中绝大部分作者都是以上两类培养项目的人才，可以说，这是他们跟师访学交上的一份优秀作业。浏览之余，好生欢喜，乐为之序。

全国名中医、教授、博士研究生导师
国家中医药管理局龙砂医学流派代表性传承人　黄　煌
南京中医药大学国际经方学院院长

黄煌

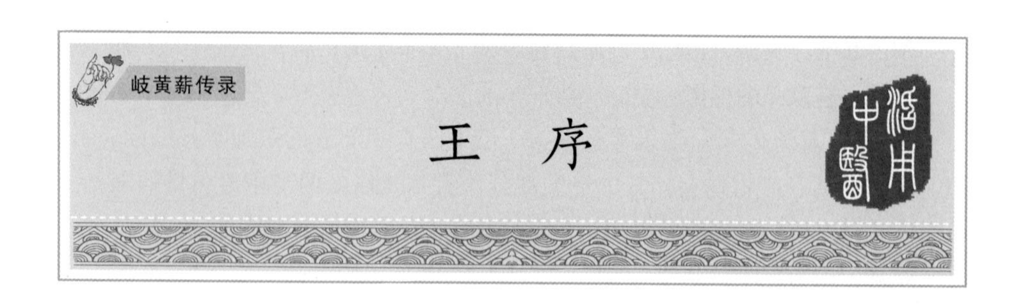

致良知的必须过程

内省与反思是一个让试图实现致良知的人痛苦且必须的过程。

纵然有无比辉煌的历史，纵然有灿若星辰的圣贤，都不能预示会有一个如同期待中完美无暇的未来，更不能说明当下的人们可以只沉浸在过去的成就和光荣之中。

历史已无数次明示，停滞就会落后，落后就会边缘化，而边缘化的最终结果无疑是衰落和被取代。而历史也同样无数次证实，反思自己、内省自身、知己所短、知己所为和所不能为，继而韬光养晦、守拙奋进，才是可能抵达成功彼岸的解决之道。

传统医学在现代医学发展之前，几乎是人类唯一可以采取的与疾病对抗的方法。中医药在先后融合古代中国哲学、人文、天文和物候等多学科知识后，已形成较为完备的理论和诊疗体系，在微观世界还未被人类知晓之前，就已经在宏观层面对人体、疾病和诊疗提出了富有智慧和想象力的理论和方法学。这是我们目前的共识。

然而，传统不都是美好的。

之所以称之为传统文明，那是因为其中很多“传统”的内容、样式和形式已被现代所抛弃，只剩下某种有意义的框架、外表或遗存。中医药也不例外，在如此漫长的演化进程中，在人类从蒙昧到文明的进化中，即使大部分原始的、粗糙的、浅薄的或完全歪曲的内容已被过滤，但牵强附会的信息仍然会与真知精华相互盘根错节。如果还有人固执认为中医药早就先知先觉地洞悉千病万症的规律、认为今人只要熟读经典就可以驾驭临床，那么让他们主动剖析和反思自身显然就是镜花水月。

固化思维常会令人陷入非此即彼的陷阱，要么天真地以为打开宝库后见到的都是珍宝，要么便是在失望后拂袖而去。这两种极端的场景在现实中并不鲜见，即使是最清醒的人也不能保证自己在任一时段都不会陷入其中。

中医药的内涵和外延，在经历数千年的演变后，客观上需要进行再定义和解释，才可能获得适应当下行为实践的更佳适应性。然而，对于建构在现代科学体系之上的社会而言，随应用场景改变而有不同定义的中医古典术语、难以完全实证的疗效、晦涩的古文字和逻辑解释语境，都可能成为中医药发展和传播中的阻碍。众说纷纭的观点、学说与流派之间的罅隙在客观上为不良企图者提供了寻租获利空间，为攻击否定中医药的意见提供了证据，继而资本和商业放大古老知识所产生的错觉以谋取超额利益。这些深刻教训在过去、今天和未来都在发生和继续，如果不能旗帜鲜明地予以区隔，在看似中医药蓬勃发展的今天，依然蕴含着深刻的危机。

然而，我们面临的困境还远不止于此。与现代医学的日新月异相比，中医药的脚步仍然蹒跚蜿蜒。我们的思维在大多数时间里，还局限在经典如何论述、古人如何诊疾等层面，在遭遇怀疑和攻击时，我们习惯性抡起民族、传统和文化的大棒予以回击。坦率地说，在面对疾病、解决临床问题等严肃命题时，这些回击都是苍白无力的。

反思和内省后的解放思想是中医药进步的必由之路，而继续抱残守缺和固步自封则只会陷自己于不利。鼓励思想碰撞和思维激荡则是知己知彼的直接方法。自我树敌和自划沟壑往往是落后者和弱者的主要心理和行为防御模式，任何一个以严谨方法研究中医药学的人都可能提出有利于肯定或否定的想法和观点，但如果我们不能以博大胸怀直面异见、不能以科学态度求同存异，那我们还有什么理由宣称中医药是科学体系的一部分？

致良知大约是一种兼知兼行的过程，而知行合一正是中国文人认知行为的最高追求。知与行的相互作用、推动和影响，很大程度上建构起一个人的为人处世、治学范式和道德伦常。正如成熟的麦穗总是低头，渊博的智者总是沉默一样，知与行的微妙平衡大概便是在追求格物致知的孤独修旅之路上所能取得的最好结果了。

首批全国中医临床骨干人才班主任
第四批全国中医临床优才　王　挺

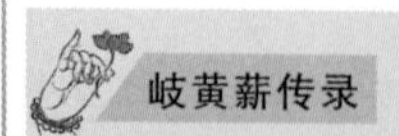

前 言

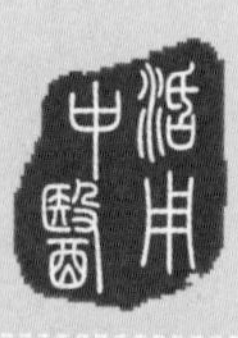

金陵故地，丹阳郡府。岁逢己亥，地属吴越。汇四海而聚五岳，延国老而引名士。流派纷呈，绝技射牛斗之墟；大家捭阖，隽言下陈蕃之榻。琅琊雨歇，珠玉落盘。时维五月，序属仲夏。学子探藏道之幽，大儒陈灵素之美。有国医经世之雅望，谆谆教诲；再龙砂鸿儒之植山，七篇启玄。胸有定见，目无全牛；药无虚发，方必有功；传岐黄之道于后学，扬国医仁术于寰宇；渊玄其深，巍峨其高。师一席话，胜书千卷；敦刻展演，惊梦中人。阐幽明微，知仲景之词宗；恍然得悟，叹内难之精义。

临渊羡鱼，退而结网；合抱之木，生于毫末。斗转星移，时至庚子。白驹过隙，值大疫之未尽；学海泊岸，惜籍业之垂成。然拳拳之心，千里共牵；精经之途，遥相携进。何不应“鸟随鸾凤飞腾远，人伴贤良品自高”耶？延陈儒，汇朋心，合众川而赴海，领十夫以楺椎。沥金用宏，纳百贤而求大同；去芜存菁，耗三载而成此录。尝论龙砂运气之古奥，谈陈氏瘿病之创新，察内伤伏气之深邃，显扶阳外治之光明；抚古今医道之次递，辨阴阳五行之新语；承置针引气法精要，燃忠州纯针刀薪火；揭伤寒论古密码，传骨伤病五色方；头痛膝痹肩周炎，针灸推拿显身手；调脾通络病体证，筋柔骨正五行针；更有龙砂孟河争雄于江南，海派齐鲁睥睨在绝顶；管氏陆氏针尖秀绝技，沈氏何氏女科抖妖娆。活泼圆通医家诀，不离不泥是津梁。宗诸师而不泥，法各家而不陷。穷治法，内外兼备；撷众长，中西并蓄。可谓精彩纷呈，百家争艳。再附悬壶得意之病案，四两拨千斤；又起沉疴回春之秘方，峰回路转。巧不离乎规矩，而实不泥乎规矩也。

挥翰墨以奋藻，感群学之至诚。岐黄薪火相传，杏林芳华满园。望此籍会众智以拨云睹日，辑各派而阐幽显微，令读者开卷而有一益，方不负诸贤用心良苦！

注：九野云行龙气象，八纮风发虎精神。本书集来自全国30个省、自治区、直辖市的103位青年中医学者的临证精华。这些青年学者包括岐黄工程全国中医临床优秀人才22名、全国中医临床特色技术传承骨干人才91名（其中全国中医临床优才、骨干人才双料人才17名），以及重庆市“忠州纯针刀”创新团队部分成员。

编　者

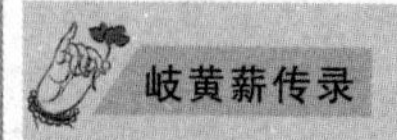

目 录

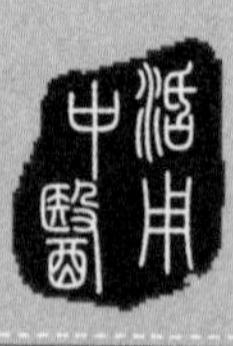

传承渊源

杏林新悟

悬壶撷菁

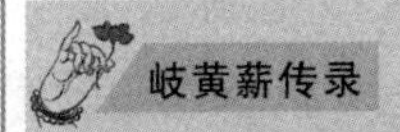

传承渊源

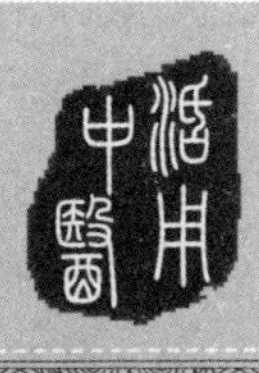

孟河医派跟师体悟

“佛手度厄只身成春，丹心济世万家怀德。”

走进江苏省常州市中医医院孟河医派张琪教授的传承工作室，一副飘逸的书法字画给我带来了极大的震撼，这不正是对医者医德的生动描述吗？

张琪教授，医学博士，主任中医师，博士生导师，第六、第七批全国老中医药专家学术经验继承工作指导老师，全国百名杰出女中医师，江苏省名中医，江苏省“卫生领军人才”，国家临床重点专科心血管科创始人，学科带头人。曾先后师承孟河医派名家、国医大师朱良春教授及颜德馨教授，是非物质文化遗产孟河医派代表性传承人。

在跟师期间，张师讲到，孟河医派源远流长，迄今已有2000余年的历史，是我国近现代中医药发展史中最著名的医学流派之一。民国时期余云岫撰《灵素商兑》武断攻击中医，孟河医家恽铁樵闻讯率先撰《群经见智录》，予以逐条驳斥，捍卫中医！该流派以“传承有绪、脉络清晰，弟子众多、名医辈出，治法多样、疗效显著”而素享盛誉。孟河医派提倡“和法缓治”，重视顾护脾胃，强调气血平衡，要求辨证细致、用药精当。张师认为，孟河医派推崇“和法”治则，其理法方药完备，特色鲜明，具有普遍的临床指导意义。理：循生生之道，顺应人体自和的生理趋向；法：擀旋气机，升降出入，气血调达，五脏和则阴平阳秘；方：诸法并用，攻补兼施，反激逆从；药：刚柔并济，动静结合，相辅相成，和缓取效，慎用峻猛之品攻伐正气。

张师在心血管疾病的论治中，有运用“和法”的独特经验。如通脉颗粒防治动脉粥样硬化。张师认为，动脉粥样硬化总属本虚标实、虚实夹杂之证。本虚责之气血阴阳之虚弱，临床以气虚、气阴两虚多见；标实以痰浊、瘀血兼夹为患，且有寒、热之别。自拟的“血脉通Ⅰ号”有温肾健脾、化瘀泄浊之功，治疗动脉粥样硬化证属肾阳不足、痰瘀痹阻的患者；“血脉通Ⅱ号”有滋补肝肾、化瘀泄浊之功效，治疗动脉粥样硬化证属肝肾阴虚、痰瘀痹阻的患者；“血脉通Ⅲ号”有益气养阴、化瘀泄浊的功效，治疗动脉粥样硬化证属气阴两亏、痰瘀痹阻的患者。“血脉通Ⅲ号”方中黄芪补气、何首乌滋阴、水蛭化瘀共为君药，白术、泽泻健脾化湿泄浊，赤芍、川芎、僵蚕活血化瘀通络，降香、葛根升降气机以助血行。诸药配伍，消补兼施，气血同治，补阴不助湿，泄浊不伤阴，临床运用效如桴鼓。

张师认为，治疗心力衰竭应详察虚实、分制阴阳、攻补兼施、用药和缓，重在五脏调和、阴阳平衡。对难治性心力衰竭，张师的“强心颗粒”在临床运用中有较好疗效。方中制附子、熟地黄为君以调补阴阳，臣以人参、麦冬、五味子补气养阴，猪苓、茯苓、桑白皮、泽兰泻肺化瘀利水，丹参、降香行气活血，全方配伍严谨，标本兼顾，充分体现了孟河医派“和法缓治”的学术特点。

（首届全国中医临床骨干人才、重庆市“忠州纯针刀”创新团队带头人　陈永亮）

龙砂医学流派黄煌经方研学体悟

笔者初次了解黄煌教授，是 2017 年在微信上看到一篇关于经方的文章“黄煌：我临床最常用的 16 首经方”。读后最直观的感觉是学开方好像没有想象中那么难。后来陆续接触到黄煌教授的《经方沙龙》《经方的魅力》《中医十大类方》等，逐渐对经方的使用感兴趣，并心生向往。2020 年 9 月，终于有幸前往南京中医药大学国际经方学院侍诊黄煌教授。

初次跟诊，印象最深的是黄师问诊仔细，注重观察患者的体貌特征、情志状态，重视腹诊及肢体触诊；所用方剂常常几味、多则十一二味药物，几乎都是经方，而且是原方，甚至是原剂量；黄师常说，要视经方为一味药物。

（一）药证与方证

临床中，黄师常言：临床需要“药证、方证”相应，注意方证与体质的对应关系等。中医学将药物的应用指征称之为“药证”，药证是中医临床的基础和规范，是辨证论治的基本要素和核心，古今临床医家都在药证的判定上下功夫。方证就是安全有效的使用某方剂的证据，是中华民族数千年以来使用天然药物的经验。其方证关系的建立，是经过历代医家数以千万计的人用试验总结而来的，吾辈须存敬畏之心。另外，方证有较强的客观性，《伤寒论·辨太阳病脉证并治》第 16 条言“观其脉证，知犯何逆，随证治之”说的就是这个道理。

常见的药证有桂枝证、麻黄证、柴胡证、附子证等，常见的方证有温经汤证、小柴胡汤证、大柴胡汤证、四逆散证等；黄师推崇由“对病用方”转向“对病对人用方”的诊疗思路。

“药证与方证”是中医辨证论治的要素；药证相应、方证相应是中医临床的基本原则。黄师采用比较的方法，抓住药证、方证等辨证关键。这些言简意赅、独具特色的比较和归纳，让涉方不深的笔者顿感豁然，感觉找到了学习经方的门径。

（二）辨体质与舌脉

常见的体质有桂枝体质、麻黄体质、柴胡体质等。“桂枝体质”，是文弱书生、弱不禁风、多愁善感的形象，如林黛玉等；“麻黄体质”，是体型壮实、肌肉发达，皮肤干燥或粗糙，少光泽、多晦暗，腹肌有弹性，如鲁智深等；“柴胡体质”，是面色微暗黄，或青黄，或青白色，缺乏光泽，面肌坚紧，表情冷峻，发质粗硬，多单眼皮，体型中等偏瘦，眼神刚毅、审视，如高仓健等。

对脉象舌象也有形象的总结，如附子脉、干姜舌、桂枝舌、黄连舌等。

（三）方人学说

在跟师黄煌教授之前，笔者对体质学说的认识还只是停留在“九种体质分类”的层面。跟诊过程中，黄师不断提到各种经方体质，比如桂枝汤体质，小柴胡汤体质等。这里的桂枝汤体质就是指“桂枝汤人”，即方人学说，笔者印象最深的是“小柴胡汤人”。传统使用小柴胡汤都是以《伤寒论·辨太阳病脉证并治》第96条记载的四大主症为指征，即“往来寒热，胸胁苦满，心烦喜呕，默默不欲饮食”。而黄师把小柴胡汤的使用归纳为一类人，其共同特点如下。

1. 发热性疾病，疾病呈慢性，迁延不愈，容易患自身免疫性疾病及过敏性疾病。这类人常常是以两肋弓为中心的区域自觉胀闷痛等不适感，医生给患者做腹诊时，可以感觉到在两肋弓下有明显的抵抗感或压痛。

2. 患者容易出现呕吐，且食欲不振。这类人情绪波动较大，食欲受情绪影响，同时可能有抑郁症的倾向，自己开心不起来。

有以上情况的人，黄师称为“小柴胡汤人”。当然，黄煌老师的方人学说不仅限于此。我相信，跟着黄师的脚步，笔者一定能逐渐踏上“经方惠民”的康庄大道。

（首届全国中医临床骨干人才、重庆市“忠州纯针刀”创新团队带头人　陈永亮）

黄煌教授柴归汤使用经验

龙砂医学流派的黄煌教授，是全球知名的经方大家，一直致力于经方的现代临床应用研究和普及推广工作。黄师开创了经方体质学说体系，提出了“药人”“方人”学说，并以此为基础构建了经方的“方－病－人”三角诊疗模式，柴归汤就是此模式中的重要“一粟”。

柴归汤是黄师经常使用的一张合方，即小柴胡汤合当归芍药散。柴归汤在临床中的应用还是要回到“方－病－人”的三角诊疗模式中。

第一是“方”。黄煌老师在临床用方的特点是尽量用原方，如需加减则遵仲景原书所列。黄师常说经方的组方严谨，各药物之间互相联系组成了一个有机的整体，而随意加减可能破坏了原方的整体导致经方减效甚至失效。比如糖尿病患者在使用小柴胡汤时也仅减少大枣的用量而不是去掉，对于方中的柴胡也有要求，在发热性疾病时用量要大，一般在30g以上。另一张方当归芍药散一般改作汤剂使用，妊娠期保胎时则用散剂。

第二是“病”。小柴胡汤病，黄师命名为“往来寒热病”。在《伤寒论·辨太阳病脉证并治》第96条有四大主症，即“往来寒热，胸胁苦满，心烦喜呕，默默不欲饮食”。第一个最重要的特征“往来寒热”，黄煌老师对往来寒热的解释有三点：一是发热性疾病；二是发热恶寒交替出现的疾病；三是从往来寒热引申出的呈周期性发作的疾病。第二个重要特征是胸胁苦满，常规的解释是自觉胸胁部不适，但这里特指一种腹诊结果，即仰卧时按压两肋弓下有压痛或者明显的抵抗感。第三个是将后面两个特征分成两组，一组是默默、心烦，主要指情绪低落，有抑郁倾向；另一组是不欲饮食、喜呕，主要指食欲不振。因此小柴胡汤对应的病是发热性疾病或者周期性发作的疾病、有抑郁倾向、食欲不振的疾病，同时腹诊有肋弓下压痛或抵抗感。当归芍药散使用的疾病有两大类，一类是经期腹痛伴月经量少、色暗；另一类是妊娠伴有腹痛下血即胎动不安病。所以柴归汤治疗的病就是上述两者的合并。

第三是“人”。药人、方人是黄煌教授提出的一种人群归类方法，柴归汤涉及的药人包括柴胡体质、当归体质、芍药体质。首先是柴胡体质，特点是体型多偏瘦，面色暗黄或稍有泛青，有一双“柴胡眼”即眼裂窄，自觉症状较多，对自然界各种变化敏感，情绪忽高忽低，食欲易受到情绪的影响。其次是当归体质，主要见于女性，面色多黄暗缺乏光泽，有色斑，容易出现月经量少或者胎动不安。然后是芍药体质，主要见于体型偏瘦，腹诊时腹直肌紧张，大便容易秘结，易患痉挛性疾病。最后是方人，柴归汤人就是小柴胡汤和当归芍药散二者兼见，小柴胡汤人体质跟柴胡人体质有部分共同点，主要特点是自觉症状较多，对外界环境变化敏感，情绪波动大，食欲易受情绪影响，腹诊肋弓下有压痛，女性月经不调，经期乳房胀痛等，易患发热、过敏性、自身免疫、肝胆系统及精神系统疾病，病情反复。当归芍药散体质，其人多为中老年女性，体型特点是臀大，面部有斑或者浮肿貌，下肢多有浮肿，常有头痛或者头昏，颈肩背部胀痛，肌肉紧张，便秘或腹泻，妇科方面白带多、经量偏少，易患月经不调、不孕、色斑、胎动不安及慢性肝病，自身免疫病等。

这样将柴归汤的方－病－人三者相互结合，勾勒出柴归汤的“治疗宇宙”，即形体中等，肤色暗黄而缺乏光泽，面部有色斑或浮肿貌，主诉症状繁多，常常自觉疲劳或者自觉怕冷，女性多有痛经或者月经量少色暗等；易患的疾病有反复上呼吸道感染、过敏性疾病、自身免疫病和月经紊乱等。笔者在临床中按照上述模式，除了用于自身免疫病、月经病等，在男性前列腺疾病及颈腰椎病也能收到非常好的效果。另外，一些罕见病的治疗常常无定法可循，但是按照三角（方－病－人三者相互结合）诊疗模式应用柴归汤后，也能取得疗效。

（首届全国中医临床骨干人才　杨荔勇）

运用黄煌腹诊结合经方治疗中风昏迷临床经验

因全国中医临床特色技术传承骨干人才培训项目，笔者有幸跟随黄煌老师学习。在临证中黄煌老师重视运用腹诊，通过腹诊客观的反映脏腑经络、气血津液等变化，从而判断病邪之部位、性质、正气虚实及体质类型，以指导临床经方的应用，通过临证跟师受益匪浅，学以致用，小有心得。笔者从事中医康复工作，临床常见中风昏迷患者。这些患者无主诉，不知疾病所苦，临床辨证很有难度。通过跟师黄煌教授学习经方体质辨识和中医腹诊等多种经方的临床应用模式，发现腹诊对这些患者的辨证论治很有意义。腹诊能客观把握患者的病情，从而指导临床遣方用药，现总结如下。

（一）中医腹诊的渊源

腹诊是医者运用望、闻、问、切等方法诊察患者胸腹部的胀、痛、满、悸、痞、硬、急、结等病变征象，以判断内在脏腑、经脉、气血津液等方面的病理变化，从而指导临床治疗的一种诊断方法。中医腹诊的相关记载最早见于《黄帝内经·素问》，在病机十九条记载“诸胀腹大，皆属于热”。《难经》在《黄帝内经》的基础上进行传承和发展。汉代张仲景所撰的《伤寒杂病论》将腹诊广泛应用于疾病诊治，原文中涉及腹诊的条文有 114 条，记载了胸胁苦满、心下痞、少腹硬满、少腹急结等诸多经典腹证。《伤寒论》的腹诊应用影响后世医家，开创中医腹诊的先河。黄煌教授综合国内伤寒派腹诊和日本汉方医学腹诊的经验应用于临床中，常能收到良好效果。

（二）中风昏迷患者现状

中风昏迷为中风最严重的一种分类，属于中脏腑范畴。中脏腑昏迷患者一般采用留置胃管，气管切开，保留尿管的治疗措施。但是伴随而来的反流、误吸、肺部感染、腹泻、胃潴留等，严重影响患者的疾病转归和预后。

（三）腹诊对中风昏迷患者的意义

昏迷患者无法言语，没有主诉，只能通过望、闻、切诊进行辨证论治。而腹诊能够弥补无法问诊这一缺陷。清代医家俞根初所著《重订通俗伤寒论·伤寒诊法》中，依据心下疼痛，硬痛拒按，按之痛剧判断病机为食积；依据脐旁小腹疼痛，可触及包块判断病机为血瘀；依据腹痛向两胁放射，腹软，吐水痛减判断病机为水气等。黄煌教授在临证时会针对不同的腹诊结果给出相应的经方方向。因此，通过腹诊结合望闻切诊，使临床遣方用药更加直观有效。

（四）临床常见腹证及方证类型

黄煌老师临证特点：以经方为本，明辨方证药证，强调体质辨证。根据方证相应，有是证用是方，对于中风昏迷患者临床常见腹证及方证介绍如下。

1. 心下支饮（胃内振水音） 振水音为快速按压心下及中脘部可以听到“咕咕”的液体振荡的声音。在患者胃管注入流质饮食后 1 小时以上仍有振水音可诊断。此类患者的胃内振水音由胃部轻瘫加上喂水不当造成，还可以兼见口水较多，嘴角流涎的症状，这些症状又会造成反流误吸，引起吸入性肺炎。黄煌老师一般用《外台》茯苓饮或五苓散等方来治疗此类病症。

2. 心下硬 心下硬指心下部位肌肉紧张而僵硬，平如木板，同时腹力不强，为长期的消化系统功能不足的表现，其证型为脾胃气虚、阳虚。这个体征也比较常见，胃管留置位置不当或长期的胃管刺激，致胃部不适，伴反酸水或胃内容物，误吸容易阻塞危及生命。如有此类体征可应用泻心汤类方。《伤寒论·辨太阳病脉证并治》第 158 条记载：“伤寒中风，医反下之，其人下利日数十行，谷不化，腹中雷鸣，心下痞硬而满，干呕，心烦不得安……甘草泻心汤主之。”

3. 心下石硬 心下石硬为上腹部抵抗，较心下硬强，按之充实而硬满（腹力增强），此类为腹实证体征，为大、小陷胸汤及其类方的使用指征。《伤寒论·辨太阳病脉证并治》第 135 条记载：“伤寒六七日，结胸热实，脉沉而紧，心下痛，按之石硬者，大陷胸汤主之。”

4. 心下濡 心下濡指按心下部濡软无力，腹皮松弛无底力。黄师强调腹部松软是黄芪体质的表现。《金匮要略·血痹虚劳病脉证并冶》记载：“虚劳里急，诸不足，黄芪建中汤主之。”

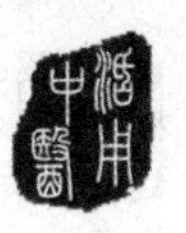

5. 腹部积气　腹部积气又称腹部气声、腹部叩击鼓音，指腹部气体胀满，通过叩诊发现呈明显鼓音。《伤寒论·辨太阳病脉证并治》第66条记载："发汗后，腹胀满者，厚朴生姜半夏甘草人参汤主之。"如伴有大便秘结，合用承气类方。

6. 少腹急结　少腹急结指由脐区向髂前上棘方向轻压，可触及少腹腹直肌紧张，脐下腹部有抵抗感，甚者如触及条索，左右少腹均可出现。少腹急结是严重瘀血的腹证表现。多在桃核承气汤、抵挡汤等方的方证中出现。

7. 全腹胀　全腹胀指全腹满隆起，按之抵抗感，伴大便秘结，此为大柴胡汤的主证。《金匮要略·腹满寒疝宿食病》载："按之心下满痛者，此为实也，当下之，宜大柴胡汤。"黄煌老师指出，很多中风病都是因三高引起，患者肥胖，腹部隆起，此为大柴胡汤体质。如果因长期卧床致下肢静脉血栓可以合用桂枝茯苓丸。

8. 正中芯　正中芯指在腹壁前正中线上可以触及如铅笔芯样的条索状物。如脐上正中芯出现为脾胃的虚损，常用小建中汤方；如脐下正中芯出现意味着下焦虚损（肾虚），可选择肾气丸、真武汤等方。

9. 舟状腹　舟状腹指仰卧时前腹壁水平明显低下，严重时前腹壁凹陷几乎贴近脊柱，肋弓、髂嵴和耻骨联合显露，腹外形如舟状，此为长期卧床慢性消耗至严重消瘦。《金匮要略·血痹虚劳病脉证并治》记载："虚劳诸不足，风气百疾，薯蓣丸主之。"黄老师一般将薯蓣丸应用于癌症等慢性消耗性疾病，临床上对于昏迷致消瘦患者应用薯蓣丸可以增加体重，提高机体抵抗力。

临床发现中风昏迷患者有虚证、实证、虚实夹杂证，通过腹诊可辨气虚、脾胃虚、肾虚等虚证，可见水饮、瘀血、燥屎、食积等实证，也可见虚实夹杂之痞证。临床可以结合患者全身症状，综合辨证，随证治之。在跟黄师学习过程中，收获很大，一方面丰富了自己的诊疗手段，另一方面能熟练应用经方，治疗此类疾病的疗效明显提高。

腹诊为中医四诊之切诊内容，通过历代医家的继承和创新，腹诊已经形成独立的诊疗体系，对指导经方的临床应用有很大帮助。腹诊同舌诊、脉诊一样，对临床有重要意义，通过腹诊的客观表现，对中风昏迷患者的诊断、辨证、治疗有指导意义。把腹诊应用于此类患者，既丰富了中医诊断方法，又根据疾病特点启发诊疗思路。相信随着腹诊临床研究的深入，腹诊对中风昏迷患者的诊疗帮助会越来越大，腹诊的理论意义将愈发丰富，从而更好地指导临床。

（首届全国中医临床骨干人才　武士勇）

跟师龙砂医学流派顾植山教授体悟

笔者毕业于辽宁中医药大学，从医25年，学校的中医基础教育奠定了我对中医学理论和中国古典文化的浓厚兴趣。临证之时，辨证论治，遣方用药，疗效可观，在此感恩母校的谆谆教诲。作为综合医院中医科的主任，接触的患者病种很杂，会诊的患者涉及我院内外妇儿等病区，遇到的疑难杂症和危急重症也越来越多，每每冥思揣摩，常有举棋不定之时。庆幸的是笔者于2019年获首批全国中医临床特色技术传承骨干人才培训项目的学习机会，师从龙砂医学流派传承工作室负责人顾植山教授，获益良多。在临证中每遇疑难杂症，将五运六气理论和经方结合起来，常获奇效。现将龙砂医学流派的学术思想和笔者临证体会总结如下。

龙砂医学是以江阴龙山、砂山地区为源头，由元初著名学者陆文圭奠定文化基础，经明、清两代医家的积累，不断向周边地区发展而形成的在苏南地区有较大影响的学术流派。该医学流派延绵数百年，医家众多，虽学术风格不尽一致，但均重视和善于运用《黄帝内经》的运气学说及《伤寒论》经方。依据《黄帝内经》《伤寒论》去研究和阐发温病的病机治则，是该医学流派多数医家的共同特色。

龙砂医学流派的三大主要学术特色为重视《黄帝内经》五运六气理论的临床运用、结合辨体质和运用三阴三阳“开阖枢”理论指导经方的应用、基于肾命理论运用膏方养生治未病。其代表性传承人顾植山教授为龙砂医家柳宝诒四传弟子，顾老深入阐发了运气学说中三阴三阳和“三年化疫”等重要理论，在国家科技重大专项疫病预测预警课题方面的研究有着卓著的成绩，引起了学界对中医运气学说的重视，成为了全国研究五运六气理论的领军人物。

笔者师从顾植山教授，临证中将“三因司天方”和《伤寒杂病论》中的经方相结合，通过辨五运六气病机来灵活应用经方，大大提高了临床疗效。过去诊疗时，面对患者诸多杂乱的症状体征，再加上学习《伤寒杂病论》不够深入，临证经验比较粗浅，以致选方用药常感困惑，举棋不定。后跟随顾植山教授学习五运六气相关理论，根据患者出生时间、发病时间、就诊时间的五运六气特点，结合三阴三阳“开阖枢”理论及“六经欲解时”理论，灵活选用经方，司天、司人、司病证，天象、气象、物象、证象、脉象五象合参为我在临床上使用经方和今后的医学之路指明了方向，即将五运六气理论和《伤寒论》经方巧妙结合，切实为患者解除病痛。

跟师顾植山教授之前，关于《伤寒论》“六经欲解时”理论虽有阅读，但未着重关注，更别提临床应用；跟师后，顾师指出“欲解时”实为“相关时”，大大提高了“六经欲解时”理论在临床应用的范畴并明确了应用靶点。临床审证用药时，如果患者的疾病发作有时，即有明显的时间规律性，按照“六经欲解时”理论选择相应的方药，真正做到了效如桴鼓。如用乌梅丸（汤）治疗在凌晨1—3点发作或加重的病症，用血府逐瘀丸（汤）治疗在3—5点发作或加重的病症，每每有奇效，大大提高了笔者临证的信心，谁说中医只能是慢郎中！

龙砂开阖六气针法是在龙砂医学流派代表性传承人顾植山教授三阴三阳开阖枢理论指导下，由陕西省宝鸡市中医院王凯军主任始创的一种新的针灸方法。在全身可以随处作开阖枢太极图，根据三阴三阳病机进行选部治疗，但临床上以头部应用最广，也最方便易行。在跟随顾老及王凯军主任系统学习了龙砂开阖六气针法后，为笔者临床应用《伤寒杂病论》中的经方又提供了一个明确的抓手。即在临床面对复杂的病情，四诊合参，辨证论治，选方用药时，根据三阴三阳“开阖枢”理论结合患者出生时间、发病时间、就诊时间的五运六气特点，先在患者头部相应部位行六气针法，观察针刺后患者的即时效应，据此明确经方选择，进一步提高了中医临床疗效的确定性和可重复性。

（首届全国中医临床骨干人才、第五批全国中医临床优秀人才　付晓）

龙砂医学流派五运六气学习体悟

龙砂医学流派为国家中医药管理局确立的全国首批64家中医学术流派之一，发源于锡澄地区，肇起宋元，隆盛于清乾嘉时期，再兴于清末民国至今，为中医学的一个重要流派。笔者有幸成为龙砂医学流派后备传承人，跟随顾植山老师进行学习，现将自己的学习体悟与大家分享。

（一）学习中医一定要在中国传统文化背景下进行

中医的传承和发展历经数千年的过程。历史的变迁中不乏战乱、饥荒，乃至焚书坑儒。我们需要思考这样一个问题：历经了数千年的中医，能保存到现在的内容，除了在书上见到的文字外，我们还能理解到的古人想表达的中医智慧有多少？如果我们现在想把中医学好、用好、传承好，不了解当时应用中医的文化、历史背景显然不行。现代社会的高速、高效，互联网时代的快速进步，人们已逐渐淡忘了曾经的文化和历史，在这种情况下是学不好中医的。中医的传承既是中医本身的传承，也是中国文化的传承。设想在伏羲、神农时代，到黄帝时代，按照顾老师讲授的“五运六气与中华文明”这一内容，我们就可以还原当时的历史和文化背景，理清中医学发展的脉络，从先天八卦到后天八卦，再到“三阴三阳开阖枢太极图”，五六相合产生六十甲子历，这些内容都是在中国传统文化背景下产生的，知道了这些内容，便知道了中医的来龙去脉和它本来的面貌。笔者认为，理解这些内容比学会多少首方剂更重要。虽然笔者受过5年的大学本科教育，3年的研究生教育，3年的博士生研究学习，到后来工作又进行了10余年的中医临床及教学，但没有哪一次在学习或课堂中能把中医的历史和中国的文化真正地结合起来。至2019年6月，笔者在江苏省句容市参加全国中医临床特色技术传承骨干人才培训班时，第一次听到顾植山老师讲这个内容，便立即被其深深吸引，从此开始不断地学习和研读顾植山老师的文章，尤其是“五运六气与中华文明”这一板块，反复学习、观看视频20余次，逐步理解了这一深奥的理论。

（二）五运六气理论是学习和应用中医的根基

在学习五运六气理论后常听到的一句话就是方药中先生所说的“五运六气是中医基础理论的基础和渊源”。最初学习的时候还不能理解它真正的含义，直至今日，在理解了五运六气的含义及顾老师提出的“三阴三阳开阖枢太极时相图”后，才明白了此中真谛。在既往学习、临床应用及进行中医教学的24年里，没有找到一条线是可以把中医各科目的内容真正串联起来，学习的中医内容是散乱的，找不到规律的，即使找到了书本上的规律，但在临床应用中又似是而非。顾老师的“三阴三阳开阖枢太极时相图”，解释了太多我之前学习中的疑惑，也纠正了之前学习中许多不恰当之处，如正确的太极图。即便是这个简单的问题，也有它正确的答案，而现在又有多少人在使用和传播错误的太极图呢？

“三阴三阳开阖枢”理论主要论述三阴三阳离合及事物发展变化的规律。《素问·阴阳离合论》记载：“圣人南面而立，前曰广明，后曰太冲；太冲之地，名曰少阴；少阴之上，名曰太阳……广明之下，名曰太阴；太阴之前，名曰阳明……厥阴之表，名曰少阳。是故三阳之离合也，太阳为开，阳明为阖，少阳为枢……三阴之离合也，太阴为开，厥阴为阖，少阴为枢。”顾植山老师用图1来概况这段话。

《素问·阴阳离合论》论述“开阖枢”是阴阳气化运动变化的三个阶段。三阴三阳开阖枢是自然界阴阳离合的六个时空段的划分，也是对人体气化六种状态的表述，与脏腑辨证、六经传变、标本中气等理论密切相关。三阴三阳模式是六经辨证与卫气营血辨证的理论基础，可以将二者统一起来。人体阴阳之气的升降出入是三阴三阳开阖枢的运动变化结果，因此通过调节“三阴三阳开阖枢”来辨治疑难疾病，可以较好地反映疾病发生时内外环境整体变化的动态时空特点。

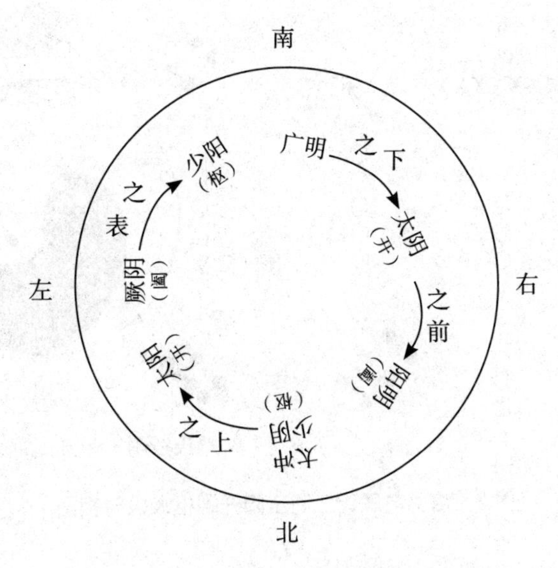

图 1　三阴三阳开阖枢

再如“七损八益”的含义，就属于上学时没有学明白的，但是放到“三阴三阳开阖枢太极时相图”里，结合“洛书”这个数字化的太极图，我们就能明白它的含义了。从图 2 中可以看到，“8”位于东北方，相应于初春“太阳为开”之处，天气左升右降，“8”之后阳气渐旺，“7”位于西方主秋之位，“7”之后“阳明为阖”，阳气逐渐闭藏，根据四时之生、长、化、收、藏，上下半年的气化特点分别表现为“阳生阴长”“阳杀阴藏”，故“八益”表达了阳生阴长，“七损”反映了阳杀阴藏，七损八益是把握阴阳动态的实际问题。《素问·阴阳应象大论》里说：“知七损八益，则二者可调。”可见七损八益是中医基础理论的重要概念，关系到养生防病和辨证论治等多个方面。

其实古人想表达的意思非常简单和质朴。现代人的解读已完全曲解了古人当时要表达的真正含义。印象深刻的还有，伤寒和温病的内容都能放到“三阴三阳开阖枢太极时相图”里去解释。每次听到这里笔者都热血沸腾，读了那么多次的《伤寒论》和《温病条辨》，都是各看各的，在每一个条文中死记硬背，不知道它们之间到底有什么联系。通过顾老师的这张图，不仅能理解张仲景为什么用六经辨证，六经之间的关系，还能理解温病和伤寒虽然感受病邪不同，感邪后所伤及的部位及传播途径不同，但都可以在“三阴三阳开阖枢太极时相图”上展示出来，更能让笔者理解人体“整体性”的真正含义。这才是“大道至简”呀！

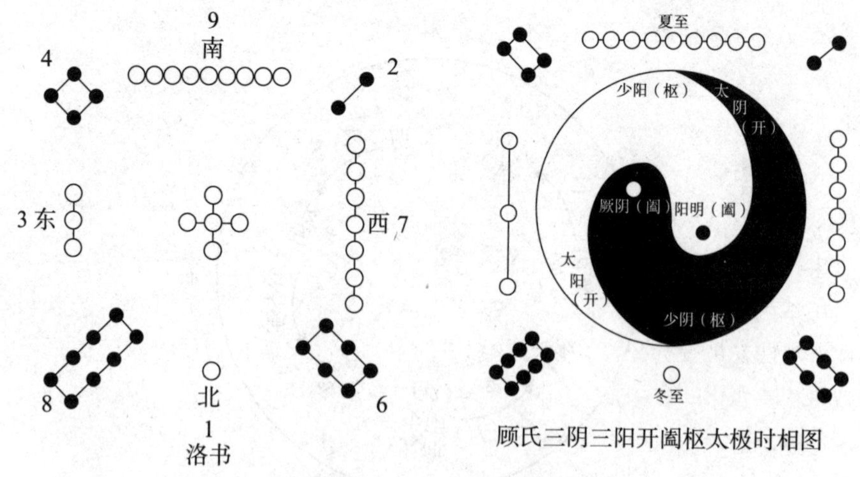

图2　洛书与顾氏三阴三阳开阖枢太极时相图

“学海无涯，书山有路”，顾植山老师在学习中医的道路上为我们指明了一条光明大道，让我在学习中医的混沌中找到了方向。感恩顾植山老师，也希望每一位学习中医的人都能尽快找到正确的方向，少走弯路。

（首届全国中医临床骨干人才、第五批全国中医临床优秀人才　姚娓）

参加顾植山老师五运六气学习班体会

笔者有幸参加顾植山老师的“中医五运六气研学班”，并在合肥、无锡、江阴等地跟诊学习，现将学习体会总结分享与大家。

（一）完整诊疗思维体系

五运六气是基于《黄帝内经》天人合一的中心思想，以运气七篇大论为核心理论指导，形成的一套运用于中医临床辨证的完整诊疗思维体系。

（二）天人相应自然规律

五运六气是古人基于天、人相应的自然客观规律，探讨大规律、自然界的周期性变化规律、对人体健康和疾病影响规律的一门学说，是阐释自然界节律变化的一门学问。当然，我们将五运六气理论运用于中医，即是研究自然的节律变化对人的影响方式与节律，阐释人体生病除本身病变因素外，还受生活的大自然、地球、宇宙等能量盛衰因素的各种变化影响，同时刻意地观察，去求证，自然地去归纳它的运动变化方式与节律，确定天、地对人的影响，比如春夏天气转暖变热，秋冬天气转凉变冷，人们就不自主的跟随天地四季节律而加减衣物等，都是客观的自然规律。人们是适应了这种规律，日用而不自知。

（三）生长壮老生息变化

五运六气是揭示天、地之间大规律，大节律的知识认知体系，其背后的能量转化，对人的生、长、壮、老等生息变化起着至关重要的影响，且影响之大，不可忽略。如忽如一夜春风来，千树万树梨花开，对人们身体健康与失常而病，均起着广泛性、一致性、普遍性的影响，甚则一时一方一病一思路，广泛有效。

（四）五运六气预判疾病

五运六气的理论体系，可对天、地、人之规律，主要是天地气候，物候的变化有预判性，可提前思考，做一些积极的努力，包括提前预判疾病的主要病因、病势和发展变化的可能规律。若能熟练掌握五运六气理论体系，甚至可提前做到未病先防；退一步也可以成为在当今医疗认知体系下，对时下疾病归因的一种补充认知手段，遇常规治疗不理想或追求广泛治疗效果时，可有效推而广之，省时省力，就像秋风扫落叶一般。对群发性无明显诱因之疾病，可先进行一次集体扶正治疗，为后面的工作争取时间，犹如先大扫除一次，然后再对细节做针对性的细化治疗。提前预判性的准备所需资源，有效的利用和调配资源。

（五）丰富思路提升疗效

五运六气运用于临床个体，可丰富临床诊疗思路，提升诊治疗效。中医利用五运六气理论是结合人的客观规律与客观影响，明确其节律变化规律，可推寻，可考究，可结合到人，从而利用此规律体系利众生，以寻因诊治，趋吉化凶。不致沦落到被动的“有病治病”的体系诊治中，碌碌无为，耗时耗力，劳民伤财。

（六）司天在泉方药可寻

顾老师所倡导的龙砂五运六气医派以宋代陈无择“三因司天方”为基础，具体又系统的阐释了天、地、人变化的节律规律。比如大周期60年、30年、5年、6年、1年及1天、1个时辰等，推之可大，无穷无尽，当用之于人。于年节律中，每年都根据其司天、在泉而有方有药可寻，学之即可用，用好即有效！从理到方一脉相承，是一个独立而完整的体系。

（七）五运六气中医思维

五运六气的中医诊疗思维，可推而广之。结合其他治疗工具，如针灸、推拿等，不完全依赖药物治疗，依其理，可以不药而愈。如此，可为社会节省大量的中药及物资资源，让有限的资源更好或者更有效的得以应用，利国利民！

（八）完美生活天地同频

怎样做一个好医生属于五运六气理论体系的外延拓展。中医理论体系浩瀚而精深，然终其要，不外望、闻、问、切四诊合参，正确揆度而知常达变。临证中能高效利用四诊手段，去伪存真，有功力方可有定力！中医知识渊博者，可见微知著，善于抓问题的本质与疾病的主要矛盾，即可一解百解而势如破竹，谈笑之间解厄除难。然无症可寻、莫可名状者，或疾病暂无发作者，其辨治难度极大，甚至日后严重影响患者身心健康。再有常人自觉健康，要求防患于未然者，是否有理论有方法能做到有据可循，有的放矢之防范呢？其实，五运六气的理论体系可补充完善此未病先防的理论，做到核心思想推而导之，且其临床中具有广泛的真实有效性，是未来防未病医学的重点方向和有效理论依据！笔者坚信，如果能追求极致，结合实践，一定能摸索出一套严谨有效、去伪存真、尽善尽美的防治体系，以减少人们发病的可能，减少患大病、重病的概率，节省物力、人力，使社会更趋完美！五运六气的理论可广泛协同作用于天文、气象、农业、商业，可起到一定的指向性或预警作用，避免不必要的劳民伤财。在医疗中可由中医中药推导至其他治疗方法，丰富其他学科的指导理论，从而丰富治疗手段；逐渐反证反悟，力趋让此系统完美地指导人类生产生活，与天地同频和谐，使人类繁荣俱兴。由五运六气认知自然天、地、人的规律推而思之，人活一口气，天地宇宙万物同源一气，只是所属层次不一。因此气的组成量之多少、形态及成分亦不同，如坐飞机，苍穹之下，气的成分及层次有所差别。所以，理论还可再细化，再分别深究，不能简单粗暴一言以概之，需细思明辨，求真务实，方可利子孙万代。

以上是笔者学习龙砂五运六气医派的个人感知。在跟诊顾植山老师的临证过程中，笔者深刻的体会到了一位中医老者，一位纯正中医前辈，根植在内心深处对中医药事业的热爱，对众多晚生后辈的拳拳赤子之心的爱护与提携，对整个中医界及人类健康鞠躬尽瘁的付出。临证时的一方一药一辨证、宜加宜减，进退之间，都殚精竭虑地追求等，为中医后学树立了光辉榜样！

（首届全国中医临床骨干人才　雷应）

龙砂医学流派跟师学习体悟

龙砂医学是以江阴龙山、砂山地区为源头，由元代著名学者陆文圭奠定文化基础，经明、清两代医家积累，形成的具有较大影响的医学流派。该流派延绵数百年，医家众多，学术风格各异，但都重视和善于运用《黄帝内经》的运气学说。顾植山教授为龙砂流派名医柳宝诒的四传弟子，对运气学说研究造诣颇深。跟随顾老学习，是我多年以来的愿望，骨干班给了我这次机会，实感幸运。

由于工作原因，听顾老的讲课比跟诊时间多，每次听课的感悟都有所不同。顾老从中华文明与中医文化讲到炎黄文明与五运六气。其讲解使我对八卦有了更加系统、深刻、正确、清晰的认识。顾老认为中医神农文化的标志为开阖六气后天八卦，伏羲八卦乾上坤下是先天八卦。顾老根据西水坡墓葬中殉葬儿童的位置分析出后天八卦方位，确定后天八卦的出现晚于伏羲而早于黄帝时代。周文王据后天八卦著成《周易》，后世误认为后天八卦为周文王所创，其实不然，顾老纠正了这个错误的概念。顾老认为形成后天八卦的基础是“阴阳离合”的动态太极思想，提出“开、阖、枢”的重要性，并强调其为龙砂医学流派的核心思想。顾老广泛收集了很多错误的八卦图，让我们鉴别，给我留下了深刻印象，也对八卦图的认识更加形象和牢固。

顾老对中国古代文化追本溯源，让我明白对我国历史或传说的认识要谨慎，切勿信口开河。广为流传的夸父逐日故事，一直被用来比喻决心大或不自量力的人。通过顾老讲解才知道夸父是专门研究日影的专家，主要依据《山海经·海外北经》和《山海经·大荒北经》的记载，夸父是往北走。他寻找的是北方，并且是第一个找到冬至点的人。

顾老讲的葭灰占律，给我的印象尤为深刻，使我在研究中医五音疗法的瓶颈中得以突破。顾老讲飞灰候气法：将芦苇的薄膜烧制成灰，放入代表十二音阶高矮粗细不同的竹筒内，埋于密室地下。冬至一阳来复时，最长竹筒内的灰便自动飞出。此后每过一个节气，便会有一个竹筒的灰飞出，这就是葭管飞灰。十二个竹筒的灰全部飞出后，正好是一个年周期。顾老认为以天象定时间不准确，因为天象不断在变化，时间久了就有误差。而用竹筒测到的十二气周期非常稳定，是万古不变的十二律，这与我研究的中医五音疗法息息相关。五音最早见于《孟子·离娄上》：“不以六律，不能正五音。”这里的六律其实指的是六阴律和六阳律共十二律。五音来自十二律，五音的太、少推定五运的太过或不及，即五音建运。五音建于五运之中，根据五音的太少，推主运五步的太过和不及，五音建运不仅适用于主运，也用于客运。五音与运气密不可分，学习五运六气是我深入研究中医五音疗法的基石。

对八卦与夸父逐日的重新认识，由葭灰占律引申到五音建运，是我在顾老课堂上受益颇多的代表。顾老讲的不仅是中医，更多的是中医文化与中华文明，开阔了我的视野、拓宽了我的思路，让我知道中医不只是治病救人，也有它的诗和远方，从古至今中医始终贯穿我们的生活。

（首届全国中医临床骨干人才　吕品）

继承创新，不离大宗："齐鲁内科时病流派"跟师体悟

国医大师王新陆教授是"齐鲁内科时病流派"的代表性传承人，我有幸忝列门墙，跟师学习，受益匪浅。跟师三年，深感王师临证思维之活跃，思辨之精深，用药之变幻，这些都与其"继承创新，不离大宗"的学术思想密不可分。

汉代末年，伤寒流行，仲景作《伤寒论》；金元时期，战乱频仍，出"金元四家"；明清时期，瘟疫大作，有"温病学派"。现代社会，疾病谱系已经发生了变化，脑血管病、心血管病、肿瘤已经成为导致人口死亡的前三位病因。张元素提出"运气不齐，古今异轨，古方今病，不相能也"。那么我们如何治疗这些现代疾病呢？王师说，伤寒是汉代时病，温病是明清时病，那么心脑血管病、肿瘤就是现代的时病，并说"中医药能够治疗现代病，就是中医药现代化"。

王师针对现代疾病的治疗，提出自己的学术观点，认为一要继承先贤的思想、经验，取其精华，弃其糟粕，做到心中有根底；二要敢于创新，但不能脱离中医思维。针对时病的治疗，王师提出了"脑血辨证""血浊理论""援药理论"等学术思想。

很多疾病，如高血脂、高血压、高血糖、高尿酸等，可能并没有临床症状或体征，仅表现为化验指标的异常。中医辨证是依据患者的临床症状或体征的，如果仅表现为指标的异常，会出现无证可辨的情况，也就无从用药。王师根据《黄帝内经》的论述，提出"血浊"的概念，高血脂、高血糖、高尿酸等，均是"浊邪"。《素问·五常政大论》记载："谷肉果菜，食养尽之。无使过之，伤其正也。"《素问·至真要大论》记载："夫五味入胃，各归所喜……久而增气，物化之常也。气增而久，夭之由也。"血脂、血糖等本是人体所需的营养成分，来源于水谷精微，属于正气，但超出正常范围就成为"邪气"。同时"血浊"还包括水谷代谢之后产生的废物，如尿酸等。治疗上更是提出"无证可辨、化浊为先"的治疗思路。

古代有很多针对"浊邪"的治法，如"芳香化浊""利湿祛浊""升清降浊"等，但这是针对"湿浊""秽浊""尿浊"等提出的，并非我们所说的"血浊"。对于"血浊"，其治法借用古代名称"化浊"，但又赋予了新的内涵。王师倡导现代药理研究成果当为中医所用，衷中参西，形成"古药新理，活用援药"的理论。援药是经现代药理研究证实，可直接作用于靶器官，对主病、主因、主症有明确治疗作用的药物，可包含化验指标、检查指标、症状、体征等。如针对高血压"浊邪上犯"，可用升麻、泽泻升清降浊，同时配合菊苣、罗布麻叶、杜仲、桑寄生等降血压；高血脂用草决明、红曲、虎杖、制何首乌、泽泻、荷叶、生山楂等降

血脂；高血糖用黄连、苍术、黄芪、葛根、丹参、浮萍、天花粉等降血糖；高尿酸用土茯苓、萆薢、大黄等降尿酸；蛋白尿可以用黑大豆、爵床、黄葵等降尿蛋白。

（首届全国中医临床骨干人才、第五批全国中医临床优秀人才　朱文浩）

齐鲁内科时病流派跟师体悟

齐鲁内科时病流派植根于齐鲁文化，致力于传承张元素、李东垣、张锡纯、施今墨、徐国仟等医家治疗内科杂病的学术思想和临证精华；以王新陆教授为创建人和代表性传承人，以经方治时病，吸纳现代科学知识，不断充实时病理论；以《王新陆中医内科治疗经纬》《血浊论》为标志，形成了以“血浊”理论为核心思想，在理论和实践上独树一帜的创新性内科时病学派。本人十分有幸在齐鲁内科时病流派跟师学习，受益匪浅，结合临床经验提出了治未病、防血浊的理念论治胆结石。

胆结石是指胆道系统（胆囊和胆管内）发生结石的疾病，属于中医学“胁痛”“黄疸”“肝（胆）胀”等范畴。通过临床观察部分胆结石患者随着病程日久，复加饮食不节很容易出现胁痛、黄疸、胆胀等病情变化，此时进行中医诊治，很大程度上能缓解胁痛、黄疸、胆胀等病症。

（一）治未病，防血浊

根据临床观察发现胆结石的形成既有先天因素，也有后天因素，其中后天因素尤为重要。

1. 先天禀赋不足　血浊体质指具有胆结石家族史者、肥胖者、超过40岁者、女性、多次生育者。这类体质是胆结石发病的高危人群，但胆结石的发生与后天失养的关系更为密切。

2. 后天失养　不良生活习惯形成血浊。①饮食习惯，如不吃早餐、饮水少，会造成胆汁浓缩更容易形成结石；②饮食结构，如嗜食肥甘厚腻之品，会造成胆汁含脂量增加，加大成石概率；③情志因素，如情志抑郁，容易造成胆囊的收缩排泄功能紊乱，造成胆汁瘀积于胆囊；④作息因素，如两三点之后睡觉，肝脏得不到有效的休息，容易形成结石；⑤其他相关疾病，如存在肝硬化、糖尿病、代谢紊乱综合征的患者，更容易形成胆结石。

因此，对于高危人群，又有不良生活习惯的人，一定要借助超声检查，把超声作为中医望诊的重要延伸，早检查、勤检查，一旦发现胆结石及时进行治疗，如此既可取得较满意的效果，也可防止胆结石进一步发展，出现胁痛、胆胀、黄疸等病症。

（二）治病求本

以理辨证、以药验证——血浊为胆结石成因。

由于人们生活水平的提高、保健意识的增强，许多胆结石患者只是在体检时发现胆结石，经常无症可述，无证可辨，为胆结石的防治提出了挑战。本人根据临床经验，总结出了“辨病求证、以理辨证、以药验证”的诊治思路。

1. 健脾祛湿　脾胃为气血生化之源，肝主藏血。肝血不但应充盈，而且所藏之血也应为清血，如此胆汁才不易在肝火的灼炼下形成砂石，由此可见胆结石形成的上源在血浊。血浊为脾不升清，胃不降浊，致使脾胃生成的气血运行到肝脏，肝脏所藏为浊血，进而肝之余气为浊气。药用白术、茯苓健脾祛湿生血，如此肝血充足，肝气才能充足清盈而不生石。

2. 养阴柔肝　胆囊贮存胆汁，按中医学理论，胆为奇恒之腑，胆汁为肝之余气。肝血不足，不能涵养肝气，肝气外越，肝气有余，气有余则为火，肝火炼液而化为砂石。此时防治重点在于改变胆汁成分，防止成石，药用当归、白芍养血柔肝，肝血充足，肝之余气则清，不易形成结石；同时佐以黄芩、黄连清热泻火，以防肝火炼液，有釜底抽薪之用。

3. 清热化湿　结石多为湿热内蕴，日久煎熬而成。以药推证，以金钱草、海金沙、郁金、鸡内金等有清热化石之功的药物为主。

4. 观其脉证，随证治之　根据患者病情，同时应用活血化瘀疏通胆道（药用酒大黄）、疏肝利胆促进排石（药用柴胡、枳实）、软坚散结化大为小（药用五倍子、威灵仙）。在治疗时尤其注意不能为图速效，而在短时间内大量应用大黄、枳实等泻下理气通腑的药物，否则容易出现腹痛（胆源性胰腺炎）、黄疸（梗阻性黄疸）等变症。

（三）愈后防复

瘥后防复的核心思想：养生调护，勤检查，早治疗。尤其是高危人群需要注意。

（首届全国中医临床骨干人才　孟宪鑫）

跟师陕西姚氏太和医学内科流派体悟

陕西姚氏太和医学内科流派，是陕西省卫健委及中医药管理局遴选出的陕西省首批中医学术流派之一。恩师姚树锦，男，河北省武安市人，清代太和医室第四代传人，国家级名老中医，为第二、三、四、五、六批全国老中医药专家学术经验继承工作指导老师。其幼承家训，儒医出身，医理醇熟，医术精湛，治学严谨，医德高尚。从事临床、教学、科研 60 年，广读博览，寻求古训，发挥家学、慎思明辨，积极探索，总结经验，形成了“扶正固本、阴阳升降、补脏通腑”的学术观点，即在扶正固本为治疗大则之下，以通补为其基本手段，以调节气机升降出入为入手点，以脏腑辨证为落实处。恩师临床以治疗疑难杂症、慢性病、老年病见长。

姚师总结老年病病因病机的主要特点如下。

1. 年老脏衰，脾肾虚衰为核心，亦与他脏衰老有密切关系。老年人年高亏损，多以先天渐亏、后天渐损为主要变化特点，在生理上表现出脏腑老化、功能衰退的特点。五脏虚损不但是衰老的生理特征，也是导致衰老的重要原因。五脏虚衰中又以脾肾虚衰为核心。五脏日衰，使老年人阴阳气血衰少，正气匮乏，抗邪能力明显降低，易于受到六淫外邪、饮食、七情、劳逸等伤害，正如“虚若风烛，百疾易攻”所言。

2. 病机分男女，性别不同，虚损各异。老年男性以阳气不足为主，老年女性以阴血不足为要。老年男性脏腑虚衰，阳气不能及时补充，易出现阳气不足，功能减退之疾病，故治疗应注重温补阳气。“男子以肾为本”，尤应重视温补肾阳，常用二仙汤、右归丸等方，常用鹿角霜、鹿茸、雄蚕蛾、韭菜子等药物。女性以阴为主，以血为用，而经、孕、产、乳等生理活动均需耗气伤血。老年女性，天癸渐绝，脏腑虚衰，气血生化不足，阴血易伤，故易出现阴血不足之征，甚者可有阴虚内热之象。治疗时应重视补养阴血。“女子以肝为本”，尤应重视补血养肝，常用四物汤、左归丸、一贯煎等方，常用龟板、鳖甲、龟板胶等药物。

3. 升降失调，疾病之源。气机升降出入运动是人体生命活动的基本形式，是人体保持与外界环境之间以及体内各脏腑之间阴阳平衡的重要途径。机体通过气机升降使人体能升清降浊，吐故纳新，吸收营养，排泄废物，实现着自身与外界之间物质和能量的交换。若气机升降失常，出入无序，就会引发各种病症。老年人五脏虚损，加之受六淫外邪、情志异常、饮食劳倦等影响，气机升降失常易导致疾病的发生和加剧，其中情志异常是老年“气”失常的主要致病因素。

4. 痰瘀为患，亦因亦果。痰瘀既是病理产物，又是老年病发生的重要因素。老年人脏腑功能减退，气血运行、津液化生及输布障碍，气机升降失常，则脏腑功能进一步受损。气血津液运化失常，每每出现气血失和、血阻成瘀、痰浊内生之证。这些病理产物形成之后，又能直接或间接作用于人体某一脏腑组织，成为致病因素，以致发生多种病症。痰浊的产生与肺、脾、肾三脏有密切关系，肺为水之上源，贮痰之器；脾为生痰之源；肾主水。年高者，三脏虚衰，功能失调使水液代谢障碍，水湿停留而成痰饮。老年病瘀血主要原因有气虚血瘀、气滞血瘀、肾虚血瘀。总之，老年病发病，一方面是脏腑虚衰，阴阳气血耗损；另一方面是气滞痰湿瘀血内结，气机失常，阴阳失调，构成正气虚与邪气实的虚实相间的病理特点。

中医药学具有数千年的历史，是我国优秀民族文化遗产的重要组成部分。名老中医学术经验总结继承是推动中医药学发展的重要动力之一。从医学理论到临床实践的中医传承让后学者受益匪浅。

（首届全国中医临床骨干人才　乔黎焱）

内伤伏气致病学术流派学习体悟

“稀龄传道勉登台，绝学弘扬愿大来。青胜于蓝层浪涌，春回已是百花开！”这是朱祥麟老先生在流派拜师会上答和李相典先生所作之诗。相典先生原诗为“鄂渚杏林春满台，金鸾玉凤八方来。殷勤昨夜三更雨，秾李夭桃次第开。”从朱老所作诗句可以看出其坚实的国学功底和谦虚的大家之风。朱老引《周易·泰卦》所言“小往大来，吉，亨”暗喻中医之兴盛必将到来，对我辈复兴中医药事业提出了殷切希望。

朱祥麟老师现为湖北省名中医，国家中医药管理局内伤伏气致病学术流派代表性传承人。朱老继承家传，自幼习医，从医50余载，谙熟中医各家经典，擅治时行疫病、内伤杂症及妇科诸疾。著《朱氏中医世家学验秘传》《本草纲目良方验案类编衍义》《奇经证治条辨》《论内经风病学》《医学发微》《中国宫廷医疗轶事及秘方选评》等医学著作，又有《西长岭诗词选集》《通虚子诗词稿》《通虚子诗词续稿》等诗词佳作。不仅如此，家师还通《周易》音律。国医大师朱良春在给家师著作写序时言到：“时任全国人大常委会原副委员长许嘉璐同志曾指出‘中医的命运是由传统文化的命运决定的’……祥麟贤契在中医学上的成就，是与其既谙《易》理，又擅中华传统文化的诗词音律有很大关系。”国医大师路志正言道：“朱子所倡六气化风论、八脉辨证论、内伤伏气致病论等学术观点，皆滥觞于《黄帝内经》，参考前贤诸说，结合己见，归纳总结，升华成篇。非积睿智与学力者，莫可为也。”由此可见，家师之成就在业内得到了广泛的认可。

“大生堂药局”，这一百年中医世家的起始，自清咸丰癸丑年（公元1853年）至今传至朱老及其女已历六代。自朱氏一世庆甲公即倡伏气致病之说，以《素问·生气通天论》“冬伤于寒，春必病温”一说，发本派伏气致病之先声，对于

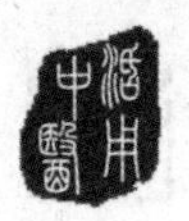

家学传承起到了深远的影响。此后诸公均在此基础上进行发挥应用，渐成一派。至家师五世祥麟继承家学，又博览群书，详考典籍，并结合其数十年临床经验，倡言内伤伏气致病说，从而丰富了中医学术内容。流派除将内伤伏气致病论作为学术观点外，还充分结合风病学说、奇经八脉辨证理论等，将其作为羽翼，使学术内涵更加丰富，理论更具临床实用性。受篇幅所限，现简述内伤伏气如下。

内伤伏气致病理论乃是我派之基本观点，其论点历经六世积淀，已超越原有学说，广泛应用于内伤杂病。伏气致病理论认为，伏气即为伏邪，指潜伏于人体之内的各种致病因素。不论内伤、外感，但凡能致脏腑功能失调，所产生之滞于人体内的诸般致病因素，及今之西医实验室与现代理化手段检查出的内生病变而未发病者，皆可称之为内伤伏邪，是为伏气致病的外延。《素问·奇病论》记载癫痫："病名为胎病，此得之在母腹中时，其母有所大惊，气上而不下，精气并居，故令子发为巅疾也。"此论癫痫，是先天胎内遗传致病，同现代医学原发性癫痫遗传致病因素有异曲同工之处。首开内伤伏气遗传致病学说之先河。《金匮要略·脏腑经络先后病脉证》记载："鼻头色微黑者，有水气……色鲜明者有留饮。"其所谓留饮、伏饮，不论痰、悬、溢、支，仲景皆作伏饮及水气，产生此病理产物均为脏腑功能失调，气血津液运行不畅而致，邪伏于内，再碍气机，故生诸证。这说明伏邪不仅可由外而潜伏于内，也可由内自生。《金匮要略》记载："脉紧如转索为无常者，有宿食也。""脉紧头痛，风寒，腹中有宿食不化也。""脉数而滑者，实也，此有宿食，当下之，宜大承气汤。"等。仲景所说"谷饪之邪，从口入者，宿食也。"此宿食就是指邪气，是食入不化，伏于胃肠，六腑不通，即变为邪，仲景通过问诊或切脉而知，就是饮食所伤而致伏邪。《金匮要略·妇人杂病脉证并治》记载："妇人之病，因虚、积冷、结气、为诸经水断绝。至有历年，血寒积于胞门，寒伤经络。"《金匮要略·血痹虚劳病脉证并治》记载"五劳虚极羸瘦，腹满不能饮食，食伤，忧伤，饮伤，房室伤，饥伤，劳伤，经络荣卫气伤，内有干血，肌肤甲错，两目暗黑，缓中补虚。"以上明确指出妇人之病，因虚、积冷、结气等可潜伏数年，而致寒伤经络；五劳所伤可使脏腑功能失调，因虚而产生瘀、寒等邪气，成为劳倦情志所伤之伏气。

综上可见，内、外因素均可直接或间接导致脏腑功能失调，气血运行障碍，继而产生伏邪于内。《周易·系辞》记载："君子见几而作，不俟终日。"这句话告诫我们，凡事要从细微的变化中预见先兆，随时采取应对措施，防微杜渐，这就是中医预防学术观点的源头。积极清除导致脏腑气血功能失调的不利因素，使气机条达，则百病不生，这很契合时下流行的中医治未病观点。要发现潜伏于体内之伏邪，必须综合运用中医理论进行诊断。如张仲景通过四诊，运用意象思维，所谓“伏气之病，以意候之。”采用藏象经络学说，进而确定伏邪病性、病位。也可以借助现代医学手段，将中医学整体观与现代医学微观相结合，早发现，早诊断，早治疗。

对于内伤伏气的治疗，我派秉承《灵枢·逆顺》之记载“上工刺其未生者也，其次刺其未盛者也，其次刺其已衰者也……故曰上工治未病”，即注重早期预防，消伏邪于萌芽。伏气产生，有生于不足者，有生于有余者，有生于外伤失治者，有生于内伤失调者，故应参照其所得，并结合患者体质，进而确定治则，适时调治，相机而行，使阴平阳秘，气血条达。但需指出的是，我派治病一向以病、症、证相结合，既有治证之方，也有治病之药。在整体辨证的观点上立法用药，亦可结合微观靶点对症择药。如治疗痛风，很多人早期是无症状的，通过现代医学检查出血尿酸升高，这时可在组方时酌情选用秦皮、山慈菇，据现代药理研究，此二药有明显的降血尿酸作用。再如，由巨细胞病毒引起的流产，中药蛇床子有对抗此种病毒的作用，在此类患者处方中适当加入蛇床子，可以提高防治效果。

以上为内伤伏气致病学术流派的传承渊源及学术简述。跟师以来，我深感中医之博大，使命之艰巨。作为中医传承人，只有认清了自己担负的使命，才会选择好前行的道路。“中医的命运，是由传统文化的命运决定的。”作为中国人，我们要坚定文化自信，中医药事业必将薪火相传，使中国优秀传统文化再放异彩，服务全人类。

（首届全国中医临床骨干人才、重庆市“忠州纯针刀”创新团队成员　李强）

河东医学与汤方辨证

山西运城，古称河东，是中华民族的发祥地之一。“舜耕历山”“禹凿龙门”“后稷嫁穑”“嫘祖养蚕”的始祖文明都发生于此。医学是河东文化中一颗璀璨的明珠。在数千年的历史长河中，涌现了诸多的著名医家及医学思想。汤方辨证就是在这样的条件下产生和发展的。

河东第一位医者当属扁鹊。扁鹊遍游各地，巡诊列国，这里有扁鹊庙、扁鹊墓以及众多民间传说，以此证明他曾在此行医。西汉时期的义姁是历史上第一位有文献资料记载的女名医。东汉时期的女名医胡玥精通医学理论，临床经验丰富，治病道、医同行，针、药并用。西晋医家裴顾虽是将军，但侍兼医；东晋的王叔和、皇甫谧也在这里传道行医。唐代的河东医家多是一些政治家、文学家旁涉，代表人物有王勃、柳宗元。宋金元时期，有段氏“孝养家、食养生、戏养神”

的三善文化，这是中医养生学的开端。到了明清与民国，医家众多，有令狐景云、针灸医家曹鹤征、方剂学家杨斌等多位名医，均有著书立说。新中国成立以来的中医事业更是蓬勃发展，中医正骨胡品山，研究伤寒论的张注之、朱厚卿、葛子柏，擅长脾胃病的武承斋，中医妇科的吴善文，儿科推拿疗法任化天，针灸孙立权，“头针”发明人焦顺发，中医治疗骨髓炎专家杨文水，名老中医柴浩然、畅平、杜林庵、薛兴中等一大批医者涌现，标志着河东医学蓬勃发展，后继有人。现在的运城中医学术思想活跃，中医人才济济。畅氏汤方辨证的学术思想就在这样的大背景下应运而生。

畅达老师从1959年开始系统学习中医，先是跟师学徒，后来进入北京中医学院（现北京中医药大学）深造。从接触中医开始，就以临床工作为主，尤其注重《伤寒论》的研究，后受孙思邈“方证同条”“比类相衬”方法以及成无己、柯琴、徐大椿、尤怡、钱璜等一大批经方家的影响，根据伤寒论中原有桂枝证、柴胡证等启发，提出了“汤方辨证”的概念。随后在其弟子李祥林、主任医师南晋生的协助整理后，著有《汤方辨证与临床》《中医临床思维要略》等著作，详细阐述了汤方辨证的学术思想和使用经方的思维模式。汤方辨证实质上是以方剂的适应病症范围、病机、治法、禁忌证等相关内容为框架，对疾病的临床表现、体征及其他相关资料进行辨析的辨证方法。提出了在临床看病时要“抓主症，识病机”“辨兼症，识变化”，潜移默化形成“直觉思维”。这些观点的形成是基于临床实践基础，为我们更快捷、更有效的打开了临床辨证思路。这也与黄煌老师的“方－病－人”思维模式有异曲同工之处，都主张中医医生临床看病应以人为本，以证为要，证合方出。

（首届全国中医临床骨干人才　王亚丽）

浙江何氏妇科学术流派跟师体悟

浙江何氏妇科蜚声海外，闻名遐迩，代有名医。如今，由何嘉琳老师领衔的“浙江何氏妇科流派传承工作室”已是国家临床重点专科（中医）建设单位、国家中医药管理局“十五”至“十二五”重点专科、国家中医药管理局重点学科建设单位和第一批64家全国中医药学术流派传承工作室之一。笔者有幸在其工作室游学，非常感谢何氏妇科的各位带教老师。

在何氏妇科流派工作室游学期间，先后侍诊何嘉琳、章勤、赵宏利等老师，收获颇丰。各位老师不仅医术高超、医德高尚，对患者而言，还是有温度的好医生，好听众。

何氏妇科流派接诊的患者，以各种原因导致的不孕不育、围 IVF-ET（体外受精－胚胎移植）、复发性流产为主。治疗妇科相关疾病的特点可总结：先中后西、能中不西、衷中参西、中西结合。在治疗不孕不育类疾病的特色方面主要表现：强调现代医学检查手段的运用，结合现代医学检查结果，诊断明确后，辨病与辨证相结合。在治疗复发性流产类疾病以孕前调理为特色，强调复发性流产患者要避孕调理 3 个月，中药调理期间，以补肾健脾、疏肝理气为法。在治疗围 IVF-ET 患者的特色方面主要表现：强调结合辅助生殖的阶段用药，配合辅助生殖技术，增加排卵率，减少并发症，用药以补肾活血为法，结合患者现症辨证。何氏妇科的另一专业特色在于保胎，无论是先兆流产、妊娠剧吐、胎膜下血肿等妊娠相关疾病，均有其独到之处。如何氏定呕饮以当归、炒白芍、绿萼梅、黄芩养血清肝，茯苓、陈皮、阳春砂、焦白术、苏梗和胃止呕，佐以石决明、桑叶安胎，治疗妊娠期恶心泛恶、不思饮食、头昏不适等属于血虚肝旺、胃失和降之恶阻。

在何氏妇科流派工作室游学期间，亲眼看到多年不孕的患者、反复自然流产的患者、反复行辅助生殖失败的患者，焦虑而来，满意而去。这使我更关注到何氏妇科的治疗理念、临床辨证特色和用药特点，对不孕不育、复发性流产、围 IVF-ET 的中医治疗亦有了更加深刻的认识。将以上所获用于临床，效如桴鼓。

（首届全国中医临床骨干人才、第五批全国中医临床优秀人才　任磊）

燮理阴阳重生殖，调脾补肾建奇功：岭南罗氏妇科与非遗“罗氏诊法”

岭南罗氏妇科是广府中医妇科世家，由清末至今传承了百年，历经了四代。罗元恺（1914—1995 年），全国著名中医学家，是岭南罗氏妇科第二代代表性医家。罗氏妇科第三代传人有广东省名中医罗颂平、张玉珍两位。“岐黄学者”、广东省非遗项目“岭南罗氏妇科诊法”代表性传承人罗颂平教授，集家学、院校、海外经历之优势，学贯中西。本人有幸拜师罗老，得窥本流派特色技术之一斑，结合伺诊所得，谨记点滴体悟于下。

（一）重视阴阳与生殖轴学说

罗元恺教授崇尚景岳学说，认为中医阴阳学说是科学性、哲理性的高度概括，崇尚景岳关于“善补阳者，必于阴中求阳；善补阴者，必于阳中求阴”的论断以及左归右归之制。同时还指出妇科理论也不离阴阳学说之范畴，诊病应首论脏腑阴阳，阴平阳秘乃治法之要，药物配伍也要阴阳兼顾。

“肾－天癸－冲任－胞宫生殖轴”学说乃罗元恺教授首倡，认为生殖轴四者

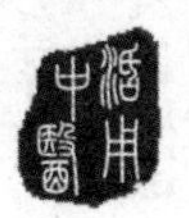

虽皆是月事如期的要素，但以肾气最为关键，其盛衰关乎天癸充盈消长。这一概念的提出既强调了肾气、天癸、冲任的作用，又有助于医生快速定位、审因论治，调经、助孕、安胎更有章法。"生殖轴学说"对当代中医妇科学术界影响颇大，在一定程度上促进了妇科理论的发展。在该理论指导下，罗氏妇科形成了调经、助孕、安胎各系列中医诊法，针药结合、药食配合等收效甚佳。罗元恺教授助孕安胎的经验方"补肾固冲丸"，1982年研发了用于先兆流产和反复流产的中成药"滋肾育胎丸"，后又在"滋肾育胎丸"的基础上进行减味优化，研制了"助孕丸"，用于防治先兆流产、习惯性流产以及辅助生殖技术助孕移植前的调理。

（二）重视望诊、辨证如神

罗氏妇科诊法首重望诊且经验独到，认为望诊较切诊更为客观，在妇科至为重要。望诊得神韵，辨治始能分阴阳，临证每每切中病机，其效如神。罗氏望诊从女性的形、色、神、态以及经、带特征，分虚实，辨寒热。现列举其特色诊法如下。①望面色，可了解脏腑气血的盛衰。罗氏诊法强调气虚、血虚或肾虚或生殖功能异常的妇科病都可有面色的改变。如面色皖白在妇科多为气虚、血脱，常见于崩漏、月经过多者；面色晦暗属肾之本色，肾主生殖，多有生殖功能低下之痼疾，多见于不孕症、滑胎、闭经、崩漏者。对晦暗或暗斑的辨析，则以眼眶暗黑主肾虚，面颊暗斑主脾肾虚，下眼睑浮而晦暗者主脾虚。晦暗或暗斑的程度也与病情相关，病进或证重则晦暗或暗斑加深，病退则晦暗与暗斑渐消。②望唇色，罗氏妇科强调口唇色泽与冲任、脾肾功能有关。因任脉与督脉交会于唇口，肾之精气不足，则唇口不荣。唇暗主脾虚，亦主冲任亏损。冲为血海，任主胞胎，月经病、不孕症、滑胎等病常见环唇暗黑，尤以上唇多见，大多由于肾虚或兼有血瘀。③望舌，以望舌质最有诊查价值。舌淡暗，多属脾肾虚，在滑胎患者中尤为常见。其中，舌暗滞则以肾虚为主。全舌暗与舌尖边有瘀斑不同，前者主肾虚，后者主血瘀，还需与全舌紫暗之血瘀证鉴别。

（三）调脾补肾、膏药并进

罗颂平教授擅用膏方，临证膏药并进，调理脾肾气血，先后天并重，平衡阴阳，临床多有奇效，疗愈者甚众。膏方具有易于携带、方便长期服用的特点；罗教授近年还研究推广岭南四季膏方，结合《黄帝内经》四时养生原则——春夏养阳、秋冬养阴，创建了"四季膏方"，使膏方在妇科疾病中得到充分应用。即春季阳气生发，夏季阳气旺盛，在春夏之际用药注重顾护阳气，勿使阳气耗散，"益火之源，以消阴翳"，达到冬病夏治的疗效；秋收冬藏时则多用护藏阴精药，使精气内敛，以润养五脏。兼顾女子以血为本，血为阴液，随着年龄的增长易出现阴虚等具体情况，处方用药不宜大攻大补，且因膏方服用时间较长，用药需平和，以预防燥热上火或阻滞脾胃。因此用药轻灵，温经多用甘温，少选大热辛燥；补益多用平补，少选峻补之品；多又结合岭南道地药材如陈皮、橘红、藿香、荔枝核等化湿祛痰、理气行滞。例如复发性流产患者临证备孕阶段多用养血育麟膏，以归肾丸为基础方；而受孕后则采用安胎养血膏，以寿胎丸为基础方，结合四君子汤加减，兼顾先后天，平衡水火，使阴阳既济，脾肾健旺，先天与后天相互滋生，为治疗妇科疾病提供了新的思路和方法。

综上，岭南罗氏妇科流派谨承《黄帝内经》、景岳学说，其学术思想经多年锤炼，日益系统化、科学化，且在传承中兼收并蓄，不断创新，形成具有地域流派特色诊法和临证用药方剂，临床常有显著疗效，且流派的学术精华与临证经验值得我们继续传承与发扬。

（首届全国中医临床骨干人　罗梅）

基于“疏肝健脾调冲任”治疗女性迟发性粉刺的心得

迟发性粉刺相当于现代医学的迟发性痤疮，是指 25 岁后出现的痤疮，好发于女性患者，多为轻中度，常迁延至 40 岁以后。近年来发病率呈上升趋势，由于病情反复、病程长，常对患者造成较重的心理影响。

（一）现代医学的病因研究

迟发性粉刺的发病机制目前尚不清楚，主流观点多认为与体内激素水平异常、丙酸杆菌感染、免疫炎症反应等因素相关。大多数学者认为雄激素在女性迟发性粉刺的发病中起关键作用，原因在于女性迟发性粉刺患者血清睾酮水平明显高于健康女性；但最新研究发现睾酮升高只存在于部分女性迟发性粉刺患者中，大多数患者仍然属于正常水平。还有学者研究发现 20—40 岁的工作女性患病比例逐年升高，这可能与现代女性工作生活兼顾，压力大、情绪紧张等多方面因素有关。最新研究认为免疫异常引起的炎性反应可能为痤疮发生的基础。在痤疮形成过程中，角质细胞和皮脂腺细胞表达的多种细胞因子（如 IL-2、TNF-α 等）可引起炎性细胞趋化聚集。TNF-α、白细胞、C 反应蛋白是反应痤疮患者体内炎症的炎症因子，不但能直接引起毛囊皮脂腺产生炎性反应，还能释放其他炎症介质，从而引起激化反应。综上所述，引起迟发性粉刺的原因是复杂且多样的，不是单一因素造成。

（二）传统医学病因研究

粉刺在古代经典中属于“肺风粉刺”“风刺”“酒刺”“粉刺疱”等范畴。《素问·生气通天论》记载：“劳汗当风，寒薄为皶，郁乃痤。”这是古代文献最早对本病病因的描述，认为本病乃机体感受风、寒之邪郁结而发。《诸病源候论》记载“面上有风热气生疮”，认为本病与风、热有关。《洞天奥旨》直接记载女性粉刺：“粉花疮生于人面……此疮妇女居多。”随着医学水平的不断提高，对粉刺病因病机的认识也在不断完善。有学者认为女性迟发性粉刺的发病大多由肝气郁结、冲任失调所致；冲任不调，则血海不能按时充盈，导致肝肾不和，天癸相火过旺，加之饮食厚腻，湿热内蕴，引发痤疮。也有学者认为女性迟发性粉刺的病机主要责之于肝郁化火、肾阴虚损，其发病在于肝肾及性腺轴，且病情随月经周期而变化。还有学者认为气血阴阳汇聚于冲任二脉，气血失和，冲任不调，或冲任受损影响气血运行，皆可发为粉刺。综上所述，现代中医学者认为本病的发生与肝郁、脾虚、冲任失养密切相关。

（三）云南昆明姚氏妇科徐涟教授观点

徐涟教授认为女性迟发性粉刺的因素是多方面的。第一，与肝的功能相关，肝主藏血，主气机调畅。肝血的盈亏，对月经的产生、周期及经量的多少起着重要的作用；肝为气机枢纽，肝气郁结，则直接影响脾胃运化功能。第二，任脉为“阴脉之海”，任脉气血充盈通畅，可表现为月经如期而至；冲脉为“十二经脉之海”，起着调节五脏六腑十二经脉血气的作用；任脉“上颐循面入目”，冲脉“别而络唇口”，经临床观察发现，女性迟发性粉刺患者的好发部位正是下颌部与额部。第三，湿是造成所有皮肤病的一个很重要因素，痰湿困脾，湿蕴肌肤而容易引发疹粒。综上所述，女子本就为阴血不足之体，木失涵养，郁生内热，形成郁火；肝主疏泄，气机不畅，肝气犯脾，引起脾虚；脾虚则易生痰湿、使运化失常；肝郁脾虚，冲任失调，血行胞宫受阻，阴血不足，虚热内生，火、热、痰、湿等邪气则循经上犯于颜面，引发粉刺。因此针对本病的治疗，徐涟教授认为需要综合考虑多方面因素，疏肝健脾调冲任为治疗的关键。

女子的月经周期分为月经前期、月经期、月经后期、月经中期。月经前期冲任阴血之海已复旺盛，天癸充而冲任盈，经血即将溢泄之时，治疗应注重调畅气机，用和血理气、疏肝健脾、资助冲任之法，以疏导、约束血海之溢泄，引导经汛如期正常进行。月经期为阳消阴长之期，血海满溢将泄，治疗宜因势利导，疏利气血，调理冲任。经后期即行经之后，此时经水适净，气血从盈转亏，血海空虚，宜补充气血，调整阴阳、滋养补精。经间期，为阴阳转化之期，此时的生理状态为血海之虚渐复，天癸真阴渐盈，冲任渐盛，治疗除滋养阴血之外，还应加入调助冲任之品，以顺应阴消阳长，阴阳转化之势。用药方面，月经前期、月经期选用逍遥三子加减；月经后期、月经中期选用四物二至三子加减。

女性迟发性粉刺病因病机复杂，且与女性月经周期密切相关。徐涟教授按月经周期灵活处方治疗女性迟发性粉刺，临床效果佳。徐教授认为“女子以血为本、以气为动”，肝郁脾虚、冲任失和是女性迟发性粉刺的主要病因，故不主张过多使用清热类药物，疏肝健脾调冲任才是治疗的关键，而这也体现了云南昆明姚氏妇科医学两百多年来用药轻、灵、疏、和的特点，遣方用药，每收四两拨千斤之功效。

（首届全国中医临床骨干人才　冯雯琪）

跟师盱江医学流派脾胃病专家陈建章教授学习体悟

笔者于2020年8月赴盱江医学流派传承工作室（现江西省抚州市中医院南院区）跟师著名脾胃病专家陈建章教授学习，现浅谈一下个人学习体悟。

盱江又名抚河，贯穿江西抚州南北，下南昌入赣江，进鄱湖汇长江，源远而流长。浩浩盱江水，奔腾于赣抚平原十六个县市，据医学史和地方志记载，盱江流域各县市有传略可考的医学人物有1006人，医学著作695部。江西历史十大名医中，陈自明、危亦林、龚延贤、龚居中、李梴、喻嘉言、黄宫绣、谢星焕8人均为盱江医家，在全国历代62家针灸学派中，盱江医家占8家。他们的学术思想和治疗经验，对我国中医药的发展起到了重要的推动作用，也对日本、朝鲜及东南亚国家医药学发展产生了深刻的影响。

20世纪80年代，著名医史学家江西中医学院（现江西中医药大学）杨卓寅教授将盱江流域医学群体命名为“盱江医学”，开盱江医学研究之先河。盱江医学与新安医学、孟河医学、岭南医学并称为我国四大地方医学流派，其人物众多，名家辈出，著作宏富，学术繁荣，药业发达。盱江医学作为我国地方医学的重要组成部分，也是江西赣鄱文化中的一朵奇葩，其思想理论和治疗经验，极大地丰富了我国医药学的宝库，成为历代中医取之不尽、用之不竭的知识营养和智慧源泉。

陈建章，盱江医学流派传承工作室学术传承主要代表人，国家二级教授，一级主任中医师，第六届、第七届全国老中医药专家学术经验继承工作指导老师，省政府特殊津贴专家，江西省名中医，擅长中医、中西医结合治疗消化系统（脾胃病）、呼吸系统疾病和内科疑难病症等。

陈老临床尤其擅长治疗脾胃等消化系统疾病，主张失衡与失通是胃肠疾病最主要的病理变化，恢复胃肠的“衡”与“通”是临床治疗的主要目的与着力点。陈建章教授大力倡导“衡”法治疗脾胃疾病，促使脾胃纳运相助，升降相因，润燥相宜，从而达到机体气血和调，阴平阳秘，同时又主张胃肠疾病治疗遵循“以通为用”“以通为补”之旨，临床常以“通降”为大法，常用大黄、厚朴、枳实、大腹皮、槟榔、莱菔子等药通腑导滞，以达“通则不痛”“通则不胀”之目的。陈师的主要学术特点归纳如下。

1. 以脾胃为本，守中守正。中指中焦脾胃，正即抗病之正气。组方用药时刻重视顾护脾胃，爱护胃气；慎用苦寒，少用金石；特别重视运脾开胃，增强食欲。临证多以益气健脾、辛开苦降为基础治法，遣方多以香砂六君子汤为加减。

2. 大力推崇以“衡”为法，主张平调平治，用药平淡平和，多寒热并用，攻补兼施，润燥相济，升降相因。具体用药多方兼顾，喜平补缓攻，喜轻清流动；恶大寒大热，恶猛攻进补，恶厚味壅滞。用大黄、黄连、龙胆草等苦寒药，附子、肉桂、细辛等温热之药，剂量均在3～6g。滋养胃阴喜用沙参、麦冬、石斛、玉竹等清淡生津之品，少用熟地黄、天冬、龟板等质重滞腻之药，擅以轻取胜。

3. 治疗处方多以经方、时方合方治疗，著名的有半四左方（即半夏泻心汤、四逆散、左金丸等合方用药），对各种胃脘胀满、嗳气、纳差不思食、舌苔厚腻，常表现为功能性消化不良的患者，效果尤佳。临证处方轻灵，药物偏少，剂量较轻，时时顾护脾胃运化功能，擅长多个小方联合使用，药少而精，效专而宏，如左金丸、四逆散、金铃子散、连朴饮、失笑散、良附丸、乌贝散、香砂六君子丸、半夏泻心汤等灵活组方，辨证加减，取得显著的疗效。

4. 辨证辨病，善用专药。治疗消化性溃疡，多加用海螵蛸、瓦楞子以制酸，白及、五灵脂、甘草以保护胃黏膜。如幽门螺旋杆菌阳性，则加用黄连、黄芩、蒲公英、虎杖等；如胃功能不足，则加用槟榔、厚朴、枳实、木香、莱菔子等。临证常结合胃镜检查来指导用药，如胃黏膜暗红、水肿或黏膜粗糙不平，有结节隆起，多为瘀血阻滞，加丹参、三七等；胃黏膜有出血点，加仙鹤草、白及、三七粉等；胃黏膜充血糜烂，多为湿热中阻，加蒲公英、黄连、黄芩等；病理检查有肠上皮化生或不典型增生，重用石见穿、莪术，另加菝葜、刺猬皮、白花蛇舌草、土茯苓、穿山甲等。

临床上脾、胃肠和精神情志关系密切，所以治疗脾胃病，十分重视对患者情志的调节，主张运用胃心神同调的思维方法，调心安神与疏肝理气同施，多选用柴胡桂枝龙骨牡蛎汤加首乌藤、合欢皮、酸枣仁，同时积极疏导患者，加强沟通，减少各种不良情绪以提高临床疗效。

（首届全国中医临床骨干人才　曾长林）

山西门氏杂病学术流派跟师体悟

山西门氏杂病学术流派是以门纯德老先生的学术经验为渊源，历经四代人近

70年的临床实践，形成的一支学术特色鲜明的医学流派。本人十分有幸先后跟随门九章、门军章两位老师学习，受益匪浅。

初次了解门氏医学是在2020年跟师黄煌教授期间，黄煌教授在临床中用联合方组治疗一些疑难病，疗效神奇。后来有机会跟诊门九章老师，让我对门氏医学有了更深的理解。我印象最深的，一个是小方治病，另一个是联合方组。小方不但药味少，剂量也非常的轻，最常用的小方是小儿异功散，它最主要的作用就是护胃气，这种固护胃气的思想被门氏流派总结为“大病以胃”。《素问·平人气象论》记载“人无胃气曰逆，逆者死”，因此在疾病的治疗中保护胃气尤为重要，尤其是在一些重大疾病的发展过程中，“大病以胃”的思想不仅是治疗的基石，更是重要的转折点。比如，在恶性肿瘤患者的治疗过程中，不同的治疗方式都会不同程度的损伤胃气，手术切除后气血亏虚，采用护胃气以助后天之本化生气血，可促使患者早日恢复；化学治疗期间患者大多会出现呕吐、腹泻等胃气受损的症状，此时采用固护胃气的方法能使患者迅速恢复精神和食欲，帮助患者平安完成化疗；放射治疗则会出现各种电离损伤的症状，如果能及时配合固护胃气的办法，可以最大程度的减少此种电离损伤的出现，减轻患者放疗后出现后遗症的痛苦。而对于恶性肿瘤晚期的患者，错过了手术或者放化疗的时机，我们也可以使用固护胃气的办法，使患者保持食欲，维持体重，让患者有质量的带瘤生存。在日常疾病的处理中也经常使用小儿异功散，如由于不良的饮食习惯导致的疾病，用小儿异功散调和脾胃，脾胃和则百病安。门九章老师出门诊的标配是一个加热坐垫和一壶热茶；加热坐垫能够温肾暖督脉，热茶能暖胃，二者配合可以保证人体的阳气不受损害，也就不容易生病了。另外冷饮和水果损伤人体的阳气，平时也不能太过，否则阳气受损也会导致疾病丛生。

当然联合方组治疗各种疑难病是门氏医学的另一大特色，最早由门纯德老先生提出。当疾病发展到两种或两种以上矛盾（即证候）同时存在于同一阶段，并且两者无法用一个处方解决时，就需要采用联合方组的办法，不同的处方针对不同的证候，疗效卓著。门氏流派的一大特色就是用联合方组治疗脱疽的经验，治疗时用乌头桂枝汤、当归四逆汤、门氏活化汤、人参养荣汤四方交替服用，分别体现出温、通、消、补不同的治疗大法，依次服用能镇痛、通经络、消瘀血，最后用补法收工，使很多脱疽患者免除了截肢的痛苦。当然联合方组的应用并不限于此，在慢性肾衰竭等其他疾病中也有很好的疗效。

（首届全国中医临床骨干人才　杨荔勇）

山西门氏杂病学术流派跟师心得

门九章教授是山西门氏杂病学术流派第三代传承人，其学术思想特色鲜明，临证疗效显著。2019年及2021年本人有幸分别于太原和大同跟随“山西门氏杂病学术流派”的各位老师学习。虽每次时间不长，但收获颇多，受益匪浅。现就门氏跟师心得简述如下，以飨同道。

（一）方精药简疗效奇

初次跟随门九章老师门诊，震撼于门老师处方的精炼。一张处方寥寥数味药，并且药量往往是4～6g，部分用至9～12g，偶尔有些用药会多一点。我曾一度怀疑，这么少的药，这么轻的量，临床会有效果吗？但从患者的反馈看，多数患者疗效显著，出奇制胜，有“四两拨千斤”的效果。我自毕业后10余年，临床中处方用药，习惯于在某一证型的基础上随症加减，患者症状多，加的药物也随之增加，形成大杂烩方子，常常用到12～16味的药物，并且用量较大，疗效却不是太满意。在门氏流派跟师过程中，各位老师用方特点之一就是方精药简。门诊很多患者都是慢性病，需长期服药，若方大药重，长期服药会败胃，导致胃气损伤，变生他疾。门老师临床用药，药少量轻，在服药方法上也很独特，常常每剂两日，每日一次或两次服用，患者常常说“服了药感觉很舒服，很好喝”，这极大地提高了患者的依从性，为取得良好的疗效打下了基础。在读《门纯德中医临证要录》时，门老先生说：“我们临证时，能用小方治病，就不要开大方；能用经方，就不要开杂烩汤；也就是尽量做到方精药简。”门九章老师用方以经方为多，如理中汤、小柴胡汤、当归散、逍遥散、附子汤、肾气汤等；也有部分时方，如归脾汤、异功散、六君子汤、香砂六君子汤等。

临证时门老师选方精炼，药简价廉，并且疗效显著，患者常常惊叹不已。而要做到选方精炼，就必须识病机，抓主症。抓主症，就是抓疾病的主要矛盾或矛盾的主要方面，进行有针对性的治疗，方能确定好的疗效。而在抓主症过程中，门老师非常重视疾病特象特征的把握，他指出“临床中只要抓住疾病的特象特征，就抓住了疾病规律和证候规律，然后运用相应的方药治疗，就能取得好的疗效。”所以方精药简是基于能够准确抓主症，抓疾病的特象特征。比如阳虚四大症“颜面苍白、四肢厥逆、不欲饮水、脉象沉细”，临床上见到以上症状，就可选用附子汤、四逆汤、真武汤或肾气丸改汤等温阳方治疗，这就是方证经验。门老师临床坚持使用经方，并鼓励大家运用经方，而且要试错，如此反复并总结形成自身的经验，最后达到名方广用。只有以经方为基础，最多1～2味的加减，好好体会经方配伍、结构和作用特点，在临床上努力使用和试错，对在哪，错在哪，心中了然，这样才利于不断总结经验，并逐渐提高临床诊疗水平。

（二）大病以胃乃治本

门九章老师在临证时十分重视患者脾胃功能，提出了“大病以胃”的治疗思想，即在治疗慢性病、疑难病及重症时常常固护患者胃气，通过扶助胃气，调整脾胃功能，使人体功能状态恢复正常。

古人云，“有一分胃气便有一线生机”，“有胃气则生，无胃气则死”，充分说明了胃气的重要性。我们在临床中虽然也知道胃气很重要，但未达到“大病以胃”的境界。门老师在临证时经常强调患者要好好吃饭，吃饭得讲究，不要吃得过饱，要总量控制，并坚决摒弃将水果当饭的错误观念，不能让这些寒凉东西伤了人体生生不息的胃气。这种自西方传过来的饮食方式与中国人传统的饮食习惯截然不同，不可照搬。在整个诊治过程中，门老师语不停歇的向患者讲解饮食生活调摄，让患者警醒，改变生活习惯和方式，避免食伤胃气，这是治病的第一步。门老师处方首重胃气，若患者脾胃功能不足或用药损伤脾胃者，在联合方组中第一方通常以顾护胃气为主，只有胃气得健才能保证药物充分发挥作用；只有胃气强健，才能恢复人体的营养系统，从而产生各种营养和酶类物质修复人体的免疫系统，人体功能状态才能恢复正常。所以，临床上门老师经常对患者说：“我不治病，我只是帮助你们恢复脾胃功能，通过帮助你们吃饭，来达到修复人体功能的目的。”门老师临床常用的方剂有异功散、六君子汤、理中汤等，尤擅使用异功散“温中和气”治疗各类疑难杂症。另外，门老师重视胃气也可从方小量少体现出来，之前有述，不再赘述。

（三）联合方组愈难疾

跟诊门老师时发现其处方另一特点就是联合方组的大量应用。联合方组是门纯德老先生创立的一种独特的治疗方案，是老先生多年以来在临床用方，特别是在经方治疗疑难病基础上总结的一套慢性病的治疗经验和规律。门老师在门诊诊治时，多一次性地分别处以二首、三首，甚至更多的方剂，或轮流服用，或按一定的顺序依次服用。通常以一类方治其本，另一类方治其标，体现了标本同治的特点，拓宽了方药的使用范围，防止了单一用方的偏性，避免了大杂烩方，从而有效提高疗效，也更有利于临床观察，总结有效经验。

之所以使用联合方组，是因为对于一些慢性病、疑难病，病机复杂，单用一方略显力量不足，而使用某方或某几方加减化裁，又会造成面面俱到而无功，难以取得预期疗效。联合方组可以针对疾病的复杂病机，化繁为简，把复杂的病机分解成不同的证候群，然后用与之对应的方剂各个击破而得以解决。这就像军事上指挥一场战役，设定好想要达到的战略目标，分阶段、分步骤地进行几场战役行动，层层进击，各个突破，从而达到战略目标。这样既解决疾病的主要矛盾和矛盾的主要方面，又能够顾及次要矛盾和矛盾的次要方面，同时防止单用某一方出现变证的情况，拓宽了方药的使用范围，从而提高疗效。

此种用方方案，在我上研究生阶段曾经接触过。当时我在成都中医药大学附属医院跟诊叶传蕙教授，她在临床治疗慢性肾衰竭时用一方治疗慢性肾衰竭，另一方治疗蛋白尿，两方隔日交替服用。但每日服药三次，叶教授用方量偏大，与门氏流派使用联合组方不同。门氏处方首重胃气，若患者脾胃功能不足，则联合方组中第一方通常以顾护胃气为主，只有胃气得健才能保证药物充分发挥作用。这就像一场战役中的后勤输送，兵马未动粮草先行。

（首届全国中医临床骨干人才　梁勇）

湖湘欧阳氏杂病学术流派跟师体悟

湖湘欧阳氏杂病流派最早可溯源至明清，创始人为欧阳履钦，发展至今已历经四代人，近百年传承史，在内、外、妇、儿等多个学科均有建树。本人因为全国中医临床特色技术传承骨干人才培训项目，跟随湖湘欧阳氏杂病流派第二代传承人朱克俭教授学习，获益良多。

朱克俭教授在治疗肿瘤及肾病、风湿方面，疗效显著。本人自从跟随朱克俭教授坐诊，对欧阳氏杂病流派的学术思想有了更深的理解。朱教授看病时注重辨病、辨证及辨症相结合。辨病是按现代医学诊断标准对疾病进行诊断，辨证是运用中医学理论进行辨证论治，辨症则是注重各症状的辨别治疗，三种方法结合，可以更好地遣方用药。朱教授经过几十年的临床实践，总结出了一系列治疗肿瘤、肾病、风湿等疾病的处方，有治疗肺癌的“解毒宣肺方”，有治疗肿瘤放化疗后的“解毒益气养阴方”，有治疗慢性肾脏病的“益肾泄毒方”，有治疗类风湿关节炎的“益肾蠲痹方”。

朱教授根据《素问·评热病论》记载“正气存内，邪不可干，邪之所凑，其气必虚”理论，认为所有疾病的发生均与正气亏虚及邪气侵犯有关，其中正气亏虚是根本。因此，朱教授在遣方用药时，会运用益气扶正固本的中药扶助正气。在治疗肿瘤时，运用黄芪、人参、白术、女贞子及灵芝等中药益气扶正固本。朱教授还擅长从药理学角度分析中药药理作用，在用药时经常根据患者疾病，选择控制疾病进展的中药；在治疗肿瘤时运用具有抗肿瘤作用的中药，如臭牡丹、山慈菇、石见穿、牡蛎、白花蛇舌草等。对于肿瘤的治疗形成了一种扶正与抗肿瘤相结合的中西医结合方案。朱教授对于肿瘤的治疗坚持中医为主，西医为辅，能用中医治疗的疾病绝不用西医，该用西医治疗时也不排斥。朱教授认为目前肿瘤治疗方案把中医放在最后，所有的治疗方案均是以西医治疗为主，没有从纯中医与纯西医治疗肿瘤进行对比，所以中医疗效不一定比西医差，两者应是各有优势。

朱教授在治疗肿瘤方面独树一帜，其中“解毒宣肺方”是所有经验方中疗效最好、运用最多的方剂。该方以扶正抗癌、宣肺解毒为治则，其中以白术、女贞子、人参、黄芪、灵芝益气扶正，为君药；以半枝莲、白花蛇舌草、山慈菇、臭牡丹、矮地茶抗癌解毒，为臣药；以浙贝母、茯苓、半夏、桔梗、前胡宣肺化痰，为佐药；以山药、甘草、扁豆、陈皮健脾和胃、调和诸药，为使药；诸药共奏扶正抗癌、宣肺解毒之功。朱教授运用该方治疗肺癌，不仅可以明显改善症状，还可以延长生存期，提高生活质量。

（首届全国中医临床骨干人才　刘理）

龙江医派诊治肺癌特色

肺癌，是一种严重危害人类健康的疾病。近年来，防范肺癌、抗击肺癌工作不仅被龙江医派医学工作者所重视，也成为龙江广大患者及家属极为关心的问题。本文仅就龙江医派对肺癌的诊治作简要介绍。

（一）龙江医派创治肺癌

关于肺癌的发病机制历代医家众说纷纭，见仁见智，龙江医派纵观历代医家学说将肿瘤的发病机制大体归纳为气血瘀滞、痰瘀凝结、火毒内蕴及脏腑功能失调等几个方面。

1. 气血瘀滞学说　气血是人体生命活动的物质基础，二者相辅相成，气为血之帅，血为气之母。气虚、气滞、气聚等皆会导致血液瘀滞，出现积聚肿块。由于一些肺癌的病理机制符合气血瘀滞理论，因此，龙江医派指出在治疗癌瘤时，从气血立论是重要的立法原则之一。

2. 痰瘀凝结学说　痰是人体内津液代谢的病理产物，痰分内外，将咳嗽咯出的称为外痰，将留于脏腑经络而无形的称为内痰，痰瘀凝结论所指的即是内痰。明代医家方隅在《医林绳墨·积聚》记载：“积者，痰之积也，血之积也。”可见，痰瘀互结的病理机制早有依据。因此，化痰通络法也是治疗肺癌的常用施治原则之一。

3. 火毒内蕴学说　古人云：“少火生气，壮火食气。”所谓“少火”即人体中正常气化所产生的热能。若六淫之邪侵犯人体而化火，或五脏六腑生火促使火势太盛（壮火），这种太过的火即是火毒，火毒内盛，血液凝滞，气血紊乱，堵塞肺络，久而久之，终成肺癌。因此，对于火毒内蕴所致之肺癌，龙江医派强调在治疗上常用清热、降火、解毒、滋阴通络之法。

4. 脏腑功能失调学说　脏腑功能失调在肺癌的发病中起到重要作用。《诸病源候论·虚劳病诸候》记载“积聚者脏腑之病也……虚劳之人，阴阳伤损，血气凝涩，不能宣通经络，故积聚于内也。”说明正气衰弱，邪气亢盛，正不胜邪，脏腑功能失调，则癌瘤自生。

（二）察病机定治则，审病情拟方药

肺癌疾病变化纷繁复杂，治疗之法亦各有不同。龙江医派强调有症查病因，无症寻迹象，要找出盛者和虚者的根源和来历，就必须要了解五脏中何者偏盛或偏衰，然后调畅其气血，使之恢复平衡。龙江医派将肺癌的治疗大法归纳为以下六类，清疏气机法、活血化瘀法、益气养血法、和胃镇逆法、润肠通便法、止血定痛法。

肺癌晚期患者最难处理也最痛苦的问题即是疼痛，此种疼痛多由气血瘀滞所造成，具体用药还要看气滞和血瘀的偏重情况，若以气滞为重者，当以行气散瘀为主；若以血瘀为重者，当以活血化瘀为主。此外，若由火毒炽盛而致之疼痛者，治当清热疏里止痛；若由寒邪凝聚所致之痛者，治当温经通络以止痛；若因虚作痛者，则须用补益之剂，如内补黄芪汤；若血虚作痛者，用四物汤；仅气虚作痛者，用四君子汤；肾水不足而作痛者，用六味地黄汤；属气血两亏而疼痛者，用气血双补之法，可用八珍汤及十全大补汤等。

（首届全国中医临床骨干人才、第五批全国中医临床优秀人才　隋博文）

湖北省陈氏瘿病学术流派新时代的守正创新

瘿病（甲状腺病）是以颈前喉结下方两旁结块肿大为主要临床特征的一类疾病，因在颈部绕喉而生，状如璎络或樱核而得名，其病名最早记载于《山海经》。纵观古籍发现《内经》中诸多理论对甲状腺病的认识和诊治具有重要的指导作用。经查阅肝脏藏象及瘿病相关古今文献，分析甲状腺病的辨证治疗、方药配伍、用药特点，从理论阐述及临床实践表明，甲状腺病与肝脏的关系最为密切，从而提出了甲状腺病“从肝论治”的学术观点。肝脉起于足大趾，贯膈布胁肋，循喉咙，连目系，上巅顶。肝开窍于目，目受肝血滋养而视明。肝主疏泄与精神情志的关系，肝脉循喉咙与甲状腺病变部位颈前肿大表现特点，肝开窍于目与甲状腺眼突等，都说明甲状腺病与肝关系密切。

1964 年湖北省成立了以名老中医洪子云教授、中西医结合专家舒达夫教授牵头的中医治疗甲亢研究小组。他们提出了阴虚火旺、痰气郁结为瘿病的主要病理基础的学术观点，拟定的临床验方、治疗方法，在临床应用中均取得良好疗效，为湖北省瘿病的中医辨证施治奠定了基础，亦开创了湖北省瘿病中医学术流派的先河。在学习继承名老中医洪子云、舒达夫教授治疗经验的基础上，陈如泉教授将瘿病流派学术思想不断继承发扬，形成了湖北省陈氏瘿病学术流派。

瘿病乃虚实夹杂、本虚标实之证，初起多实，日久多虚，具体病机可随邪正盛衰而相互转化。气阴两虚是甲亢的病机之本，禀赋不足，素体阳虚之人则易患甲减。针对五脏的虚损不同，有益气养阴、益气补脾、补益气血、滋补肝肾、养心复脉、温补脾肾、温补心肾、填精补髓等治疗法则。甲状腺病所表现的虚证，属纯虚者少见，常可兼夹火、痰、瘀等证。陈教授认为痰血瘀阻亦是甲状腺病重要病机，临床上可出现甲状腺肿大或结节或肿块、局部疼痛、突眼及皮肤表象等不同症状。治疗宜首审痰瘀的有无和主次，以疏肝理气为先，治痰注意兼治火，注意内外兼治等，如理气化痰活血、清肝化痰活血、健脾化痰活血、养阴化痰活血、温阳化痰活血、化痰活血软坚、破瘀化痰消瘿等。

甲状腺疾病近年来发病率逐渐上升，对机体危害性大。陈氏瘿病流派精心研究甲状腺病的辨证诊断与治疗，形成了独到的特色。其一，注重辨病与辨证相结合；其二，建立甲状腺疾病辨证体系，提出了甲亢病主病辨证、兼夹病症辨证、分阶段辨证、主症辨证、微观辨证的细化体系辨证观。微观辨证是甲亢病辨证体系发展的必然，是现代中医辨证论治体系的特征，体现了中医与时俱进的创新观念。

甲状腺病的病理变化复杂，累及脏腑多，重责于肝、肾、心、脾等脏，肝脏尤甚。经过几代人的整理和临床实践，在守正传承的基础上不断创新，将瘿病流派学术思想不断加以完善和发扬，形成了“从肝论治”“从痰瘀论治”“从火毒论治”“从虚论治”“外治法”“治未病”等学术思想和特色诊疗技术。

（首届全国中医临床骨干人才　王芳）

跟师无锡黄氏喉科学术流派体悟

无锡黄氏喉科学术流派是以黄氏喉科的家传学术经验为渊源，经历十一代人近300年的临床实践，形成的一支学术特色鲜明的喉科流派。笔者十分有幸跟随第十代传承人任思秀老师学习，受益匪浅。

初次了解无锡黄氏喉科医学是2016年在无锡黄氏喉科学术流派交流学习会上，期间跟师任思秀教授门诊，老师在临床中用中药内服配合各种外治方法治疗很多疑难病，疗效神奇，并且见到了独特的喉科吹药法，让我对无锡黄氏喉科有了更深的理解，其中，印象最深的是内外兼修。

咽喉吹药之法为喉科精髓，咽喉吹药又称喉科吹药，是中医学用来治疗咽喉、口齿、唇、舌等疾病的外用散剂，是传统喉科外治法之一。咽喉吹药在传统喉科中曾居主要地位，在清代喉科发展鼎盛时期，甚至将吹药置于内服药之上，故有“吹”出来的喉科一说。无锡黄氏喉科是“吹药派”的典型代表之一。

（一）无锡黄氏喉科疗法流派吹药特色

好：地道药材，要求药品品质好。雄黄产于甘肃、湖南，取赤如鸡冠者为佳。硼砂产于青海，取无色透明、体轻质脆者为佳。薄荷产于江苏太仓，取叶和头为佳。黄柏产于四川，选厚大、色鲜黄、无栓皮者为佳。冰片最佳为进口的梅片，色如腊梅、半透明、香浓刺鼻者为佳。

细：药品研细末。各种药品分别打成细粉末，要求过100～120目筛子。研末磨至“无声为度”，最好磨到“点舌化水”的程度。

精：加工方法要精。环境：选择晴朗天气，朝阳干燥房间。手法要求：气定神闲，沉肩垂肘，手腕用力，力量均匀适中。顺序：先加入矿类药物，再加入植物药物，最后加入冰片。

类：药物保存分门别类。易受潮的石膏、硼砂、硝石等分别储存于特质铁皮盒，再置入有干燥剂的储藏柜；易挥发的药品置于有色玻璃瓶内。

（二）碾药注意事项

碾钵专方专用，生肌药和消肿祛腐药不能同用一钵。

配制的吹药要尽量减少使用刺激性和有特殊气味的药物，以免引起咳嗽、恶心呕吐。

药物碾至无声为度，若碾磨颗粒粗大，非但不易透入病所发挥功效，反而会引起异物刺激咽部，出现咳嗽、疼痛或痰涎增多等咽喉不适感。

黄氏吹药制作总结：药物选择上品，加工精细，炮制存性，吹药研制的精细与否直接影响其功效。

黄氏喉科吹药能传承至今，与其注重中医学理论的指导作用息息相关。黄氏非常重视中医辨证理论在喉科吹药中的指导地位，强调吹药组方亦须遵循中医辨证法则，不可百病一方。黄氏喉科第八代传人黄冕群医师常根据患者咽喉黏膜局部色泽、状态、疼痛情况等特点辨别疾病虚实轻重，加减用药。如咽喉黏膜红肿充血明显时，即于组方中加重清热消肿药月石（硼砂）、蒲黄等药材的用量；治疗扁桃体周围炎或扁桃体周围脓肿时，常加重薄荷、白芷等香透药材的剂量；治疗坐舌莲花风时，黄冕群认为舌为心之苗窍，属于少阴心经，临证常加入黄连、地黄、木通等泻心经火邪药物；治疗牙根痈时，除加重芳香窜透药物之外，再加入蒲黄、黄柏等清泻虚火类药物，对喉科吹药应用多有发挥。吹药是黄氏喉科的精华之一，运用好吹药，对治疗咽部疾病有很大帮助。

无锡黄氏喉科疗法在辨证方面也有独到心得，强调整体与局部辨证。

无锡黄氏喉科认为“咽喉，为人身呼吸饮食门户，方寸之地，受病危险，其症甚繁，大约其要总归于火。盖少阴、少阳，君相二火，其脉并络于咽喉，故往往为火症之所结聚。”头为诸阳之会，火热邪毒易伤及咽喉。风、热、痰湿为喉科疾病病因病机关键,《素问·骨空论》记载“风者百病之始”,《素问·太阴阳明论》又有记载“伤于风者，上先受之”。风为阳邪，其性善升，耳鼻咽喉位于头面部，因此咽喉病证多与风邪有关。

黄氏喉科疗法尤其注重病灶局部的望诊闻诊，局部的肿胀程度、色泽、有无伪膜腐肉及其伪膜的颜色、分泌物的黏稠度及分泌物有无气味等。如溃疡面呈焮红色，属阳、属表、属热、属实；呈淡红色，属阴或阳、半表半里、属风、属实；呈深红色，属阳、属表、属火、属实；呈淡白色，属阴、属里、属寒、属虚。

黄氏喉科疗法强调整体与局部辨证，内治与外治相结合诊治咽喉口齿疾病，注重喉科吹药的外治方法，特色鲜明。

（首届全国中医临床骨干人才　施正贤）

黄文政教授跟师感悟其一

津沽名医黄文政教授，博士生导师，首届全国名中医，天津市名中医，第二批、第四批和第五批全国老中医药专家学术经验继承指导老师，全国老中医药专家学术经验继承工作指导老师，享受国务院特殊津贴专家。曾任天津中医学院（现天津中医药大学）第一附属医院副院长、内科主任，为肾病科学科奠基者之一和学术带头人，行医已 60 年，至今仍坚持临床工作。

黄文政教授曾师从老一辈名老中医哈荔田、董晓初、柴彭年等，而柴老作为其上级大夫，对他影响最深。黄文政教授勤求古训，博采众长，每日坚持阅读古籍 3 小时，从不间断，在对经典理论深入理解的基础上勇于创新，特别是多年来始终工作在临床第一线，在中医药治疗肾病方面具有丰富的临床经验，擅用古方起沉疴，治大病，堪称当代中医肾病大家。笔者有幸跟随黄老学习，受益匪浅，现将黄老的学术思想一隅整理如下，以飨同道。

黄老在多年肾脏病临床实践中总结出了“疏利三焦”“和解少阳”“软坚散结”“心肾同治”“搜剔通络”等治肾大法。对于膜性肾病、IgA 肾病、慢性肾衰竭等常见病，黄老擅长中西并举，病证结合。在辨证论治同时，注重结合疾病自身病理特点，把握疾病的变化规律，总结出一套中医辨证思维鲜明、临床验之有效，重点是可有效改善患者临床结局的中医治疗方案。

如膜性肾病患者发病年龄偏大，具有中老年人居多、临床肾病综合征表现居多、发生血栓栓塞并发症多的特点。黄老临床辨治膜性肾病，非常重视中焦脾土健运，倡“培土治水”，常用方如防己黄芪汤、苓桂术甘汤等。水为阴邪，故宜温化，遂苓桂剂常用。黄老认为，水饮久羁，必酿湿热，而气机壅滞，肾络瘀阻，故培元固本之时亦重视祛瘀泄浊，方中常用土茯苓、萆薢化湿浊，而祛瘀则有活血与破瘀的不同。

黄老治膜性肾病，活血喜用丹参，源于丹参既可凉血活血，又可补血、通心脉，用量常至30g；破瘀则常用桃仁、水蛭、土鳖虫等。黄老认为膜性肾病多虚多瘀，肾络瘀阻，故常用虫类药物取其搜剔经络之邪，而通肾络之瘀阻。

对于IgA肾病临床血尿表现较为突出，黄老总结本病病机为气阴两虚，心火独亢，心火下移小肠，偏渗膀胱，灼伤肾络，热在下焦，与水湿互结而酿生湿热，常用清心莲子饮合萆薢分清丸。方以太子参、生黄芪益气扶正，麦冬清心养阴，黄芩清上焦心肺之热，石莲子交通心肾清心火，地骨皮清虚热，萆薢分清泌浊，常加柴胡疏解少阳之郁火，蝉衣、地龙祛风通络。

在慢性肾衰竭的治疗中，黄老注重攻补兼施，在扶正的基础上非常重视祛邪以治标实。黄老认为肾衰竭阶段往往脾肾衰败，水湿浊毒瘀血弥漫三焦，气机不畅，脉络瘀阻。三焦壅塞，元气、宗气、卫气诸气皆无以通行，故治当以疏利三焦，扫清道路为先。疏利三焦又寓意无穷：治下焦以温化为主，多以肾气丸、真武汤温阳化气行水；治中焦以斡旋升降为主，常用苓桂术甘汤、理中汤温运脾阳，湿浊偏重则常用参苓白术丸、藿朴夏苓汤，同时注重畅通气机，常辅以疏解少阳，启春升少阳之气，发越脾阳，调畅气机；治上焦多宣肺利水，提壶揭盖，常用疏凿引子、防己黄芪汤等表里同治，解表即通畅玄府，正所谓“开鬼门”是也。治疗慢性肾衰竭，黄老提出肾络瘀阻是重要的病机特点，即“微型癥瘕”之学说，常用活血破血搜剔诸药通肾络，正合内经之“去菀陈莝”之理。

黄老自学医之始至今，每日读书不辍，博闻强记，且极擅灵活变通，临床治罕见病疑难病，多以古方取奇效。黄老尝治一青年女性狼疮性肾炎患者，因服抗凝药，每至经期月经量极大，延10余日不止，每月需输血。患者多方医治，医予补中益气、固冲、清经诸方无效。至黄老处，患者月经已20日，量大，众皆谓难治，黄老予《医学入门》之地榆苦酒煎，方予生地榆60g，米醋用至1斤，共煎至1碗，服7剂，崩漏即止。

跟师黄老期间，临床亦常遇疑难病例，每向黄老请教，黄老皆能寥寥几语指明方向。曾主治一尿毒症合并抗心磷脂抗体综合征患者，入院前每月无明显诱因必发高热寒战，血象亦升高，需静脉输液美罗培南等高级别抗生素2～3周之后，热方退，随后血小板降至2万以下，再予以输注血小板后，旋即又发热，周而复始。入院时患者面色黧黑，形消骨立，状况极差，家属已准备好后事。观其舌淡苔润，脉细数无力，诊为气虚发热，予以补中益气汤甘温除热，患者自觉体力稍好，但仍周期性发热。细观患者发热时每伴寒战，复以桂枝柴胡剂和解表里、调和营卫依然不效。跟诊时遂请教于黄老，黄老言：此劳风发热，回去读王旭高的《医书六种》，看“桂枝黄芪鳖甲汤”那条。遂专门买了《王旭高医书六种》，看到这条是附在桂枝汤类最后一条很不起眼的位置。原文记载：“桂枝黄芪鳖甲汤治久虐，阳虚卫弱，汗多洒兮恶风。”思此病患久病体弱，营卫不和，邪气流连，故疏原方加紫苏叶15g，太子参15g，服后患者热渐退，未再用抗生素，血小板也一直正常。由是可知，黄老辨证之精准，对经典把握理解之精深，真真是高山仰止，令人叹服。

（首届全国中医临床骨干人才、第五批全国中医临床优秀人才　刘世巍）

黄文政教授跟师感悟其二

黄文政教授是首届全国名中医、天津市名中医，肾病大家，治疗肾病及临床疑难杂症疗效卓著，尤擅从“疏利三焦”辨治糖尿病肾病。黄文政教授在“三焦为敷布津液、气血之网络，为升降出入之枢机”理论基础上，认为三焦枢机不利是糖尿病肾病的关键病机，并对糖尿病肾病进行三焦辨治。“三焦之气和，则内外和”，临床治疗糖尿病肾病擅从调畅三焦入手，在补益脾肾基础上，启动春升之少阳，发越脾阳，鼓舞肾阳，调畅三焦，清泻瘀热，和解表里，而令元真通畅，三焦疏利。其用药尤重有升有降，有敛有散，有补有行，进退有度，其方而成有制之师，验于临床则效如桴鼓。笔者有幸拜入黄老门下，跟师侍诊，现将黄老“疏利三焦”辨治糖尿病肾病的经验一隅整理如下，以飨同道。

（一）三焦内涵脏腑、通于经络，外达腠理，主一身之气化

黄老认为三焦是内涵脏腑、通于经络，外达腠理的中空网络膜系器官。依据《素问·痹论》记载：“卫者，水谷之悍气也，其气慓疾滑利，不能入于脉也，故循皮肤之中，分肉之间，熏于肓膜，散于胸腹。”可知三焦作为卫气通行的道路，其结构在皮毛、腠理、经络、脏腑间隙无处不到，是遍布于全身的一个庞大复杂

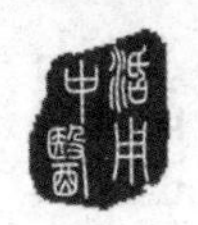

的网络系统。三焦既与脏腑经络密不可分，又独立于脏腑经络之外，作为输布津液、气血之网络，联系上下、互通内外，亦为升降出入之枢机，故为“孤腑”。因此，三焦是各个脏腑的物质输送与功能调节的主要通路，为营卫出入，水液元气通行之所在。

黄老认为三焦的功能除通行水液代谢外，还有通行元气、腐熟水谷的作用，三者全依赖三焦气化功能。三焦气化既包括水谷精微腐熟运化，也包括津气水液之输布、决渎。下焦为水火之宅，寒水在下焦命门相火的温煦下，蒸腾气化，其化生之清者为津，由上焦肺之华盖输布充身、泽被皮毛，若“雾露之溉”；其化生厚者为液，充骨填髓，充实髓海，濡养清窍；水谷入胃，中焦在相火温煦下，沤熟水谷，化生精微，其清者升腾而上，由上焦开发、宣五谷味，化生气血充实血脉，濡养脏腑，实四肢，肥腠理，其糟粕传导于大肠。人身之生命运动皆于三焦气化过程中完成。

（二）三焦枢机不利是糖尿病肾病的关键病机

糖尿病肾病现又称消渴肾病，由消渴迁延而来。消渴肾病为消渴迁延至后期的变证，消渴起病，或由五脏柔弱，或由饮食房室不节，或由忧思恼怒诸因，心肾君火与三焦相火亢旺不平，阴津灼伤，或有湿热壅滞，大体病机为阳有余而阴不足。随病情进展，消渴病机呈现由上及下、更虚更实、变证丛生的演变规律。少火生气，壮火食气，病初之阴虚燥热渐渐可成气阴两亏，至后期阴损及阳而成阴阳两衰。此时，肺失输布，脾失健运，肾失封藏，津液上聚为痰，中聚成湿，下留为饮，精微下泄而成浊，津液停聚不行，三焦枢机不利，津液输布失和，玄府闭塞，而成水肿、关格诸证。

（三）疏利三焦令元真通畅是治疗糖尿病肾病之大法

三焦沟通内外上下，联通诸经络脏腑，为津液营卫元真之气出入所在，三焦壅塞，则经络瘀阻，水道不通。黄老认为“三焦之气和，则内外和。逆，则内外逆。”在治疗上亦重视疏利三焦，其为令元气通畅的关键。而“疏利”二字亦寓意无穷，往往补泻同施，以补为疏，寓疏于补。治上焦注重宣发肺金，开发玄府，通畅皮毛、腠理，常用防己黄芪汤合防己茯苓汤解表行水，通行卫气。黄老治中焦除健运脾胃、化湿升清之外，尤重疏利少阳，正如《通俗伤寒论》论述少阳与三焦的关系：“足少阳胆与手少阳三焦合为一经。其气化，一寄于胆中以化水谷，一发于三焦以行腠理。若受湿遏热郁，则三焦之气机不畅，胆中相火乃炽。”中焦斡旋不利，水湿停滞，必酿胆腑湿热，临床消渴肾病亦常见口苦、咽干、舌苔黄腻之胆腑蕴热之症。黄老舒畅中焦亦常从少阳枢机入手，在健运中焦基础上，疏利少阳，调畅气机，和解表里，分消湿热。遣方常用小柴胡汤或黄连温胆汤。此外疏利少阳之意在于少阳主人身阳气升发，三焦主一身气血津液之通行，而启动春升之少阳，有助于发越脾阳，鼓舞肾阳，共令气血通畅，三焦疏利，邪去正安。治下焦则注重少火生气，阴阳并补，既关注肾之封藏，亦不忘膀胱之决渎，故多补泻兼施，如常用萆薢、土茯苓配芡实、金樱子。在下焦尤其注意气血不同，如以苓桂启太阳寒水之气化，或以抵挡汤攻下少腹之瘀热。对于糖尿病肾病肾衰竭阶段，黄老常喜用防己黄芪汤合桃核承气汤解表清里，通畅玄府，攻下瘀热毒邪，以通为补，以三焦通利为核心。

用药方面黄老常喜用药对，多升降并用，表里双解，脏腑同治，补泻兼施，务令三焦通畅，气血冲和，以达平治于权衡。如桔梗配枳壳，一升一降复气机之升降；防风配防己，一表一里复气机之出入；黄芪配当归，一气一血养元气之亏虚；柴胡配黄芩，一脏一腑疏少阳之机活；芡实配泽泻，一补一泻启少阴太阳之藏泻。又如黄芪、山药补元气，培土生金，畅中上二焦，配茯苓化湿邪，运中焦；熟地黄、芡实补肾固精，助其封藏，配泽泻、熟大黄，清利下焦湿热浊瘀，同时佐以肉桂、桃仁，助膀胱气化，令中焦土暖，令营卫冲和。

（首届全国中医临床骨干人才、第五批全国中医临床优秀人才　刘世巍）

云南吴佩衡扶阳流派跟师体悟

云南吴佩衡扶阳流派是以吴佩衡先生的学术经验为渊源，从20世纪20年代开始，历经数代传承努力而形成的一个学术流派。我有幸参加流派组织的跟师学习2次，跟随吴荣祖、彭江云、吴洋、李兆福、姜莉云、吴文笛等老师临证学习，对吴佩衡扶阳流派的学术思想有了粗浅的了解，现将临证体悟总结与大家分享。

（一）理论方面

吴佩衡学术思想渊源于《黄帝内经》，继承仲景伤寒之精要，推崇郑钦安的“阴阳八卦、坎离水火、心肾交济”“人身一团血肉之躯，阴也，全赖一团真气运于其中而立命”的学术思想，特别强调阳气在人体全生命周期中的首要地位，认为阳气是人身立命的根本，是人体生理功能的原动力。吴生元教授继承发扬其父的思想，提出阳气本论、阳虚邪凑论、气血融通论、脾胃枢纽论、肝肾亏损论，特别对“阳虚阴寒证”提出了较为完整的概念。其认为阳虚是人体内脏功能衰退，防御系统处于抑制状态而导致的人体对外界环境的不适应，从而出现“产热不足”的一种现象，认为阳虚与阴寒互为因果，相互影响。吴荣祖教授重视亚阳虚证候，提倡早期扶阳，充分扩大温阳扶正的临床应用范围，把扶阳思想与“治未病”的思维理念相结合。临床长于辨治真寒假热，善用大剂量附子治疗三阴危重症。姜莉云、吴文笛老师提出附子生津论，把附子温水化气、气化生津的功效作为力补命门真火第一要药功效的延伸和扩展。彭江云教授师从于吴生元教授，辨证尤为精当，特别是对桂枝汤的使用，认为桂枝汤在外解肌调和营卫，在内化气调平阴阳。

（二）辨证方面

吴佩衡先生在辨证中以阴阳为纲，精辨寒热，强调识别阴阳是守道立约，精辨寒热是用药之本。提出辨别寒热的“十六字诀”，即热证为“身轻恶热，张口不眠，声音洪亮，口臭气粗”；寒证为“身重恶寒，目瞑嗜卧，声低息短，少气懒言”；对寒热真假以口气蒸手与否、渴喜热饮和冷饮与否、身热欲加衣与否、身寒加衣缓解与否、大便凝结或溏泄与否、小便清长或短赤与否进行判断，临床使用起来十分简易。吴生元教授在辨证方面除了重视明辨阴阳、寒热真假外，还重视辨标本虚实，重视体质因素，重视辨舌脉。他认为阳虚证的辨证要点主要在病程、神态、舌象、脉象、饮水、口气、二便等方面；认为治疗要审察病证标本，确定先治后治，逆治或从治。重视人体的个体体质类型，以体态观察、形神结合、舌脉合参、性格饮食为依据，分“正常质、阳虚质、阴虚质、痰湿质、湿热质、气虚质、瘀血质”七型，因人制宜，确定治法方药。他重视舌脉，认为气血亏损在于舌质，邪气之所在于舌苔，脉象以阴阳为纲，浮、数、有力为阳，沉、迟、无力为阴，而阳虚证的舌质淡（或兼夹青色），多有齿印，舌苔白滑或白腻，脉象多见沉、迟、细、弱、虚、紧等。他擅于治疗阳虚火浮的慢性口咽部疮疡、面部痤疮等疾病，将郑钦安《医理真传》潜阳丹、封髓丹合方名曰“潜阳封髓丹”，合方加减配伍后，大大地扩展了原方的适用范围，加强了其功效。能清上温下、引火归原、纳气归肾、助阳生津，对于下元不藏、虚火上浮之上热下寒、寒热错杂之证有显著的疗效。

（三）用药方面

吴氏扶阳学术流派在治疗疾病时，擅用附子、干姜、肉桂等温热药，认为将肉桂加入姜附中，有起死回生之功，代表方如回阳饮，既可扶阳温通，又能引火归原，可以使阳气更好地生长与收藏。在吴佩衡先生编著的《医药简述》中把附子、干姜、肉桂、麻黄、桂枝、细辛、石膏、大黄、芒硝、黄连十味药物，用“主帅”来命名，形容其功效作用之宏大。因为他善用、广用、专用、重用附子力挽沉疴而誉满天下，世誉“吴附子”。在临床中我也是经常运用这十味药物治疗疾病，使用从开始的怕用到常用甚至喜用，对临床常见症、急症、顽症治疗都收到较好效果。特别是对附子的使用，有了一定的经验。附子，辛、甘，大热，有毒，归心、肾、脾经，有回阳救逆，补火助阳，逐风寒湿邪之功；可用于亡阳虚脱，肢冷脉微，阳痿，宫寒，心腹冷痛，虚寒吐泻，阴寒水肿，阳虚外感，寒湿痹痛。根据临床经验，一般情况下，其用量从10～15g起步，循序渐进，逐次加量，直到获得满意效果为止。一般性虚寒证使用20～100g，急性阴阳格拒、阴盛阳虚的危候可使用60～250g；在煎煮时间上，应先煎2～3小时，再尝附子以不麻为度。临床上，只要谙熟药性，辨证准确，配伍及用量适宜，炮炙煎煮得法，附子的使用相对是很安全的。最后我认为对附子的临床应用，单凭经验判断还不够，要有科学依据，研究好乌头碱的转化和应用客观的具体条件，才能让附子真正安全用于临床发挥其效用。现在的附子配方颗粒就是一种比较安全的药物剂型，可以按照饮片剂量的2/3开始使用。

（首届全国中医临床骨干人才　陈朝丽）

扶阳外治法：督灸治疗阳虚失眠

云南省中医院扶阳学术流派是以吴佩衡老先生的学术思想为核心，发展和演变而成的集学术、临床、技术为一体的中医流派。扶阳学术源至先秦，经历代名家运用与发展，在现代云南省吴佩衡及后代的运用中进一步发扬光大。笔者曾在云南省中医医院亲得佩衡公嫡传吴荣祖教授及云南“扶阳”杰出代表彭江云教授教诲，运用扶阳学术理论指导临床用药，拓展中医临床适宜技术之督灸。

笔者运用中医扶阳文化和技术之督灸治疗阳虚失眠，临床应用疗效显著。

现在社会节奏快，竞争激烈，很多人受到睡眠障碍的困扰，已成为严重影响人们生活质量的一大问题。其中，一过性失眠通常因环境、饮食、情绪、起居改变引起，表现为短时间睡眠不佳，通常适应后无病理症状。而阳虚性失眠患者，病程长，症状重，精神较差，其根本原因是脾肾阳虚，心神不宁。中医认为督脉为“阳脉之海”，总督一身之阳，灸督脉既可温煦督脉经气，宁神安脑，又能激发全身阳气，扶助肾气，肾气充沛则心有所养，心神得以安宁。

治疗方法：嘱患者裸背俯卧于治疗床上，选督脉大椎至鸠尾的脊柱正中线。先涂上一层凡士林软膏（防止烫伤），常规消毒后在治疗部位涂抹生姜汁，沿骶尾至大椎方向顺经推拿督脉，手法宜轻快柔和，时间短促以扶正补虚、温阳化气。接着在治疗部位撒上督灸粉（肉桂末2g、枣仁末2g、丁香末2g），于其上覆盖桑皮纸，然后在桑皮纸上平铺生姜泥，将艾绒放置在姜泥（督脉）上，点燃艾绒，连续灸治3次后把姜泥和艾灰去除，最后用湿热毛巾把治疗部位擦干净。每周治疗1次，4次为1个疗程。

督脉“上额交巅顶，入络脑”，乃心脑之所藏，温灸督脉可以调节脑神经功能，达到改善睡眠质量的目的。督灸粉方组中，丁香气味芳香，走窜力强，易于透过皮肤，可温脾补肾、舒筋活络；肉桂大辛大热，具有补火助阳、引火归原、温经通脉、散寒止痛之功效；酸枣仁养心安神助眠。另外，艾绒性温，可温经散寒、祛湿止痛，具有镇静作用；生姜性温发散，具有解表散寒，温经通络的作用。督脉灸疗法采用中医辨证论治以及经络理论，汇中药、经络和艾灸的治疗作用于一体，既可温补脾肾阳气，又能温经通络，畅通气血，活血化瘀，从而使阴阳相交，神和眠安。

《黄帝内经》就有“目不瞑”“不好卧”“不得眠”等关于不寐的论述。历代医家应用扶阳法治疗失眠也多有记载，如《医学心悟·不得卧》：“有寒气在内而神不安者，温之而神自藏。”通过艾绒、生姜的温热刺激，对督脉进行灸治。人体阳气得以充盛，则体格强壮、身体抵抗力强，睡眠质量自然提高。笔者在临床中不拘泥于单用督灸治疗阳虚失眠，常配合附子桂枝甘草龙骨牡蛎汤加减，每每见效神奇。此外，运用督灸，治疗强直性脊柱炎、类风湿关节炎、骨质疏松、腰椎间盘突出症、骶髂关节炎等，均取得了不错的疗效。

（首届全国中医临床骨干人才　谭黎明）

学习仝小林院士“态靶结合”理论的思考

仝小林院士提出了“态靶因果”的临床辨治方略。笔者有幸跟师仝院士抄方，学习后进行了深入思考和实践总结，认为“态”与“靶”既是指导认识疾病的工具，也是治疗疾病的武器；采用“四焦定位，态靶结合”的诊治模式，可以显著提高临床疗效。

（一）明“态”以知疾病本质

阴阳五行学说是中医学的理论基础。其中五行强调了随空间变化的、相对稳定的势态，空间属性强烈；而阴阳六气则描述了一种随时间变化的时态，具有不断变化的特点，时间属性深刻。仝院士提出，临证辨治疾病时要以“病”为纬，以“态”为经。地球上不同纬度的天之六淫风、寒、暑、湿、燥、火的整体特征各不相同且各自稳定，体现了五行势象的空间特征；而同纬度不同经度六淫之特征大体相似，但存在着时差，体现了阴阳六气时象的时间特征。现代疾病中，不同疾病具有不同的病理特征和发展趋势，具有纬之五行势态；同一疾病具有不同的分期，具有经之阴阳时态。譬如仝院士归纳出糖尿病具有“郁、热、虚、损”四个阶段。此为糖尿病发展的总体特征；这一特征相对稳定而区别于其他疾病，是一种势态；而糖尿病一旦发生，就必然会沿着“郁、热、虚、损”时间轴不断发展，呈现出随时间变化的时态。因此，以“病”为纬，以“态”为经，在疾病的认识上层层剥离分析，使治疗有的放矢，提高治疗的针对性，从而实现对疾病的全方位掌握。

同时，“态”还具有当下“状态”的含义。临证诊治中，若仅着眼于当下，不考虑疾病发展变化的不同，容易陷入治疗误区。相对于辨证论治强调刻下状态，辨“态”论治则是全方位的、动态的、连续的。仝院士提出的“刻强轴弱”，即对疾病的病因、前期发展过程、后期发展态势、可能出现结局的整体把握不足，缺乏一条完整的疾病时间轴；“个强群弱”指对疾病的同质性认识不足导致的疗效不稳定，群体化策略难推广等。这些问题在本质上都是对阴阳五行之“态”的认识不足导致的必然结果。对时态认识不足，必然“刻强轴弱”；对势态认识不足，必定“个强群弱”。

（二）识“靶”以提高疗效

仝院士提出，现代中医临床治疗中还存在“态强靶弱”的问题。“靶”包括对疾病具有特定疗效的“病靶”，对临床症状具有特定缓解效果的“症靶”，以及对理化指标、影像学检查等具有特殊效应的“标靶”。

中医学善于利用药物的偏性调整疾病的偏态，使体内自我调节、修复、平衡的能力得以发挥，辨病论治、直击病“靶”一直都是中医学的重要内容。然而，中医学理论对于现代医学中客观指标异常、而临床症状不明显的疾病，尚缺乏行之有效的指导，甚至出现“无证可辨”“无靶可打”的局面，辨证不能离开病之本质。有疾病而后有症状，病者为本，为体；证者为标，为象。病不变而证常变，病有定而证无定。《黄帝内经》中也多处提及病名，以疾病为对象进行专篇讨论，并创立了13个针对疾病的方剂。因此，基于中医经典理论，在“态靶结合”理论指导下，既从宏观上调疾病整体之“态”，又在微观上借助现代医学成果定疾病之“靶”，“态靶同调”从而迅速提高临床疗效。

总而言之，临床“态靶结合”，运用仝院士诊治体系，从宏观的症状步步深入至微观的指标，实现定位调态、精准打靶，临床颇有成效。

（首届全国中医临床骨干人才、第五批全国中医临床优秀人才　朱红俊）

陆氏针灸温针灸特色技术的传承与创新

（一）特色技术传承

“陆氏针灸”是我国现代针灸学术界的一大流派，陆氏针灸疗法是被列入国家级和上海市非物质文化遗产名录的流派。我科承袭陆氏针灸疗法20余年，于2012年成为海派中医陆氏针灸流派传承研究基地分中心，2018年9月正式成立海派中医陆氏针灸浦东工作室。陆氏针灸重视灸法，尤其提倡温针。陆氏针灸创始人陆瘦燕先生认为，不能用《内经》中针、灸不并用之戒言来束缚温针，借以贬低其在治疗上的价值，温针适用于阴寒之邪侵袭而致的疾病，特别对慢性疾病之属阴寒者，更为相宜。我科承袭陆氏针灸疗法，将温针灸疗法广泛应用于临床治疗中，并不断总结经验，钻研创新，积极发展本科室特色诊疗技术。

（二）特色技术创新

多年临床实践中，我发现临床常见病如腰椎间盘突出症、颈椎病等的传统针灸治疗手法单一，导致临床疗效受限，故提倡同时选择多样化的治疗技术、手段和方法，发挥中医综合治疗的优势。在承袭陆氏针灸温针基础上，我科深入研究传统（金）银质针具的特性长处，将其应用于腰椎间盘突出症、颈椎病、面瘫、关节炎等病种，经大量临床实践和研究证实，其疗效优于不锈钢质针具；同时，银质针导热性能优于其他材质针具，利用银质针温针灸更能发挥温针功效。但银质针材质较软，利用传统艾绒、艾条温针灸时操作不便，烫伤风险高，且艾烟浓度到达一定程度时对人体有害。为解决这些弊端，我科积极运用现代诊疗设备，探索现代艾灸疗法的应用，用多功能艾灸仪代替传统艾绒/条灸，实现无烟、温度可控、时间可控，同时操作方便，安全卫生，可有效避免烫伤等医疗事故的发生，患者接受度高，临床操作性强。结合电针调节肌肉、神经兴奋性等生物电性能，总结出银质针温针灸加电针治疗腰椎间盘突出症特色诊疗技术，并经大量临床实践证实，该疗法操作简便，疗效优于单一疗法。

（三）特色技术操作方法

取穴：取第13～18椎（相当于L_1～S_1）华佗夹脊穴、肾俞、秩边。

循经配穴：足太阳经取承扶、委中、承山。足少阳经取环跳、风市、阳陵泉。

辨证配穴：气滞血瘀证治以行气活血、祛瘀止痛，加血海；寒湿痹阻证治以温经散寒、祛湿通络，加阴陵泉；肝肾亏虚证治以补益肝肾、通络止痛；阳虚加昆仑、足三里；阴虚加三阴交、太溪。

操作方法：用75%酒精棉球对穴位皮肤常规消毒，采用银质针（直径0.35～1.1mm，长50mm或75mm，苏州医疗用品有限公司）针刺以上穴位，其中秩边、环跳、殷门等穴，进针后稍作捻转，配以轻提插，以患者有酸胀感得气为度。选择6个穴位隔垫垫片，再将多功能艾灸仪（祥和中医器械有限责任公司）艾灸头置于垫片上施灸，艾灸仪温度设置为50℃。选择两组穴位如大肠俞、关元俞，环跳、承山等穴接电针。急性期以泻法为主，缓解期、康复期以平补平泻法为主。

治疗频次：每次30分钟，每周治疗3次，2周为1个疗程，共治疗2个疗程。

（首届全国中医临床骨干人才　黄奏琴）

管氏特殊针法学术流派跟师体悟

跟名师学习是促进个人尽快成才最有效的途径之一。2019年借助“全国中医临床特色技术传承骨干人才培训项目”的平台，我有幸跟随管氏针灸第四代传人管遵惠先生临证学习，目睹了管氏针灸的神奇效果。管老知识渊博、胸怀宽广，毫无门户之见的治学精神，极大地促进了我的成长，让我亲身体悟到了“只有真正掌握中医精髓的人，才能真正从中医学术的特点出发，带动中医现代化”的内涵。

在两期跟师学习后，我在临床应用管氏补肾九宫穴治疗老年性腰痛时发现，对肾虚腰痛、寒湿腰痛及瘀血腰痛三型治疗效果明显，对湿热腰痛疗效较差，甚至无效，考虑与管氏补肾九宫穴取穴部位、功效特点及手法操作有直接关系，现将体悟总结分享给大家。

取穴特点：管氏补肾九宫穴是管氏特殊针法学术流派创造的管氏集合穴之一，由一组特定穴位及特殊针法组成。集，即集中；合，即联合；故“集合”是指集中联合使用之意。“集合穴”是指对某些病证或特定部位的疾病，有特殊疗效的几个穴位的组合。管氏补肾九宫穴由腰阳关、命门、肾原（第2骶椎棘突下凹陷中）、腰眼（双）、肾俞（双）、次髎（双）九穴组成。穴位集中在腰骶部，基本为督脉及膀胱经脉穴位为主，具有较强的补肾强筋，舒筋通络的作用。穴位多直接位于棘上韧带、棘间韧带和骶棘肌，针刺后增强韧带的修复能力，起到保护脊椎过度前曲和使脊椎复位的作用，恢复脊柱的力学平衡及肌肉的韧性，提高人体的免疫功能。

穴位分布特点：管氏补肾九宫穴分布以伏羲八卦方位图为例，以腰阳关为中宫，沿督脉在中宫上取命门为乾宫，下取肾原为坤宫，然后挟乾宫、中宫、坤宫在膀胱经上依次取兑宫（右肾俞）、巽宫（左肾俞）、离宫（右腰眼）、坎宫（左腰眼）、震宫（右次髎）、艮宫（左次髎），呈三纵三横排列。

手法操作特点：腰阳关、命门、肾原、肾俞用1.5寸针灸针垂直快速刺入皮下，缓慢进针20～40mm；腰眼用3寸针灸针垂直刺入皮下，针尖向脊柱方向缓慢进针40～60mm；次髎用2寸针灸针垂直刺入皮下，沿着第2骶后孔缓慢进针

30～50mm；获得针感后行捻转补泻手法。管氏九宫穴的行针顺序与次数按“洛书九宫数”施行：先行命门 9 次，依次行肾原 1 次、左侧腰眼 3 次、右侧腰眼 7 次、右侧肾俞 2 次、左侧肾俞 4 次、右侧次髎 6 次、左侧次髎 8 次、腰阳关 5 次。留针 30 分钟，每 10 分钟行针 1 次。

综上所述，管氏特殊针法学术流派即继承传统针灸思想、遵循经络辨证，又传承经典理论、创新特殊针法，在临床中应用非常广泛。补肾九宫穴治疗老年腰痛患者时，在腰骶部进行施治，操作相对方便、简单安全，集中体现了管氏补肾九宫穴的集合效能、施术针刺的方向和深度、补泻手法的行针顺序和次数、针刺治疗的近治作用和特殊作用，同时从不同角度起效，提高疗效，真正体现了管氏特殊针法的精髓。

（首届全国中医临床骨干人才　严成龙）

湖湘五经配伍学术流派中张力平衡针法临床运用及思考

“五经配伍”作为湖湘针推学术流派的主要学术思想，强调的是经脉经穴和脏腑间的五行配伍、生克制化关系，通过调节病变脏腑对应经络的子母经、克侮经，使失衡脏腑间的关系复归平衡，调控人体功能，有效治疗疾病。张力平衡针法是湖湘针推学术流派“针经治脏”中重要改善痉挛性瘫痪的针刺法，笔者基于湖湘五经配伍学术流派学术思想中张力平衡针法，拓展其临床运用。

（一）湖湘“五经配伍”理论

湖湘五经配伍针推学术流派，溯源于清朝同治年间，19 世纪 70 年代创建为刘氏小儿推拿，历经六代传承发展至今。湖湘五经配伍针推学术流派是一个具有湖湘传统针灸推拿特色的学术群体，其核心学术思想为“五经配伍”。所谓“五经”，即指与五脏相关的心、肝、脾、肺、肾五经。《灵枢·海论》中论述了体表与内脏的联系：“夫十二经脉者，内属于腑脏，外络于肢节。”《灵枢·经别》中又记载：“十二经脉者，此五脏六腑之所以应天道也。”五经之间根据五行生克制化存在以下几种特定关系，即子经、母经、我克经、克我经。

“五经配伍”作为湖湘针推学术流派的主要学术思想，是根据五行相生相克理论、藏象学说及经脉脏腑相关学说等理论，强调经脉、经穴及脏腑间的五行配伍、生克制化关系，在“虚则补其母，实则泻其子”的治疗原则下，运用针刺、艾灸和推拿等方法，对人体经络系统进行合理调节，选取本经、子经、母经、我克经、克我经腧穴，采用补母、泻子、抑强、扶弱等治疗方法，对五脏进行系统调控，从而达到治病求本的目的。

（二）张力平衡针法

《难经·论经络》记载："阴跷为病，阳缓而阴急；阳跷为病，阴缓而阳急。"根据该理论，脑梗死偏瘫痉挛所呈现的特征性改变，即筋肉拘急、屈伸不利，是阴阳脉气失调所致。参《灵枢·根结》所载"用针之要，在于知调阴与阳"及《素问·至真要大论》所载"谨察阴阳所在而调之，以平为期"，明确指出了针灸治病的关键在于调节阴阳的偏盛偏衰，以达到"阴平阳秘"，运动协调。

流派第五代传承人严洁教授明确提出：经脉与脏腑相关规律的主要体现为，一经调控多脏与多经司控一脏。一经调控多脏，是指一条经脉在循行路线上与多个脏腑、器官密切联系，因此，功能上相互影响，可以调控多个脏腑、器官的生理功能，治疗多个脏腑的各种病症。多经司控一脏，是指由于多条经脉在循行路线上与同一脏（腑）密切联系，功能上相互影响，可以调控同一脏（腑）的生理功能，治疗同一脏（腑）的各种病症，但各条经脉对同一脏腑的作用效应有差异。

张力平衡针法作为国家中医药管理局推广项目，主要针对中风后偏瘫痉挛患者，是一种根据中医经络理论和脑卒中偏瘫恢复的普遍性规律，结合神经生理学、康复学和经络理论，对传统针刺疗法进行了改进，发展出了一种以打破上肢屈肌和下肢伸肌共同运动为特征的、痉挛模式为主的针刺方法。中风偏瘫痉挛，上肢屈肌优势表现为上肢伸肌阳经所在相对弛缓，屈肌阴经所在相对拘急；下肢伸肌优势表现为下肢伸肌前部为阴，相对拘急，屈肌后部为阳，相对弛缓，阴阳失去平衡。因此张力平衡针法是在痉挛关节处选取痉挛优势侧及非优势侧的有效穴位，施以不同手法（优势侧采用弱化手法，非优势侧采用强化手法），以协调肌群肌张力平衡为重点，通过调节阴阳，平衡主动肌与拮抗肌的肌张力，达到生物力学平衡，从而有效缓解痉挛，使运动协调而康复。

根据湖湘"五经配伍"理论，五行生克制化之理，确定补母、泻子、抑强、扶弱治疗原则，作为临床施治时取穴、主补、主泻依据，进而判断治标或治本。从取穴特点上，流派第六代传承人邵湘宁教授认为五经为本，取穴五经，意在调脏，达到治病求本的目的。病症以虚证为主时，以相生关系为主；病症以实证为主时，以相克关系为主。如子母补泻法是在《黄帝内经》补虚泻实的治疗原则上，结合五行生克规律，形成的"虚则补其母，实则泻其子"的补泻法。根据"虚补实泻、抑强扶弱"的治疗原则，辨证为实证，实则泻其子，扶助"我克"之经，即泻本经子穴、子经子穴，扶我"所胜"经。辨证为虚证，虚则补其母，抑制"克我"之经，扶助相表里之经，补本经母穴、母经母穴，泻"胜我"经。故基于此，在痉挛瘫痪患者临床取穴治疗中（表 1 和表 2），肝属木，本经即肝 / 胆经，"生我者"水也，肾与膀胱经，"我生者"火也，心与小肠经，"克我者"金也，肺与大肠经，“我克者”土也，脾与胃经，“子母经”为心 / 心包经与肾经，“同名经”为心包经，“表里经”为胆经。

表 1　痉挛瘫痪患者肝经实证的张力平衡针法五经配穴法取穴及虚实补泻

相关经络	我经（主）			子　经	母　经	我克经	克我经
	本　经	同名经	表里经				
肝经实证	肝经（泻）：行间	心包经（泻）：劳宫	胆经（泻）：阳辅	心经（泻）：少府	—	脾经（补）：太白	肺经（补）：太渊

表 2　痉挛瘫痪患者肝经虚证的张力平衡针法五经配穴法取穴及虚实补泻

相关经络	我经（主）			子　经	母　经	我克经	克我经
	本　经	同名经	表里经				
肝经虚证	肝经（补）：曲泉	心包经（补）：曲泽	胆经（补）：侠溪	—	肾经（补）：阴谷	脾经（泻）：商丘	肺经（泻）：经渠

五经配伍理论以中医五行生化理论为核心，人体经络为基础，整体观念和辨证论治为方法，早期结合小儿体质特色，形成刘氏小儿推拿，再历经数代传承人不断开拓创新，发展演化，历经了多个阶段。五经配伍理论结合五行学说的相生相克理论、藏象学说及经脉脏腑相关学说等理论，强调经脉、经穴及脏腑间的五行配伍、生克制化，主张以五经腧穴为核心，通过经络辨证，找到相应的“我生经、生我经、我克经、克我经、相乘经及反侮经”，以和五行，控五经，调五脏，达到调控人体功能的目的。根据五经配伍理论临床治疗痉挛瘫痪类疾病，维持事物之间的稳态结构，以此调节脏腑气血阴阳，使之达到五脏安和之状态，这也体现了中医学在诊疗过程的整体观。

（首届全国中医临床骨干人才　曹越）

“郑氏传统针法”学术流派跟师体悟

跟师学习“郑氏传统针法”已近 3 年，现将自己跟师心得及体悟总结分享与大家。

“郑氏传统针法”是郑氏传统针法流派传承人郑魁山教授在继承其父郑毓琳先生的学术思想和特色针法的基础上，不断深入研究，反复临床验证，历经五代传承而形成的独特针灸的诊疗体系。其具有自己独特完整的针灸流派学术体系、独特的针灸理论（理、法、方、穴、术）、郑氏特技传统针刺手法体系以及腧穴功效、配伍与针法相结合的治法处方体系。

郑氏传统针法具有以下特点。第一，首次将“八法”应用在针灸临床中。第二，重视手法；郑魁山（1918—2010年）教授认为，没有精炼手法就不能做到针到病除，还提到“明于书未必明于心，明于心未必明于手”，认为针灸医生必须要掌握“理、法、方、穴、术”，这个“术”就是手法；由此看出他对针刺手法的重视程度。第三，擅用左手；用左手以揣摸穴位处肌肉厚薄、空隙大小确定进针方向和深浅，分拨妨碍进针的肌腱、血管等，配合右手进针时还需要压按协调的持久力量，并创造了旋转、滚摇、压按、升降等法。第四，郑氏传统针法有着自己的家传针法，是从古代烦琐复杂的针刺手法中经过长期临床实践，简化而来的。第五，强调针灸医师必须要坚持练功，认为“扎针不练功，到头一场空”。

在郑氏传统针法中最具有代表性的是“温通针法”。郑老根据气血喜温的特点，基于“痰得温而化、气得温而散、血得温而行”与“气行则血行，气旺则血旺”的理论，创新出“温通针法”。该手法补泻兼施，能激发经气并通过推弩守气，推动气血运行，使气至病所。临床中当针刺入穴位后，医者在仔细体会针下感受的同时询问患者针刺后的感觉，以确定是否得气，正如晚清名医周树冬遗著《金针梅花诗抄》中写道：“针之后，必须细察针下是否已经得气。下针得气，方能行补泻、除疾病。”郑老所创的温通针法气感内涵非常丰富，主要体现在气感的持久与气感的传导两方面。气感持久方面，关键在于关闭法、守气法的运用：左（押）手关闭，即押手须放在穴位下方（与针感传导的方向相反）向上连续不断地用力，同时右（刺）手持针的针尖向上进针，左右两手互相配合、同时努力就能使气感逐渐增强。在气感传导方面，郑老对传导通路的认识非常全面，可以是经络、神经、肌肉、筋膜等，通过不同的针刺角度、针刺深浅以实现病变组织为通路的气至病所。在操作中，注重守行结合，以促进通路的传导效果，使经气源源不断地传向病所，体现了郑老“气守则气行有源，气行则气守而不滞”的重要学术思想。

根据针灸治病八法为纲领，总结出郑氏家传针法：二龙戏珠、喜鹊登梅、金钩钓鱼、白蛇吐信、怪蟒翻身、金鸡啄米、老驴拉磨、鼠爪刺法，用于治疗包括内、外、妇、儿、骨、五官等科疾病，对视神经萎缩、眼底出血、干眼症、耳鸣耳聋、哮喘、类风湿等疑难疾病有独到疗效。

郑氏传统针法一直秉承“守正创新”的理念，在家传传统手法之上进行简化改良，不断在临床与科研方面取得重大成果，并逐渐使传统针法走向国际化。作为首批全国64家学术流派传承工作室之一，我们一定要保护好我们的国粹，让中医针灸之路走得更远。

（首届全国中医临床骨干人才　范娥）

张缙教授针刺手法之基本功概述

在我国悠久的历史文明中，中医针灸的传承与发展生生不息。我们的祖祖辈辈，用历史去反复的实践证明了它的科学性与实用性，以及其存在对于我们健康的重要意义。在我国的中医药事业发展中，有无数的著名医家、学者继往开来，为中医针灸事业薪火相传做出了巨大贡献。

张缙教授是由我国申报，联合国教科文组织批准的《人类非物质文化遗产代表作名录》中的“中医针灸”四位代表性传承人之一。张缙教授从医60余年，从实践到理论，完善了针灸技术的基本功训练、单式手法、复式手法、针刺得气和针刺补泻等理论，并通过实验反复验证，在针刺手法研究方面取得丰硕成果。张缙教授对于进针法、针刺手法基本功训练、针刺得气、针刺补泻、24式单式手法、烧山火手法、透天凉手法、飞经走气及通经接气手法等方面进行了系统而有序的研究。

基本功训练是提高针灸技术的必要途径。针灸学是一门知识型与技术型相结合的学科，在针法方面其操作技术的比重犹大。举凡技术项目没有不强调练基本功的，有扎实的基本功，才能不断提高技巧水平。古代，针灸的技术与学识是分开的，在书上只详论腧穴经络，操作技术层面则由师徒间面对面的传承，因而针灸书上少有关于基本功的记载。近代针灸家开始注意到这个问题，如任作田、焦勉斋、郑毓琳、马瑞林等，在其著作中，也有了关于练基本功的论述。针灸医生也应该做到一切为了患者，辨证靠诊断准，治疗靠方穴熟、手法精；病症无穷，方穴众多，基本功不扎实，就得不到很好的疗效。任氏提到了三练：练心意，练指力，练手法。焦氏提出了运掌法和练指力法。郑氏提出关节练习法和左右手练习法。马氏则提出练气、练指力、练指感和练技巧的方法。现在中医教材上普遍要求扎棉球，扎纸垫来练习进针方法。张缙教授年轻时得遇名师王老先生指点，要想扎好针必须练好基本功，从“扎”字入手，遂苦练基本功。他不但遵照王老先生的教诲苦练了2年基本功，还练太极拳及医学气功（内养功），详细揣摩过杂技表演艺术、球类技术的基本功都是怎样练出来的。在练指力和练指感的同时深思了金庸武侠小说上的练剑，从而悟出了“针是力的载体，要（指）力贯针中，力在针尖，针随力入（穴）的带力进针程序”。他参考了其他边缘学科练基本功的方法，形成了一套自己完整练基本功的理论和方法，这在我国针灸史上是第一次。张缙教授的这个创新，为针刺手法的发展打下了坚实的基础。

基本功训练要从以下四个方面着手。一是练气，调理医者自身气机，练会用丹田之力。二是练指，练医者的指感与指力。三是练意，医者要心先内守，神随针入，以意（医者）领气（患者之经气）。四是练巧，汉代郭玉："腠理至微随气用巧。"因"针石之间毫芒即乖"，故"静而不滞其机，动而不见其迹"，"巧"才能得到体现。

针刺手法就是毫针的使用技巧。它像武术一样是讲"功夫"的；把针扎好了，行针的过程就像艺术表演，这样才能使针技达到炉火纯青的境界。使用针刺手法的过程就是用毫针来驾驭经气的过程。一般而论，针与经气是"其来也不可逢""其往也不可追"。但当你手技娴熟，功力深邃的时候，也就掌握了经气的活动规律，就可以较为自如的驾驭经气，古人为此创造出一系列的守气、调气、行气等方法。要想掌握经气，运用经气，必须有扎实的基本功，否则既无指感来体察经气变化，也无指力来激发与驾驭经气。

守神练针能达到"三合"。力与气合，医者要使针力与患者经气相合；气与意合，以针驾驭之经气与医者之意念相合；意与指合，医者之意念与医者之手指相合，这样才能达到以意领气。

从"三合"也可以窥测"得气"的重要意义。只有做到"三合"，在行针时，才能达到寓动于静，要在静中施针，医者的仪态应文静端庄；寓快于稳，要在稳中求快，医者的风格应敏捷洒脱；寓巧于微，要微中见巧，医者的针技应轻巧灵活。

守神练针的目的。练好指感，体察经气，形成反馈系统；增强指力，力贯针中，形成调控系统；守神定志，意、力、气相合，形成调控反馈系统；针入穴后，要针随力入，力伴针行，意力合一，以意领气。

练针刺手法基本功的目的。在一般练指力与指感的基础上，进行"守神练针"，进一步增进指力与指感，以轻巧灵活的行针，并通过针得到经气方面的更多信息，从而有效的调控经气，达到"上守机""上守神"的目的。如此才能将经气激发得适度、守护得适度、驾驭得适度，才能调控针感的性质和调控针感的传导方位，这是张缙教授50年来研究针刺手法的重要心得。张教授认为练太极拳是动中求静，练内养功是静中求动；太极拳是一种练意的运动，先意动而后形动，逐步练就意到则力到，使意、力合而为一，能调动丹田之力上肩，至肘达腕及指；练内养功要静坐意守丹田，然后通过有节奏的深呼吸，练任督二脉的小周天循行。

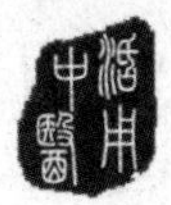

按通常的习惯，进针时需两手配合，即右手持针，称为“刺手”；左手辅助，称为“押手”。“刺手”的主要作用是掌握针具，运用一定手法将针尖透过皮肤，再刺入适当深度。进针要把握“八个字”：轻巧、快速、准确、无痛。而“无痛”则是从患者角度而言，进针疼痛与否，是评定施术者操作技术是否娴熟的重要标准之一，也是影响患者心理状态的重要因素。如果手技纯熟，基本上可以达到进针“无痛”，即臻至古人所要求的“刺浮瓜而瓜不沉，刺眠猫而猫不醒”的境界。

张缙教授首先提出弹针法进针，黑龙江省中医药科学院的针灸医师们经常用此法，迅速而不痛。张教授认为进针法总的不外两类，一类是初学者常用的缓慢捻转法，另一类是快速刺入法。前者对初学针灸者适用，后者是针灸老手人人都要用的；但从使用手法的角度要求看，必须用速刺法进针，若用捻转法进针则很容易使针刺穴位的皮肤紧张而产生疼痛。

速刺法：一是“投针速刺”，指在离穴位约十几厘米远处，用腕力加指力把针投刺到腧穴内；投针时用力要有分寸，针要投准，深度要够。二是“推针速刺”，指用前臂力加指力在离穴 3～5cm 远处，把针推到穴内。三是“按针速刺”，指把针尖挨到穴上，然后运用指力快速将针刺入。弹针法是在针尾上用指甲将针弹入的方法，常用于睛明穴，因睛明穴捻针刺入容易出现皮下出血。这是一套在实践中摸索出来的有效方法，根据穴位和体位（医患二者）的不同，选用不同刺法。此外，张缙教授在科学研究上，善于利用多学科知识，以他自己之所长去认识、解决新问题。他的知识和见解既广又深，且运用得体，正如唐代韩愈在《进学解》中所说：“玉札（地榆）、丹砂（朱砂）、赤箭（天麻）、青芝（龙芝）（以上四种为贵重药材）；牛溲（车前草）、马勃（马屁菌）、败鼓之皮（破鼓的鼓皮）（以上几种为低廉药材），俱收并蓄，待用无遗者，医师之良也。”

（首届全国中医临床骨干人才、第五批全国中医临床优秀人才　谈太鹏）

河南邵氏针灸跟师体悟

河南邵氏针灸学术流派是以创始人邵经明（1911—2012 年）教授 50 余年临床经验为指导，经历一代又一代学者传承，形成的一支学术特色鲜明的医学流派。本人十分有幸跟随河南邵氏针灸流派代表性传承人邵素菊教授学习，受益匪浅。

2022 年跟师期间，发现邵教授在临床中采用“邵氏五针法”治疗一些疑难病。该法以中医理论为基础，在经络学说指导下，选取肺俞（双）、大椎、风门（双）五穴为主，运用针刺操作调整肺脏的功能，改善呼吸功能的失调状态，达到止咳平喘的作用。五穴同用治疗哮喘，既有镇咳平喘之效，又可预防哮喘之复发，在缓解期可使肺功能得到不断地改善，并且有着持久的远期疗效。

针刺治疗疑难病，尤其是不稳定型心绞痛，疗效神奇。邵教授治疗不稳定型心绞痛患者从两方面取穴，一方面主穴取肺俞、大椎、风门、心俞、膈俞、内关；心俞为治疗心疾之要穴，可疏通心络、调理气血；膈俞具有祛瘀通络、行血止痛之效；内关理气散滞、通畅心络；于心俞、膈俞刺络放血拔罐以活血化瘀，通络止痛。另一方面根据患者情况选取配穴，如伴外感加合谷；气虚甚加中脘、天枢、气海、关元；痰浊明显加中脘、足三里，用静针重灸法；血瘀显著加背部腧穴（心俞、膈俞）点刺放血拔罐，对胸闷、痰多、咳嗽、喘促等症状有较好的治疗作用。中老年患者，常现虚羸不堪之象，多予以补法。针对血瘀之象，采用刺络，可使瘀血去，新血生，滋养心脏。

静针重灸法是邵素菊教授将静而久留针和艾灸箱重灸相结合，对于虚损、寒湿等错综复杂的疾病治疗有明显效果。其中针刺静而久留针，适用于慢性、虚损性患者，有双向调节作用，既能补益正气，又可祛除邪气。本法中使用大艾灸箱重灸，具有灸热集中、稳定、量足、时效长的优势，使热源源不断向体内深层透达，发挥灸法的温补、温通作用。在不稳定型心绞痛治疗中，选取中脘、天枢、气海、关元，乃是邵经明教授治疗脾胃、肠腑病的重要穴组。诸穴施以静针重灸法补益元气、温中健脾，脾胃为气血生化之源，以此滋养脏腑，使宗气充足，心脉畅通。

综上所述，河南邵氏针灸以精简取穴为总则，依据病情，循经远取和局部近取相结合，抓主要矛盾，以求治本。重整体辨证，擅长用背俞；针灸背俞不仅能调整相应脏腑的功能，治疗脏腑病，还能治疗与该脏腑相联系的其他脏腑、组织、器官等疾病。

（首届全国中医临床骨干人才　刘世举）

澄江针灸学术流派跟师体悟

对于澄江针灸的学习，结缘于很久以前看到的承淡安先生的一本著书《子午流注针法》，后将之运用于临床，疗效明显，故一直心向往之。2020—2021 年，我曾多次去南京中医药大学澄江针灸学术流派跟师学习。又有幸在 2021 年 5 月的一次集中培训中，获得张建斌老师的亲口传授，让我对澄江针灸学术流派的渊源及临床特色有了更进一步的了解。

针灸是我在临床工作中必不可少的一种治疗手段，故而我对澄江针灸学术流派的特色兴趣倍增。我通过反复研读其著作，跟随流派老师学习，理论联系实践，更进一步加深了对澄江针灸流派的感悟。在我看来，澄江针灸流派就是时间医学的一种，其中一个特色子午流注也是时间医学的一种表现形式，不同的时间，选择不同的穴位开穴，可以明确提高疗效。

在针灸研究、教学实践中，澄江针灸强调首先弄清中医学理论，并从临床上去摸索和证实阴阳、五行、营卫、气血以及解剖学上难以理解和认识的经络，才能揭示针灸治病机制。对于针灸的临床价值，承老用“便利、速效、经济”三个词进行了总结，其认为针灸治病，简便易行，收效倍速，利国利民，是普通百姓降低医疗费用之首选。澄江针灸的另一特色是腧穴定位，承老认为，作为针灸施术的刺激点，医者必须明晰腧穴的定位结构。其中，姜劲峰老师的腧穴定位是通过指腹下的细微差别来确定的，其腧穴定位特色令我耳目一新、印象深刻，原因无他，疗效显著尔。

（首届全国中医临床骨干人才、第五批全国中医临床优秀人才　任磊）

针刀医学弓弦力学理论

人作为完整的机体，各组织结构之间存在着的生物力是人体内部特有的联系。人体维持直立状态，是依靠骨骼在体内的支撑作用；骨与骨之间的直接连接和间接连接是保持机体稳态的关键环节。直接连接是骨与骨之间借助纤维组织、软骨或骨直接相连，如前臂骨之间的骨间膜连接，脊柱椎骨之间的椎间盘连接，颅骨之间的缝隙连接，都属于直接连接；间接连接是骨与骨之间借由结缔组织相连接，这种骨连接又称滑膜关节或者关节，这种骨连接中间存在一定空间，因而关节可以进行不同范围的运动。一副完整的弓箭由弓、弦和箭三部分组成，弓与弦的连接处称之为弓弦结合部，弓箭各部分之间存在着力学关系，弓相当于物理学的刚体物质，主要承受压力的影响；弦相当于物理学的柔体物质，主要承受拉力的影响。人体结构之间的生物力关系和弓箭各部分之间的应力关系有怎样的联系呢？湖北中医药大学张天民教授将人体关节运动的力学模式与弓箭的力学传导模式联系起来，将生物力学与人体解剖结构有机结合起来，提出了“人体弓弦力学解剖系统”概念，通过这个系统中各单元间的紧密合作，人体能够保持正常的姿势，完成各种运动生理功能。

人体弓弦力学解剖系统是借助弓箭的组成结构、受力模式和力学传导方式，去认识人体解剖结构。人体骨骼与连接骨骼的软组织，在副骨、籽骨、滑囊、脂肪、皮下、皮肤、神经、血管等组织结构辅助下，完成人体力学传导，将人体联系为一个有机生命整体的解剖系统（图 3 和图 4）。

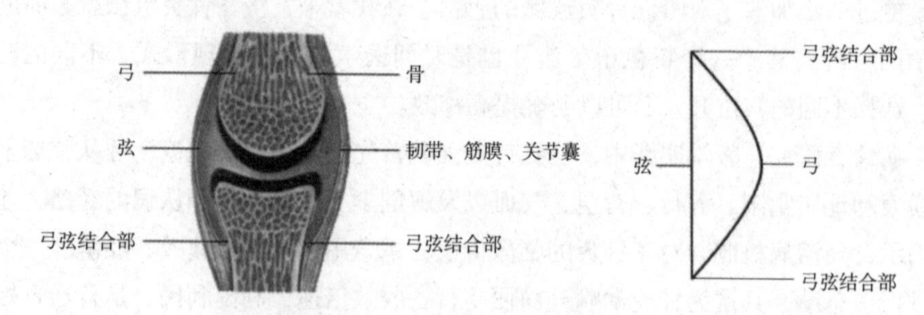

图 3　静态弓弦力学解剖单元示意

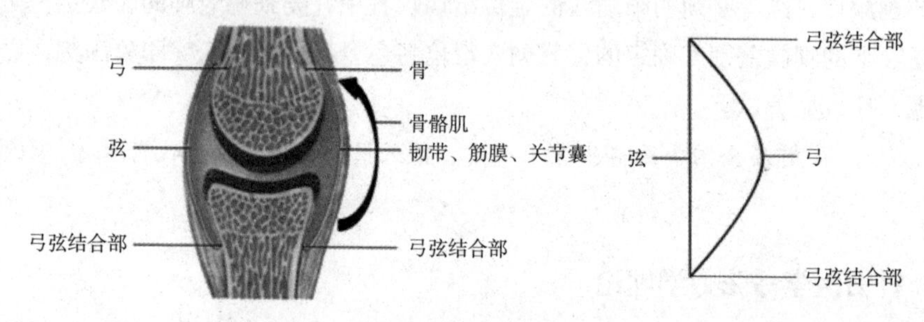

图 4　动态弓弦力学解剖单元示意

人体弓弦力学解剖系统的组成部分可分为单关节和多关节力学解剖系统。多关节力学解剖系统又分为头面、四肢、脊柱、头－脊－肢及内脏力学解剖系统。它们都是由单关节力学解剖系统组成的。这五个系统既是独立的力学解剖结构，完成各自系统内的力学传导，维持各自系统内的力学平衡；同时，各系统之间又相互渗透、相互作用，使人体成为一个完整的力学解剖系统（图 5 和图 6）。

针刀治疗的目的就是在不切除人体组织与器官的前提下，恢复人体的力学平衡，这种平衡包括软组织（如神经、血管、肌肉、肌腱、韧带、筋膜、腱膜、内脏器官等）的力平衡和骨关节的力平衡。以往在疾病治疗时，人们多关注排除致病因素及病变对人体的伤害，而较少注意到在治疗实施后人体脏腑、组织功能受到的不良影响。如腰椎间盘突出症切除腰椎间盘过程中，对椎板、棘突的破坏可能在术后对腰椎稳定性产生不良影响。针刀治疗属于闭合性微创疗法，其创伤较小，在不切除组织、器官的前提下，引导与促进人体利用强大的自我调节功能来解除疾病，在人体组织结构的完整性基本不受破坏的情况下，获得对疾病的有效治疗。

（首届全国中医临床骨干人才、重庆市“忠州纯针刀”创新团队成员　董博）

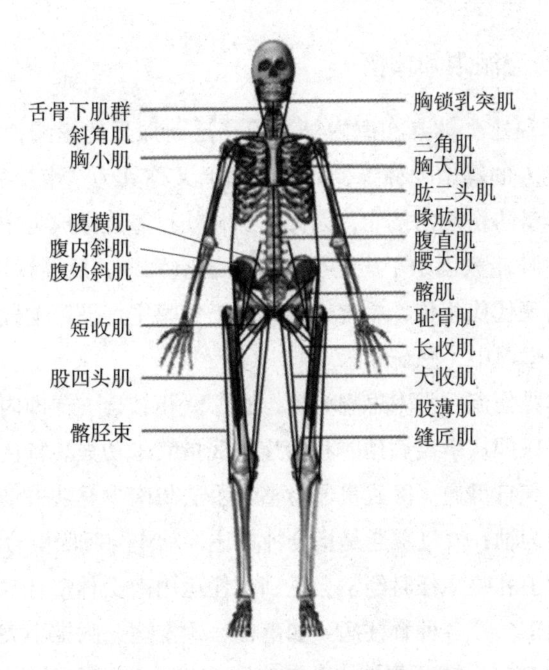

图 5　头－脊－肢弓弦示意（前面观）

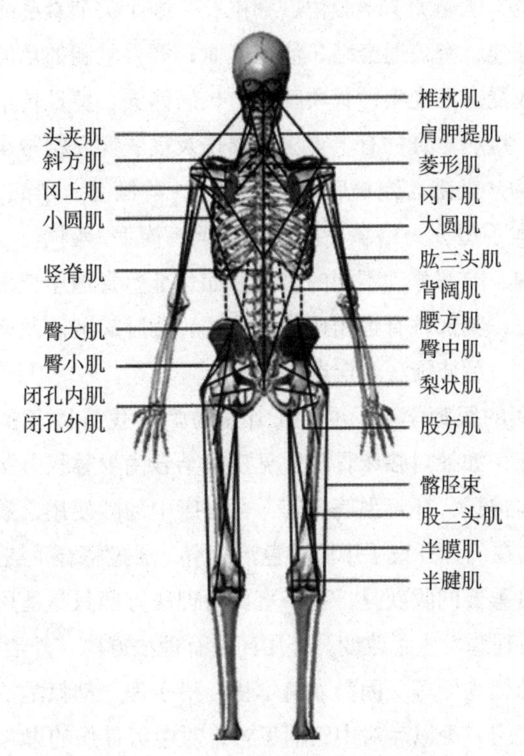

图 6　头－脊－肢弓弦示意（后面观）

南少林骨伤流派跟师体悟

长期以来，福建少林寺在海内外有着广泛而深远的影响，由于福建地处南方，故相对于北方的嵩山少林寺，人们习惯上又称其为“南少林”。早先武者经常受伤，必须具备防伤治伤技能，因此“少林伤科”逐渐成为中医骨伤科的重要学术流派。南少林流派创始于唐初少林和尚智空大师，后经铁珠和尚、林达年、林绑勋、林如高等代代相传，后传入第六代王和鸣主任及第七代蔡树河主任，我在跟随二位老师学习中，感受颇深。

福建南少林骨伤流派学术思想为禅、医、武相结合。禅即内心保持清净，有智愚，有度量；医即从事疾病预防和治疗；武指武术功夫。特色技术分为医武贯通、动作贯通、气息贯通。医武贯通指整骨手法与南少林功夫结合；动作贯通即手足相随，以腰为轴；气息贯通是指全神贯注，动作与呼吸配合，一气呵成。

在门诊跟师王和鸣主任时经常会见到主任运用南少林整脊术为患者治疗。南少林整脊术适用于治疗各种脊柱病，如落枕、颈椎病、胸椎小关节紊乱症、腰部扭挫伤、腰椎间盘突出症及腰椎小关节紊乱症等。治疗上可整复脊柱关节错位，如寰枢关节半脱位、骶髂关节半脱位、胸椎及腰椎小关节紊乱症；也可松弛脊柱周围肌肉挛缩或粘连，有疏通经络、流畅气血、调整脏腑的功能。南少林整脊术禁用于脊髓损伤或受压，老年性骨质疏松，久病体弱，急性传染性疾病，恶性肿瘤，严重心脑肝肾疾病，脊柱有严重皮肤损伤及皮肤病，精神疾病，更年期，有出血倾向和血液病，饥饿，饱餐后半小时以内，醉酒者，孕妇，女性月经期等。南少林整脊术基本手型分为格拳、推掌、探爪、钩手、剑指、点穴、内功震颤。临床运用在颈、胸、腰部分为不同的手法，如颈部整脊运用卡颈侧扳法、定点旋颈法及按颈旋头法；胸部整脊运用按枕扩胸法、侧卧旋胸法及叠掌按压法；腰部整脊运用扶肩旋法、后伸旋法及定点斜板法。

通过一段时间的跟师学习，回到工作岗位后，我将很多在福建南少林学习的知识运用于临床，如针对临床骨科常见疾病结合南少林秘方制作了中药方剂模板，如地龙汤、闪腰汤、补肾强筋汤等，在临床中加减使用，效果较好。又结合南少林的整脊手法在门诊开设了中医特色治疗室，通过整脊手法及外用中医膏药，解决患者病痛。最重要的收获是，我一直认为理法方药只是适用于内科，跟师蔡树河主任后，这一观念发生了改变。外用药也有理法方药，外治法也有循经传导，内、外治法可以相辅为用等。因为才疏学浅，很多理念都只是一时耳音，但还是为我打开了一扇大门，为以后对中医的思考，对中医骨伤的思考埋下了种子。

（首届全国中医临床骨干人才　苗德胜）

天池伤科流派学术思想传承

天池伤科为东北地区骨伤学派的代表流派，始于清代刘德玉老先生。由于长白山天池作为东北地区的代表名胜，因此流派得以命名“天池伤科”。

天池伤科第二代传人刘秉衡，是刘德玉老先生次子。在刘德玉老先生去世后，刘秉衡继承家传技艺，以伤科为主兼治外科诸疾，外伤诊疗技艺得到了极大提升，成为当地极具影响的名医。

天池伤科第三代传人刘柏龄，国医大师，中医骨伤名师，长春中医药大学终身教授，是主要建派和传承人。刘老自幼随叔父刘秉衡学习医理，先后在吉林省中医进修学校，北京中医学院（现北京中医药大学）进修深造，从师全国名老中医任应秋、秦伯未、宋向元等。刘柏龄老先生将家传正骨手法与各家所学相融汇，不断融合创新，针对运动系统损伤及退行性骨关节疾病，创立独特的“治肾亦治骨”治疗体系。刘柏龄以继承先贤、启迪后学为己任，笔耕不辍，致力于理论著作和实践经验总结，弘扬和发展中医骨伤事业，他多次走出国门进行学术交流、讲学，开办国外徒弟、研究生班，将天池伤科疗法传播至大洋彼岸，让世界认识了天池伤科疗法的神奇魅力。

天池伤科四代传人赵文海教授，中华骨伤名师，吉林省名中医，长春中医药大学终身教授，全国老中医药专家学术经验继承工作指导老师，是刘柏龄教授的首批高徒，天池伤科流派的主要传承人。赵文海教授通过继承“治肾亦治骨”思想体系，总结挖掘中医学传统手法，继承天池伤科手法特色基础上，结合临床实践，通过融合整脊手法与中医“筋出槽”“骨错缝”损伤理论，坚持手法整复治疗损伤、劳损、复杂骨折等。

天池伤科五代传人冷向阳教授，吉林省高级专家，长白山技能名师，长春中医药大学校长。冷教授以“治肾亦治骨”思想为指导，在全面继承天池伤科学术思想及诊疗技术的基础上不断创新，针对骨质疏松症等退行性疾病，进行基础及临床研究，研发出“复方鹿茸健骨胶囊”等中成药。

天池伤科疗法经过百年传承发展，逐渐形成了“手法治疗”与“中药治疗”并重的治疗体系，临症时提倡辨证施治，亦法、亦药，因人制宜。

手法治疗秉承“机触于外，巧生于内，手随心转，法从手出”的理念；以肾主骨“治肾亦治骨”，即补肾健骨辨证施治为主旨；以“重而不滞，轻而不浮，稳而见准，法之所施，使患者不觉得痛苦”为施术特点。据此先后创立“二步十法”治疗腰椎间盘突出症、“四步八法”治疗膝关节炎、“理筋八法”治疗腰肌劳损、“三步八法”治疗颈椎病等一系列特色手法。此外也重视手法与针刺的配合应用，创立了“一针一牵三扳法”及针刺人中治疗急性腰扭伤。

中药治疗以“治肾亦治骨”的学术思想为指导，即补肾健骨，辨证施治，坚持筋骨为重，不离气血，充分发挥“肾补骨生髓，血荣经络通”的特点，研制出骨质增生丸治疗骨质增生病，腰痛宁胶囊治疗腰椎间盘突出症及骨性关节炎，颈腰壮骨胶囊治疗颈椎病，复方鹿茸健骨胶囊治疗骨质疏松症，熏洗2号系列等一系列具有较好临床疗效的中药内服与外用制剂。

天池伤科独具特色的诊疗思想与诊疗技术，疗效卓著，备受患者信任和推崇，犹如长白山天池同样的特色，源远流长，享誉国内外。

（首届全国中医临床骨干人才　李海）

甘肃陇中正骨学术流派新时代的守正创新

自1956年陇中正骨学术流派萌芽伊始，流派创始人郭均甫先生将毕生所学知识、临床实践兼收并蓄，结合西北地区正骨特色，奠定了流派学术基础。在前贤发展的基础上，以宋贵杰、郭宪章、路焕光等为代表的第二代传承人将“武威汉简”“敦煌医药”等古代医学融会贯通，使陇中正骨学术思想在陇原大地开花结果。甘肃省中医院作为主要传承基地，经过60余年的不懈努力，在流派学术内涵、技术力量、专业水平等方面得到发展，尤其是在以李盛华为代表的第三代传承人的带领下，不断丰富学术思想，特色逐渐明显，队伍及规模迅速发展壮大，逐渐形成了陇中正骨学术流派。

笔者十分有幸侍诊李盛华教授，获益匪浅。李盛华教授长期从事中医药防治骨关节疾病研究工作，对于膝骨关节炎诊治颇具心得，认为此病病程中存在虚损、痰浊、瘀血、毒蚀等病机特点，其中“虚”是根本，“痰、瘀”是关键，“毒”是不可忽略之因素，且四者易相互胶着。在门诊看病时，让我印象深刻的是李盛华教授灵活的遣方用药，这也侧面展示出李盛华教授常常教导我“治病必求于本”之明理。通痹健骨方是李盛华教授门诊常用方之一，由熟地黄、川牛膝、杜仲、狗脊等15味药物组成，具有补益肝肾，通痹止痛之功，主治肝肾不足、风寒湿痹阻经络引发的腰膝疼痛，肢体关节屈伸不利等。李盛华教授常以此方进行加减，临床用之，效如桴鼓。若见外邪，则主以祛邪，兼行补益，免犯闭门留寇之戒；兼有肾阳虚，加用制附子、肉桂、干姜、熟地黄、鹿角胶等；兼有脾虚，配伍薏苡仁、茯苓、白术、泽泻等；兼有痰证，一因脾家本病，则合方二陈汤、平胃散、六安煎、六君子汤、五味异功散之类，二因肾脏生痰，则合方六味地黄丸、左归丸、《金匮》肾气丸、右归丸之类；兼有瘀阻，配合膝关节疼痛外洗经验方，加用行气活血之品，临床疗效显著，获得广大患者一致好评。

在李盛华教授的带领下，继承和发扬独具西北特色的陇中正骨学术流派理论体系、学术内涵和诊疗经验，不断总结创新，形成了以陇中正骨手法和骨伤药物为依托，中医护理和康复为辅助的“辨证论治、辨体防治、辨期施治”诊疗方案。李盛华教授还围绕膝骨关节病等关节疾病开展了基础研究与临床科研工作，进行了大量中医体质流行病学调查及调体干预研究，率先探索中医体质与慢性骨关节病的关系，初步阐述现代化认识中医体质的科学依据，坚持领导科研团队从中医体质学入手，推动甘肃地区骨关节病数据库的建立与完善。从基因层面对甘肃地区股骨头坏死、膝骨关节炎高发的中医体质类型开展基础研究与临床科研工作。同时加强对疑难重大疾病和临床诊疗有明显中医药特色和优势的重点病种研究，促进中医药学术思想、诊疗技术的传承与创新，为骨关节病的辨体论治及未病先防提供了良好的理论基础和临床治疗经验。结合团队发现专科疾病的生物标志物，发挥中医理论与道地药材优势，结合中医体质学说，开展辨体防治并进行疗效评定，研发相关调体中药，拟定专科优势病种的核心中药处方加减，践行健康中国2030理念，为人人享有中医服务做铺垫。

（首届全国中医临床骨干人才　周明旺）

四川何氏骨科学术流派跟师临证有感

四川何氏骨科学术流派起源于蒙古族传统骨伤科。据《成都满蒙族志》等史料记载，其由蒙古族特呼尔氏创立，迄今已有300多年历史。蒙古族特呼尔氏因随军征战，广泛接触了关外满族、内地汉族文化，遂逐渐融合满、汉族传统骨伤医术，形成了以武医一体为特色的流派。何氏先辈们在继承历代传承中不断丰富和发展，尤其至第四代传人何仁甫、第五代传人何天佐，经过吸取西方医学长处，临床疗效蜚声遐迩，理法方药自成体系，于20世纪发展成为了四川中医骨科著名四大学术流派之一。

初次接触何氏骨科是因为室友的一次外伤，其踝部遗留疼痛不适，经师友介绍到成都军区八一骨科医院就诊，当时门诊医师予蒙医特有中药敷贴治疗，经过四个疗程后，踝痛痊愈。后有幸于2019年、2020年跟随其第六代学术继承人马云、羊东等老师临证学习，让我对其有了更深的接触和理解。其核心特色技术一是正骨手法，何氏先辈以“骨折、脱位的瞬间复位法”为理念，结合《医宗金鉴·正骨心法》之正骨八法，独创拨伸、捺正、折顶、旋转、屈伸、摇晃、挤捏分骨、合骨等自身切实可行手法，使患者在治疗过程中痛苦小，损伤小、费用低，做到了“价廉医美”；二是祖传药方，方药均依据何氏祖传秘验方，选用正规天然中药材，分为外用、内服两类，有膏、丹、丸、散、汤、酒、熏洗等剂型，研制中药成品共七类37种，广泛应用于骨科疾病治疗、骨科术后康复等，为广大患者解除痛苦；三是患处局部辨证分部位用药，何氏先辈研制出专方专药外敷散剂多达16种，每种散剂治疗效果不同。根据何氏骨科独有的辨证分部位用药法，可有多种不同的配伍，譬如，在骨折或关节脱位的临床诊治中，依据“君、臣、佐、使”理念而分部位用药，范围精准，且规范化，是何氏骨科学术流派特有的核心技术。

总之，中医正骨技术博大精深，中医文化源远流长，何氏骨科外敷散剂作为蒙医特色骨伤技术，是值得临床去认真研究和运用的，也是我们需要传承的国家瑰宝。

（首届全国中医临床骨干人才　刘学勇）

施杞教授从痹论治慢性筋骨病

石兰亭先生于清道光年间开创“石氏伤科”，誉满上海。施杞教授师承石筱山、石幼山先生成为第四代传人，开创了“中医骨内科学”之先河。笔者有幸跟师研习，现将施杞教授从痹论治慢性筋骨病的经验汇总分享与大家。

（一）慢性筋骨病的病因病机

年老之人，正气不足，或气血阴阳失和，或气虚血瘀，或肝脾肾亏虚，致风寒湿邪入体，脏腑失调内生痰湿，瘀邪痹阻经络，发为慢性筋骨病。常见筋肉关节疼痛、酸楚重着、麻木不仁、屈伸不利等症。《素问·痹论》记载：“风寒湿三气杂至，合而为痹也。”《证治准绳·痿痹门》记载：“痹者闭也，五脏六腑正气为邪气所闭，则痹而不仁。”两句条文均指出了痹证形成的外因和内因。施杞教授认为慢性筋骨病当从痹论治，正气虚弱，营卫不和是痹证发生的内在原因，脏腑失调是痹证形成的内在基础，在正虚的基础上，劳损或感邪引起气机闭塞不通、痰瘀内结，导致气血、脏腑、经络整体失调和，筋、骨、关节局部失衡而患病。

（二）“三点”辨证，气血为纲

施杞教授在诊治本病时，主张四诊合参。运用“三看”（看清患者、看懂病情、看出门道）诊疗，掌握“三点”（靶点、围靶点、整体证候特点）辨证方法，找准病变核心及其周围组织的生理、病理变化特点，注重整体观和恒动论，做到精准施治。在继承发扬石氏伤科“以气为主，以血为先，痰瘀兼祛，肝脾肾同治”的学术思想基础上，建立了“双调法”（内调气血脏腑平和，外调筋骨动静平衡）治疗“慢性筋骨病”的学术思想。临证施治以调和气血为纲，善用圣愈汤（生黄芪、党参、当归、生地黄、生白芍、川芎、柴胡）作为基础方辨证合方治疗，充分体现益气化瘀、扶正祛邪、通络止痛等治法，同时处理好扶正与祛邪（风、寒、痰、湿、瘀等邪）的关系，灵活组方，时时不忘顾护脾胃。

（三）治痹经验方

筋痹方：即圣愈汤合身痛逐瘀汤加减。用于气虚血瘀、风湿痹痛者，治以益气活血祛瘀、祛风除湿止痛。若疼痛明显者，合三藤饮（青风藤、络石藤、鸡血藤）；若麻木为主者，合三虫饮（全蝎、蜈蚣、僵蚕）；苔腻纳呆者合平胃散（苍术、厚朴、陈皮）、山楂、建曲、炒二芽（麦芽、谷芽）健运脾胃。

寒痹方：即圣愈汤合阳和汤加减。用于寒湿痹阻、痰瘀内蕴者，治以温阳散寒、祛痰通痹。

热痹方：即圣愈汤合当归拈痛汤加减。用于湿热内蕴、经脉痹阻者，治以益气活血、清热利湿、祛痹止痛。

调身通痹方：即圣愈汤合独活寄生汤加减。用于痹证日久，气虚血瘀，肝肾两虚，治以补气活血、补益肝肾、祛湿通痹。

温肾通痹汤：即圣愈汤合右归丸加减。用于肾阳不足、命门火衰者，治以温补肾阳、填精益髓。

益肾通痹汤：即圣愈汤合左归丸加减。用于肾阴亏虚者，治以滋阴补肾、填精益髓。

痉痹方：即圣愈汤合复元活血汤加减。用于气虚血瘀、肝郁气滞者，治以益气活血、疏肝解痉。

痿痹方：即圣愈汤合地黄饮子加减。用于下元虚衰、筋脉弛缓者，治以益气活血、补养肝脾、温肾通督。

脉痹方：即圣愈汤合天麻钩藤饮加减。用于气虚血瘀、肝阳偏亢者，治以益气活血、平肝息风、舒筋通脉。

（四）重视练功防复

运用“施氏十二字养生功”以恢复筋骨动静力平衡失调。导引练功源远流长，通过肢体的活动配合呼吸吐纳，能够调动和激发人体经气流通，达到防病治病、强身健体、防止复发的作用。在用药物治疗的同时，施杞教授非常重视患者的自主练功活动，通过拉伸筋肉关节，调整动静力恢复平衡状态。他研究出“施氏十二字养生功”这一套养生调体保健功法，包括“洗、梳、揉、搓、松、按、转、磨、蹲、摩、吐、调”十二式，易学易练，对于调理脏腑气血、调整筋骨关节的动静力失衡有显著作用。

上面列举了施杞教授以圣愈汤为基础方、辨证合方治疗慢性筋骨病的部分经验方，组方加减灵活，时时顾护脾胃，同时指导患者练“施氏十二字养生功”调整筋骨平衡以防止复发。“双调法”充分体现了施杞教授的“预防—治疗—康复—养生—治未病”五位一体的学术思想，值得我们进一步学习领悟。

（第四批全国中医临床优秀人才　郭云）

跟师石氏伤科流派国医大师施杞先生心得

2020年伊始，在全国中医临床特色技术传承骨干人才培训项目支持下，有幸来到国家中医临床研究基地上海中医药大学附属龙华医院，跟随海派石氏伤科第四代传人施杞教授（第四批国医大师）系统学习石氏伤科学术思想，收获颇丰。

施杞先生从医50余年，学贯中西，形成了自己“八纲统领，气血为纲，脏腑为本，筋骨并重，病证结合，扶正祛邪，法宗调衡，少阳为枢”的防治学术思想。其不但擅长临证治疗，而且对石氏伤科内伤学说理论有所发展，提出了一系列具有指导意义的独到见解，如基于八纲辨证，进一步明晰“宏观、中观、微观”三观辨证法，开创了现代中医学科建设创新模式。在临床方面，先生以善治疑难重证而著称。其特点是辨证准、立法明、用药少、疗效好，可谓恰到好处。施师创造性地把石氏伤科理论灵活地应用于内科杂病治疗中，对一些疑难病症主张从气血进行辨证，如强直性脊柱炎、系统性红斑狼疮、类风湿关节炎等，均从气血入手辨治，取得满意疗效。

施师常用调身通痹方辨治腰腿痛，体现了其三观辨证的典型特点，即宏观辨八纲，中观辨经络脏腑，微观辨证候模式，是施师“调治养”学术思想的体现，也是气血经络辨证施治的体现。如一腰腿痛患者，其从宏观上属气血失和之证，中观脏腑考虑为肝肾不足所致，故我们以调身通痹方补益肝肾，益精填髓，二诊加巴戟天温补肾阳，药后诸症皆除，达扶正祛邪、标本兼治之功。

脊髓型颈椎病是临床常见的难治性疾病，病程长，保守治疗方案效果常不佳。本症主要由于压迫或刺激脊髓及伴行血管而出现脊髓神经的感觉、运动、反射与排便功能障碍。施师将大、小陷胸汤合圣愈汤加减辨证论治该症。大陷胸汤、小陷胸汤均源自《伤寒论》，大陷胸汤主治水热互结之结胸证；小陷胸汤主治痰热互结，胸脘痞闷，按之则痛之小结胸病。施杞教授在此两方基础上合圣愈汤而成胸痹方，可用于脊髓型颈椎病水热内结，气不得通所致胸腹满痛、腑气不通、大便秘结者。方中甘遂苦寒峻下，攻逐水饮；大黄泻下通腑；芒硝软坚泄热；瓜蒌荡热涤痰，宽胸散结。此方为涤荡水热之峻剂，伤正气，故予炙黄芪、党参大补脾肺之气，辅助正气，使邪去而正不伤；当归、白芍、生地黄、川芎养血活血；柴胡归肝经，胸胁裹束感之病位在肝经，故以柴胡疏肝理气，引药直达病所。综观全方，泻热逐水与宽胸并施，驱邪与扶正并重，使水热之邪从大便而去，且药简量大，力专效宏，为泻热逐水宽胸之良方。

（首届全国中医临床骨干人才　李玥）

海派伤科传承之一：石氏伤科之个人传承

石氏伤科为上海伤科第一大流派，自石兰亭创立至今已 170 余年，发展到第六代。石兰亭将其医术传给其儿子石晓山（1859—1928 年）。石晓山有三子，长子瑞清（1884—1921 年）；次子筱山（1904—1964 年），原名瑞昌，字熙侯，曾就读于神州中医学校。石筱山的传人有其独子石仰山（1931—2015 年）、侄儿石纯农，学生施杞等。季子幼山（1910—1981 年），原名瑞旬，字熙伯，就读于丁甘仁创办的上海中医专门学校。石幼山的传人主要有石印玉、施杞及石鉴玉等。石仰山，1980 年调入上海黄浦区中心医院，历任科主任、副院长，1990 年成立上海市黄浦区中医医院并任院长，2000 年任黄浦区中心医院名誉院长，并在 2014 年被授予“国医大师”荣誉称号。施杞（1937 年—　），石氏伤科第四代代表性传承人之一，博士研究生导师，上海中医药大学终身教授。曾任原上海市卫生局副局长、上海中医药大学校长，2022 年被授予“国医大师”荣誉称号。石氏伤科一个流派，出现了两位国医大师，在学术流派传承发展中实属少见。

笔者有幸于 2005 年考取施杞教授的博士，成为石氏伤科第五代传人，较好地继承了石氏伤科，尤其是施杞教授的学术思想。先后发表《施杞运用六经辨证治疗颈椎病经验》《施杞辨治复发性多软骨炎验案 1 则》等论文；主编《筋酸骨痛怎么办：施杞教你养筋骨》一书，该著作先后获得上海中西医结合科学技术奖、中国中西医结合学会科技奖等奖项；参编《石氏伤科施杞临证经验集萃》等著作。笔者现任石筱山伤科学术研究中心常委、施杞国医大师传承工作室学术传承人，承担石氏伤科流派施杞学术思想传承病房建设任务。继承了国医大师施杞“八纲统领，气血为先；脏腑为本，筋骨并重；病证结合，扶正祛邪；法宗调衡，少阳为枢”的学术思想。

施杞国医大师内治“法求一通”，以“通痹”系列方为代表。“通痹”系列方以圣愈汤为底方，包括调身通痹方、调心通痹方、调脉通痹方、调气通痹方等。圣愈汤由当归、川芎、白芍、熟地黄（四物汤）加人参、黄芪、柴胡组成，具有益气化瘀之作用，体现了“气血为先”的学术思想。

（首届全国中医临床骨干人才、重庆市“忠州纯针刀”创新团队成员　程少丹）

海派伤科传承之二：陆氏伤科之个人传承

陆氏伤科是上海伤科八大家之一，发源于浙江宁波，曾被誉为“浙东伤科第一家”，始于明末清初（公元1658年前后），创始人陆士逵。陆氏伤科传至第五代传人陆筱才、陆维新，医名又起；传至六世陆银华（1895—1967年）、陆铜华（1901年—　），兄弟二人更享盛名，并将陆氏的医术发扬光大。1937年陆银华携长女陆云响(1913—1985年)、女婿陆清帆(1913—1958年)应吴涵秋先生之邀请，到上海四明医院（现上海中医药大学附属曙光医院）行医。在上海成名后，女儿、女婿扎根上海发展，陆银华返回宁波继续从医。陆银华先把家传的医道传给了女儿，后又传授李永庆、郑宝庆两位外姓的徒弟。1949年后，浙江省卫生厅、原宁波市卫生局先后派遣了沈敦道、叶海跟随陆银华学习治伤技术。沈敦道、叶海及其长子陆海善从1963年开始整理其学术思想，于1981年出版《陆银华治伤经验》一书，其治疗内伤的部分经验被高等中医药院校教材《骨伤内伤学》所收录。

陆清帆1953年进入上海同济医院（现第二军医大学附属长征医院）工作，与骨科元老屠开元教授及武术伤科大家王子平先生共事，兼任当时上海市中医药学会骨伤科分会第一任副会长。陆云响1937年来沪后在石门一路开设诊所。1949年后，在联合诊所及惠旅医院应诊。1958年进入静安区第二联合诊所工作，1959年应邀进静安区中心医院工作，任中医伤科主任。1982年，晋升副主任医师。1983年，陆云响应邀参加全国伤科学术会议进行学术交流。其子陆念祖、女陆安琪得其心传。有正式门生谈勇茂、陈国利、黄雪妹三人。现陆安琪、谈勇茂已退休，陈国利、黄雪妹定居国外。另外带教钱作尧等其他学生多人。陆云响将陆氏伤科发展成为上海伤科八大家之一。陆云响采用陆氏伤科银质针治疗腰腿痛的奇特疗效引起了当时上海市静安区中心医院西医骨科主任宣蛰人（1923—2008年）医师的注意。宣蛰人后来用银质针针刺部分取代了原来的手术松解，并在全国做了推广，为陆氏伤科银质针在基层的应用起到了积极的作用。

笔者2008年博士毕业后至上海市静安区中心医院陆氏伤科工作，有幸跟随陆氏伤科第八代传人、上海市名中医陆念祖学习近7年，成为陆氏伤科第九代代表性传承人之一，在陆念祖主任带领下，将上海陆氏伤科发展为海派中医流派特色技术扶持项目、上海市中医临床重点学科、国家中医药管理局重点专科。笔者先后发表《陆念祖主任医师治疗肩关节周围炎经验探析》《肩关节周围炎陆氏松解手法及其解剖学基础》《陆氏伤科治疗腰椎间盘突出症经验探析》《陆氏伤科治疗腰椎间盘突出症临床路径的制定及运用》等论文，副主编《陆氏伤科银质针疗法》《陆氏伤科外用药精粹》等陆氏伤科著作。

笔者主要继承了陆氏伤科"针推结合"的伤科疾病一体化治疗模式、温针灸及银质针等特色技术，尤其是对肩周炎的诊治，提出了新的分型、分期、分度标准，设计了简易疗效评定量表，形成了基于分度的系统化诊疗方案，显著提高了肩周炎的疗效。

（首届全国中医临床骨干人才、重庆市"忠州纯针刀"创新团队成员　程少丹）

海派伤科传承之三：宣氏软组织外科之个人传承

软组织损伤相当于中医骨伤科之筋伤。软组织外科学是20世纪60年代到70年代宣蛰人（1923—2008年）领导下的上海市静安区中心医院西医骨科与陆氏伤科第七代传人陆云响（1913—1985年）领导下的中医伤科相结合的产物。因宣蛰人贡献最大，故又被称为宣蛰人软组织外科学，其核心是"无菌性炎症"致痛学说及"压痛点强刺激推拿疗法""密集型压痛点银质针疗法"和"软组织松解术"三大诊疗技术。宣蛰人出版了《宣蛰人软组织外科学》一书，详细介绍了宣蛰人软组织外科学的基本理论。由于其治疗软组织疼痛的卓越疗效，三种治疗软组织疼痛的手段均被收录入中华医学会编著的《临床技术操作规范》和《临床诊疗指南》的疼痛学分册中。基于宣蛰人的学术思想，后来成立了中国中医药研究促进会软组织疼痛分会（又称中国软组织疼痛学会）、中国民间中医医药研究开发协会软组织专委会及宣蛰人银质针疗法专委会。

笔者2000年后开始学习软组织外科学，2006年亲自到宣蛰人家中当面向宣蛰人请教。2008年博士毕业后进入上海市静安区中心医院陆氏伤科工作后，又有机会到宣蛰人创立的骨科进修半年，跟随宣蛰人的学生深入、系统学习软组织外科学。先后发表《中西医结合软组织疼痛外科学——从宣蛰人软组织外科学治痛手段的发展历程谈其学科属性》《宣蛰人软组织外科学及其治疗方法》《银质针疗法及其操作技术》《关于"肌源性颈椎病期"的讨论》等论文；参编《宣蛰人软组织外科治疗学》《软组织外科学基础与临床》等著作；担任中国软组织疼痛学会常委、中国民间中医医药研究开发协会软组织专委会及宣蛰人银质针专委会副会长。

笔者继承了宣蛰人软组织外科学的三大诊疗技术，使"压痛点强刺激推拿技术"成为科室的治疗常规。将银质针技术用于顽固性软组织疼痛类疾病的治疗，开展了华东地区首台针刀镜，实现了"软组织松解手术"的"微创化""精准化"和"直视化"。建成全国针刀镜培训基地，向全国推广普及这一全新的"软组织松解手术"新技术。牵头成立了上海市中西医结合学会软组织专委会，繁荣了软组织疼痛类疾病的学术研究，推动了宣氏软组织外科学的跨越式发展。

（首届全国中医临床骨干人才、重庆市“忠州纯针刀”创新团队成员　程少丹）

传承永远在路上

中医药的继承、发展和创新工作是一项长期的系统工程，是中医药界当前的首要任务。开展名老中医学术经验传承，是推动中医药事业发展的重要举措，也是中医人才培养的重要途径。以建立名老中医工作室为载体，通过德术并进，深研经典，提高悟性，临证思辨，申请科研课题，参加学术交流，撰写学术论文等途径，加强名老中医学术思想的继承和发展。笔者有幸于2019年成为全国名中医艾儒棣教授的弟子，现将跟师学习过程中积累的一些经验分享给大家。

名老中医学术思想是重要的非物质文化遗产，是中医学科和学术的带头人，在数十年的实践中，积累了丰富的临床经验。其中许多经验属于家传、师授或亲自摸索而得，往往是论不见经传，发前人所未发。对于许多疑难杂症有独到的疗效，泽被诸多患者；故名老中医思想是亟待开发的宝贵资源。

德术并进，深研经典。德是中医之魂的核心组成部分；导师反复强调：根深才能叶茂，大医必有大德，成名医，先修德。欲成大医者，必须先有仁爱之心。只有德术并重，以德为先，才能成为患者信赖的大医。“仁”是中医人立身之本，仁爱是“医乃仁术”思想的集中表现。仁者爱人，医为仁术，当以恻隐为端，慈悲为怀。

提高悟性，临证思辨。导师提出“读中医书，当于无字处求字，无方处求方，此谓之读”的要求。中医学习不能拘泥于书本，更多的是需要“领悟”，通过领悟而求得真谛。经验来源于临床实践总结，跟名师，继承学习的重点是导师的学术思想和独特的临证经验。艾老通过积40余年临床心得形成的特长，是学术经验的结晶，具有独特的临床疗效。不但要继承导师一方一药“显性”的知识，更重要的是在这些“显性”知识和经验的背后，有着更深层次的“隐性”知识、思想需要学习和继承，即学习和继承独特的学术经验背后所蕴含的辨证思维方式更为重要。中医的生命力在于临床疗效；通过对验案的整理和研究来传承老中医经验，不仅需要有一个认识的过程，还需要一个再实践的验证过程，故导师要求我们到中药房、煎药室学习药性、中药炮制等，很有必要。

作为川派文氏皮肤外科的杰出代表，艾老学术思想包括七个方面：熟读深思，实践创新；红升白降，传承丹膏；重视脾胃，节戒饮食；扶正祛邪，治痰为先；巧用药对，直达病所；喜用偏方，简便高效；身心疾病，注重疏导。

（首届全国中医临床骨干人才　汪青）

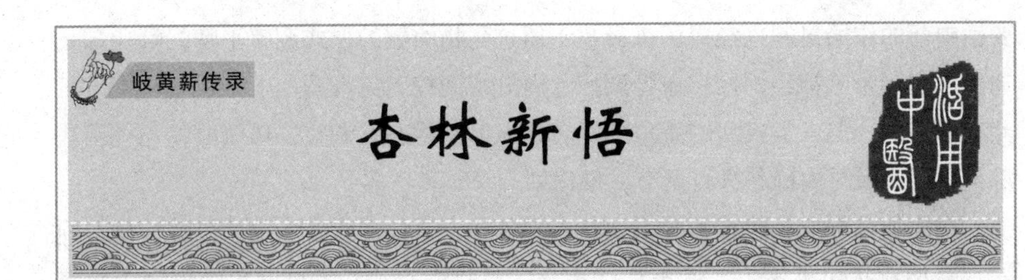

历史与实证思维考究下的中医临证思考

“大方脉”与以“针灸”为代表的外治法是中医治病的基本手段，两者皆基于古人的观察与实践，最后通过“天人相应”的哲学思想体系加以提炼和总结，其主要特点是“整体观”。这种“天人相应”的哲学思维在秦汉时期便逐渐演变出以“阴阳五行”为主体的学术体系。之后各代加以阐发，尤其是宋后程朱理学的出现，演变出了各种学术思想与流派，其中以金元四大家为代表。现代教科书的辨证论治是1955年任应秋老先生在当时特殊的历史背景下提出的，后秦伯未加以肯定，流行于世。关于中医药各方面的研究应该置于一定的历史背景之下去思考，任何学术的出现或者新理论的提出都要受到历史条件或者历史事件的影响，脱离历史背景考虑学术本体容易产生虚无主义。

中医学的学术本体体现了其“文化性”与“疗效性”，疗效是中医存在的基础。中医学仅是古典医学的一部分，我们不能忽略埃及古典医学与印度古典医学的存在。每个民族都有其经观察与总结的行之有效的医学，因为这是民族生存的根本，虽说疗效有高低，但总是护佑该民族的行为。其余相关医学淹没在了历史的洪流中，究其原因可能是该医学本体未完全融入民族文化中，又或者融入该民族文化后没有系统性，随着历史的迭代而消亡了。我国古代哲人参天象之变而行人世间之道，形成了“天人合一”的独特文化，此文化特点深刻地融入到了中国古人的行为思想中。中医学也不例外，所以我们常说中医学是中华文化的一个重要组成部分，发展中医学便是发展中华文化。从另外一个角度来理解，中华文化是中医学传承的载体，没有中华文化，中医学可能就会在历史的长河中消失殆尽。

虽说“大方脉”与“针灸”是基于古人的观察与实践，疗效确切，后人以统一的理论体系加以概况，但两者在作用途径与作用机制方面完全不同，故其辨证方式有所差别。简单总结：中药辨证是以八纲脏腑为主，针灸辨证则以经络为要；中药的作用机制是经胃肠道吸收，通过药物纠偏的形式调整平衡，针灸却是通过体表刺激（神经调控、血管调控、内分泌调控、免疫调控）来调整平衡。虽然有所差别，但人类疾病的痊愈或好转是人体内稳态的调整，口服药物与外治法都是通过刺激对内稳态进行调节，殊途同归。

疾病加之于人其状态不同，症状表现各异。正如现代医学的感染性疾病，同一种新型冠状病毒感染，严重程度不一，多数体质壮实者可能单纯表现为感冒症状，年老体衰者却可出现呼吸窘迫等严重并发症。所以，中医学的诊治应根据患者的实际表现，"观其脉证，知犯何逆，随证治之"，也即是我们常说的实事求是。

所谓"脉与证"，包括主观与客观的因素，即本体与客体两方面。主观描述主要是现病史，客观因素包括患者的体态、精神状态、面容、毛发、声音、体味、腹诊等。教科书上给我们提供的大部分是主观内容，但在临床观察中，客观因素反而更加能指导处方用药，相应代表作便是《伤寒论》。而宋后程朱理学的出现过分强调了推理，过度强调了中医学的哲学本体，呆板地把阴阳五行学术推到极致，甚者出现玄学等苗头，这与古人所著之学说相距甚远。

以"针灸"为代表的体表医学亦是同理。经络穴位便是疾病作用于人体而反映在体表的表现。从考古角度看，《内经》前关于经络穴位的著作是《帛书》，其描述与《内经》所言有一定差别。最大的特点是循行方向，《帛书》记载为向心性，《内经》则记载为流注。考据可知，《内经·灵枢》参考了"天人合一"的哲学理论，为"气血"循环理论而创造，但两者在"是动""所生病"中的描述是相似的。《灵枢·五邪》记载"以手疾按之，快然，乃刺之"，可见，疾病可于相关体表中找到反应点或者阿是穴，包括北京中医药大学王居易教授在内的专家也强调经络触诊对指导治疗的重要性。临床上，我们也经常发现此种反应，并且针刺疗效确切。现代医学中关于这种情况可以从激痛点的角度来阐述其神经调控机制与能量危机理论。

关于"大方脉"与"针灸"的结合问题，完全可以通过客观指征制订出正确、行之有效且可重复的治疗方法，这种思路与现代医学所说的循证医学亦有相同之处。中医学的发展不能囿于文化哲学，不能过度强调推理的层面，应回归其原本的性质，即人类本能医学。

（首届全国中医临床骨干人才　罗树雄）

中医次第论

当下医界，病道多医道少，留神医药者较少，又崇饰其末而忽弃其本者甚众。特别是部分西医同仁，在亲身经历或耳濡目染中，对中医的显著疗效感同身受者众多，但多不明其理。与其让世人处在懵懵懂懂或者零零碎碎的体验感知之中，吾辈中医很有必要为中医学的认知做一次梳理，让同道或世人皆有迹可循、理清法明，促中医再上一层楼。初衷由是，具体如下，求同存异，各取所宜！

中医学有次第成因如是。第一，中医学源于中华大地，地域宽广，东西南北各地水土、物产不一,四季气候差异较大，饮食结构与生活习惯经久沿袭，包括地方人文风俗的浸染，人之性情及体质禀赋各有不同，故中医治病方式方法差异极大，各地衍生的中医流派，百花齐放，经久不衰。第二，中医既然历经数千年的积累与发展，疗效肯定是经受得住检验的，同时理论体系能流传至今，亦反证中医之理论核心精髓是可感、可证、可传承的。第三，不同流派不同时期，中医各辈先贤传承精华，杂糅以合，举一反三，推陈致新，故始终生机蓬勃。变中不变、不变中的万变始终与时代契合，让疾病消失于无形之中。但就是这么好的中医学思维在当下现代医学思维的冲击，或故意人为混淆视听之下，守正传承中医已岌岌可危。中医有识之士必须抱有“骏马自知前程远，无须扬鞭自奋蹄”的自觉，切忌敝帚自珍而始终顺旧，可能被时代所抛弃。中医的传承与发展关系到子孙万代的体质禀赋甚至精神健康、智慧，乃至传宗接代品质的问题，故守正创新中医乃千秋大业，必须审慎之，笃行之！

第一层：见症治症。

见到症状即治疗症状，比如感冒，患者有头痛、多痰、发热、咳嗽等，医生不明就里，头痛就开镇痛药、多痰就开祛痰药、发热就开退热药、咳嗽就开镇咳药等，这种表面上看似每个处理方式都是针对性的，但却未必是对的；即使有少部分患者痊愈，也未必是药物起效；即使是治愈的，也未必是最合理的优化方案。这是医疗界的最初级阶段，但却是当下医界治疗患者的普遍医疗模式，很可悲，绝大部分医生一辈子都未能跳出这个思维圈子。

第二层：见症思证。

这个层次的思维已经意识到见症治症的严重缺陷，积极使用望闻问切四诊手段与方法，收集症状，然后以中医医理思索出中医的证型，如八纲、脏腑气血、经络、六经、三焦、卫气营血等诸多辨证体系。历代中医先贤积累的理论与经验广为今用，并且疗效依旧立竿见影。如上面的头痛、发热、咳嗽、咳痰，结合汗出、怕风怕冷、脉浮细弦等，按中医理论辨为风寒表虚证，不需对各个症状分开论治，适当参考身体素质禀赋及地域气候因素，予方证对应的桂枝汤而痊愈，疗效提升，时间缩短，症状快速减轻或消失，且用药少，副作用小。这种治疗模式就是当下经典的辨证论治学派，简洁高效，其中以伤寒、温病、藏象学派为典型代表，方证对应即可立显良效。

第三层：见证思病。

见证思病即见到某证型便可知道它属于哪一疾病的哪一阶段，知道此证是整个疾病病程中的一个小阶段而已，通过辨证论治或者结合辨病论治即可加速痊愈。如风寒表虚证，只是外感病的一种状态，用桂枝汤加治疗感冒病的解表药，也可显效甚至加快痊愈。

第四层：见病思因。

任何疾病均有因可循。如果在病因上下功夫，辨证辨病论治就可少费周章。如风寒表虚证的感冒，依上法肯定可以显效或治愈，但若从病因上看，可以是虚人受寒，也可以是受寒后治疗不当而致人体虚，即有寒有虚，循其因以驱寒加补虚。驱寒还需辨别，是单独外寒侵袭所致还是内寒所伤，或是内外之寒互相引动等。体虚则可细辨人体气、血、津、精、液，也可广而概之阴虚、阳虚或阴阳互损所虚。单独或者兼化杂合，针对病因用纯正中医思维明辨而细化，可大大提升临床疗效。

以上四层均是针对人之身体所病，即人身的病，更高层级中医思维还有四层。

第五层：身心合一。

身与心合而为一，身体疾病影响心理，反之心理状态也可以影响身体，临床医生若只单一关注患者身体疾病，忽略心理致病因素，就会导致无功而返或者收效甚微。如一患者就餐过程中，听闻旁人讲到极其令人作呕之物，此后随时念头想起，或即使不想也出现厌食、食欲欠佳、恶心、呕吐、消瘦乏力等症状，当治身体以补益脾胃、健运中焦，还需梳理情志以结合治之，或者高人言语开导破除情执，即可一解百解。身体越好，思绪越清，心理抗压能力也越强，故身心合治为上策。

第六层：三因制宜。

三因制宜即因时、因地、因人去考量疾病的变化因素而优化治疗方案，从而提升疗效。上面已经考虑到人的身体与心理的合一或互为因果，都还只是考虑到人的因素，即使是同样的病因、同样的症状，但在不同地域、不同时间发病，具体治疗方式及选药就可能不同，即因时、因地、因人的改变，得选用不同的方式方法或者药物治疗，但一定是最契合当下的患者，从而取得最好的疗效。生病的人、时间、环境等变量因素的考量，可推演出更精细化的治疗，疗效也必将进一步提升。

第七层：五运六气。

五运六气天人合一因素的考量，关键在于可预判。可以不只在当下思考变量因素，可预判可推演大环境的变量因素及结合患者各自的身体信息，以当地的天文、地理之象，综合考量，不拘于此、不执于此，不断预判把握大方向，同时随时修正影响人体的各种小因素，研习并利用天象、物象、病象、证象、脉象等对人的影响力。当明白人之力远不及天之力，天地的力量譬犹“忽如一夜春风来，千树万树梨花开”，不仅影响患者个体，还同时影响着这一时空，这一大范围的区域，不同出生年份、不同体质禀赋的千千万万个个体。所以，它是天、地、人一气周流的共性与个性激荡下的可推、可预判的诊疗方式。其思疾病之变量因素，远大于单独只考虑人的因素，目光也远不止局限当下瞬间的纠结，而是把空间、时间和气候与疾病现状融合后，真正做到有理有节的预判疾病的普遍性和个体特殊性，提高治疗的把握度。准确的预估判断，可为国家整体防疫及个体防病提供参考，以司岁备物，供后期不断精细化的修正。我们有理由相信，在有病治病、未病先防、病后防复等领域，会有更好的思辨能力及处置方法，使医疗变得更从容高效！

第八层：上善愿力。

前七层均是医生的能力，但真正的不病之理在于每个个体自身的修行，即个体的发心——上善愿力。个体的心性即心之力，一念起而百病生，中医学认为世间万物本由天地混沌之气所生，人也如此。天地之气交媾浑然一体而万物化生，所以天地一气周流，人立天地之间，呼吸天地之气，与万物同呼吸共命运。故气之始于此，借父母先天之精交合而尽可能形成同质同气，冀望一脉相承，生生不息而成有形之体，有形之体孕育无形之神，形生神而神御形，无形化有形，有形生无形，生生化化而生化无穷。中医学认为心主神明，神明即与无形之气息息相通，通天地万物而感召万物，借无形之气瞬息万变而影响有形之体，故人的心神清净则万物清净，一个念头的纠结即可造成心神不定，波及人形体之气不定，所感召的万物之气也激荡不定。气聚成形、气乱则病、气散则亡，周流之气受心神之力千变万化，越是庞杂无序即气场越乱，人之形气亦因庞杂混乱而变生它病。以知常达变，复其常则病可自愈，故境随心转，心随境转，转心转念。上善愿力之气最平和，其气场最稳定，个体与外界沟通最和谐，形体也就越稳固，形神相俱，较少变生事端。从根本上减少疾病发生，不假借药物与其他治疗手段。上善愿力之心永固，即可心性清净而形神兼具，百病不生、尽终天年。如《素问·上古天真论》记载："上古之人，其知道者，法于阴阳，和于术数，食饮有节，起居有常，不妄作劳，故能形与神俱，而尽终其天年，度百岁乃去。"

（首届全国中医临床骨干人才　雷应）

最重要的抗疫武器：中医药

中医学将传染病称为"疫""瘟疫""疫疠"及"温病"等。传染病肆虐，给全人类造成了极大的伤害。历史上多次跨越大陆范围的几乎导致族群灭绝的疫病流行，中国均不在其列！究其原因为中医药的存在，阻断了疫病在我国的传播。现代医学传入我国后，其地位便慢慢超越了中医学，特别是在各种危急重症中，皆以西医治疗为主，中医学一度被认为只能治疗慢性病。2003年严重急性呼吸综合征（SARS）暴发后，初期均是西医治疗，大量激素及抗生素的运用导致严重的副作用；中医药介入后此类不良反应明显减少，这时大家才发现中医药治疗的重要性和优越性。2019年底新型冠状病毒感染（COVID-19）造成的大流行，愈加凸显中医药的作用和地位。中医药的使用对于COVID-19早中期患者可以明显改善症状，减少转为危急重症的概率，治疗有效率显著提升；对于危急重症患者，可以延缓病情进展，提高重症患者的救治成功率。

中医药抗疫有两千多年的历史，在"疫病"治疗方面积累了丰富的经验。从"疫病"的发生来看，主要是"非其时有其气""乖戾之气致疫"等。其中，六淫邪气风、寒、暑、湿、燥、火为重要的致病因素；风邪春季多发，暑邪夏季多发，湿邪长夏季多发，燥邪秋季多发，寒邪冬季多发，不同季节都会有不同的邪气致病。"新型冠状病毒感染"疫情发生在冬春之交，本应寒，反暖，加之湿毒邪气的侵袭，致寒湿热毒相互交织而发病。其病机为寒邪客于肺卫，湿毒困阻脾胃，寒湿邪气蕴久化热，灼伤肺络，致肺失宣降，脾胃运化失司，日久则肺气被遏，气道闭塞，最后阴阳离决，精气乃绝。

叶天士在《温热论·外感温热》开篇中记载，"温邪上受，首先犯肺，逆传心包"，说明邪气首先由口鼻而入，侵犯肺脏，然后再逆向侵犯心包。《素问·刺法论》中提到"正气存内，邪不可干"，说明正气亏虚是疾病发生的根本因素。因此，在治疗"疫病"时，我们首先要考虑到肺气的调护。邪气入侵后，肺气受损，根据子病及母的理论，为了预防肺病及脾，我们还需调补脾胃。脾胃为后天之本，气血生化之源，加强健脾和胃，可以培土生金，增强肺卫抗邪之力；且脾胃运化正常，亦可化湿排毒。邪气侵袭日久则损伤肾脏，肾为先天之本，主纳气，补先天以养后天，先天固则后天稳，先后天稳固则抗邪之力强。因此抗疫治疗需要补肺健脾益肾，从先天、后天及门户三方面进行调护，增强机体抗疫能力，从而真正达到“正气存内，邪不可干”。

最后，中医药治疗“疫病”不仅可以控制其进展，还可以预防其传变，对于普通人可以真正达到“正气存内，邪不可干”的状态，减少感染概率。

（首届全国中医临床骨干人才　刘理）

运用《灵枢》经脉循行分析《伤寒论》“气上冲”条文

“气上冲”是中医学特有的症状，现代医学未见相似症状的论述，运用生理病理学无法解释，且无相关治疗方法。在《伤寒杂病论》中有多处条文述及“气上冲”的症状及相关治疗。关于“气上冲”，有“气上冲胸”“气上冲心”“气上撞心”“气上冲咽”等不同，历代医家均有阐释及发挥。全国名中医黄煌老师说过：研究张仲景的条文，就要设身处地的思考，了解其所处时代，才能理解其本义。本文尝试运用《灵枢》经脉循行来系统分析《伤寒杂病论》中关于“气上冲”的条文及症状，以溯本求源。

（一）《伤寒杂病论》沿革及“气上冲”相关记载

在《伤寒杂病论》的序言中有述：“撰用《素问》《九卷》《八十一难》《阴阳大论》《胎胪药录》，并《平脉辨证》，为《伤寒杂病论》合十六卷。”早在《素问·至真要大论》中就有关于“气上冲”的记载，如“岁少阴在泉，热淫所胜……民病腹中常鸣，气上冲胸、喘、不能久立”“岁太阳在泉，寒淫所胜……上冲心痛，血见嗌痛，颔肿”。《伤寒杂病论》在《内经》基础上，对“气上冲”的不同症状做了详尽的论述，并遣方用药，奠定了“气上冲”的治疗基础。

（二）关于《伤寒杂病论》之六经辨证

《伤寒杂病论》的条文按照太阳、阳明、少阳、太阴、少阴、厥阴的六经顺序记载。阳经分为经证和腑证，阴经有阳经传化或邪气直中，如太阳经病变有太阳伤寒和太阳中风的经证，也有太阳蓄水和蓄血的腑证，总体分为太阳经表证和膀胱里证。所以六经辨证是经络、脏腑的辨证，体表部位和脏腑通过经络联系沟通，形成一个整体。鉴于《黄帝内经》成书年代早于《伤寒杂病论》，本文尝试分析“气上冲”的路径与《灵枢》经脉循行的相关性，来推测《伤寒杂病论》六经辨证与《黄帝内经》所述经脉循行是否相关。

（三）相关条文分析

《灵枢·经脉》中有详细的手足三阴三阳经在人体的循行路径。经分析发现，

“气上冲”的相关症状与足三阴三阳经的循行部位有相关性，现结合相关条文进行分析。

1. 足太阴脾经夹水饮上冲 《伤寒论·辨太阳病脉证并治》第67条：“伤寒，若吐，若下后，心下逆满，气上冲胸，起则头眩，脉沉紧，发汗则动经，身为振振摇者，茯苓桂枝白术甘草汤主之。”

分析：伤寒邪气在表，误用吐下伤脾胃，水聚而成邪，水饮之邪自心下，上冲胸中，表现为胸闷、气短、心悸。起则头眩为气上冲胸的症状，脉沉紧为邪在里。发汗则动经是一种误治，本邪在里，再发汗则动悸经脉，身为振振摇者，此为真武汤主之。本条文为邪气夹水饮上冲胸中，与《灵枢·经脉》“脾足太阴之脉……其支者，复从胃，别上膈、注心中”的论述一致，上冲路径为足太阴脾经的支络。

2. 足少阴肾经经气上逆 《伤寒论·辨太阳病脉证并治》第117条：“烧针令其汗，针处被寒，核起而赤者，必发奔豚。气从少腹上冲心者，灸其核上各一壮，与桂枝加桂汤，更加桂二两也。”

分析：本条文与《金匮要略·奔豚气病脉证并治》中记载的“病有奔豚，从惊发得之。肾气欲上乘心，故其气从少腹上冲心也。先灸核上，以散其寒，与桂枝加桂汤，以泄奔豚之气”可以看成同一条，明确论述了气从少腹上冲心为肾气上乘心。《金匮要略·奔豚气病脉证并治》中“气从少腹，上冲咽喉，发作欲死，复还止”，指出了上冲的部位及严重程度。《灵枢·经脉》记载：“肾足少阴之脉……其直者，从肾上贯肝膈，入肺中，循喉咙，挟舌本；其支者，从肺出络心，注胸中。”对比条文，奔豚气上冲路径有两条，一为直上者，从肾上膈，冲入肺中，上咽喉，发作有濒死感，此为奔豚重症；二为其支者，从肺出络心，表现为气上冲心，桂枝加桂汤主之。

3. 足厥阴肝经上逆 《伤寒论·辨太阳病脉证并治》第160条：“伤寒吐下后，发汗，虚烦，脉甚微，八九日心下痞硬，胁下痛，气上冲咽喉，眩冒，经脉动惕者，久而成痿。”

分析：伤寒表证，误用吐下后又发汗，出现虚烦症状，《伤寒寻源》中解释：“虚烦者，其人无大热，心中温温欲吐，而又不能吐，致内扰而烦。”吐下汗后伤气出现脉甚微，此时治法可参照第96条，予小柴胡汤。八九日后出现气上逆，表现为心下痞硬，胁下痛，气上冲咽喉，眩冒。对比《灵枢·经脉》中：“肝足厥阴之脉……抵小腹，挟胃，属肝，络胆，上贯膈，布胁肋，循喉咙之后，上入颃颡，连目系，上出额，与督脉会于巅。”气从小腹夹胃表现为心下痞硬，过胁肋而胁下痛，循喉咙之后而气上冲咽喉，至目及巅而眩冒，症状与足厥阴肝经的循行部位一致。

4. 足太阴脾经夹寒上冲 《伤寒论·辨太阳病脉证并治》第166条："病如桂枝证，头不痛，项不强，寸脉微浮，胸中痞硬，气上冲咽喉，不得息者，此为胸有寒也。当吐之，宜瓜蒂散。"

此条文与第67条有所不同，第67条是气上冲胸"其支者，复从胃，别上膈、注心中。"而本条文为气上冲咽喉，与"脾足太阴之脉……属脾，络胃，上膈，挟咽，连舌本，散舌下"相关，此条为循足太阴脾经直上；第67条为循支络。二者夹邪性质不同，表现症状亦不同。

5. 足厥阴肝经循脏腑上逆 《伤寒论·辨厥阴病脉证并治》第326条："厥阴之为病，消渴，气上撞心，心中疼热，饥而不欲食，食则吐蛔。下之，利不止。"

《伤寒论·辨厥阴病脉证并治》第338条："伤寒，脉微而厥，至七八日，肤冷，其人躁无暂安时者，此为脏厥，非蛔厥也。蛔厥者，其人当吐蛔。今病者静，而复时烦者，此为脏寒。蛔上入其膈，故烦，须臾复止，得食而呕，又烦者，蛔闻食臭出，其人常自吐蛔。蛔厥者，乌梅丸主之。又主久利。"

第326条为厥阴病提纲，结合第338条来分析，此为气上撞心，而非之前的气上冲胸、冲咽等，撞击应该有实物而非气，应该是循有形之脏腑而非无形之经络。综合第326和第338条可知，应该是蛔的活动，循肝胆，过胃，上膈，入喉咙后的食道，而吐蛔。其活动范围在脏腑，与"肝足厥阴之脉……挟胃，属肝，络胆，上贯膈，布胁肋，循喉咙之后"的经脉循行所过之脏腑部位一致。

6. 足少阴肾经夹虚热上逆 《伤寒论·辨阴阳易瘥后劳复病证并治》第392条："伤寒阴阳易之为病，其人身体重，少气，少腹里急，或引阴中拘挛，热上冲胸，头重不欲举，眼中生花，膝胫拘急者，烧裈散主之。"

本条为循足少阴肾经上冲胸中，与"肾足少阴之脉……上股内后廉，贯脊，属肾，络膀胱……其支者，从肺出络心，注胸中"相对应。自股内后廉贯脊，表现为少腹里急或阴中拘挛；其支者，从肺出络心，注胸中，出现热上冲胸、头重不欲举、眼中生花、膝胫拘急等肾气不足的症状。

7. 正气上冲 《伤寒论·辨太阳病脉证并治》第15条："太阳病，下之后，其气上冲者，可与桂枝汤，方用前法。若不上冲者，不可与之。"

本条没有注明气上冲的循行，为太阳病伤寒误下之后，较第67条伤寒吐下后、第160条伤寒吐下汗后病情为轻。气上冲为正气上冲，考虑为被下后损伤的脾胃之气上逆。根据《灵枢·经脉》中"胃足阳明之脉……其支者，起于胃口，下循腹里，下至气冲中而合"推测，循经上冲可能为自气冲穴上冲胃口。

（四）“气上冲”与冲脉关系

历代伤寒大家及很多学者认为气上冲为冲脉之气。《素问·骨空论》记载：“冲脉为病，逆气里急。”《灵枢·逆顺肥瘦》记：“夫冲脉者，五脏六腑之海也，五脏六腑皆禀焉……其下者，注少阴之大络，出于气街……其下者，并于少阴之经，渗三阴。”由此可知，冲脉的顺逆与足三阴脉相关，其循行也是顺着足三阴的经络上行，和脏腑无直接关系。而《伤寒论》条文中涉及的“气上冲”症状与所属经络和脏腑均相关。如果“气上冲”为循冲脉上冲，应表现为冲脉所主症状，但《伤寒论》中“气上冲”条文所涉及症状与冲脉所主症状明显不同。

（五）“气上冲”分析的意义——指导针灸治疗

“气上冲”相关条文中，涉及了病因、症状及治疗方法。本文把“气上冲”的条文按照经脉循行来分析，尝试解释了“气上冲”与《灵枢·经脉》中经脉循行的相关性。其意义在于指导临床针灸治疗，即可以尝试按照其所属经络进行取穴，通过针或灸去治疗“气上冲”的相关症状。

（六）关于《伤寒论》与《黄帝内经》的关系

关于二者之间的关系，主流观点有三种。第一种是《伤寒论》源自于《内经》，认为《伤寒论》的六经源自于《内经》；解释《伤寒论》的时候，引用《内经》的理论。第二种是《伤寒论》和《内经》没有直接关系，是独立的两套医学理论。所以，学习《伤寒论》，可以完全不学《内经》，也不会影响学习效果。第三种是《伤寒论》和《内经》既有联系，又有区别。

通过本文的分析，笔者认为《伤寒论》中六经辨证理论体系源于《内经》，是在《内经》理论基础上的继承和发展。《内经》偏于理论，《伤寒论》偏于临床，所以研习中医，二者都要学好学透，不可偏废。

本文尝试从《内经》的理论分析《伤寒论》中“气上冲”条文，对条文中的“气上冲”循行部位做了浅陋释义，并解释了部分症状，为《伤寒论》相关条文的理解提供了思路。以上条文的解释为个人观点，只是对原文的揣测，有牵强附会之嫌，尚待临床运用加以证实。

（首届全国中医临床骨干人才　武士勇）

《伤寒论》密码 863210

读书使人进步，学习让人思考。笔者有缘进入了刘力红老师的“医道传承班”，接触到了《黄帝内针》，了解到《黄帝内针》的核心是6321。受此启发，通过对《伤寒论》原文的学习，再到胡希恕、黄煌、马家驹以及江阴的管华盈老师等大家思想的学习，笔者总结出了《伤寒论》的密码是 863210。

8 有两种含义。一是八纲，阴、阳、表、里、寒、热、虚、实；二是八法，汗、吐、下、和、温、清、消、补。

6 是六经辨证。六经病为太阳病、少阳病、阳明病、太阴病、少阴病、厥阴病，对应着六个提纲证，六类方。另外，6 还有六法的意思，开鬼门、洁净府、去宛陈莝、温肾阳、实脾土、调营卫。

3 是部位，是张仲景从病位上分为表证、半表半里证（半）和里证。

胡希恕老先生认为若正邪交争于人体广大体表的腠理、皮肤、肌肉、筋骨、肺泡之间，即为表证。常见为上呼吸道感染，如四肢、肌肉、关节、皮肤、皮下组织、鼻咽道、食管、气管、呼吸道、肺泡等体表感应部位。其症状表现在“八纲”中为阳、实、热者，称之为“发作着的太阳病”，如脉浮、脉浮而数、脉浮紧、头项强痛而恶寒、汗出恶风、恶寒发热、头痛、身体疼痛、或咳或喘、咽痛等；其症状表现在“八纲”中为阴、虚、寒者，称之为“发作着的少阴病”，如脉微细、但欲寐、恶寒、蜷卧、心烦、口中和、咽痛等。

若正邪交争于人体的消化道，从咽、食道、胃、肠至后阴之中，即为里证。其症状表现在“八纲”中为阳、实、热者，称之为“发作着的阳明病”，如脉沉、脉沉实、胃家实、腹满、烦躁、大便硬、有燥屎、身热、汗多、口渴、潮热、不恶寒但恶热、便脓血等；其症状表现在“八纲”中为阴、虚、寒者，称之为“发作着的太阴病”，如脉弱、腹满而吐、食不下、自利益甚、时腹自痛、脏有寒等。

若正邪交争于表之内、里之外，在广大的胸、腹腔之间，即为半表半里证。《伤寒论》第 97 条记载：“血弱气尽，腠理开，邪气因入，与正气相搏，结于胁下。”第 148 条称“此为半在里半在外也”。其症状表现在“八纲”中为阳、实、热、者，称之为“发作着的少阳病”，如脉弦、脉弦细、口苦、咽干、目眩、两耳无闻、往来寒热、胸胁苦满、不欲饮食、心烦喜呕等；其症状表现在“八纲”中为阴、虚、寒者，称之为“发作着的厥阴病”，如脉微而厥、脉细欲绝、消渴、气上撞心，心中疼热、饥而不欲食、吐蛔、四肢厥逆、手足逆冷、厥而呕等。

2 就是阴阳，病性之分。“病有发热恶寒者，发于阳也；无热恶寒者，发于阴也。”发热恶寒，为阳证；无热恶寒者，就是阴证。这是 863 的 8 中关于阴和阳的一种规律，同时也是 6 当中的阴阳之规律。

三而两之故六，于是就有了表阳证——太阳病，表阴证——少阴病，里阳证——阳明病，里阴证——太阴病，半阳证——少阳病，半阴证——厥阴病。

863210当中的632是一个整体，6表六经，3表三个部位，2表阴阳。阴阳当中包括寒、热、虚、实、表、里，回归到8，即8632是一脉相承。

1讲的就是方证。一百一十三首方代表一百一十三个方证，有是证用是方。

0表灵不灵。开方治病有效没效，就是灵或不灵，故用0来表示。

综上，863210是解读《伤寒论》的密码。

（首届全国中医临床骨干人才　常晓娟）

剑宗与气宗

余习医近30载，始于学堂，懵懂医药，尝以病试药，以药试人，间有一剂而愈者，心生欢喜，数载无所从。入门于跟师，方知医之博大；勤读诸典籍，才知道之深奥；兼之未辍于临证，略有心悟共享之。

今之医多重于术，轻于法，概念颇多，夺人眼目，而流芳之宗师多重于法而轻于术，术与法如武术之剑宗和气宗，剑宗忠于式，招之众多；气宗重于功，奉于经典；持久精于勤读临证，感悟临床，对不效之病格外注重，穷其所学，潜心究理，日久得心应手，留举世至名，传百年名方。曾有张元素之当归拈痛汤疗肢痛节烦、肩背沉重、胸膈不利、胫痛不可忍湿热之证，取羌活苦辛，透关利节而胜湿；防风甘辛，温散经络中留湿，故以为君。升麻、葛根苦辛平，味之薄者，阴中之阳，引而上行，以苦发之也。白术苦甘温，和中除湿；苍术体轻浮，气力雄壮，能去皮肤腠理之湿，故以为臣。当归身辛温以散之，使气血各有所归。人参、甘草甘温，补脾养正气，使苦药不能伤胃。治湿不利小便，非其治也；猪苓甘温平，泽泻咸平，淡以渗之，又能导其留饮，故以为佐。气味相合，上下分消，其湿气得以宣通矣。继承《经》之湿淫于内，治以苦热，佐以酸淡，以苦燥之，以淡泄之，有麻杏薏甘汤之化，亦有上下分消之意。还有润肠丸，似《伤寒》麻子仁丸，但证治有异：其中麻子仁应《经》脾欲缓，急食甘以缓之。大黄味苦涌泄为阴取其降，合麻子仁丸之意，又以羌活苦辛上行，应厚朴下行以升清代降浊，桃仁通便应杏仁，当归入血分应枳实气分，治从脾约到风血结秘，风以润之，血以和之，和血疏风，自通利矣。

刘完素化仲景桂枝麻黄发表之药自制双解通圣辛凉之剂，考五运六气有所更，察寒热标本之并传。详正邪缓急之所宜。其防风通圣散独具一格，防风、荆芥、薄荷、麻黄轻浮升散，解表散邪，使风热从汗出而散之于上；大黄、芒硝破结通幽，栀子、滑石降火利水，使风热从便出而泄之于下。风淫于内，肺胃受邪，桔梗、石膏清肺泻胃。风之为患，肝木受之，川芎、当归、芍药和血补肝，黄芩清中上之火，连翘散结血凝，甘草缓峻而和中，白术健脾而燥温。故可汗不伤表，下不伤里也，刘氏之方虽自成一派，但仍不离《内经》《伤寒论》。

李东垣有朱砂安神丸之剂，本于《经》之热淫所胜，治以甘寒，以苦泻之。朱砂色赤入心，重镇安神，以黄连之苦寒，去心烦，除湿热为君。以甘草、生地黄之甘寒，泻火补气，滋生阴血为臣。以当归补其血不足。亦有治饮食劳倦，心火亢甚，乘土克金之补中益气汤，以黄芪益皮毛而闭腠理，不令自汗为君，炙甘草之甘以泻火热，而补脾胃中元气辅之，血虚以人参补之，阳旺则能生阴血，更以当归和之，白术苦甘温，除胃中热；升麻、柴胡苦平，味之薄者，阴中之阳，引清气上升也，陈皮以理气，又助阳气上升，以散滞气，助诸甘辛为用，承于内经气味之阴阳、五行之生克，创不朽之名方。

叶氏中焦青蒿鳖甲汤疗暑热伤阴，法于少阳小柴胡汤证，后以“血弱气尽，腠理开，邪气因入，与正气相搏，结于胁下”为因，病位同在少阳中焦。叶氏师古不泥古，以邪之寒热不同，取青蒿芳香逐秽应柴胡，有开络领邪之功，暑热伤阴以应寒邪伤阳，取蠕动之物鳖甲护阴，且能入阴络搜邪对小柴胡汤中护阳者之人参、甘草、生姜；柴胡汤以胁痛、干呕为饮邪所致，故以姜、半通阳降阴而清饮邪；青蒿鳖甲汤以邪热伤阴，则用知母、花粉以清热邪而止渴，牡丹皮清少阳血分，桑叶清少阳络中气分。故青蒿芳香透邪，鳖甲滋阴退热，知母、天花粉清热生津，牡丹皮清血分之热，桑叶透少阳之邪。吴鞠通从小柴胡汤证释本方，可见其深得真传，方能释其妙。

诸名家多忠于《内经》，施仲景之法，如不握其真而妄用，显效乐于言，无效归于病，虽纵获一效，其祸数作。刘完素亦专习《内经》30余载，悟后方能百发百中。武术中尊气者可有一力降十会之术，多重于内功而后成；尊剑者可多有速成，但无深刻内力而不能明理而无有发挥，像围棋中的本手及妙手，唯深其基才有妙笔生花之治。刘完素亦言夫医道者，以济世为良，以愈疾为善。盖济世者，凭乎术；愈疾者，仗乎法。故法之与术，悉出内经之玄机，如气宗剑宗并重可愈疾可济世焉。

（首届全国中医临床骨干人才、第五批全国中医临床优秀人才　赵政）

中医五行时空属性新论

阴阳五行学说是中医学基础理论体系之一。阴阳起源于日夜更替，具有时间变化特征而述的是一种时间观；而五行起源于五方，描述了一种空间观。因此，要认识阴阳五行的本源，关键是时空认识。其中关于五行空间观尤其晦暗不明，导致临床常用于阴阳辨证而怯于五行辨病，因此很有阐明的必要。

（一）文献资料支持五行的空间观

事实上，早期文献资料和史前考古资料均支持五行产生的思想基础是政治地理五方观念。任应秋老先生也认为“其发生的过程，可能是先有五方观念……逐渐发展为认识事物变化规律的五行学说。”很明显五方是一种空间概念。

有学者认为，五行源于五季，具有时间属性。原中国科学院自然科学史研究所副所长陈久金老先生认为，“五行即为五时”最具有代表性，且影响广泛。但是，陈老根据其对彝族十月历的重大发现推论，“五行即五时”是存在逻辑问题的。认识事物都是从简单到复杂。一般是先认识五，再认识十，而不是反过来。这个逻辑陈老也认可。而基于“在上古时代曾经存在一种一年分为五时或五季的历法系统，即十月太阳历”，就认为“后时的阴阳、五行、八卦，实际上都是在十月历的基础上发展起来的”，这也是难以成立的。采用五方、五行空间指代五季是古人习惯。虽然《管子》记载“东方曰星，其时曰春”；《灵枢·阴阳系日月》载“五行以东方为甲乙木，主春”等，但我们并没有因此得出五方就是五季的结论。同样我们也不能因为用五行指代了五季就能说明五行就是五时。陈老也认为，五行八卦与河图洛书关系密切，且“和方位是一一对应的”。

（二）《黄帝内经》提示五行的空间属性

《素问·天元纪大论》记载：“天有五行御五位，以生寒暑燥湿风。”明言五行对应（御）不同的方位空间，产生不同的寒、热、暑、燥、湿、风等六气时象。而天人相感，应于人身则“气有多少，形有盛衰”“阴阳之气，各有多少，故曰三阴三阳也。形有盛衰，谓五行之治，各有太过不及也”。阴阳者随时间变化的气之消长多少，五行随空间形势盛衰而有太过与不及。阴阳的时间属性、五行的空间属性一览无遗。

《素问·阴阳应象大论》载：“天有四时五行，以生长收藏，以生寒暑燥湿风。人有五脏化五气，以生喜怒悲忧恐。”五行对应于五脏，五脏即为五个空间位置；而阴阳一气流行则在五脏之间流转消长，至心则为心气而生喜，至肝则为肝气而生怒等。此即《素问·六节藏象论》中所记载：“所谓得五行时之胜，各以气命其脏。”

《素问·刺法论》记载：“刺疫法，只有五法，即总其诸位失守，故只归五行而统之也。”位者，空间之名，只归五行而统之。五行者空间之意，经文之白只在眼前。

阴阳是时间之理，五行是空间属性。阴阳五行时空相合，是天地之大道，中医之至理,《内经》之真义。

（三）认识五行空间属性具有重要临床意义

五行强调了随空间变化的、相对稳定的势态，空间属性强烈；而阴阳六气则描述了随时间变化的时态，具有不断变化的特点，时间属性深刻。仝小林院士提出临证辨治疾病时要以“病”为纬，以“态”为经。纬度有空间高低而经度有时差之别。不同疾病具有不同的病理特征和发展趋势，具有纬之五行空间势态；同一疾病又会随时间而变化，比如证型，而具有经之阴阳时态。因此，辨病关键在明五行空间属性。国医大师余瀛鳌教授倡导“辨病辨证－通治法－通治方－临证化裁”的中医临证思维模式就是一种五行空间思维，辨病通治。我们团队基于五行空间属性，从水曰“惟修”立义，创制芪金丹治疗冠心病，也消退了冠状动脉粥样硬化斑块。

因此，中医学理论中阴阳五行是描述时空之“态”的学说，辨证不辨病是明阴阳而昧五行，辨病不辨证是明五行而昧阴阳。

（首届全国中医临床骨干人才、第五批全国中医临床优秀人才　朱红俊）

纯针刀学说

针刀医学创始人朱汉章先生在2002年出版的《针刀医学原理》一书讲到，针刀医学是以“针刀为主，手法为辅，药物配合，器械辅助”为治疗原则的医学体系，对针刀治疗相关的因素做了高度的概括。从临床实践来看，以上策略确实为提高疗效、增强术者的信心，以及为针刀医学的发展做出了重要的贡献。时至今日，对多数针刀医学初学者而言，仍然不失为一个比较保险的、有效的办法。但是，随着时代的发展进步，以及针刀人广泛的临床探索实践，针刀医学的发展也面临着诸多的选择：一是，临床上并非所有疾病的针刀治疗都需要针刀、手法、药物、器械的综合治疗；二是，部分大夫将针刀、局麻药与糖皮质激素混合使用作为常规，虽然可以提高疗效，但这个疗效究竟是针刀的、还是糖皮质激素的、或是局麻药所产生的作用，或是混合叠加的作用，不太清楚；三是，部分大夫哪怕只用一点点糖皮质激素，心里也更踏实些，长此以往，对单独的针刀治疗疗效的信心就会大打折扣；四是，单独使用针刀是否有效成了谜，这对针刀事业的专业性、独立性、不可替代性发展带来了困惑；五是，如果出现事故、纠纷，往往责任不明晰。笔者所知最大的风险点是上颈段针刀治疗时用局麻药；多例纠纷事故表明，往往刚打麻药，还未做针刀就出了大问题，这笔糊涂账多是让针刀背锅，给当地针刀事业的发展带来消极甚至是破坏性的影响，社会舆论上也造成不良的负面影响，对针刀医学事业发展的舆论环境不利。

由此，我们提出纯针刀学说，主要是在做针刀手术准备阶段、手术时、恢复过程中，全程不使用糖皮质激素。纯针刀的核心是观察、分析、总结、提高纯粹针刀技术的疗效，但并非一概弃用手法、局麻药、器械等辅助治疗方法。我们的原则是当用则用，不当用则坚决不用。比如对于骨错缝、筋出槽等情况，则应该针刀配合手法，至于术后是否配合药物、器械，术者可以灵活掌握；对于腱鞘炎、网球肘、跟痛症、第三腰椎横突综合征等针刀疗效确切的病例，完全可以单独使用针刀治疗。对于局麻药的使用，如果术者自己有把握，也具备局麻药副作用、并发症等的应急处置能力，则可以用；如果是基层医院的初学者，尤其是中医背景的基层初学者，没有系统学习局麻药副作用、并发症等的应急救治，建议审慎行事。此外，由于术者对糖皮质激素的药理作用没有系统学习，容易导致滥用，引起不良反应或并发症等，这也是我们提出纯针刀学说的缘由之一。

笔者曾闻，清代的大医家赵濂在《医门补要·自序》中记载："医贵乎精，学贵乎博，识贵乎卓，心贵乎虚，业贵乎专，言贵乎显，法贵乎活，方贵乎纯，治贵乎巧，效贵乎捷，知乎此，则医之能事毕矣。"针刀医学作为临床治疗颈肩腰腿痛、脊柱相关内科杂病的一门主流技术、主要技术，有系统的理论体系，其疗效和科学性毋庸置疑！如何传承和发展针刀医学事业，如何提升纯粹的针刀医学技术之临床疗效，并发扬光大之，是针刀人永恒的责任和追求。

（首届全国中医临床骨干人才、重庆市"忠州纯针刀"创新团队带头人　陈永亮）

从《灵枢·经筋》看经筋病三期针灸治疗思路

《灵枢·经筋》揭示了十二经筋的循行分布与结、聚、交、合的规律，其病症主要涉及筋肉系统与神经系统，涵盖了部分外科病及筋性内脏病，提出了经筋病的治疗原则和方法。细读本篇，发现经筋之筋肉系统病症初步提示了三期分证，现结合症状分析后，详细介绍其针灸治疗思路。

（一）经筋病主要涉及筋肉系统与神经系统

1.《灵枢·经筋》篇经筋病症状分析　统计《灵枢·经筋》篇"经筋之病"主要表现：支、痛、转筋、筋急、引、挛、扭、肿、不举等涉及筋肉组织的病症总计 79 处，占全部症状 98 处的 80.61%（另一学者韦英才统计的占 83.33%）；涉及纵缓、不用、反折、痫瘛及痉、卒口僻、目不开合、维筋相交等神经系统的有 10 处，占 10.20%；其他占 9.19%（五官科：耳鸣、目瞑、舌卷；外科：瘄疝、筋瘘；筋性内脏病：胸痛息贲、胁急吐血、伏梁唾血脓）。从本篇可以看出，筋

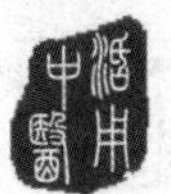

肉系统病症在经筋病中占比例最大，为80.61%。涉及纵缓、不用、反折、痫瘛及痉、卒口僻、目不开合等神经系统病症10处，以及与神经系统关系密切的五官科病症如耳鸣、目瞑、舌卷3处，共占13.3%。外科病症瘭疝、筋痿与筋性内脏病胸痛息贲、胁急吐血、伏梁唾血脓共占全部经筋病的6%。

2. 经筋之筋肉系统病症三期分析　综合归纳分析筋肉系统病症，主要表现：痛（痛、肿——早期）；拘急（支、转筋、筋急、引、扭、不举——中早期与中期）；挛，部分可伴筋纵缓（后期）。因此，《灵枢·经筋》虽未明言经筋病分三期，然而三期已备。

综上，经筋病主要涉及筋肉系统，主要表现为痛、拘急、挛缩（部分筋纵缓）等三期症状。

3. 经筋的实质　《说文·筋部》记载："筋，肉之力也。""从力，从肉，从竹。""竹，物之多筋者。"竹、肉、力结合起来是指能产生力量的纤维组织。

现代医学表明，人体能够产生力量是靠神经冲动的传导与肌肉的收缩和舒张。结合本篇症状分析，经筋的实质主要包括神经系统和筋肉系统。

（二）经筋之筋肉系统病变三期病理机制与针灸治疗思路

1. 疼痛产生机制　《素问·逆调论》记载："荣气虚则不仁，卫气虚则不用，荣卫俱虚，则不仁且不用。"疼痛产生的机制为各种原因导致的经络之气血不通或不荣，卫气主司运动，营血主管感觉。所以，疼痛的发生终归于营血运行不畅或不荣，上舍于心神。

经筋病疼痛产生机制：经筋是膜性或束状的实质性结构，其本身没有管状通道，不行营血与卫气。由上疼痛产生机制可知，经筋本不会产生疼痛感觉。经筋病的疼痛是由于外感风寒湿热等邪，内伤脏腑气血等导致。

经筋之间的间隙中所行经络的气血不畅；经筋膜性表面上依附的络脉或小络受到牵张，或经络穿通经筋"绝道"时受卡压，影响气血运行；津液聚积为"沫"，而排分肉（分裂经筋），激惹经筋间隙络脉，使其拘急，络脉气血运行不畅而疼痛。

2. 经筋病三期基本病理过程　各种原因所致的经筋之筋肉系统病变的三期病理过程为①瘀沫期：血脉凝涩、津液涩渗、聚沫而为痛，此期主要表现为"痛"与"肿"；②经筋拘挛期：经筋拘急、"绝道"闭塞、筋膜挛急，此期主要表现为"筋急"，如引痛、拘急、胀痛、静息痛、晨僵等各种症状；③筋结病灶形成期："横络"，筋结病灶卡压经脉致气血失荣，甚或筋痿骨损。此期主要表现为粘连、瘢痕、条索、结节、卡压、堵塞、筋痿、骨损及筋性内脏病等。

3. 经筋病的治疗原则　经筋病的治疗法则采用"温通"法。《灵枢·经筋》

记载："经筋之病，寒则筋急，热则筋弛纵不收，阴痿不用。阳急则反折，阴急则俯不伸。""治在燔针劫刺，以知为数，以痛为输。""焠刺者，刺寒急也，热则筋纵不收，无用燔针。"

4. 经筋病三期分治法

(1) 瘀沫期：主要为痛与肿。治宜温经散寒通脉、活血消沫止痛。针灸法用毫针刺"分肉之间"，即经筋之间隙（行于其中之经脉上的筋结点），以通经活血、宣痹通滞、消沫止痛，加用温针法散寒祛邪。同时，注意探寻所病经脉上远端、局部的压痛点，远近结合、浅深得宜，痛甚者以远端为主。

(2) 经筋拘挛期：拘急引痛、胀痛、静息痛、晨僵等。此期特点为筋膜挛急、"绝道"闭塞、筋膜系统内压增高，"尽筋"应力加重，经筋与骨内瘀滞形成；治疗宜尽速解除筋膜系统内压，降低筋骨内压力，使"绝道"开通，络脉通利，血供恢复。针刺法如"铍针""小针刀"或粗银质针，治疗压痛点或张力高之筋膜处。可加用温灸，以温通"绝道"解除痉挛。并视其络脉瘀滞者，刺络放血，进一步降低筋膜内压，防止继发病变的发生。

(3) 筋结病灶形成期：针对筋结病灶点（循十二经筋系统探查——粘连、瘢痕、条索、结节、卡压、堵塞），治宜温通解结。用粗银质针（直径 0.6～1.1mm，依病情选择长短粗细）、钝性针刀、小针刀或薛立功之长圆针，以温针温通解结、散寒通络、祛瘀生新。治疗点为经筋结聚于骨突部、经筋交汇处之筋结病灶点。具体针刺手法如关刺法、恢刺法、输刺法、短刺法，此四法由于刺激量较大，宜行皮肤定点麻醉后刺入为佳，还需配备相应的应急救治药品，确保安全。也可配合脏腑气血八纲六经等辨证，适当运用中医药其他疗法，以加强疗效。

（第五批全国中医临床优秀人才　程永）

置针引气针法简要

置针引气针法是在中医学经络系统及经络辨证方法和现代循经感传规律性的指导下，根据古典经络循经路线，于经气到达病所之前，在循经路径或病所附近穴位先行一针，让经气更顺畅或有目的性地到达病所，达到治疗疾病目的的针刺手法。笔者是联合国教科文组织人类非物质文化遗产代表作名录中医针灸代表性传承人、国家级非物质文化遗产针灸项代表性传承人、黑龙江省中医药科学院首席科学家张缙（1930—2021 年）教授的亲传弟子，置针引气针法是我在继承张缙教授连动激发经气手法和气至病所思想精华的同时，加以创新和发展而成，是我经过多年古典针刺文献研究及临床工作所总结出来的针刺手法。经过多次临床

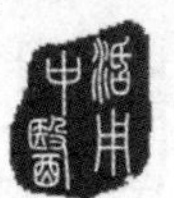

实践检验，置针引气针法具有可操作性，术式可习得，在临床治疗中确能促进得气和循经感传，使气至病所，提高疗效。故笔者将从置针引气针法的提出背景、名称内涵和术式操作等方面，浅议置针引气针法，以期该手法能推广于临床，服务于临床，促进医学事业的发展。

（一）置针引气的提出背景

1.《黄帝内经》中的“引气”思想　气是构成天地万物包括人类的共同原始物质，具有很强的运动性，是构成人体和维持人体生命的基本物质之一。人体之气，因其生成来源、分布部位及功能特点的不同而有着各自不同的名称，用二分法归类有阴气和阳气，有组成人体一身之气的元气、宗气、营气和卫气，也有由先天元气和后天宗气构成的脏腑之气和经络之气。气的运动称之为气机，气机的顺畅协调与否同疾病的发生明确相关，《素问·举痛论》就有记载：“百病生于气。”因此中医治疗疾病尤着重于“气”。《灵枢·刺节真邪论》记载：“上热下寒者，视其虚脉而陷于经络者取之，气下乃止，此所谓引而下之者也。”人体有上热下寒证时，先通过经络诊察找到下部虚陷不通的经络，然后运用补法，引阳气到下部而停针，此谓之引而下之。

“善用针者，从阴引阳，从阳引阴”（《素问·阴阳应象大论》）被历代医家视为针刺取穴乃至遣方用药的原则，具体可以从以下几方面阐述：一是和阳病治阴、阴病治阳同义，即治疗五脏病可取相应的背俞穴，六腑病可取相应的募俞穴；二是表里经配穴治疗方法，阴经的病症可取相表里的阳经穴位，阳经病症可取相表里之阴经穴位；三是根据病位，上病下取，下病上取，左病右取，右病左取；四是用于指导遣方用药，张介宾制左归丸，于一派滋阴药中加入鹿角胶，取“必于阳中求阴，则阴得阳升而泉源不竭”之义。

就病因学说而论，气又分为正气和邪气。邪气来源于秦国名医医和提出的“六气病因”说，此处六气指“阴、阳、风、雨、晦、明”。后世进一步发展，正常情况下“风、寒、暑、湿、燥、火”是万物生化收藏和人类赖以生存的必要条件，被称为“六气”。当自然界气候变化异常，或人体正气不足时，六气就成为致病的邪气。古典文献中用针刺方法将邪气从人体中引出的例子不胜枚举。《素问·离合真邪论》记载：“弹而怒之，抓而下之，通而取之，外引其门，以闭其神”，意在利用针刺手法促进经气贯通运行之后，能将邪气从针孔引出。《灵枢·大惑论》记载“先其脏腑，诛其小过，后调其气”，明辨脏腑的虚实情况之后，即使是轻微的邪气也要将其消灭，然后再调理身体气机。置针引气中的“气”即是指经脉之气、脏腑之气、人体正气、外侵而入之邪气或体内产生的邪气，可以通过针刺手法来激发经气、引发正气、引出邪气，以达到气机调畅、阴阳调和、疾病向愈的目的。

2. 经络疾病复杂性和针刺要求便利性的矛盾　经络系统是古代人民长期生活、医疗实践的总结，其发现从“点”（穴位）到“线”（经络），或从“线”到“点”，以动态的角度揭示了有生命人体内外上下的特殊通道和动力场所，是有生命人体的有机组成部分。经络系统是极其复杂的，经脉大多循行于人体的深部，且有一定的循行部位。络，又称络脉，有网络之意。络脉是经脉别出的分支，较经脉细小，网络全身，无处不至。经络相贯，遍布全身，形成一个纵横交错的联络网，通过有规律的循行和复杂的联络交会，组成了经络系统，把人体五脏六腑、肢体官窍及皮肉筋骨等组织紧密地连接成统一的有机整体，从而保证了人体生命活动的正常进行。无论是“别络走三百余支”，抑或是“气血有六百余候”，都说明了穴位遍布于全身各个部位。同一条经脉的循行也是从头到足或从胸腹到手，行跨范围广，一条经脉得病或相兼得病，则选穴范围也广。

针刺不同部位的穴位有不同的体位要求，辨证选穴的配方可能因为体位的限制和留针的需要而不能一次全部施行针刺，加之现代人们“以酒为浆，以妄为常，过于逸乐，起居无节，寒暑不避”，一人同时罹患有多种慢性疾病的情况日益普遍，涉及多脏腑、多经络。在一次治疗过程中，施针之人诚难以穴穴俱到。我们要综合考虑到患者对针刺刺激量的耐受度和体位舒适度，以及施术者的施针、行针便利性。于是乎，在临床工作中疾病经络复杂性和针刺要求便利性的矛盾激化下，寻求一种取穴少，便捷，同时不脱离中医学经络理论指导的针法成为了迫切诉求。

3. “置针引气”的可操作性　“置针引气”的可操作性基于张缙教授对经络理论的研究和针刺手法的研究。张缙教授根据他深厚的国学基础、针灸古典文献研读及针刺手法的多年实践，指出经脉在人体体表循行有两个系统：营血循行的“肺肝流注”系统和经气循行的“井合流注”系统。前者即由手太阴肺经开始至足厥阴肝经为止的十二经大循行，用于指导针刺手法的临床；后者即由井穴开始向合穴的向心性流注，在针灸临床中主要运用的是井合流注，也就是向心性流注，主要用来指导腧穴的配穴和证候的主治。前者是行血，后者是行气。同时率领团队做了大量的临床观察和试验，将古典医籍里的循经感传现象升华为循经感传八大规律性，分别为：①普遍性，无论是健康群体还是患者群体，循经感传现象都是普遍客观存在的；②潜在性，针刺能激起效应器官的反应；③趋病性，针刺的循经感传具有趋向病所的特性，这种感传与疗效有密切关系；④效应性，感传治疗具有镇痛、镇静、抗炎作用，有饮食、体重、血淋巴细胞增加，提高免疫力等临床效应，同时具有心电、血液、器官系统的整体调控效应；⑤可激性，应

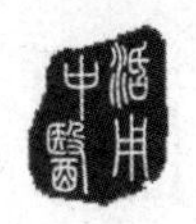

用锟针激发感传的方法可以提高感传的阳性率、气至病所率；⑥可控性，针感的传导方位也是可以控制的；⑦循经性；⑧变异性，感传道路与《灵枢·经脉》等中医典籍中所描述的经脉循行路线基本一致，但也存在不同程度的变异。

张缙教授在针刺手法的研究主要有七个方面：练针手法基本功，行针刺手法时的进针法，二十四式单式手法，以烧山火、透天凉与龙虎龟凤四法为核心的复式手法，针刺补泻，针刺得气和针感。可以观见，这七个方面涉及了临床针刺工作的整个过程，同时也直接对置针引气针法进行指导，使置针引气针法能在适当指力下，结合适当的进针手法和行针手法成功施行，从而达到得气、循经感传、补虚泻实的效果。

（二）置针引气法探微

1. *名称内涵探微* “置针”有两层含义，其一，置针部位是经过经络辨证之后选取的穴位或者经脉；其二，“针”可以指将针体保留而不拔针，也可以指在患者体位等客观条件限制下时经针刺手法所留下的针感。“置针”是“引气”的基础，“引气”是“置针”的目的。

置针引气，点睛之笔全在乎一个“引”字，《说文解字》中记载“引，开弓也”，拉满弓箭而不发箭，比喻随时准备着以待时机。《孟子·尽心》有文“君子引而不发，跃如也。中道而立，能者从之”，由此衍生出后世的成语“引而不发”，比喻善于发挥和控制，同时也表示对学生进行引导、启发。《史记·魏公子列传》有言“公子引车入市”，此处引之意为调转，改变方向。“置针引气”中的“引”即是为了引气，通过针刺手法来激发经气、引发正气、引出邪气，以达到气机调畅，阴阳调和的效果。临床针刺治疗得气是候气、催气、守气、行气、调气的综合过程，需要作用于针体的力有时间的累积，因此要有一定的进针和行针时间，也需要持针之人对经气敏锐的感觉，分辨气至与否，“气之至也，如鱼吞钩饵之沉浮；气未至也，如闲处幽堂之深邃”；还要根据患者的表情、肢体反应和语言表述，分辨气的循经感传。张氏针灸流派的显著特点就是善于激发四肢末端的经气，通过刺激远端穴位使经气循行直达病所。《针灸大成》是明代及之前针灸经验的总结性文献，杨继洲在《经络迎随设为问答》一文中分三十六个问题，采用一问一答的形式，重点论述了在经络理论和针刺手法中的家传总结。其中论述到“徐推其真气自往，微引其真气自来，所谓推之则前，引之则止，徐往微来以除之，是欲攻邪气而已矣”“故泻者先深后浅，从内引持而出之”，从上述原文可以看出，引气包括两个方面：补正气和泻邪气。对于补正气，需用“推”法，医者手紧持针柄，上提丹田之力至肩到肘下腕及指，使力贯针中，使针成为力的载体，向内用针用力，是针刺补法。对于泻邪气，进针即达穴位深处，同样要使针成为力的载体，向外提针用力。

2. 术式操作探微　在进行针刺操作之前，医者需用扎实的针灸学知识进行经络辨证，只有对即将行针刺手法的穴位做到胸有成竹，才能在后续操作时游刃有余，这也是医者守神的第一步。此过程中，尤其要注意各经的“门”穴、“风”穴、郄穴，即穴名中包含“门”字、“风”字的穴位和16个郄穴。大多包含“门”字的穴位都有司开阖的作用，是经气的出入处；包含“风”字的穴位大多治风邪病，或掌管人体气息之周行运转；“郄”有空隙之意，郄穴是各经经气深聚的部位，临床上多用于治疗急性病。此类穴位通常是邪气侵犯人体的门户和留滞之所，在经气沿循行路线传导时，时常会因邪气阻滞而停留于此处。

第一步：进针得气。对选定穴位和经络进行“揣”法和“爪”法，揣为用指头找穴，爪为用指甲掐穴，两者都有激发经气的效果，后者还可用来标定穴位，宣散局部气血。用提插、捻转、搓等单式手法使针下得气。提、插时必须指上用力但幅度要小，只需“豆许”。捻针时要一左一右捻转，左右均不得超过180°。搓法是最重要的一种单式手法，搓针时切不可使肌肉缠针，搓成的标志是使针体达到“提之不出、插之不入、气满自摇”的状态。

第二步：激发经气。用张缙教授连动激发经气手法快速且充分激发经气，一共分为五度：“揣”是一度激发（经气），是找穴，必然会激发起穴内的经气，使操作者体察出经气的最佳反应部位。“爪”为二度激发，揣后就要立起指头，用爪甲掐一爪痕，以标定穴位、宣散气血，同时也是激发经气，使穴内经气充盈。“下针”是三度激发，在“爪”后刺手应立即进针。“循摄”是四度激发，并拢食、中、无名三指，屈曲、悬腕、下腕关节，使并拢之三指指甲与指尖同时在针刺穴的前方（预期针感传导的方向）经上，依次叩击，其中一指要中穴，要做到力随指入、指不轻浮，不能只作用在皮肤表面，而要震入穴内，震动经气，激发经气。闭其下气（按压住所针之穴下方）的同时向上方要有推力，此是五度激发，再带力用针通调之（针尖朝上）。连动激发经气手法的技术关键是方法、力度、速度和衔接，其中前三度激发可以认为在针刺得气之前已经完成。

第三步：置针引气核心关键步骤。经气在经络循行路线上传导的过程中会出现不能通过的情况，这在泉石心所著的《金针赋》里有过论述：“若关节阻涩，气不过者，以龙虎龟凤通经接气大段之法，驱而运之，仍以循摄爪切，无不应矣。”当经气停滞于关节附近时，可以施以“龙虎龟凤通经接气”法；但当经气并非因关节阻涩而停滞时，施以“龙虎龟凤通经接气”法却获效甚微。究其原因，经气实为被侵袭人体的邪气阻断，难以通过；或此处正气空虚，难以传导经气通过，尤其是“门”穴、“风”穴、郄穴等邪气易于深聚之处。此时，在经气受阻处施针，若经络辨证属邪盛，则施以泻法将邪气引出体外；若经络辨证属正虚，则施以补法将正气在穴内积聚，如此能让经气在体内进一步传导。

第四步：在置针穴位处再行连动激发经气手法，使针感传导到病所。值得一提的是，限于施针时客观条件如患者强迫体位、不予配合等，可第一步先在病所行针刺得气，之后取远端穴诱导经气向病所传导，对繁杂琐碎的临床工作大有裨益。

置针引气针法是笔者在张缙教授针刺手法基础上，结合临床实践经验而提出的一种针刺手法，一共分为四步，具有可操作性，术式可习得，在临床实践中确能激发经气，促进循经感传，使气至病所，提高疗效。针灸人应仔细感悟，勤加练习，于临床中推广使用。

（首届全国中医临床骨干人才、第五批全国中医临床优秀人才　谈太鹏）

脊柱五行针：洛阳正骨医院针灸新技术

河南省洛阳平乐郭氏正骨是全国中医正骨各家流派的代表，从清代嘉庆年间传承至今已有 210 余年，其正骨手法誉满神州。近些年来，由于各学科人员不断融入平乐郭氏正骨大家庭，不同专业的人员在平乐正骨理念指导下结合自己的专业特点和发展方向，在本学科上多处开花，并且取得了不错的成绩！笔者大学毕业即进入洛阳正骨工作，一直从事颈肩腰腿痛疾病的保守治疗，常利用针灸治疗疼痛疾病。在平乐郭氏正骨理念的影响下，结合自身对针灸治疗的理解和认识，通过偶然发现和长期摸索，研发出脊柱五行针治疗技术。在骨科康复、内科杂病方面均取得较好的效果。

2010 年在治疗一位顽固性腰痛患者后发现脊柱椎体的“逢五规律”：该患者男性，54 岁，略胖，常年腰痛，从 48 岁开始，就在医院多个科室几经保守治疗，每次住院后症状都会好转，但出院劳作后症状加重，多次住院多次反复。严重时弯腰凸臀，缓解时酸痛隐隐，CT 示 $L_{4\sim5}$ 椎间盘突出、右侧侧隐窝狭窄。在 2010 年秋天，该患者到我院康复科住院治疗，经过系统的腰椎牵引、中药熏蒸、针灸、正骨治疗后，症状明显缓解，2 周后出院。然而出院 2 个月后腰痛又复发，症状较之前略轻，但是也影响工作。与患者交谈后，对其进行详细查体。发现患者 L_4 棘突右侧有钝性压痛，T_{11} 棘突左侧、T_6 棘突右侧、T_1 棘突左侧、C_3 棘突右侧均有明显压痛。遂用刃针对以上痛点进行松解，治疗后患者下床，弯腰凸臀症状明显好转，整个人腰杆都能挺直了，唯有治疗部位酸困不适。第二日来电告知腰部疼痛症状全部消失。随访 3 年未出现过腰痛。根据此病例特殊的治疗过程，笔者对脊柱椎体进行了详细分析，认为 L_4、T_{11}、T_6、T_1、C_3 这 5 个椎体有着相同的属性，衍生出脊柱椎体每 5 节就会有相同运动属性的假想！临床中，L_5~S_1 椎间盘突出后，或造成足太阳膀胱经循行路线的疼痛；$L_{4\sim5}$ 椎间盘突出后，会造成足少阳胆经循行路线的疼痛。故大胆假设，把 L_5 椎五行属性定义为“水”，L_4 椎定义为“木”。由于水生木，就按照相生的关系向上椎体逐一相生定每一节椎体的五行，到寰枕关节时，把枕部定义为“金”。这便是椎体从 L_5 到寰枕逐渐相生的五行属性。

如果把人体脊柱从下往上按照五行再分为五区，就把 $L_{5\sim1}$ 椎体及其骨连接属性假想为“水”；$T_{12\sim8}$ 椎体及其骨连接属性假想为“土”；$T_{7\sim3}$ 椎体及其骨连接属性假想为“木”；T_2~C_5 椎体及其骨连接属性假想为“金”；C_4 椎体及其骨连接至寰枕关节属性假想为“火”。五个区分别命名为“水区”“土区”“木区”“金区”“火区”。在这五大阶段内，最下面一节椎体及其下骨连接（包括纤维环、椎间盘等）均定义为“水”，倒数第二节定义为“木”，倒数第三节定义为“火”，倒数第四节定义为“土”，最上边节段定义为“金”。在每个大的五行阶段内，从下至上呈现“水生木、木生火、火生土、土生金、金生水”的格局。这样，每一节椎体及其骨连接都有自己的五行属性。本观点认为属性相同的椎体是有共振的，具有相同的治疗作用！临床也出现很多相同属性的椎体阶段在针刺治疗时会出现相同的传感现象。每种属性相同的椎体，其中一个椎体出现问题，慢慢就会导致相同属性的别的椎体出现问题。对于慢性疾病，我们要考虑所有属性一致的椎体的治疗和矫正。在治疗某一节椎体时，也会对与其属性相同的椎体起到治疗作用。如 L_4 椎体病变后，可能就会出现 T_{11} 椎、T_6 椎、T_1 椎、C_3 椎的问题，所以既要治疗 L_4 椎，也要兼顾其余 4 个椎体，否则效果难以持久。

对于每一单个椎体来说，从 L_5 向上的每一节椎体呈相生格局。我们再按照人体脏腑在脊柱上的神经分段来设计，把脊椎椎体分为 5 个区，其中每个区域各涵盖 5 个椎体（最上端含寰枕部位）。

水区的“L_5–L_4–L_3–L_2–L_1”，分别对应“水－木－火－土－金”穴，水区穴位统治人体泌尿系统所有问题，包括肾脏、膀胱的一系列疾病，各种肾炎、尿毒症、阳痿、早泄，大小便功能障碍、马尾神经损伤，与肾脏功能相关的男科、妇科等一切疾病。

土区的“T_{12}–T_{11}–T_{10}–T_9–T_8”，分别对应“水－木－火－土－金”穴。

木区的“T_7–T_6–T_5–T_4–T_3”，分别对应“水－木－火－土－金”穴。如果肝气不舒，肝区疼痛，胆结石疼痛，取 T_6 椎体治疗。如果肝阳上亢，肝火旺盛，头昏目眩，取 T_5 椎体治疗。

金区的“$T_2-T_1-C_7-C_6-C_5$”，分别对应“水 – 木 – 火 – 土 – 金”穴。五脏六腑皆令人咳，本区的椎体对于各型咳嗽、哮喘都有很好的治疗作用。

火区的“$C_4-C_3-C_2-C_1-C_0$(寰枕关节)”，分别对应“水 – 木 – 火 – 土 – 金”穴。本区可治疗循环系统的疾病，虽然为“火”区，但只取“心主血脉”的功能，不治疗心脏的自身疾病。神经衰弱引起的头晕，取 C_4 治疗，滋生肾水；各穴都有改善头部血液循环的作用。

在治疗时，也需要辨证，根据症状、脉象等选取相应穴位，先判断病位在何脏腑，找出分区，即先“落脏”；然后再找出致病因素，是脏腑自身病还是别的脏腑导致的症状等，最后在相对应属性椎体的棘突间隙中进行治疗。

（首届全国中医临床骨干人才、第五批全国中医临床优秀人才　杨洸）

肋痹的中医理论及其特色疗法

笔者有幸拜师澄江针灸学派，多次前往南京澄江针灸学派工作室、南京中医药大学第二临床医学院、南京中医药大学国医堂学习。今将澄江针灸学派关于肋痹的部分理论和临床实践整理如下，以飨同道。

（一）病名

古医籍中多以症状名称对肋痹进行论述，如《素问·举痛论》中载“胁肋与少腹相引痛”。古医家多以“胁肋痛”描述，《黄帝素问宣明论方》《圣济总录》中也有“胁肋痛”的记载。

1. 胁肋痛　“胁”指腋下至肋骨末端，“肋”指胸部两侧。《类证治裁》《杂病源流犀烛》都指出胁与肋的关系为“胁后曰肋，肋下曰季肋”；何梦瑶在《医碥》中也提出“胁下为肋，肋下为季胁”的说法。因胁肋二者相连，所以常一起称呼。《针灸大成》《圣济总录》《医学纲目》和《经历杂论》中都有“胁肋痛”的相关论述。

2. 胸肋痹　《中医百科全书：中医骨伤科分册》中将肋软骨炎称为胸肋骨痹。路志正等在《痹病论治学》中将现代医学中的肋间神经痛称为胸肋痹。

3. 肋痹　在古代文献中并无记载，最早提出肋痹概念的是娄多峰教授，娄玉钤教授在《中国风湿病学》中对“肋痹”有确切记载。

（二）病因病机

本病多因外感六淫、虚劳外伤、情志抑郁所致，痰瘀互生，正气亏虚，多兼虚证或虚实夹杂，病程迁延难愈。

1. 冒雨涉水，或久居潮湿之处，感受风寒，痹阻胁肋而致痹病；或湿热侵袭；或肝胆疏泄失常，邪郁日久化热，闭阻肋部筋脉而致病。如《素问·举痛论》曰："寒气客于厥阴之脉……胁肋与少腹相引痛矣。"《素问·气穴论》记载："积寒留舍，卷肉缩筋，肋不得伸。"《圣济总录·胁肋痛》载："胁肋痛者，足厥阴经虚，寒气……布胁肋，寒邪之气乘虚，伤于经络邪气，与正气相搏，故胁肋痛。"《景岳全书·胁痛》亦言："邪在诸经，气逆不解……乃致胁肋疼痛。"

2. 正气亏虚，过度劳欲，或久病，致肝肾亏虚，胁肋脉络失养出现肋痹；抑或病后，脏腑气血亏虚，致筋脉失养。如《张氏医通·胁痛》曰："房劳肾虚之人，胸膈胁肋多隐隐微痛。"尤怡在《金匮翼·胁痛总论》中提到"肝虚者，阴虚也，阴虚则脉细急……则经脉失养而痛。"《景岳全书·胁痛》也载："肝肾亏损，胁肋作痛。"

3. 情志不疏，气滞痰瘀，气阻络脉而致痹；或饮食肥甘厚味，痰浊内生，肋部气血不畅而成本病；或气郁日久或肋络受损，瘀血停积而致肋痛。如《普济方·伤寒门》言"胁肋痛满者……气郁不行。"《杂病源流犀烛》曰："死血，由恶血停留于肝，居于胁下，以致胠胁肋痛，按之则痛益甚。""气郁，由大怒气逆，或谋虑不决，皆令肝火动甚，以致胠胁肋痛。""痰饮，由痰饮流注于厥阴之经，以致胠胁肋痛。"《症因脉治》认为"胆火成痰，胁肋作痛。"《经历杂论》主张"思郁伤脾，脾气不舒，木气遏郁，胁肋以脐上隐痛。"

由此可见，本病病位在胁肋，连及胸、背，和肝胆脾胃肾等关系密切。病因多责之于"虚邪痰瘀"。本病有虚有实，正如《明医指掌》所言："胁肋疼时统属肝，或虚或实或因痰。"其中实证居多，即痰瘀、气滞、外邪，以气滞为主；虚证主要为阴血亏损，肝阴失养。但实证日久，亦可致肝肾阴虚，成虚实夹杂之症。

（三）主要表现

古籍文献中记载了较多肋痹的临床表现，如"胁肋相引而痛""卷肉缩筋，肋肘不得伸""胁肋与少腹相引痛""身内、臂、肋疼闷""胁肋急胀，痛不欲食""胁肋胀满疼痛""胁肋气胀""肋痛痰血""腰肋如带束引痛""胸肋不舒"等。根据证候特点，现代医学的肋软骨炎、肋间神经痛、强直性脊柱炎、胸肋关节病变等出现疼痛表现者，皆可参考肋痹进行辨证论治。

（四）治疗

治疗原则：虚者，当补养肝肾，补益气血；实者，当理气、祛邪、化瘀、涤痰等；虚实夹杂者，当扶正与通络兼施。

论治：《诸病源候论》中提到用汤熨针石治疗本病，即补养宣导法，尤强调导引功法；《内经》中以针刺为主；《外台秘要》中半夏茯苓汤可治"胁肋急胀，痛不欲食"；《圣济总录》中记载桂心丸"治胁肋痛腹冷，心肋胀闷刺痛"，以及备急四神丸“治腹满胁肋痛”；《神应经》中认为“胁肋痛”，取“尺泽、手足三里、合谷、阴陵、曲池、阴交、行间”。

（五）预后转归

本病多见实证，治疗及时，则预后较好。若病情迁延，或失治误治，邪气入里，加之治疗手段缓慢，则影响预后；但如能坚持，合理用药，也可收获较好疗效。若患者出现胸廓活动受限、胸肋强直、肌肉萎缩等，则预后差。

（六）澄江针灸学派对本病的治疗方式

1. 从督脉立论：督脉行于背部正中，上通于脑，贯脊而行，总揽一身阳气，被称为“阳脉之海”。澄江针灸学派以《素问·气府论》中“督脉气所发者二十八穴：……至骶下凡二十一节，脊椎法也”为依据，以其对督脉腧穴和督脉经络的思考，得出古人对经络诊察之“脊椎法”的重视。同时，提出“督脉带”理念，强调督脉、脊柱、膀胱经、夹脊穴四者之间的密切关系，以扩大治疗范围。

2. 走罐法：澄江针灸学派的走罐法强调诊疗一体化。①注重触诊，以罐察形。即以医者双手对督脉行审、扪、按、切、循等触诊方法。结合走罐法，既能加强督脉诊疗流畅性，确认徒手诊察结果，也能感知病位的深浅，提高效率。②罐法变化，诊疗结合。通过走罐，以手法感知阳性反应点，再对其行针对性的治疗。③罐后取穴，治疗有据。仔细分辨罐印部位与色泽，并探察罐诊中结节点的深浅与位置、肌肉的紧张度。根据显像状态来判断病情，以指导相应治疗。④详查反馈，判定疗效。以阳性反应点前后差异及走罐后患者罐印的变化为依据，判断疾病的转归。

（七）临床实践

患者，男性，59岁，于2021年7月15日就诊。

主诉：右侧胁肋灼痛感3个月。

现病史：2021年4月背部受凉，后继发右侧胁肋部灼痛，发作次数每日高达7～8次，每次持续时间约5分钟，弯腰起身症状加重，疼痛处皮肤无疱疹、红肿。患者于外院诊断为“肋间神经痛”，经治疗未见缓解（具体药物不详）。近期症状加重并发作频繁。纳可寐安，二便调。舌质紫暗，苔黄滑，脉数。

查体：$T_{7\sim12}$段棘突右侧肌肉隆起，较左侧高约6mm。患者右侧肌肉过度紧张，可触及条索状结节，压痛感明显。

中医诊断：肋痹－瘀热内阻证。

西医诊断：肋间神经痛。

治疗：患者俯卧位，取5号玻璃罐，沿两侧膀胱经及督脉走罐，手下有起伏感。走罐时用罐口弹拨结节10次，3分钟皮肤出痧，起罐。对局部皮肤进行消毒，选用针灸针（规格 0.30mm×75mm），取三焦俞、胆俞、肝俞、结节处，以平行于脊柱的方向，缓慢平刺 5cm，针下沉紧，以患者出现酸胀为度，再行提插捻转手法，以保持得气。每 10 分钟行针 1 次，30 分钟后起针，每周 1 次。嘱其清淡饮食，少食辛辣肥甘厚味，注意保暖。

2021 年 7 月 22 日二诊：患者右侧灼痛感较前明显缓解，发作频率减少，右侧肌肉条索状结节明显减小，且紧张度降低，罐印仍存在。继续走罐治疗 1 个月，局部灼痛感消失，右侧肌肉条索状结节消散，罐印变浅，背部双侧肌肉紧张度无差异。

按语：肋间神经痛是肋间神经遭受不同程度损害导致，以胸部肋间或腹部出现带状疼痛为主要症状，属中医"胁痹"范畴。本病的病因病机与肝胆经功能失司密切相关。患者背部受风寒，血液运行不畅，久病入络，导致瘀热内生，触犯肝胆，"不通则痛"。患者首次治疗时罐印紫黑，说明其体内寒凝血瘀；二诊罐印未消失，后逐渐变浅，条索状结节感和肌肉紧张度也消失，提示疾病好转。

（八）结语

承淡安先生创始的澄江针灸学派，有程莘农、杨甲三、邱茂良等很多学术继承人，对构建与发展近现代针灸学术有开创性和奠基性的作用。该学派主要学术特点包括以临床疗效为起点的学术范式、以学术提高为导向的学术目标和以承古纳新为视野的学术方法等。在跟师期间，我对传统中医学理论有了更加深刻的理解，开阔了视野，学习掌握了督脉诊疗法、针灸促通技术、过关通经技术、治疗中风的艾灸技术等；对肢体病和内脏病的不同针刺技术有了新的理解；对针灸和康复的结合也有了更深的认识；对澄江针灸学派所倡导的既注重承续中医理论体系，又主动适应时代发展要求的学派理念深表认同。在后续临床上，希望通过所学对大部分痹症类疾病的治疗能达到"取其疾也，犹拔刺也，犹雪污也，犹解结也，犹决闭也"的效果，更好地服务于人民。

（首届全国中医临床骨干人才、重庆市"忠州纯针刀"学友　赵萌）

陈氏瘿病论甲状腺为奇恒之腑观点

甲状腺是人体重要的内分泌腺体。在中医学理论体系中，脏腑学说是其核心，而奇恒之腑是藏象学说的一个重要组成部分，它是指机体内形态中空似腑，功能藏阴精似脏的异于常态的腑。依据中医脏腑理论，陈氏瘿病提出了甲状腺属于中医奇恒之腑学说，且与五脏有着密切的关系，在功能上相互联系。

奇恒之腑包括脑、髓、骨、脉、胆、女子胞，除胆为六腑之一外，其余均无表里配合，亦无五行配属，但与脏腑、经络有着密切的联系。奇恒之腑的特点：其一，所谓“奇恒”，即“异于平常”的意思。奇相对于恒而言，恒者，常也，恒无偶义。顾名思义，奇恒之腑乃既不同于五脏，又不同于六腑的一类。奇恒之腑是有其各自的形态和功能特点，虽然在形态上均有“管腔中空”的特点而与六腑相似，但其功能却是“藏精”而近似乎脏。其二，奇恒之腑与脏藏精的生理功能特点类同，区别于“泻而不藏”的六腑。如脑为髓海，内藏脑髓，脑髓由精微汇聚而成。“骨者，髓之府”（《素问·脉要精微论》），内含骨髓。骨髓由肾精所化，作为奇恒之腑的“髓”，当指脊椎管，内含脊髓、脊液，是人体精微津液的一部分。胆为中精之府，职司贮藏胆汁，胆汁清净，乃肝之余气所化，又称“精汁”。脉为血之府，是周身气血循环运行之道路。女子胞出纳精气，蕴藏气血，且为胎儿孕育之所。可见，相对于“传化之腑”而言，奇恒之腑是蓄藏阴精，以藏为主的。其三，《灵枢·胀论》记载：“脏腑之在胸胁腹里之内也，若匣匮之藏禁器也，各有次舍，异名而同处。夫胸与脑腹，脏腑之郭也。”明确指出脏腑位于人体胸腹腔内、“脏”贮藏的是对人体弥足珍贵的“精气”，“腑”则仅储藏、传送水谷之物。奇恒之腑有的在胸腹腔内，如胆、女子胞；有的则不在胸腹腔内，如脑、髓、骨、脉。

甲状腺既不属于脏，也不属于六腑，乃属于奇恒之腑。首先，甲状腺形态独特，呈H形，分左右两叶，中间为峡部，左右两叶呈锥形，每叶分上、下两极。甲状腺的血液供给量甚大，是人体血液供应最丰富的器官。其次，甲状腺是人体内最大的内分泌腺体，其滤泡上皮细胞分泌的甲状腺激素，包括甲状腺素和三碘甲状腺原氨酸，是人体生长发育、代谢的重要内分泌激素，也是人体重要精气物质，类似五脏所藏之精气。然而甲状腺所分泌的甲状腺激素又直接影响到胃府、大肠功能，如甲状腺功能亢进时可引起食纳亢进、大便次数增多或泄泻。再次，碘是人类生存必需的微量元素之一，在人体内不能自主合成，也不能在体内通过代谢消失。机体通过每日膳食得到所需要的碘，并由尿液排出其原形。甲状腺具有浓集碘化物的能力，是摄取细胞外液中碘化物的重要器官。最后，人体整个甲状腺牢固地附着在气管上，随吞咽上下移动。它不像五脏六腑处于胸胁腹里之内，与脑、髓、骨、脉等奇恒之腑相类似。

（首届全国中医临床骨干人才　王芳）

运用叶天士“卫气营血”理论辨治亚急性甲状腺炎

亚急性甲状腺炎简称亚甲炎，是内分泌科常见病，起病有急有缓，病程长短不一，可持续数周至数月，甚至一两年，且复发率高。本病发作前常有上呼吸道感染或腮腺炎病史，初始多有咽喉痛、头痛、发热、畏寒、战栗、周身乏力、多汗，可伴有甲状腺功能亢进症状，如心悸、气短、烦躁、食欲亢进、颤抖及便次增多等。现代医学无特效疗法，对于发热、疼痛明显的多用激素进行治疗。鉴于亚甲炎前驱感染史及发热的主要临床表现，笔者参考叶天士之“卫气营血”学说，从“温病”范畴辨治亚甲炎，取得了较好疗效，现总结如下，以飨同道。

亚甲炎的发病过程中，发热是非常常见的症状，也是治疗难题，临床较多患者发热数日不退，且常常反复，现代医学用激素治疗为主。而笔者在治疗亚甲炎过程中，参考卫气营血辨证方法，治疗一些发热持续多日不退、反复发热等难治病例，疗效显著。现根据亚甲炎病症的不同阶段，从卫、气、营、血四个层次探讨各期诊治。

（一）肺卫风热证

亚甲炎属卫分证的主症为发热、微恶寒、脉浮数，颈前肿痛。此阶段多见发热初起，可有恶寒表证，还可伴咽痛，颈前肿痛与咽痛往往混淆，易被误诊为扁桃体炎而失治。该证是温病的初期阶段，为温热病邪侵袭肌表，卫气功能失调所致，属八纲证候中的表热证。如叶氏所论：“温邪上受，首先犯肺……肺合皮毛而主气，故云在表。初用辛凉轻剂，挟风加薄荷、牛蒡之属，挟湿加芦根、滑石之流。”方药可选辛凉平剂银翘散，若肿痛明显，用之则有病重药轻之患，可改用普济消毒饮之时时清扬法。普济消毒饮出自《东垣试效方》，汪昂在《医方集解·泻火之剂》中对此方进行了方解：“此手太阴、少阴，足少阳、阳明药也。芩连苦寒，泻心肺之热为君；玄参苦寒，橘红苦辛，甘草甘寒，泻火补气为臣；连翘、薄荷、鼠粘辛苦而平，蓝根甘寒，马勃、僵蚕苦平，散肿消毒定喘为佐；升麻、柴胡苦平，行少阳、阳明二经之阳气不得伸。桔梗辛温为舟楫，不令下行，为载也。”亚甲炎病位在颈前，为手足少阴、手足少阳、足阳明等经络所过，故此方疏风清解经络热毒，用药还可酌加川楝子、夏枯草、浙贝等行气止痛、软坚散结之品。

（二）气分实热证

亚甲炎肺经气分证的主症是大热、大渴、大汗出，面赤，恶热喜凉，颈前肿大，扪之痛，舌黄，脉洪大，是温热病邪内入脏腑，为正盛邪实，正邪剧争，阳热炽盛之里证。此时邪热已入气分，较之卫分表证，病位更深一层，且热伤津液，辛凉平剂已非所宜，需用辛凉重剂，治疗时当突出清法，兼以顾护津液，轻清宣泄。可与白虎汤或玉女煎，同时酌加夏枯草、浙贝、川楝子等软坚散结之品。亚甲炎气分证除肺经气分热证外，还可见邪热入里与燥屎相结之热结肠道

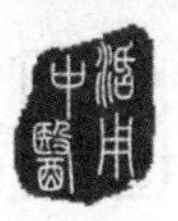

证。主症为大便燥结，腹满，舌苔黄燥，脉沉实。此时可与大柴胡汤加减，效果显著。大柴胡汤是小柴胡汤与小承气汤两方加减合成，是和解为主，与泻下并用的方剂。较之大承气汤，本方泻下为缓，兼有和解之力。亚甲炎除邪热在气分阳明外，多为少阳阳明并病，其病位多在肝胆二经，大柴胡汤可解表里，疏利肝胆祛邪热。亚甲炎气分证候还有一型，为热后余邪未尽，气阴两伤证，即患者气分大热已除，然邪热未尽，气津两伤，可予以白虎加人参汤合竹叶石膏汤，清热育阴。亚甲炎气分热证往往挟湿，热退之后多清热除湿以善后，可用三仁汤、蒿芩清胆汤。正如叶氏论及气分挟湿证时所言“清凉到十分之六七，往往热减身寒者，不可便云虚寒而投补剂，恐炉烟虽熄，灰中有火也，须细察精详，方少少与之，慎不可漫然而进也”。

（三）邪伏营分证

此阶段可见于亚甲炎部分患者热邪久羁，在卫分不解，渐入营分，其辨证要点为身热不甚，夜热早凉，热退无汗，或心烦不寐，舌红绛，无苔，脉细数。可参考热入营分来治疗。温热之邪入营分途径有三：一是由卫分传来，即温热之邪在卫分不经气分而直接入于营分，又叫“逆传心包”；二是由气分传来，即先出现气分热象，而后才有营分见证；三是温邪直入营分，即开始没有经过卫、气两个阶段，而直接见营分症状。营分证是温热之邪入血的轻浅阶段，病位在心和心包络。它的症状表现主要是血热和神昏。亚甲炎患者少见神昏，常见症为心烦不寐、躁扰不宁，处方可用热入营分之专方清营汤。患者多挟痰热，凡舌绛红见浊腻苔者，可加菖蒲、郁金、贝母，可联用栀子豉汤清心除烦，清透膈上痰热，解包络之邪热。在此阶段若兼见卫分表证，则合用银翘散治之；若兼见气分证，则合用白虎汤治之。

对于一些发热不退、夜热早凉的亚甲炎患者，笔者临证还常用青蒿鳖甲汤来治疗。本方所治乃温病后期，阴液已伤，邪热未尽，深伏阴分之证。虽为阴液已伤，邪气未尽，但不可纯用养阴之品，恐滋腻太过使热恋邪留，亦不可纯用苦寒泻热，恐过于苦燥重伤阴液。正如吴瑭所云：“邪气深伏阴分，混处气血之中，不能纯用养阴；又非壮火，更不得任用苦燥。”因此，只能一面养阴，一面清热，使阴复则足以制火，邪去则其热自退。因邪热深伏，故宜选用具有透达作用的清热药物，使之透出阳分而解。青蒿鳖甲汤出自《温病条辨》，方中鳖甲咸寒，直入阴分，既可滋补阴液，又善入络搜邪，清深伏阴分之热；青蒿味苦微辛而性寒，气味芳香，为清热透邪之要药，《本草纲目》言其可入少阳、厥阴血分，《本草新编》称其能引骨中之火，行于肌表。二药相伍，鳖甲专入阴分滋阴，青蒿可出阳分透热，使养阴而不恋邪，透热而不伤正，有相得益彰之妙，共为君药。亦如吴瑭自释："此方有先入后出之妙，青蒿不能直入阴分，有鳖甲领之入也；鳖甲不能独出阳分，有青蒿领之出也。"生地黄、知母滋阴降火同为臣药，协助鳖甲养阴以退虚热。牡丹皮辛苦而凉，可治血中伏火，除烦热，使火退而阴生，助青蒿透泄阴分之伏热，为佐药。五药合用，滋、清、透并进，标本兼顾，有养阴退热之功。

（四）瘀热内阻证

此证多见于亚甲炎女性患者发热不退，经水适来，水热互结，法以辛凉透热，兼清血分，可与竹叶玉女煎。此方出自《温病条辨》，石膏、知母、竹叶清气分大热而除烦；麦冬、生地黄养阴生津，配牛膝引热下行，泄血分之热。诸药合用，气血两清，养阴生津。还可见于患者素有瘀血见证，复感外邪，温邪耗液，瘀热内阻；或因邪热灼津煎血，继而化生瘀血，瘀热互阻。此证多颈前痛如针刺，或兼见胸闷而痛，舌红绛而暗，有瘀斑瘀点，脉细涩。方予桃核承气汤，若热型为夜热早凉，说明邪热在营血，可予青蒿鳖甲汤加桃仁、赤芍、枳壳等行气活血药。

（五）临证案例举隅

姚某，女，37岁，确诊亚甲炎40余日。发病初期高热，最高38.5℃，伴颈部疼痛，至医院先后予以口服头孢菌素药物、静脉滴注莫西沙星20余日，热一直不退，伴乏力。来我处就诊时颈部疼痛隐隐，仍每日傍晚开始发热，体温38℃，微寒战，自服布洛芬等解热镇痛药，汗出热退后旋即又热，口干不甚，溲便不变，舌红，脉数。诊为邪伏阴分，予以青蒿鳖甲汤合小柴胡汤：青蒿15g、醋鳖甲15g、知母10g、牡丹皮15g、柴胡15g、黄芩15g、清半夏10g、太子参10g、甘草4g，3剂。患者服1剂半后体温即降至37.5℃以下，服完3剂热象全退。继以小柴胡汤合银翘散清解少阳，透余邪转出卫分而解，7剂后颈部疼痛尽除，诸症缓解。

亚甲炎作为内分泌科常见急症，中医治疗有突出优势。笔者以叶天士之卫气营血理论指导临床实践，根据病势深浅将亚甲炎分为四个阶段，特别需要重视的是叶氏截断病势和顾护正气的思想。"卫之后方言气，营之后方言血""在卫汗之可也，到气才可清气，入营犹可透热转气"，强调把握病之所来，病势之所去，"务在先安未受邪之地"，不可延误病机、令邪内陷，亦不可过早，引狼入室。顾护正气亦有两方面含义，同伤寒之"保卫气、存津液"原则。在温病，温热之邪极易伤阴液，保津护液是关键，用药上也充分体现了此原则，即使在卫分汗法，用的也是辛凉轻剂、辛凉平剂；在气分多用甘寒，少用苦寒直折；在营血，更是用咸寒育阴。叶氏顾正气还体现在顾护阳气，尤其是宿有湿邪或脾气亏虚者，

“法应清凉，然到十分之六七，即不可过于寒凉，恐成功反弃。”在亚甲炎的治疗中，顾护阳气，保津液亦为取效之关键，不然邪气不除，变证丛生。此外，宗叶氏及吴氏治法之余，随证变法，酌加引经、软坚散结和活血消瘀药，在缩短亚甲炎疗程，改善症状，改善甲状腺功能方面取效甚佳。

（首届全国中医临床骨干人才、第五批全国中医临床优秀人才　刘世巍）

肺损络伤学说探隅

（一）肺损络伤学说之理论基础

经络，是经脉和络脉的总称，二者相互衔接、遍布全身，是人体内运行气血、联络脏腑、沟通内外、贯穿上下的径路。经脉是经络之主干，多以特定路径纵向循行于机体较深之部位。络脉是经脉分支，从经脉支横别出逐级细分而难以计数，纵横交错布散于人体周身，并将经脉纵向运行之气血津液多向渗注于脏腑官窍与四肢百骸，发挥着行气血、营阴阳、利关节、濡筋骨、调脏腑等作用，形成了使整个机体平衡协调的多层次立体网状结构。按表里循行部位，行于头颅、肌腠等浅表皮下的络脉称为阳络，即《灵枢·经脉》中“诸脉之浮而常见者”，亦称浮络；行于体内并深藏于脏腑、体腔者称为阴络，即《类经》所言“深而在内者”，并成为相应脏腑组织的重要组成部分，如胃络、脾络、肝络、胆络等。肺络，即是从肺经支横分出而布散于肺脏组织的立体网状结构。肺络体细网密，通贯华盖，随肺之宣发肃降舒缩有序、张弛有度，其按功能可划分为肺之气络与肺之血络。肺之气络循行经气，肺之血络布行津血，血络聚形，气络偕从，随肺之吐故纳新渗注全身之气、血、津液而充养形体。肺脏娇嫩，络体纤柔，多气、多津、多血又通窍于鼻而外合皮毛，易为受邪、容邪、传邪之所，且在疾病发生发展过程中呈现易入难出、易虚易滞、易瘀易积等特点，故肺损络伤是存在于咳嗽、哮病、喘证、肺胀、肺痿多种呼吸系统疾病的常见病理状态。从肺损络伤学说角度探讨呼吸系统疾病的发病机制与治疗，对总结呼吸系统疾病辨治规律及提高临床疗效具有重要意义。

（二）肺损络伤学说之病因病机

素体虚弱或六淫及环境毒邪损伤肺气，日久肺气亏虚输转无力则难行津血，津血停蓄日久内生痰浊瘀血，痰瘀参杂互化交结不解则痹阻肺络，肺气虚损及津血停滞愈甚，气血津液交互障碍以致络体失荣，如此循环往复，肺损络伤日趋严重，以致肺系疾病的发生。现代医学中诸多呼吸系统疾病，如支气管哮喘、特发性肺纤维化、慢性阻塞性肺疾病、支气管扩张症等，不论是发病机制已明还是未知，其所致病理损伤都以各级支气管、肺小叶及肺部血管网络为主，这与邪袭肺络的病变过程具有高度一致性。

（三）肺损络伤学说之临床应用

1. 从药论治　络脉以通为用，在疾病治疗过程中，活血、化瘀、通络是治疗肺损络伤疾病的关键。但通络之法贵在分清药物层次，故活血凉血通络可用赤芍、郁金、丹参、牡丹皮等；活血化瘀通络可用桃仁、红花、蒲黄、延胡索、五灵脂、王不留行等；破血逐瘀通络可用三棱、莪术、乳香、没药、皂角刺等；活血养血通络可用当归、鸡血藤。但若败血久积、络脉瘀结、痰瘀壅滞，一般草木之品难以透达，必借虫类药搜剔以使肺络开透，故治疗时可重用水蛭、土鳖虫、蜈蚣、地龙、僵蚕等。

2. 从腧穴治疗　肺损络伤学说起源于《内经》之经络理论体系。肺与皮毛相合，皮肤表面上存在着广泛的络脉分布，是络脉之气布散的主要场所，它依赖于卫气和津液的温养和润泽，配合肺脏、络脉共同起到防御外邪、调节代谢的作用。通过在皮肤表面选取与肺脏相对应的腧穴施以贴敷、针灸等疗法，使药物或者针灸刺激作用直接透过皮肤表面渗入到皮肤浅表处的络脉，这种刺激作用通过分布广泛、纵横交错的络脉网络不断放大，促进了气血的运行，同时将药物药效送达到腧穴所属肺脏组织的阴络，以疏通络脉气血，调整脏腑功能，从而达到有效的治疗目的。如通过贴敷天突、中府、肺俞、肾俞、定喘等穴位可起到疏通经络、调理气血、宽胸降气、鼓舞阳气的作用，进而提高机体卫外功能与肺系疾病的治疗作用。

肺损络伤学说脱胎于中医经络学说，是从经络理论体系论治中医内科疾病的重要尝试，基于对肺脏与络脉之间关系的发掘与研究，阐释了从络脉层面诊断和治疗肺系疾病的重要性。以络脉角度探讨肺系疾病，初步构建了以肺系疾病为主要研究对象的肺损络伤学说，为临床治疗肺系疾病提供了新的思路和方向。

（首届全国中医临床骨干人才、第五批全国中医临床优秀人才　隋博文）

基于新安医学“肺脾同治”理论探讨脑卒中后肺部感染的治疗

随着医学研究的不断深入，脑卒中的死亡率虽然有所下降，但致残率仍居高不下，引起肢体偏瘫、吞咽障碍等后遗症，给家庭和社会带来沉重负担。而肺部感染是脑卒中后常见的并发症，会加重病情，影响疾病转归，延长住院时间，甚至成为死亡的独立因素。目前西医治疗脑卒中后肺部感染常运用抗菌药，疗效确切，但反复使用可能造成病原菌耐药、病情反复和患者胃肠功能紊乱等不良后

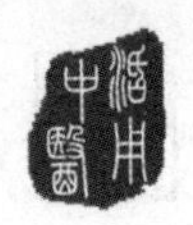

果，已成为临床亟须解决的难题。中医学认为脑卒中后肺部感染是“中风”与“咳嗽”“喘病”等的合病。新安医学以历史悠久、医家辈出、医著宏富著称于世，其对肺系疾病的记载众多，认为咳嗽病的治疗，除直接治肺外，还应重视治脾，对卒中后合并肺部感染有重要的指导意义，能有效改善患者预后。

（一）新安医家论咳宜“肺脾同治”

皖南新安地处江南，此地多雨，痰湿水气易滞留人体，阻碍气机运行；故新安医家在治疗咳嗽时，多从脾脏论治、从痰湿论治，以彰“培土生金”之法。孙一奎在《赤水玄珠·咳嗽》中记：“咳而嗽者，治痰为先。”在《医旨绪余》中载：“嗽者，谓有痰而无声，脾湿动而生痰也。”可见孙氏深明脾为生痰之源，脾为肺母，治疗咳嗽有痰当根据五行生化，给予健脾化湿以治本。孙文胤在《丹台玉案·咳嗽门》中写道：“咳为在肺，嗽为在脾。合而言之，肺与脾互相为用，而又互相为害者也。使肺不受热，则气化自清，亦可以利脾，而何以至于生痰。脾不受热，则游溢精气，自足以滋肺，而何以至于成嗽。此肺与脾之互相为害也。”指出肺气受热，炼液灼津为痰；脾气受热，水谷不能化为精微上输以养肺，从而引起咳嗽。叶天士在《临证指南医案·咳嗽》中记载：“劳损咳嗽，用建中法得效。乃无形之气受伤，故益气之药气醇味甘，中土宁，金受益。”久咳久嗽者多为脾气亏虚、肺气亏耗、肺金不足所致，当以益气健脾为法，培土生金。程钟龄在《医学心悟·痰饮》中记载：“大抵痰以燥湿为分……湿痰滑而易出，多生于脾，脾实则消之，二陈汤，甚则滚痰丸，脾虚则补之，六君子汤。兼寒、兼热，随症加药。”程氏认为脾为湿痰生成之源，虚则补之，实则消之，脾脏运化功能正常则痰无从以生。综上可见，新安医学众多医家认为咳嗽咳痰当“肺脾同治”，以化痰健脾立法往往可覆杯而愈。

（二）新安医家“肺脾同治”遣方用药

新安医学关于“肺脾同治”咳嗽的论述不仅较为详细，且理法方药明备，在临证实践中不断发展完善。孙一奎在《赤水玄珠·咳嗽》中拟健脾止咳法治疗痰湿咳嗽，即以二陈汤为主药，加消食导滞的山楂、麦芽、枳实，兼以香附、川芎疏肝养血，再加入桑白皮、地骨皮、陈皮、贝母、瓜蒌仁、马兜铃、桔梗、紫菀以宣肺止咳。用以治疗咳声重浊、痰多、舌苔白腻、脉象濡滑的一类病症。孙文胤在《丹台玉案·咳嗽门》中推荐用开郁降痰汤治疗郁痰咳嗽，久病脾虚，神疲体倦者加党参、白术、炙甘草。方中黄芩、香附、贝母、瓜蒌仁、山楂行气化痰止咳，杏仁、枳壳、苏子、桔梗降气化痰，党参、白术、炙甘草健脾益气。症状平稳后可服六君子丸以滋调理。可见其在治疗痰湿咳嗽时注重化痰健脾，理气止咳，并以此法贯穿疾病预后。叶天士在《未刻本叶氏医案·贞元饮》中载：“茹素营气不长，咳嗽妨食，天癸折断，恐延干血，黄芪、炙草、茯神、归身、南枣肉。”在《临证指南医案·痢》中载：“长斋有年，土薄气馁。”治疗咳嗽、食下便溏肺脾俱虚之人，拟六君子汤去半夏加白芍补土气生肺金。叶氏治疗咳嗽时注重顾护脾胃，常以四君子汤、异功散、小建中汤、黄芪建中汤为底方，用人参、黄芪等甘药调中健脾、大补中气，茯苓、白术、陈皮健脾化湿，使中气健旺得以化生气血、濡养肺气，恢复肺的宣发肃降之功。汪机在《医学原理》中亦常以人参、茯苓健脾润肺，青皮、陈皮理气化痰，木香、槟榔行气导滞，使痰化而咳嗽止。可见，新安医家在治疗咳嗽病中多以健脾化痰立法，肺脾同治，收效可观。

（三）“肺脾同治”在脑卒中后肺部感染的应用

脑卒中患者脏腑功能减退，脾胃运化失职，痰从内生，加之外感六淫、疫疠等邪气，致肺失清肃，痰涎排出不畅，壅阻于肺，进而导致肺部感染的发生，表现为咳嗽痰多等症状，严重者需行气管切开术。治疗此类痰浊壅盛的患者，当“肺脾同治”以治本。往往以涤痰汤或温胆汤为底方，即在除湿祛痰的二陈汤基础上，加竹茹、胆南星以清热涤痰，再配人参、白术、茯苓、扁豆等健脾益气，石菖蒲芳香开窍，共奏化痰健脾、芳香开窍之效；亦可在方中加入佩兰、虎杖、薏苡仁等化湿药，陈皮、枳实、郁金等理气药。另可根据患者病情辨证施治，寒痰治以温化宣肺，常用药物有紫石英、干姜、细辛和苏子等；若痰多、喘甚者，加五味子、桑白皮、紫菀化痰平喘。“肺脾同治”理论对治疗脑卒中后肺部感染有重要的指导意义，健脾化痰药物的使用，能有效控制炎症反应，提高机体免疫力。

新安医家在医学理论、临床医学和药物学等方面皆多有建树。“肺脾同治”咳嗽病理论的发挥及用药轻灵、圆机活法的临床风格，指导着脑卒中后肺部感染的遣方用药。此法能有效改善患者的咳嗽咳痰症状，对疾病预后有积极影响，降低病死率，无明显不良反应，避免滥用抗生素所带来的不良后果，显著提高患者的生活质量。

（首届全国中医临床骨干人才、第五批全国中医临床优秀人才　孙培养）

“天龙竭”分期论治方案治疗特发性肺间质纤维化

特发性肺间质纤维化（Idiopathic pulmonary fibrosis，IPF）归属于中医学的“肺痹”“肺痿”范畴。基于象思维提出“天龙竭”分期论治方案。该方案以取类比象为主要方法，以整体动态为原则，从象思维角度，从阴阳总纲入手解析IPF的核心病机及衍化态势，认为“阳虚”为本病的核心病机，且贯穿病程始终，早

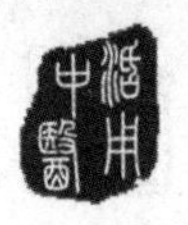

期以上焦阳气（宗气）亏虚为主，晚期上、下焦阳气俱虚。阳虚生内寒，阴霾丛生，肺之津液冰伏，经脉凝滞而发肺痹、肺痿。《金匮要略心典》记载："痿，萎也。如草木之枯而不荣。""痹"与"痿"之象，均是"阴"的状态，与阳虚寒盛的凝滞、收敛状态是一致的。在影像学 HRCT（高分辨率 CT）上，IPF 表现为下肺胸膜下为主的磨玻璃密度和网状影、纤维索条影及蜂窝肺，或牵张性支气管/细支管扩张。早期磨玻璃密度和网状影非常类似于北方地区入秋冬季节后玻璃上的霜冻（冰花），随病程进展，阳虚渐甚，阴寒渐盛，由痹而痿。晚期纤维索条影及牵张性支气管/细支管扩张与枯树枝上的霜挂、雪挂极为相像（图 7）。虽如此，但临证中多无截然清晰的界限，如既有磨玻璃影，又有蜂窝肺，即"痹"与"痿"同时并现。

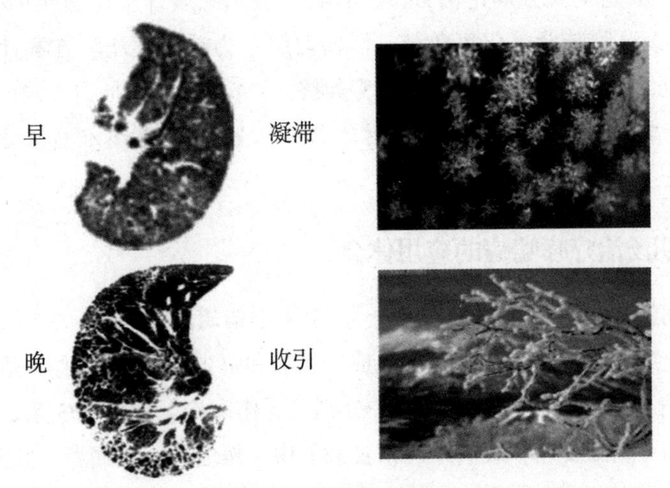

图 7　IPF 早晚期 CT 的表现和霜冻、霜挂的比较

基于象思维的解析，认为阳虚贯穿始终，建议删繁就简，并分早晚期论治。将具有云南医药的鲜明特色药物——滇龙血竭、迪庆香格里拉高山红景天融进方案中，起益气通脉作用，故名"天龙竭"方案。

早期肺痹者以宗气（上焦阳气）虚陷，痰（浊）瘀互阻为主要病机，以温升宗气，化痰（泄浊）活血为主要治则，以回阳升陷汤合天龙竭化裁：生黄芪、桂枝、干姜、红景天、滇龙血竭、三七、当归、半夏、陈皮、茯苓、炙甘草。方中黄芪为君，升心肺虚陷之大气；桂枝、甘草辛甘化阳，温心肺阳气，助黄芪升陷之力；干姜暖中助阳健脾阳以祛湿；归身活血养血，滋阴以制诸药之燥；半夏辛温，善燥湿化痰；陈皮理气行滞，又助半夏化痰；茯苓健脾渗湿，兼具化痰之力，以绝生痰之源。

晚期肺痿者以肺肾阳亏、痰瘀胶结为主要病机，以温补肺肾、化痰通络散结为主要治则，以麻黄细辛附子汤合天龙竭化裁：麻黄、细辛、附子、红景天、龙血竭、三七、半夏、白芥子、干姜、生艾叶、紫石英、生牡蛎、焦柏、砂仁粒、炙甘草。方中麻黄辛温，入肺经，既解太阳之表邪，又可振奋少阴阳气；附子辛温大热，入心肾经，既温补少阴之阳气，又扶太阳之表气；细辛辛温，既可外入太阳以解表，又内入少阴以温里；干姜温中助阳；半夏、白芥子同用具有温肺燥湿，利气豁痰之力；艾叶温经散寒通络，以调畅全身之气血；紫石英温肺下气，止咳平喘；生牡蛎潜阳软坚散结；焦柏、砂仁及炙甘草取潜阳封髓之义，黄柏性味苦寒，禀天冬寒水之气而入肾，色黄入脾，调和水火之枢也；砂仁辛温纳五脏之气而归肾，炙甘草既调和诸药，又伏藏真火，使得人身之根蒂永固。

总之，“天龙竭”分期论治方案治疗特发性肺间质纤维化倡导早期干预，以“升补宗气，温煦肺肾，化痰散结，活血通络”为治疗大法。方案针对“阳虚”的核心病机，以“温扶阳气”大法贯穿始终。

（首届全国中医临床骨干人才、第五批全国中医临床优秀人才　杨春艳）

大柴胡汤治疗哮喘病的应用体会

大柴胡汤源自张仲景的《伤寒论》，是由小柴胡汤去人参、甘草，加通腑泄热、缓急止痛的大黄、枳实和芍药组成，既能和解少阳，又能内泻热结，主治少阳阳明合病。大柴胡汤原文有4条，分别是《伤寒论》中第103条、第136条、第165条和《金匮要略·腹满寒疝宿食病》中“按之心下满痛者，此为实也，当下之，宜大柴胡汤。”它是经典的宿食腹满方，具有除寒热、止呕吐、除胀满、解郁除烦的功效。现代研究表明，该方能保肝利胆、降脂降压、增强胃肠动力、调节免疫、抗炎抗过敏、抗内毒素和抑菌，适用于以上腹部按之满痛为特征的疾病和实热性体质者，是一首临床应用广泛、疗效确切的经方。我经过多年的跟诊学习和临证使用，对大柴胡汤有了进一步的体会，尤其是在对肺系疾病的治疗方面。

临床使用大柴胡汤必须严格掌握其适应证。一是抓主症，概括为寒热往来，胸胁苦满，郁郁微烦，呕不止，心下按之满痛。大便干或稀不影响此方的使用。黄煌老师的经验是大便偏稀时将生大黄换成制大黄5～10g，也可以加炙甘草6g，以延缓泻下的作用。二是把握大柴胡汤体质。此方的人群特征为体格壮实，面圆肩宽，脖子短粗，腹部饱满，平时容易烦躁发怒，腹部按压充实有力或拒按。此方使用时腹诊收集的资料很重要，主症加腹诊是用方的关键。三是掌握疾病谱。

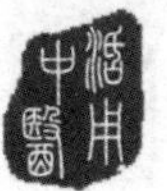

大柴胡汤证多见于消化道疾病、心脑血管疾病、糖尿病、高脂血症、肥胖症、支气管哮喘、肺部感染、慢性阻塞性肺病等。上述病症，若为实热，更应考虑大柴胡汤证的可能性。临证使用时方证、体质、疾病谱都需考虑，契合程度越高临床就越有效。

说到哮喘病的治疗我们大多想到的是麻黄汤、桂枝汤、小青龙汤、射干麻黄汤、厚朴麻黄汤、己椒苈黄汤、定喘汤等，包括稳定期的玉屏风散、六君子汤、麦门冬汤，实际上临证时哮喘病用大柴胡汤的机会较多。《灵枢·经脉》记载："胆足少阳之脉……从缺盆下腋，循胸，过季胁，下合髀厌中。"从经络看，胸与少阳关系密切，所以对于咳嗽、气喘等病证可以从少阳经论治。临床使用时我们需要坚持运用中医学的辨证思维方式，只要主症存在，符合少阳郁热、阳明里实的病机，属于大柴胡人体质就可应用大柴胡汤进行治疗。同时要注意药物的配伍及剂量，根据少阳邪热与阳明腑实的轻重，适当增减，当少阳邪热偏重时，可重用柴胡、黄芩以清解邪热；当阳明腑实较重时，可增加大黄、枳实的用量以通腑泄热。临床治疗哮喘病时多合桂枝茯苓丸、半夏厚朴汤、栀子厚朴汤、小陷胸汤、射干麻黄汤等，有药证存在时也加生石膏、芒硝、黄连、党参、甘草。

（首届全国中医临床骨干人才　王亚丽）

浅谈"风邪之为病"

风者四季皆有，但主要出现在春季，为春之气。中医"风"有内风及外风之分，正常情况下风归属于"六气"，为自然气候变化；作为致病因素则归于"六淫"，为百病之长，善行数变，可感受于外又可化生于内。故《素问·骨空论》记载："风者，百病之始也。"言明百病皆由风起。《素问·风论》更是讨论五脏六腑之风，后世论风，皆祖此篇。现代医学之心血管系统、免疫系统、呼吸系统等疾病的发生发展在中医学看来多与"风"这个因素相关，不是由"风"而发就是多由"风"而变。那么，风作为百病之长是如何作用于人体而产生各种疾病的呢？在研读家师祥麟公著作《论内经风病学》的基础上，今试论如下。

《素问·刺法论》言："正气存内，邪不可干。"《素问·评热病论》言："邪之所凑，其气必虚。"说明六淫邪气不得虚，不能独伤于人，正气不足才是疾病发生的关键。《素问·风论》记载："风之伤人也，或为寒热，或为热中……或内至五脏六腑。"此篇开篇立意，说明了风邪伤人会出现寒热、热中、寒中、疠风、偏枯等不同形式。风邪根据所中经络、脏腑不同，可出现畏寒、振寒、恶寒，或汗出、肤痒、发热、纳差等症状。为此，我们可以根据其发病症状不同，来测定其所中脏腑经络，对症用药。例如，患者杨某，男，45岁，2021年7月初诊。主诉：目眵多，色黄稠数年。诊见形肥体胖，纳食可，汗多，以颈部出汗为主，稍有畏风。目眵多，色黄稠，目不干涩，口干不苦，不喜热，眠差，夜尿频数，大便时滞不爽。脉沉滑有力，舌体胖，有齿痕，苔白黄偏厚。自述每日目眵不断，需时时擦拭及用眼药水冲洗，如不然久则目眵糊眼，难以视物，数年来多方求医未果，苦不堪言。观患者所带处方多为健脾化湿，清泻肝火之品。思其已考虑到了湿阻化热之变，但用之无效，应当另有玄机。从患者症状看，形肥体胖为痰湿之质无疑，但其纳食可，无少气懒言、纳差便溏等症，说明脾运尚可，虽有湿聚但不足为虑。然汗多，以颈部出汗为主，不喜热、口干则说明阳明郁热是存在的。于是处方：石膏50g、淮山药60g、苍术12g、白术30g、防风10g、升麻6g、生炙甘草各10g，3剂，每剂2日，水煎服。1周后复诊，患者激动异常，数年之疾竟十去其七。遂效不更方，再服3剂。之后，逐步减去石膏，以六君收功，月余痊愈。

此患者形胖，胖者肌腠致密，则风中阳明后不得外泄，加之体胖湿盛之体，中焦斡旋不利，气机郁滞日久，郁久则从热化，循足阳明胃经之经别上犯于目内眦，故生诸症。正如《素问·风论》记载："风气与阳明入胃，循脉而上至目内眦，其人肥则风气不得外泄，则为热中而目黄。"故方用白虎化裁，专攻阳明之热，二术促中焦之运化；风可胜湿，利助脾土，防风为风疾之圣药，可入厥阴，其性宣散，可祛湿理气、促木疏土；升麻能入阳明，升散久郁之风热；生炙甘草同用，其共性为调和诸药，益中焦之气，个性为生则宣中焦之热郁，炙则更偏补益。诸药合用，使郁热得以清透，气机得以条达，故效佳。

此例风中阳明之病说明由风引发的病症绝不仅限于外感病和我们日常所认识的中风偏瘫等，内伤诸症也可由风邪引起。风为百病之长，常兼夹他邪，可中于表、中于脏、中于腑（中于俞），可出现脑风、目风、漏风、内风、首风、肠风、泄风。风邪中人之后可循经而行，游走上下，在经络循行之地化生他症。故风之变化绝不止于风，常变化他病，如方向无定所者，皆为风气所致。风邪致病虽变化多端，但根据《素问·风论》所载分析，无论风中于何处，夹杂何邪，都应有汗出恶风的表现，以此执简驭繁，可明风证。

（首届全国中医临床骨干人才、重庆市"忠州纯针刀"创新团队成员　李强）

"辨病－辨证－辨体"结合诊疗模式在消化系统疾病中的诊治思考

中医诊疗模式的实用性直接关系到临床水平与疗效。我结合多年临床经验，泥古而不效古，在中医基础理论的指导下，强调辨体“因人制宜”，将辨病、辨证、辨体相结合，拓展自身临床思维，指导临床实践，治疗消化系统常见疾病。

（一）现代消化系统（脾胃、肝胆）疾病的特点

症状、体征明显，但相关检查示器质性病变少、功能性病变多。

人群发病以中青年多见，老年人、儿童发病率低，且多急性起病，老年患者多器质性病变。

合并焦虑、抑郁等精神相关疾病日益增加。

（二）“辨病–辨证–辨体”结合诊疗模式的应用

常规应用模式总结：先辨病后辨体，结合辨证，序贯用方。其含义：在临床病情明确的常规情况下以“辨病”为先，抓住疾病主要病机，明确“主病”，制定“主方”，配合“专药”，同时结合患者体质特征（年龄、性别）和证候特点加减用药；随着疾病病程的变化，当症状缓解、疾病表现不突出时，逐渐转向以辨病为主，结合辨证，巩固疗效，治本防复。

1. *辨病为先*　按照“主病主方主药”的思路，通过识病辨病、以病统证、据病施方的临床实践，尝试深入研究“某病”，抓住“病”的主导病机，不断凝练医疗经验，形成“主方”。以“主方”为主，根据症状、证候、体质的多样性，据主方加味，体现“病–证–体”的统一观、整体性。

2. *辨体为要*　这里所说的辨体并不是国医大师王琦教授所述“体质学说”中的九种体质，而是以中医基础理论“三因制宜”为依据，强调“因人制宜”的辨体理论。在临床中根据性别、年龄的不同，考虑体质具有一定的差异性及群体性。

(1) 儿童多虚证，以脾虚为主，多兼见饮食积滞，偶有肝郁气滞（青少年多见）。临证治疗以健脾益气为主，方用自拟参佛胃康加减，佐以消食导滞、疏肝理气之品。

(2) 中年女性多肝郁，郁怒伤肝，肝失调达，横乘脾土，久则脾虚，正如《难经》所记载的：“见肝之病，则知肝当传之于脾，当先实脾。”多兼见气滞、痰湿、血瘀，临证以疏肝健脾为主，方用自拟疏肝健脾饮加减，佐以理气、化痰、化瘀之品。

(3) 中年男性多湿热，与现代生活水平提升、饮食肥甘、酒食不节关系较大，多兼见痰湿、血瘀，临证以健脾清热化湿为主，方用清中汤加减，佐以健脾化痰、活血化瘀通络之品。

(4)《素问·上古天真论》记载：“女子七七，任脉虚，太冲脉衰少，天癸竭，地道不通，故形坏而无子也……男子八八，天癸竭，精少，肾藏衰，形体皆极，则齿发去。”故老年患者多虚，以阴虚为主，兼见气虚、血虚、阳虚。临证根据气、血、阴、阳盛衰，灵活辨证。

总之，临证以人群的体质为认知对象，从人群体质状态及不同体质分类的特性，把握健康与疾病的整体要素和个体差异，制定防治原则，选择相应的治疗。

3. 辨证为纲　强调辨病、辨体并非不注重辨证，相反，辨证论治是对辨病、辨体所得出的诊治方案的检验和补充，确定辨病、辨体结果是否能够应用，决定最终的诊治思路。特别是在多病混杂，主证明确、无病可辨，症状突出的情况下，中医辨证论治尤为重要。

“辨病–辨证–辨体”结合诊疗模式的优势在于辨体、辨病、辨证的综合应用。疾病是复杂的，任何诊疗模式都不能机械应用，任何临床经验都切忌生搬硬套，应根据实际情况权衡斟酌，恰当应用“三辨模式”，“三辨”结合，全面认识疾病的本质，进而取得满意疗效。现代知识爆炸，大家获取疾病知识的渠道增多，以偏概全现象比比皆是，导致生理、心理因素在发病因素中占比越来越高，躯体疾病诱发的精神障碍更是日益增加。这应该引起我们足够的重视，也提示我们在辨证论治时要考虑肝郁病机，随证治之。

（首届全国中医临床骨干人才　王峰）

慢性萎缩性胃炎的临床诊疗经验总结

慢性萎缩性胃炎（Chronic atrophic gastritis，CAG）属于胃癌前疾病，亦是临床的常见病、难治病。由于幽门螺杆菌感染、自身免疫、饮食、药物、年龄等因素导致胃黏膜持续性的慢性炎症，进而出现胃固有腺体的萎缩、减少甚至被肠腺替代（肠上皮化生），出现异常的组织增生（异型增生），最终导致胃癌的发生。现代医学目前尚无防治CAG的有效手段，而中医药在防治该病方面具有明显优势。中医学认为萎缩性胃炎的发生，是由于饮食不节，过食辛辣腌制烧烤等，从而损伤脾胃，使脾失健运，湿邪内生，或因恼怒郁闷（工作或生活压力大、长期紧张焦虑、生活不规律、性格偏执）使肝失疏泄，致肝郁脾虚或肝胃不和，脾虚湿困，郁而化热，湿热之邪壅滞中焦，脾胃升降失司。萎缩性胃炎的基本病机是本虚标实。本虚乃为脾胃气虚，运化功能低下；标实即湿热壅阻中焦，气血运行不畅。萎缩性胃炎患者常出现胃脘胀满、食欲不振、口干口苦、大便黏滞不爽、舌苔黄腻等症状，可伴胸胁胀痛、焦虑失眠等肝郁化火症状。针对此，河南省名中医闫海清教授临床常辨病与辨证相结合，宏观与微观相结合，治疗与调心相结合，以健脾和胃、清热化湿、解毒化瘀为法，拟健脾抗萎汤治疗，效果显著。基本处方：生黄芪15～30g、太子参15～30g、茯苓15～20g、白术15～20g、黄芩10～15g、黄连3～10g、蒲公英15g、连翘15g、枳壳10～15g、丹参15～30g、佛手10g。

（一）辨证与辨病相结合

萎缩性胃炎未出现肠化及不典型增生阶段的临床病机多为脾胃气虚，湿热阻滞，可以用健脾抗萎汤基本方治疗；伴有肠化，痰湿加重，瘀血明显，加浙贝母、瓜蒌以化痰散结，加泽兰、三七以活血化瘀。对于不典型增生，闫师常言其乃湿郁化毒，久病入血，加白花蛇舌草、藤梨根清热解毒散结，加莪术、石见穿活血破瘀。

（二）宏观与微观相结合

对胃黏膜的红白相兼，以白为主，或颜色发白，多提示脾气亏虚，寒湿较盛，治疗重在健脾化湿、温中和胃，在原方基础上加陈皮、法半夏、干姜、砂仁、木香或以香砂六君子汤（党参、白术、茯苓、陈皮、木香、砂仁、法半夏、甘草）为主。胃黏膜充血明显，红肿糜烂，分泌物较多者，多提示湿热较盛，热毒蕴结，治疗重在清热化湿解毒，可在原方基础上重用蒲公英、连翘，酌加白花蛇舌草、虎杖、藤梨根、瓜蒌，以清热解毒、散结消肿。胃黏膜充血，黄色脓性分泌物较多，或胃液呈黄色（如胆汁反流性胃炎），多提示肝胆湿热，逆而上攻，可在原方基础上加柴胡、枳壳、虎杖、金钱草、炒栀子，以清利肝胆湿热，利胆和胃，寓半夏泻心汤之意（法半夏、黄芩、黄连、太子参、干姜、生甘草）。若胃黏膜变薄较重，黏膜稀疏而干，营养不良者，提示脾胃气虚，阴血不足，黏膜失于濡养，治疗应侧重健脾和胃，益气养血，原方重用太子参，加北沙参、石斛、当归、白芍。

（三）治疗与调心相结合

现代社会生活节奏快，工作压力大，易致情志不遂。情志不遂既是萎缩性胃炎的发病原因，也是影响治疗和恢复的重要因素。尤其是萎缩性胃炎患者，因其有癌变的可能，许多患者会产生恐癌情绪，故身心同治极其重要。在治疗萎缩性胃炎患者的同时，需叮嘱其劳逸结合，培养业余爱好，适时缓解压力，保持乐观豁达的心情，树立战胜疾病的信心，即“安养心神，调治脾胃”。对于情志郁结严重，出现焦虑不安、烦躁失眠者，可在原方基础上加柴胡、合欢皮、酸枣仁、生龙骨，以疏肝解郁、安神定志。

在诊疗过程中，还要注重脾胃气机升降和疏肝理气，以达到和胃目的。

1. 注重脾胃气机升降。《脾胃论》记载“治脾可以安五脏”，《金匮要略》亦载“四季脾旺不受邪”，均表明脾胃之气对于健康的重要性。脾胃位居中焦，为全身气机升降之枢纽。脾宜升则健，胃宜降则合。脾胃升降有序，全身气机方能调达。而萎缩性胃炎正是由于湿热瘀滞阻于中焦，致脾不升清，胃不降浊，脾胃升降失司。临床上常用生黄芪、太子参、柴胡益气健脾，助升清；用法半夏、姜厚朴、紫苏梗、酒大黄，和胃降气；可用半夏泻心汤（法半夏、黄芩、黄连、干姜、太子参、生甘草）辛开苦降，调畅气机；对湿热之象明显者加王氏连朴饮（厚朴、黄连、法半夏、石菖蒲、栀子、豆豉、芦根）清热利湿和胃；合并灼热反酸重者加左金丸（黄连、吴茱萸）疏肝泄热和胃。

2. 注重疏肝理气。萎缩性胃炎的发生发展与情绪密切相关。肝与脾在生理上互相协调，在病理上相互影响。肝主木，具有调达功能。如果肝气郁滞，无法疏泄，则会引起脾胃气机运行失调。现代医学亦证实情志因素与本病的发生发展息息相关。所以，很多萎缩性胃炎患者出现嗳气频频、胸胁胀痛、心烦焦虑，部分伴咽中有物如梗，吐之不出，咽之不下。治疗时，常选用醋香附、香橼皮、木蝴蝶、合欢皮等疏肝理气之品，以助脾之健运，胃之和降。此即“土得木而达”。

（首届全国中医临床骨干人才　王萍）

血府逐瘀汤：治疗功能性腹痛有效方剂

功能性腹痛是临床常见病，是一种主要由中枢神经系统介导、与精神心理因素关系密切、一定程度上影响日常活动能力的功能性胃肠病。不明原因出现腹部疼痛，部位或固定不变或患者习惯用手保护腹部，甚至有时出现类似消化性溃疡表现，夜间睡眠困难等。患者在陈述病史时，往往对腹痛描述得非常形象，但体格检查时常没有明显阳性体征。其发病机制尚不完全清楚。患者多病程较长，通过消化内镜、腹部彩超及其他化验检查，可排除器质性疾病、内分泌及结缔组织病等，虽多方求诊，但临床常规治疗效果差，或易反复。

血府逐瘀汤是出自清代王清任所著《医林改错》。诚如《医林改错》中所记载：“隔膜之上，满腔皆血，故名为血府。”主治胸中血府血瘀证，具有活血祛瘀、行气止痛的功效。该方组成为当归、生地黄、桃仁、红花、桔梗、枳壳、赤芍、柴胡、牛膝、川芎、甘草，共十一味药。其中桃仁破血祛瘀，为君药；当归、红花、赤芍、牛膝、川芎助君药活血祛瘀，共为臣药；柴胡调肝、疏肝以行血，牛膝引血下行，桔梗、枳壳一升一降，行气活血，合生地黄，共为佐药；甘草调和诸药为使。全方药物配伍气血同治、升降相补，具有活血化瘀而不伤正，疏肝理气而不耗阴的特点。原书中所列治疗条目有头痛、胸痛、胸不任物、胸任重物、天亮出汗、食自胸右下、心里热（灯笼病）、瞀闷、急躁、夜睡梦多、呃逆、饮水即呛、不眠、小儿夜啼、心跳心忙、夜不安、肝气病、干呕、晚发一阵热等十九条。血府逐瘀汤是“逐瘀汤”系列中流传至今临床应用最为广泛的一首方剂，现代医家也多有应用。然现代临床应用中以心血管疾病、脑血管疾病和妇科疾病等居多。我在临床上针对不明原因的顽固性腹痛多采用血府逐瘀汤（生地黄 10g、当归 15～20g、红花 6g、川芎 6～10g、桃仁 6～10g、枳壳 10g、柴胡 10g、川牛膝 15g、桔梗 6g、赤芍 20g、甘草 6g）加减，临床常获奇效。加减法：以两胁肋区疼痛为主者，加香附 15g、川楝子 12g；以上腹胃脘痛为主者，加浙贝母 15g、海螵蛸 18g、莪术 6g；以中下腹疼痛为主者，加薏苡仁 20g、败酱草 15g；便秘者加白术 30g，方中用当归 20g、桃仁 10g；纳差者加鸡内金 15g，炒麦芽、谷芽各 15g；伴胸闷不舒者，加瓜蒌薤白半夏汤；烦躁者加淡豆豉 6g、香橼 10g；失眠加合欢皮 15g；疼痛明显加延胡索 15～20g 等。

究其机制有二：第一，功能性腹痛患者常为慢性，并且是排除性诊断，患者往往隐隐作痛或不能引起足够重视，特别是基层农村地区，区别于急性腹痛能及时到院就诊。部分患者因疾病折磨日久，多方诊察，病因难明。中医学理论认为“久病多瘀”，或因疾病思虑紧张，气机郁滞，气滞日久，久必成瘀，导致血液瘀滞，瘀血有形。上方既行气活血又缓急止痛，使诸脏腑中之气血凝滞皆能流通，各有所归，疼痛得止。第二，结合现代药理研究，活血化瘀类药物能加快血液、淋巴循环，促进局部代谢循环，加速炎性物质排泄。血府逐瘀汤具有抗炎、改善微循环、镇痛、抗抑郁等功效，但仍然需要临床及实验进一步研究验证。

（首届全国中医临床骨干人才　王萍）

浅谈苓桂剂的临床运用

苓桂剂，指《伤寒论》中以茯苓、桂枝为主的方剂，其中包括苓桂术甘汤、苓桂姜甘汤、五苓散等。临床主要用来治疗水气上冲证。此病为常见病、多发病，其病机与心、脾、肾的阳气虚衰有关，而心阳虚衰又为发病的关键。

水气上冲的起点有二，一是由心下气往上冲，二是由脐下气往上冲。由心下气往上冲的多因心脾气虚；由脐下气往上冲的多因心肾气虚所致。典型的可出现明显的气由下往上冲动的感觉；不典型的虽不见明显的气冲之感，但从下往上依次出现或胀，或满，或悸等症，望诊多有面色黧黑或出现水斑，舌质淡嫩，苔水滑，脉多沉弦。

苓桂术甘汤作为临床常用处方，可治由心脾两虚引起的水气上冲之心下逆满、气上冲胸、起则头眩等症；苓桂枣甘汤治心虚于上、水动于下的脐下悸、欲行奔豚等症；苓桂姜甘汤（即茯苓甘草汤）治疗水饮停留于胃，阻碍气机，郁遏清阳所致的厥而心下悸；苓桂杏甘汤治水气上冲，迫使肺气不利，不能通调水道，而见小便困难、面部浮肿及咳喘等症；五苓散治太阳蓄水症，小便不利，少腹胀满，烦渴而饮水不解，甚至水入则吐或兼微热、汗出、恶风，或心下痞而小便不利，苔白，脉浮而弦；茯苓泽泻汤治反胃或恶心、嗳气，伴渴饮，舌质淡，脉沉弦；泽泻汤治头晕目眩，视物旋转，呕吐恶心，舌体大，苔白滑。

苓桂术甘汤是苓桂剂的代表，善治水气上冲，又治痰饮内留等症。方中茯苓健脾利水，桂枝甘草补心阳之虚，且桂枝又善降冲逆之气，全方总起温中降逆之效。

案1：王某，男，57岁，2022年3月3日初诊。1周前受寒后出现眩晕，目不能睁，行走困难，恶心欲吐，颈项僵硬，自汗，纳差，寐平，大便不调，小便少。既往有颈椎病史。近1周来，输液治疗数天，并口服西比灵（盐酸氟桂利嗪胶囊）、强力定眩片等，效果不佳。舌质淡体大有齿痕，苔白水滑，脉沉弦。予苓桂术甘汤合泽泻汤加减：茯苓60g、桂枝45g、白术30g、甘草30g、泽泻70g、葛根60g，5剂水煎服。

二诊：眩晕等症状明显改善，全身情况好转，继服上方5剂善后。

五苓散以利水通阳为主，治疗重点在于水蓄膀胱，膀胱气化不利，辨证以微热、消渴、小便不利等为着眼点。

案2：徐某，男，49岁，2020年5月17日初诊。失眠1年余，加重3个月。中西结合治疗，效果不佳。现入睡困难，少寐易醒，口渴不思饮，小便短少，胃脘痞满，纳差不思食，时有眩晕，大便不调，舌淡、苔白、脉沉弦，予以五苓散加减：白术18g、猪苓18g、泽泻30g、茯苓18g、桂枝12g、苍术15g、陈皮15g、厚朴18g、茯神18g，7剂，水煎服，每日3次。

二诊：入睡困难改善，小便增多，纳食增加，继服六君子汤合苓桂术甘汤加减：党参25g、白术18g、茯苓30g、炙甘草12g、陈皮15g、半夏18g、桂枝20g、茯神20g，7剂，水煎服，每日3次。

清代医家叶天士云："通阳不在温，而在利小便，五苓散通阳利小便，可谓治湿第一方，临床凡治湿邪为病，多从此方着眼。"

（首届全国中医临床骨干人才　曾长林）

运用姚氏妇科流派诊疗方法治疗多囊卵巢综合征闭经临床心悟

多囊卵巢综合征（Polycystic Ovary Syndrome，PCOS）是妇科内分泌临床中

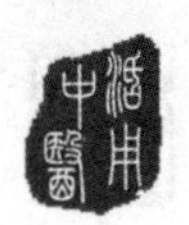

十分常见的疾病，在我国有着庞大的患者群。PCOS 临床表现异质性，不但严重影响患者的生殖功能，而且雌激素依赖性肿瘤如子宫内膜癌发病率增加，相关的代谢失调包括高雄激素血症、胰岛素抵抗、糖代谢异常、脂代谢异常、心血管疾病危险也增加。多囊卵巢综合征临床表现为月经不调、不孕、多毛、痤疮、肥胖、黑色棘皮征，其中以月经不调多见，临证之中又以闭经伴肥胖表现为多。

结合本病育龄期发病，或青春期已经蕴含发病因素的特点，姚氏妇科认为多囊卵巢综合征的病因病机与气血、肝脾、冲任功能失调有着密切的关系。阴阳失衡是病理改变的基础，气血、肝脾、冲任失和是重要的发病机理，痰湿瘀血是常见的病理产物，三个方面相互影响，相互作用，形成了本病临床表现复杂多样的特点。与此相应，姚氏妇科临床治疗多囊卵巢综合征亦从气血、肝脾、冲任功能的调理入手。

姚氏在治疗多囊卵巢综合征时，会根据患者不同的临床表现，抓住气血、肝脾、冲任之间的关系，突出重点，辨证论治，灵活用药。我在治疗 PCOS 闭经患者时，结合姚氏妇科流派学术特点发现：PCOS 多在青春期、育龄期发病，而女子不同时期发病各有侧重。

青春期肾正处于女子生理发育的特殊阶段，此时，肾气方盛，任通冲盈而天癸至，但尚处于肾气未充，真阴不足，天癸初泌而形体不实、发育未趋完善，封藏未全秘固的状态，以健脾清肝为主。针对青春期之生理特点，多肝脾不足，冲任失养，肾精不充（精血亏虚型），症状为初潮迟至，月经后期，月经量少，甚则闭经，色淡红，质稀薄，时断时续或色暗红，黏稠、渣状，渐至闭经，不孕；伴面色无华、头昏耳鸣，失眠多梦，或五心烦热，纳差食少，神疲倦怠，腰疲膝软，带下量少，性欲淡漠，情绪压抑，小便清长，大便溏薄。舌淡红，边有齿印，苔薄白或白腻，脉沉细滑。治则养肝健脾、调益冲任、充填精气。方用姚氏新加四物五子汤，根据其气郁程度加以薄荷、柴胡、苏梗、白芷、蝉蜕、升麻、蒺藜等轻宣之品调畅气机；和中加陈皮、半夏、苏梗、茯苓、法半夏、藿香、佩兰等以资气血生化之源。

生育期虽是“筋骨坚，发长极，身体盛壮”之期，又是机体逐渐过渡至衰退的阶段，却也正是产育最旺盛之时，经、孕、产、乳无一不损精、伤血、耗气。兼工作、家务劳累于一身，以及复杂的人际社会关系等，难免七情之变，肝气郁滞，脾胃失和，郁火渐生，冲任受损，精气不充，当以补血柔肝为主。育龄期妇女多以肝郁脾虚、冲任失和、兼挟郁火（肝郁脾虚型）多见，症状为月经先期，或先后不定期，月经量多，或月经量少，经色鲜红经期延长，渐至崩漏，闭经，不孕；伴痤疮，口燥咽干，心烦少寐，急躁易怒，紧张忧闷，纳谷不馨，双乳胀痛经前加剧，带下量少或夹血丝，小便短黄，大便干结；舌红，苔燥或薄黄，脉细滑数。治则柔肝健脾、调和冲任、清透郁热；以逍遥散为主方加减，兼以补益冲任之品如仙茅、淫羊藿、续断、狗脊等。

总之，PCOS闭经一证，若兼痰湿瘀血，上二方加二核（橘核、荔枝核）、苏木、石菖蒲、刺蒺藜、皂角刺等以舒畅气机，化痰通络散结。

姚氏妇科流派，善用逍遥，枢转气机，性味平和，调治气血，行中寓补，补中有清，以平淡清灵收功。根据临证有别，善用“和”法，用药轻清宣透，灵动疏条。姚氏认为，临证遣方用药贵在“中”，所谓用药适中，即处方精当，加减得宜，药味轻薄透邪，药量恰如其分；重在调和中，即首重肝脾，枢机转气，调畅气血。如使用散滞之薄荷、苏叶、葛根、防风、白芷、蝉蜕、升麻、蒺藜等轻宣之品调畅气机；和中以陈皮、半夏、苏梗、茯苓、法半夏、藿香、佩兰等健脾，资气血生化之源。多囊卵巢综合征临床表现复杂多样，或寒热错杂，或虚实夹杂，同时根据妇女气有余血不足、容易气郁化火特点，在临证中更是要注意不可妄投辛燥之品，过用重剂，猛攻峻补，要时时兼顾阴平阳秘，肝脾疏利，气血调畅，冲任通达，常用药物有炒艾叶、炙香附、竹茹、茯苓、桑寄生、炒续断、佛手、芦根等。

（首届全国中医临床骨干人才　谢佳佳）

何氏女科傅萍培土五步法治疗宫腔粘连之不孕症经验

宫腔粘连（Intrauterine adhesions，IUA）临床表现为周期性下腹痛、继发不孕与反复流产、闭经、痛经、月经量少等，抑或无症状，仅表现为不孕，与宫腔操作史、宫内感染关系密切。何氏女科傅萍主任医师系第五批全国老中医药专家学术经验继承工作指导老师，浙江省名中医，何氏女科第四代外姓传人，临证40余载，积累了丰富的临床经验，对宫腔粘连之不孕症的临床诊治独具心得。笔者有幸随师学习，受益匪浅。现将傅师治疗宫腔粘连之不孕症的临证经验浅析如下，以飨同道。

傅师认为，妊娠有三个必备要素：茁壮之玉种（精卵）、肥沃之土壤（胞宫）及通畅之道路（输卵管、输精管）。傅师认为，玉种、土壤及道路这三者都非常重要，且密不可分，培土方能种子毓麟。傅师亦推崇国医大师柴嵩岩的“土地论”，即胞宫与其内部环境之于女性的怀妊，犹如“土地”与土地上收获“庄稼”的关系。不孕症之治疗，就如同农民对土地辛勤、不断之耕耘，改善土壤的环境，以获得丰收。傅师结合自身临证经验，针对宫腔粘连之不孕症的土壤问题，提出了“培土五步法”。

（一）病因病机

传统中医无“宫腔粘连”病名，根据其临床表现及危害特点，属“月经过少”“闭经”“腹痛”“不孕”等疾病范畴。傅师认为，宫腔粘连的病机主要责之于肾虚血瘀。肾为先天之本，患者素体肾虚，肾气不足则气行无力，虚而气滞，血行则随之不畅，再加之堕胎、小产等各种宫腔操作手术损伤冲任胞宫，邪气入侵，气滞血停，瘀阻胞宫，胞脉壅塞，日久积而成癥最终导致宫腔粘连，难以种子毓麟。

（二）培土五步法分期论治

1. 逐瘀净膜，清热活血以净土　傅师认为，针对宫腔粘连之不孕症、反复自然流产的患者，首先应该审证求因，适时净土。傅师尤其强调宫腔镜治疗时间的把握，提出适时镜检，认为首选宫腔镜下宫腔粘连分离术（TCRA）。目前TCRA已取得了理想的近期临床治疗效果，但远期疗效仍不满意，且对于重度子宫粘连、宫腔失去正常形态者，术后复发率仍较高。围手术期配合中医药的个体化治疗能够有效预防宫腔镜术后的再粘连，并提高远期疗效。

围宫腔镜手术期宜逐瘀净膜，清热活血，方以红藤消癥汤加减。红藤、蒲公英、败酱草清热解毒，凉血消痈；当归、川芎、丹参、赤芍养血活血、化瘀调经；水蛭破血逐瘀通络，擅破血而不伤正，《本草经百种录》记载：“而性又迟缓善入，迟缓则生血不伤，善入则坚积易破，借其力以攻积久之滞，自有利而无害也。”地鳖虫活血散瘀，通经止痛。傅师认为这两味虫类药擅活血祛瘀通络，对于宫腔粘连、久病多瘀患者能起到祛瘀生新、化瘀通络的作用。术后予人工周期疗法（戊酸雌二醇片＋地屈孕酮片），辅以我院院内制剂妇外Ⅳ号保留灌肠，以求清热活血、逐瘀净膜。

2. 益肾填精，养血厚膜以厚土　经后期：血去阴亏，在先后二天之气的充养之下，阴长阳消，精血蓄积，胞宫藏而不泄，治疗宜滋癸水养精血以促重阴。傅师予紫石英方加减益肾填精，养血厚膜。方中紫石英温阳暖宫，鼓舞冲任，主治“女子风寒在子宫，绝孕十年无子”；紫河车补肾填精；二紫合用温肾填精，有助天癸精微之气。熟地黄、枸杞子、黄精、玉竹滋肾阴，养精血。菟丝子、覆盆子、淫羊藿补肾之阴阳，温养胞脉，调理冲任，达“阳中求阴，阴得阳升而泉源不竭”之意。当归、川芎、丹参养血活血，化瘀调经。傅师对于血肉有情之品的运用有独到的见解：紫河车，性温，入心、肝、肾经，温而不燥，补而不滞，温肾益精，养血益气，有疗“诸虚百损”之功；哈士蟆，性平，入肺、肾经，有益肾填精、养阴润肺之功，较紫河车更为温润滋养。两者合用，一温一润，相得益彰，使心肾精血得长，冲任胞脉得复，土壤得以肥沃厚实。

3. 益肾养血，活血畅膜以松土　经间期：正值“氤氲期”“的候”之时，顺而施之则成胎矣。傅师在前期填精养血厚膜的基础上，予以益肾养血，活血畅膜，以养血试孕方加味。方中菟丝子、覆盆子补肾益精，固冲任以助孕；熟地黄、枸杞子滋阴养血；当归、川芎、丹参、赤白芍养血调经；《本草纲目》载炮山甲“穴山而居，寓水而食，出阴入阳，能窜经络，达于病所故也”；皂角刺不仅能消肿祛邪，亦能引经开路，有通达之性。傅师常将两药合用以活血通络畅膜，疏利冲任气血，因势利导促进顺利排卵及两精相合也。

4. 养血填精，松土疏膜以助孕　黄体前期：血海趋于满盈，阴精阳气已极，冲任气血充溢，是为两精相搏成功着床的物质准备。傅师仍继续投之养血试孕方，以养血填精，松土疏膜，助受精卵顺利移行和着床。

5. 补肾养血，温养玉种以固土　黄体后期（初孕期）：两精相搏合而成孕，此时需补肾养血，为填埋育种夯实地基，以备精血化气温养玉种。傅师予自拟安胎方加减，方中熟地黄、枸杞子养血填精，太子参、黄芪补气健脾，当归、川芎、丹参、炒白芍养血活血，协助长养；桑寄生、菟丝子、川断、阿胶珠取自寿胎丸以补肾安胎。全方合用补肾固土，温养玉种，则毓麟有望也。

（首届全国中医临床骨干人才　马娴）

桂枝汤类方妇科临证心悟

经方药简、力专、效宏，其中桂枝汤为群方之冠、燮理阴阳之祖方。仲景著作中桂枝汤原方所疗疾病有20余种，加减化裁所治病证达40余种。太阳中风须用桂枝汤，此医家所知；然阳明病、太阴病、厥阴病以及霍乱病乃至妇人妊娠病中，均有须用桂枝汤者。

桂枝汤的组方特色，历代医家已有丰富的论述。《医宗金鉴》记载：“以桂、芍之相须，姜、枣之相得，借甘草之调和阴阳表里，气卫血营，并行而不悖，是刚柔相济以为和也。”桂枝色赤而味辛温，入于人体如一股阳热之气，遍行周身，可升可降，内外周流；其上升之气入助心阳，温阳化气，下行则具有平冲降逆之效。芍药之效为收摄阴气，敛中有补。桂芍两者配伍，通阳固表、敛中有散，调和一身阴阳升降之机，使外邪得驱，壅滞得通。

清代医家徐彬在《金匮要略论注》中说：“桂枝汤，外证得之，为解肌和营卫，内证得之，可化气调阴阳。”阐释并提升了仲景桂枝汤广泛的适用范围。历代医家临证多以桂枝汤之解肌祛风作用为基础，结合其调和阴阳、温补气血、调和营卫、调和肝脾功用，既作为外感病中营卫不和之主方，又可作为调理内伤诸证之常用方。对于妇科诸疾，凡属气血失和、五脏不调、血瘀寒凝者，多可取其意，结合临床辨证，加减得宜，便可左右逢源。笔者略举桂枝汤类方在妇科临证时运用加减心得，以飨同道。

（一）各种痛症

桂枝汤方中桂枝、生姜有温经止痛之功，白芍、大枣、甘草有缓急止痛之效，故本方对各种痛症均有良效。痛经者，可于桂枝汤中加当归，以补血和血化瘀、调经止痛；寒甚者，合温经汤，可加小茴香，桂枝易肉桂；痛甚伴恶心呕吐、头痛者，为肝气挟冲气上逆，合吴茱萸汤；隐痛为主者以桂枝汤倍芍药，取小建中汤意，既可补气血之虚，又可温经散寒、缓急止痛。痛经或慢性盆腔炎血瘀甚者，症见小腹刺痛或绞痛，血块多等，加失笑散、三七、橘核、荔枝核等行气止痛散结；寒瘀互结，腹中癥瘕疼痛者，可用桂枝茯苓丸加减。

（二）围绝经期综合征

围绝经期综合征属中医学“经断前后诸证”“脏躁”等范畴。症见月经紊乱、潮热汗出、心悸失眠、皮肤蚁行样感及情绪障碍等。《伤寒论·辨太阳病脉证并治》第53条记载：“病常自汗出者，此为荣气和，荣气和者，外不谐，以卫气不共荣气谐和故尔。以荣行脉中，卫行脉外。复发其汗，荣卫和则愈，宜桂枝汤。”有研究表明桂枝汤对汗腺及体温具有双向调节功能，这也为从现代医学角度来解释桂枝汤可治疗围绝经期潮热汗出提供了有力的证据。畏寒脾虚者，加制附子、焦白术；潮热甚者加牡丹皮、浮小麦、大枣；汗出伤阴，宜桂枝汤减桂枝、生姜用量，合生脉散，加乌梅、生地黄以益气养阴。以眩晕、心悸为特征，辨证属阳虚痰饮者，可予茯苓桂枝白术甘草汤。其他桂枝类方，如柴胡桂枝汤、桂枝龙骨牡蛎汤也是围绝经期常用方，加龙牡、参芪、益智仁、糯稻根、五味子等，药中病机，往往效如桴鼓。

奔豚病属一种特殊的围绝经期综合征表现，用桂枝加桂汤可治疗。如“太阳病，下之后，其气上冲者，可与桂枝汤”，又“奔豚，气从少腹上冲心者，灸其核上各一壮，与桂枝加桂汤，更加桂二两也”，可见桂枝的药性并非一味地辛散上行，也有很强的下行之力，这正切中《易经》的阴阳变易之理。万物皆有一太极，桂枝上行辛散中自含下行之理。这在桂枝本身的气味中也有所体现，因此对围绝经期女性有奔豚逆证表现、气上冲心者，运用桂枝加桂汤收效甚佳。

（三）月经失调

桂枝汤之桂枝温经活血，辛温善通，“血得温而行”，炙甘草、生姜、大枣为中土之药，裨益于脾胃，助气血生化；芍药滋阴养血，濡养肝木，桂芍合用则有温经通脉，养血调肝之妙，临证运用桂枝类方可治各种月经失调，如月经后期、月经过少等，血虚甚者，症见经色淡，经水量少，头晕乏力等，合归脾汤；“经水出诸肾”，调经需时时兼顾肾气，故肾虚者可合归肾丸。

（四）各种妇科漏证

妇科常见漏证，如汗漏、乳漏、经漏等，只要辨证准确，略施加减，常常收效迅速。如方中加入龙牡、茜草、海螵蛸、蒲黄炭等可治疗妇人阴阳两虚、冲任不固之崩漏病；产后恶露不绝，证属气虚血瘀、冲任不固者，合生化汤，加炮附子、阿胶等味；产后自汗，证属气虚营卫不和者，桂枝加柴胡龙骨牡蛎汤合参芪、糯稻根等。

桂枝类方在妇科临床作用广泛，以上所列仅为本人窥管之见。医者临证大可不必拘泥于其属解表、和解，还是补益之剂，只需准确审因辨证、求其精旨，洞明方中阴阳对立统一、互根互用之理，按照辨证论治的原则使用便可效如桴鼓，无往而不利。

（首届全国中医临床骨干人才　罗梅）

针药结合治疗不孕症临床思辨

随着现代社会的不断发展，女性的社会经济能力也逐渐增强，经济独立致使晚婚女性越来越多，进而导致晚孕率增加；近几年多胎政策的放开，要求生育的高龄女性也越来越多。众所周知，女性的孕育能力与年龄有明确的相关性。有专家认为，35 岁以后女性的生育力呈现折棍式、断崖式下降。另外，随着社会的人文环境改变，越来越多的年轻女性较早开始性生活，不注意避孕，接下来就会进入怀孕、流产、再怀孕、再流产的循环模式中，结果必然导致以后的不孕。这也是现在不孕的发病率越来越高的主要原因。

通过何氏妇科的学习及澄江针灸流派的学习，笔者在临床治疗不孕方面的疗效得以显著提高。在临床治疗不孕的过程中，也积累了一些经验。笔者认为治疗不孕首先要调理月经，古人云：“胎前之道，始于求子。求子之法，莫先调经。”调治月经时，要注意结合女性月经周期用药，即调周与辨证相结合。月经期因势利导，采用活血化瘀药以促进经血排出，常用益母草、泽兰、当归、川芎、桃仁、红花等；经后期阴血亏虚，治疗时以补肾养血为法，以促进卵子发育，常选用菟丝子、女贞子、枸杞子、熟地黄、当归等；经间期以温阳活血为法，以促进卵子排出，常选用羌活、肉桂、淫羊藿、巴戟天、肉苁蓉等；经前期以温补肾阳为法，以健黄体，常选用淫羊藿、巴戟天、葫芦巴、仙茅、肉苁蓉等。除用中药外，还经常配合电针治疗，来达到调经促孕的目的，这就是笔者的“脏腑用药与经络刺激相结合”的理论。

运用电针时，也要配合月经周期选穴，经后期选择腹部的任脉、脾经穴位为主，排卵期选择头部阳明经及任脉的穴位为主，经前期选择背部膀胱经穴位为主，经期暂停针灸，给予患者皮肤休息。之所以这样选穴，是根据中医“背为阳、腹为阴”的基础理论。首先，经后期属于肾阴虚阶段，故针刺腹部穴位以滋补肾阴；经前期属于肾阳虚阶段，故针刺背部穴位以温补肾阳；排卵期需要下丘脑－垂体－卵巢轴的协调，故针刺头部穴位以增强对该轴的调控。其次，不孕症的治疗也要寻求病因，不同的疾病导致不孕的特点不同，诊疗随之不同。我常用“西医辨病与中医辨证”“中医病因与西医病理相结合”的理论。如因子宫内膜异位症而导致的不孕，临床治疗时除辨证外，还要结合子宫内膜异位症的中医病因及西医病理，采取活血化瘀的疗法，随证治之；如输卵管阻塞性不孕，需要“内治与外治相结合”“局部辨证与整体辨证相结合”，采用口服中药及中药灌肠、中药外敷的方法综合治疗。再次，不孕女性多兼肝气郁滞，故临证思辨时要注意肝郁日久化火的病情演变，注意结合舌脉判断有无热象以决定疏肝理气、凉肝养血的药物。从次，结合内蒙古地区当地的饮食特色（多食牛羊肉等肥甘厚腻之品，多嗜好饮酒），肥甘厚腻及醇酒之品易酿生湿热，且易损伤脾之运化功能，招致湿邪停聚，蕴久化热，故不孕女性多兼夹湿热之邪，临证时注意运用清利湿热之品。最后，“久病多瘀，久病入络”，对于不孕日久的患者，常有舌下络脉迂曲或增粗、唇色暗等瘀血阻络的临床表现，故临证时常选用化瘀通络之品，如丝瓜络、路路通、皂角刺等。

总结：一是调经时要注意中药序贯疗法，即调周与辨证相结合；二是脏腑用药与经络刺激相结合；三是西医辨病与中医辨证相结合，中医病因与西医病理相结合；四是局部辨证与整体辨证相结合，内治与外治相结合；五是注意疏肝解郁、清利湿热、化瘀通络之品的酌情临证选用。

（首届全国中医临床骨干人才、第五批全国中医临床优秀人才　任磊）

从《黄帝内经》寻找治疗高血压病的方法

高血压病是影响人类健康的常见病之一，且并发症多，对人类的健康危害极大。近年来，由于中医药治疗高血压效果显著，不良反应少，颇受人们关注。结合现代医学对高血压的认识，笔者通过研读《黄帝内经》以及临床治疗高血压病的感悟，发现了中医治疗高血压病更清晰的治疗思路和方法，现阐释如下。

现代医学认为，高血压是指人动脉血管压力增高大于正常值，其增高的直接原因有二，一是血管壁紧张度增高，二是血管内容量过多。现代医学对高血压的研究及治疗就是从这两个原因入手的，药物有肾素－血管紧张素系统抑制剂、钙通道阻滞剂、α受体阻滞剂等，主要起扩张血管、减轻血管壁紧张度、减少血容量的作用。笔者也以此两方面为要，在《黄帝内经》中寻求中医治疗高血压病的方法。

（一）解决血管壁紧张度增高的办法

寒冬季节，如果在户外衣服穿得少，大多数人会冻得把身体缩成一团。同理，如果一个人体内有寒气，血管也会“冻”的缩起来。《黄帝内经》言“寒性收引”，收引即收缩牵引之意。所以大部分高血压病患者在夏天血压容易控制，冬天则相对偏高。临床中的确发现，相当一部分高血压患者存在畏寒怕冷、四肢不温等情况。现代医学研究发现，全身小动脉痉挛是导致高血压病发生发展的始动环节。“痉挛”和中医学的“收引”有着高度的一致性，所以，“寒”是引起血管壁紧张度增高的重要原因，利用温阳法治疗高血压能取得良好的临床疗效。

“寒”从何而来？《素问·调经论》言“阳虚则寒”，即体内有“寒”是阳虚造成的，五脏阳虚各有其不同的临床表现。

肝阳虚：临床常见形寒肢冷，胆小易惊，囊缩阴冷，少腹冷痛，体倦，脉细无力。治疗上可采用暖肝煎、当归四逆汤之类，温补肝阳。

心阳虚：临床常见畏寒肢冷，心悸气短，伴神疲、少气、懒言、面色苍白、多寐，舌淡胖嫩，脉迟无力。治疗上可采用瓜蒌薤白桂枝汤、桂枝人参汤等，温补心阳。

脾阳虚：临床常见脘腹冷痛，喜温喜按，大便易溏泄，妇女带下清稀量多，伴畏寒肢冷、口淡不渴，舌淡胖或有齿痕，苔白滑，脉沉迟无力。治疗上可采用理中汤、附子理中汤等，补益脾阳。

肺阳虚：临床常见面色㿠白，形寒肢冷，神疲少气，声音低怯，口不渴，舌淡胖，苔白滑润，脉迟缓。治疗上可选用苓甘五味姜辛汤加减。

肾阳虚：临床常见面色黧黑，精神萎靡，畏寒肢冷，腰膝冷痛，或男子阳痿，早泄，精冷，性欲减退，夜尿频，五更泄泻，舌淡胖苔白滑，脉沉迟无力或沉弱。治疗上可采用真武汤、桂附地黄丸之类，温补肾阳。

（二）解决血管内容量过多的办法

人体血管内的容量不是一成不变的，总是随着外界环境以及人自身的变化而

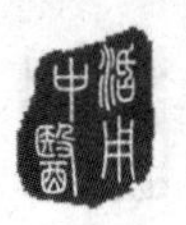

变化的。比如，汗是从血液转变而来，一个人跑完步后会出很多汗，但是人的血管会变得比跑步之前更粗，这说明跑步出汗后血管内的容量不但没有减少，反而增加了。所以一定有一个脏器控制着我们血管内容量的变化，在需要时可以释放出更多的血液供给全身营养，这个脏器就是中医学的“肝”。《素问·调经论》言“肝藏血”,《素问·五脏生成》言“人卧则血归于肝”。正常情况下，肝脏会根据人体的需要释放恰当的血液在血管内供给人体的需要，但是如果肝脏的功能失常了，也就失去了对血容量的控制，造成血容量过多而出现高血压。研究发现，高血压的初发临床症状以头晕为主,《素问·至真要大论》记载：“诸风掉眩，皆属于肝。”这也证明了高血压和肝脏的密切关系。浙江省名中医祝光礼教授认为，高血压初期应以治肝为主，恢复肝藏血的功能。

肝脏的治疗在明代尤为盛行的说法是“肝无补法”。此论在后世得到了批判，如魏之琇在《续名医类案》记载：“肝无补法四字，遂使千万生灵，含冤泉壤。”中医学以阴阳学说为根本理论，而阴阳学说以阴阳互根互用为基础，阴阳是对立统一的，没有阴也就无所谓阳，没有阳也就无所谓阴。同理，脏腑之病，必有虚实之别，虚和实也是对立统一的，没有虚也就无所谓实，没有实也就无所谓虚，任何脏腑病变都可能出现实或虚，所以根据《素问·调经论》“百病之生，皆有虚实”，总结出的原则为“实则泻之，虚则补之。”

《黄帝内经》中也记载了肝脏实证和虚证的临床表现，如《素问·脏气法时论》记载：“肝病者，两胁下痛引少腹，令人善怒，虚则目䀮䀮无所见，耳无所闻，善恐，如人将捕之。”《素问·气厥论》记载：“肾移寒于肝，痈肿少气。脾移寒于肝，痈肿筋挛。肝移寒于心，狂、隔中。”同时,《内经》也载明了治疗肝脏的方法，如《素问·脏气法时论》记载：“肝欲散，急食辛以散之，用辛补之，酸泻之。”肝脏喜条达而恶抑郁，辛味药物，性升散，顺肝之性，故为补；酸味药物，性收敛，逆肝之性，故为泻。《素问·脏气法时论》记载：“肝苦急，急食甘以缓之。”故从《内经》中可以看出治疗肝的原则为辛补、酸泻、甘缓。

可惜的是《内经》并没有给出治疗肝病的具体方药。张仲景的《伤寒杂病论》对于肝病的治疗贴合《内经》，其内容丰富，方法精湛，当为后世楷模。书中对辛补之法论述详尽，有吴茱萸汤、当归四逆汤、四逆汤等辛温之补法，有柴胡桂枝汤辛散之汗法，有小柴胡汤辛苦之和法，有四逆散辛行之消法。酸泻之中，可见芍药甘草汤、乌梅丸等酸收之法。对于甘缓，张仲景见解颇为独到，书中有言“见肝之病，知肝传脾，当先实脾”。《素问·脏气法时论》言脾脏“甘补之”，甘缓便是实脾的方法，故书中可见小建中汤等缓肝之方。此外，在诸多治肝方剂中无处不体现甘缓，如小柴胡汤中的人参、大枣、甘草，吴茱萸汤中的大枣、人参等。《伤寒杂病论》对于肝病的治疗，有缓有急，有补有泻，或补中有泻，或泻中有补，机圆法活，填补了《内经》的空白。

总之，辨证论治是中医的精髓，应当从患者的临床表现出发，紧扣病机，如果能够解决患者阳虚或者肝脏的问题，或许就能治疗患者的高血压。

[首届全国中医临床骨干人才　刘杰（嘉兴）]

体悟韩学杰老师临床运用“降压四味”之法

（一）沈氏女科流派学术渊源

沈氏行医，源于明代初年浙江省东阳县（现东阳市）。公元1368年即明洪武年间，沈氏太祖沈庶在家乡悬壶。他一生诊脉临证，晚年总结毕生心血，著有《女科抉微》《内科证治》等医书。因其善治女科且通晓内科，故成为沈氏女科的开山鼻祖。当时所称女科，泛指女子诸疾，包括女子的内科病和妇科病，并非单纯的妇科病。明清两代，沈氏女科一脉相传。清光绪年间（1875年），沈氏支族由浙江东阳迁居申浦（现上海市前身），在西郊大场置地筑屋、行医济世，一时间遂有“大场枸橘篱沈氏女科”之美称。1963年沈氏女科第十九代传人沈绍功先生学有所成，被分配到中医研究院（现中国中医科学院）工作。先生投毕生精力于中医事业，在中医急症、癌症、冠心病、糖尿病、妇科病等领域均见地非凡，疗效卓著。先生虽已作古，但其学术思想、沈氏女科的血脉还在流淌，沈氏女科第二十代传人韩学杰老师便是先生全面学术思想的继承人。

（二）高血压病之病机关键在于“毒损心络”

本人有幸结缘韩老，亲得老师指点，跟诊体悟老师学术思想，受益匪浅，终生不忘。现将老师在治疗高血压病时的辨证遣方思想做一简单介绍。

高血压属于中医学“眩晕”“头痛”等病范畴。大多医家认为本病多因肝肾亏损，病机上归纳为风、火、痰、瘀、虚，证类上以“肝阳上亢”“肝肾阴虚”为主，治法上以“平肝潜阳”“滋水涵木”，同时加以“化痰利湿”“活血化瘀”等法，组方上以“天麻钩藤饮”“镇肝熄风汤”等为代表。

韩老师继承沈氏流派学术思想，结合常年临证观察，发现高血压病者苔腻常为多见，舌质紫暗、舌下静脉显露的瘀证亦不少见，痰和瘀的致病在高血压病中日趋增多。分析这一普遍现象，韩老师认为，现代人尤其是久坐办公之人，“久坐伤肉，劳于脾也”，久坐至脾虚痰湿内生，加之饮食热量过剩，易致外有形体肥胖，内有痰浊化生，日久血脉不畅；心主血脉、百脉归心，痰瘀互结、毒损心络。临床中高血压患者尤其是中青年形体肥胖的，往往合并高脂血症、高尿酸血症、糖尿病，问其生活习惯往往有吸烟、饮酒过量、熬夜、恣食肥甘厚味等。如此种种导致气血津液代谢紊乱，津停为痰，血留为瘀，痰瘀互结，损伤络脉，气血运行逆乱，痰迷瘀闭，可见眩晕、头痛，日久不愈则脏腑虚损，阳气不达、阴津不布，痰浊不化、瘀血不除，进一步加重痰瘀互结和对络脉的损伤。因此，老年或久病的患者多以正虚为主，兼加痰瘀，表现为眩晕、头重、胸闷、腰酸，甚则合并胸痛、昏迷、偏瘫，即高血压合并冠心病、高血压合并脑血管意外等。

（三）治疗注重痰瘀同治（降压四味——升清降浊）

基于对以上病因病机的认识，韩老师提出临床治疗时痰瘀同治是基础。痰瘀同治，如同清理血脉内外的垃圾，还气血运行之通路，复脏腑功能之正常，使机体渐达阳气复、阴津布、气血调和、阴平阳秘的状态。

韩老师临证治疗高血压病凡见苔腻、舌底脉络迂曲青紫者均辨证为痰瘀互结，以痰瘀同治、升清降浊之法，予“沈氏降压四味”为基础方：莱菔子 10g、泽泻 10g、川芎 10g、钩藤（后下）15g。方中莱菔子、泽泻分利二便，给邪以出路，使邪从二便而解。韩老师临证祛邪时注重给邪气以出路，提出五径法，即祛痰浊、微发汗、通大便、利小便、调血分。川芎化瘀，升清透窍，化瘀是提高降压疗效的重要一环，血脉之瘀滞消除，气血方可正常运行。根据邪气盘踞深浅，轻则有川芎、丹参，甚或有赤芍、桃仁、红花，再者还有三七、泽兰、苏木，若脑脉瘀滞还有水蛭、地龙。钩藤平肝，治肝风之标，《素问·至真要大论》记载：“诸风掉眩，皆属于肝。”因此高血压病见眩晕者多为痰瘀互结，致脏腑气血紊乱，肝阳偏亢、肝风上扰，治疗时需配以钩藤平肝息风，也可酌情加入天麻、珍珠母、石决明、灵磁石、生龙骨；疏肝可加柴胡、香附、川楝子；若肝肾阴亏者还可加入生杜仲、桑寄生、川牛膝补益肝肾；若扰乱心神见不寐多梦者还可加入首乌藤、炒酸枣仁等。

（四）随证加减及善后防复

待患者苔薄不腻，若舌红苔黄，脉弦或弦数，时有眩晕、耳鸣、肢体麻木，则为肝阳上亢，可用降压四味联合珍决汤（珍珠母、菊花、草决明）。若苔薄不腻，脉沉细，为肝肾亏虚，可用降压四味联合杞菊地黄汤（枸杞、菊花、生地黄、黄精、生杜仲、桑寄生）。若舌淡红苔薄白，血压平稳，诸症皆除，则可从每日1剂改为2日1剂，晚服1次；或将获效的方剂打粉做成胶囊，每次3g，每日2次，连服2～3个月。

韩老师遣方用药思路清晰、执简驭繁，善用小方治大病，小方愈顽疾。笔者跟师时间有限仅领略一二，但对老师学术思想崇拜信服。沈氏医术绵延650年余、历经二十一代，实是一座丰富的中医学宝藏，值得热爱中医的同道们学习。

（首届全国中医临床骨干人才　张欢）

调脾通络：糖尿病肾病早期治疗的核心

糖尿病肾病（diabetic nephropathy，DN）是糖尿病的常见并发症，是终末期糖尿病的主要病因，因其较高的致死致残率给糖尿病患者和社会带来了严重危害。DN患者存在复杂的糖脂代谢紊乱、氧化应激反应、血液高凝状态、肾脏毛细血管功能受损等问题。中医学认为，DN归属于“消渴”“消瘅”“水肿”“关格”等范畴，“从脾论治”是其主要的治疗观点之一。对于糖尿病早期肾病治疗之“从脾入手”“通调脾络”法，出自全国名中医张永杰教授，本人有幸跟诊于张师，每每用其方治疗，临床疗效尤甚。

（一）脾气虚则毒（痰）浊内生、瘀阻脉络

糖尿病属中医学“消渴”范畴，其基本病机为气阴两虚、燥热内生。气虚以脾肾为主，阴虚以肺肾为甚。若糖尿病发展到早期糖尿病肾病阶段时，临床上可见口干不多饮、少气懒言、困倦乏力、腰酸腿软等症状，当属于中医学“肾消”范畴。其机制主要为脾虚日久，气血生化受阻，水谷精微失于运化而酿生痰浊邪毒；病久则浊邪凝聚入络，诸脏功能不足，致精微下注。张师认为糖尿病进入并发症期，大多存在瘀血现象，尤其是微血管并发症，病位在络脉，形成机制为久病耗损正气，或者久病入络，经络不通则生瘀。“瘀”既是糖尿病肾病的致病因素，又是发病的病理产物，血行不畅、脉络瘀阻进一步加重肾损害，导致病情难以控制。张老师根据“脾络论治”，创立“调脾通络方”，或辅以活血利水，或辅以温通化瘀，全身调理和消除单一病变相结合，共达益气滋养脾肾、活血通经通络之功。

（二）张氏“调脾通络方”组方思路

“调脾通络方”主要药物组成为黄芪、黄精、当归尾、赤芍、山药、川牛膝、生大黄、鬼箭羽、三七粉（冲服）。方中黄芪甘温，为补气之要药，可补脾胃之气，使气旺而血行；山药甘平，既补脾肺肾三脏之气，又调脾肺肾三脏之阴，二药相合，气阴双补，共为君药。当归、赤芍、川牛膝共为臣药，三者共奏养血活血之功，活血不伤正，补血不滞血。中医认为“小苦健胃”，大黄性苦寒，具有泻下攻积、凉血解毒、逐瘀通络之功效，大剂量使用有荡涤肠胃之功，小剂量应

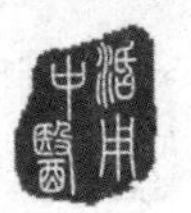

用则有健脾之功，能攻善收，具有双向调节的作用；鬼箭羽味苦，善于坚阴，性寒而入血分，破瘀行血、活络通经；三七化瘀止血、活血定痛，三者共为佐使，祛瘀生新、和血通络。

1. *脾胃升降为立治之要* 本方组方思路源自李东垣《脾胃论》，脾为后天之本，气血生化之源，脾主运化，即人体所摄入饮食物质须在脾的运化输布下消化吸收及代谢。《医学衷中参西录》明确指出“消渴起于中焦”，并认为脺为脾之副脏，脺即胰腺。现代解剖学表明，胰与脾在解剖上相连，两者生理病理密切相关。“脾”实际上涵盖了整个消化系统的功能，并与人体内许多物质的代谢有关，包括糖、蛋白质、脂肪等。各种消化酶是“脾”实现其运化功能的物质基础，由此可见胰腺是中医“脾”的主要形态学基础。多年糖尿病患者，病久则脾肾俱损，体虚益甚，气血运行不畅，脾失健运，不能将水谷精微布达全身。另消渴之初始多泥于阴虚燥热之说，每投寒凉滋润之剂，中土屡受伐伤，使脾胃升降健运之功效更加受损，中宫失运等症多见。故健脾胃、促升降、助运化实为治疗的重要环节。在临床运用中，常以北黄芪、党参、淮山药为主，取参芪补中益气、山药益气养阴、固肾摄精之用，共奏生气生津、补肾健脾，以增加滋养脾阴之功。

2. *分经随病为立治之体* 消渴病主要与肺、脾、肾三脏失调有关。其中脾为太阴、后天之本，水谷生化之源；肾为少阴、先天之本，封藏元阴元阳；二者协同运化、散布津液。若脾虚日久则脾气下流、谷气不升，扰动元阳；又“阳气根于阴血，阴血受火邪则阴盛，阴盛则上乘阳分”，此乃阴气有余而发“阴火”；另本于脾虚，水谷精微失于运化而酿生痰浊邪毒，火、毒、痰、浊久滞则入络；“久病及肾”故肾虚。然而肾虚之中，阴虚为常，火衰为变，若肾阴不足，无力制火，火旺则煎熬脏腑为“消”；若肾阳不足，命门火衰，不能蒸腾水液则为“渴”。因此，张师认为糖尿病引发DN的早期治疗还应分经施治，关注少阴太阴之间转化，注重辨析脾肾之间阴阳，实脾阳、滋肾阴常予黄芪、白术、山药、山茱萸，甘温和缓，温而不燥，补而不腻；若遇阳虚水泛，尿少浮肿者，则配以真武汤、茯苓、泽泻等振奋阳气，温化水湿，寓通于补，培元固本。

3. *方证相守为立治之法* 《血证论·发渴》载：“瘀血发渴者，以津液之生，其根出于肾水……有瘀血则气为血阻，不得上升，水津因不能随气上布。”脾肾之功能长期失调往往出现“久病入络”，加重气虚血瘀，即可进一步影响津液的生成与输布，而使本病更加缠绵难愈或变证丛生。现代研究表明，糖尿病患者由于代谢紊乱使得全血比黏度、血浆比黏度、红细胞压积、红细胞电泳时间、血浆渗透压以及血脂水平均高于正常，血液呈高凝状态，导致毛细血管壁增厚，微循环障碍，血管内皮细胞损伤，从而形成肾微血管病变。因此，在治疗过程中必须始终抓住活血化瘀这一关键环节。临床上常以丹参、川芎、水蛭、桃仁等活血化瘀，使瘀血去新血生，有利阴津恢复；大黄推陈出新、延缓衰老，鬼箭羽活血降糖；赤芍化瘀并长于解痉，用于轻瘀而致的血脉拘急或因血脉拘急而发生血瘀者，实为治疗之主药。在临证应用中应以一方为基础，随证加减，注重局部与整体的关系，如此标本兼顾、补通结合，融活血化瘀于扶正固本之中，方能收取全功。

（三）针灸疗法之穴位注射

糖尿病肾病病位在脾肾，涉及太少阴两经，日久血络瘀阻，但实为在气阴两虚的基础上发展为阴阳两虚、真阳不足。然根据经络理论，督为阳脉之海，肾与膀胱相表里，通过刺激两经腧穴可以助阳化气、通脉化瘀。张师认为针刺疗法中穴位注射在糖尿病肾病早期治疗方面具有明显优势。根据表里经配穴，选择足太阳膀胱经之脾俞（双侧）、肾俞（双侧），足阳明胃经之足三里（双侧），选用复方当归注射液，每穴注射1ml，每次选择1～2对穴位进行，隔日1次，3次为1个疗程，对早期少量尿蛋白的转阴疗效显著。

（首届全国中医临床骨干人才　梁超）

中医药：恶性肿瘤综合治疗中的关键一环

随着科学技术的不断发展，恶性肿瘤综合治疗的范围也在不断拓宽；从最初手术、放疗、化疗组成的“三驾马车”，到现在生物治疗加入后的“四大金刚”，恶性肿瘤也从以前的不可治疗，转变为现在的可以治疗，并于2006年被WHO定义为慢性病。虽然现代医学不断提高了恶性肿瘤的治疗效果，但仍有很多的问题需要解决。

恶性肿瘤的高发人群为老年人，而老年人对手术、放化疗的承受力较不足，此时配合中医药就显得尤为重要；中医药的使用覆盖了恶性肿瘤综合治疗前、中、后整个过程。治疗前用中医药能让部分无法接受肿瘤综合治疗的患者，重新获得治疗机会，比如心肺功能受损无法耐受，我们会根据患者的病证选用合适的中药治疗。肺功能损伤偏于气虚用参苓白术散，方中需用人参，并加用益气补虚的仙鹤草，量需50g以上；偏于阴虚用麦味地黄汤，原方中泽泻改为猪苓利湿抗肿瘤，加用半夏、陈皮护胃；有急性呼吸道感染时先用射干麻黄汤控制感染，加太子参、鱼腥草、黄芩以增强扶正祛邪之力。心功能受损时用炙甘草汤加五味子，偏气虚加黄芪30g，偏阳虚加炮附子10g；如有瘀血，合用黄煌老师的四味健步汤。另肿瘤患者用活血药需谨慎，少数人使用后有加速肿瘤扩散的倾向，此时可以改用三七、蒲黄，二者化瘀不伤正，不易致使肿瘤扩散。

恶性肿瘤综合治疗中的中医药治疗主要针对放化疗；化疗时最常见的是骨髓抑制和胃肠道反应，骨髓抑制后的表现是白细胞、血小板、红细胞三系下降；胃肠道反应表现为恶心、呕吐、腹痛、腹泻等，严重的胃肠道反应可危及生命；此时合用中医药可减轻这些副作用。骨髓抑制乃脾肾两虚，当脾肾双补，用三才四君子汤，即三才汤合四君子汤；偏阳虚加鹿角胶、黄芪、炮附子；偏阴虚加入二至丸、阿胶。胃肠道反应为脾气受损，气虚用六君子，阳虚用附子理中，此二方需用人参；腹泻严重加山药 60g。放疗的副作用主要是放射线投照致黏膜、脏腑损伤，中医学把放射线归属于热毒之邪，热毒易耗伤气阴，因此放疗损伤的治疗要气阴兼顾，用银翘增液汤合生脉饮，即增液、生脉二方加金银花、连翘；如头面颈部受损加桔梗载药上行，另加石上柏 30g 解头面之毒；放射性肺炎合用喻氏清燥救肺汤加天冬 30g；放射性肠炎腹痛便脓血合用白头翁汤，白头翁可重用至 30g。

肿瘤综合治疗后的中医药治疗主要针对手术，术后人体气血大损，需要运脾胃、补气血，用十全大补汤，此时重用白术 30g 以运脾助后天之本；另外，所有恶性肿瘤患者，均以生薏苡仁 50g 煮粥做早餐，长期坚持可以稳定肿瘤；化疗后的副作用是治疗中没有用中医药，治疗措施同前；放疗结束后会出现迟发性副作用，常在放疗结束 6 个月甚至更长时间后出现，治疗措施是在放疗结束后尽早使用中医药，可以大大减少此类副作用的发生。针对已出现的迟发性副作用，表现为脏腑功能受损，需益气温阳以恢复脏腑功能，用金匮肾气丸；偏阳虚合用右归丸，偏阴虚合用左归丸。

总之，在恶性肿瘤治疗的全过程中配合中医药治疗，可以有效降低副反应的发生，减少恶性肿瘤的复发和转移，为恶性肿瘤患者长期生存保驾护航。

（首届全国中医临床骨干人才　杨荔勇）

中医药：肝硬化防治中的重要一环

肝硬化是临床常见的慢性进行性肝病，由一种或多种病因长期或反复作用形成的弥漫性肝损害，在我国大多数为肝炎后肝硬化。属中医学“鼓胀”范畴，有“气臌、水臌、血臌”之分。

（一）明医理，治未病

对于肝硬化的防治首先要明理，肝“体阴而用阳”，肝之气血阴阳的失调，贯穿了各种慢性肝病的始终，始则肝气郁滞，气机失畅；气滞则血瘀，瘀阻肝络；终则肝阴（血）不足，肝络失养，肝叶失濡，木之根本变化而硬。

肝硬化后期并发症：消化道出血、肝性脑病、肝肾综合征、肝癌等，分别相当于鼓胀后期的吐血、便血，昏迷，关格，积聚等变证。此时患者生活质量严重下降，生存期明显缩短，不但治疗难度大，而且效果差。所以对肝硬化的治疗，要想取得满意疗效，关键在防治，应在更早阶段比如胁痛、肝胀等阶段进行防治。朱震亨在《格致余论》中说："与其求疗于有病之后，不若摄养于无疾之先；盖疾成而后药者，徒劳而已，是故已病而不治，所以为医家之法；未病而先治，所以明摄生之理。"

对于"治未病"，我们的先贤早有阐述，《灵枢·逆顺》记载："上工治未病，不治已病，此之谓也。"《难经·七十七难》也载："上工治未病，中工治已病者，何谓也？然：所谓治未病者，见肝之病，则知肝当传之于脾，故先实其脾气，无令得受肝之邪，故曰治未病。中工者，见肝之病，不晓相传，但一心治肝，故曰治已病也。"

（二）强基础，多临床

一个医生的成长少则5年，多则10余年，之后才能进入临床实践。此阶段应积累经验，掌握中医基础理论、中医诊断学、中医内科学、方剂学、中药学、针灸推拿学、西医诊断学、西医内科学等，熟悉各种现代化验检查，把其作为中医四诊的延伸，并了解各种指南、临床路径，为患者制定出个体化的诊疗方案奠定基础。

书本知识是远远不能满足临床需求的，还得读经典，跟名师，多临床，常思悟。其中悟性是众多医家都提到的也比较重视的，在中医成才过程中具有非常重要的作用。悟性是智慧的表现，与先天潜质，以及后天形成的哲学思维、人文素养、人生阅历密切相关。在熟读经典、勤于临床的基础上，勤学多思，善于总结，多拜名师，有利于提高悟性，提高中医临床水平。

（三）推科普，强意识

医学科学的强大，不仅表现在临床上，还表现在它是否能够被公众理解和掌握，从而变为人们的常识。对于晚期肝硬化患者，医生很难有效控制患者的病情，即使病情得到控制，也会很快复发，正所谓"上工救其萌芽，下工救其已成"，救已成者，用力多而成功少。反思此类患者，应该在肝纤维化，甚至更前阶段就启动治疗，正如司马迁在《史记·扁鹊仓公列传》记述扁鹊见齐桓公事，感慨道："使圣人预知微，能使良医得早从事，则疾可已，身可活也。"在此阶段治疗不但难度低，而且效果显著。奈何此阶段患者得益于肝脏"罢极之本”的特性，即肝脏强大的再生能力，患者多毫无感觉，难以让其接受治疗。所以，上工应致力于科普，加大宣传，提高广大肝病患者治未病意识，做到提早防病。

（首届全国中医临床骨干人才　孟宪鑫）

基于两例荨麻疹医案对中医流派传承的思考

笔者有幸于多个流派跟师学习，对中医流派学术的认识及师承学习有了新的体会。

（一）肾阳亏虚、虚阳外越证：潜阳封髓丹医案

患者，女，20岁，反复全身风团、瘙痒4个月余。患者4个月前出现全身风团、瘙痒，时隐时现，不能吃肉及辛辣品，对蛋白、花粉、螨虫等过敏。在多家综合医院皮肤科诊断为慢性荨麻疹，予抗过敏等药物治疗后全身瘙痒症状减轻，但风团仍旧发作，发作时难忍受，需口服三类不同作用机制的抗过敏药物，无法停药或减药，稍减服则上述症状复发如初。刻下症：患者面色阴郁，全身散在粉红色风团，局部搔抓痕明显。苔薄白，脉细数，双尺脉无力。望其体质羸弱，又平素畏寒肢冷、纳差眠差，乃一派寒湿阳虚之象，故诊断为“瘾疹病”，辨证为肾阳亏虚，虚阳外越。选取肾气丸合潜阳封髓丹加减煎服，以达温肾潜阳、虚阳内潜之功。详细方药：熟地黄30g、山药30g、山萸肉30g、盐杜仲20g、酒当归15g、桑寄生15g、上肉桂10g、炮附片10g、黄柏10g、砂仁（后下）10g、姜厚朴10g、烫骨碎补15g、醋鱼甲10g、煅龙骨30g、煅牡蛎30g、防风10g、地肤子10g、紫石英20g，免煎饮片，4剂，每日1剂，每剂3次。二诊：患者诉麻疹已少量散发，无明显瘙痒，故依症，方药中减防风、地肤子，加枸杞、炮附片增至20g。嘱其清淡饮食，并将抗过敏药逐日减量。后患者多次复诊，历时2个月，成功将抗过敏药物停服，诸症均消。

（二）厥阴风气本病：乌梅丸医案

患者，男，56岁，反复夜间瘙痒、风团发作1个月余。患者1个月前饮酒后当夜出现全身剧烈瘙痒，风团发作，常以凌晨1—2点时明显，4—5点后逐渐消解，风团逐渐隐退。第二日夜间继续发作如是。曾给以静推葡萄糖酸钙及口服泼尼松等抗过敏措施无效，患者痛苦异常。初诊：查皮肤无异常变化（白天），夜间有风团发作，舌质淡，苔白厚，脉弦细。根据五运六气方法司天司人司病证，患者于1962年12月27日出生，为壬寅年终之气，其年岁运太角，少阳相火司天，厥阴风木在泉，其终之气客气亦为厥阴风木，体质当为木郁质，风火相煽，本易出现头昏、眩晕、疮疡、瘙痒等火热风动相关疾病。今岁为庚子岁，太商之岁，少阴君火司天，发病时节为三之气，客气为少阳相火、主气亦为少阳相火，其火热之邪蒸腾，又酒热诱发，故发病急骤，甚严重难治。患者反复在凌晨1—2点发病，为“厥阴病欲解时”，当为厥阴不阖，阳不入阴之兆。选择中药方剂乌梅丸加减煎服，以达引阳入阴，清火息风之功。具体方药：乌梅（醋泡）30g、黄连（酒制）10g、黄柏（盐制）10g、北细辛10g、熟地黄15g、花椒5g、上肉桂10g、炮附片（先煎）10g、淡干姜5g、潞党参15g、川牛膝20g、木瓜20g、酒当归10g、地肤子（布包）20g，慢火久煎，每日3次，每次150ml。患者服用3剂后症状消失，后因饮酒又复发，再次选用原方，煎服2剂后痊愈，未再复发。

上述两位患者年龄及发病情况均不同，笔者选取不同的治疗思路，治疗效果均良好。“同病不同方”，体现了中医灵活用药及辨证论治的学术特点，体现了各学术流派独特鲜明的学术思想，展现了中医药的独特魅力。潜阳封髓丹医案的辨证思路充分体现了云南吴佩衡扶阳学术流派的学术思想，乌梅丸医案为五运六气辨证思路。在跟师过程中，笔者发现不同学术流派的学术思想可出现相反甚至相矛盾的认识。扶阳学术流派重视阳气，强调扶阳，临床善用附子、干姜等补肾温阳之药，这与现代大众的体质关系密切。现代人常晚睡早起，贪凉恶热，缺乏运动，人体阳气亏虚，云南昆明四季如春，全年温差小、日温差大，使阳气的生长化收藏凸显在一天，而非一年。阳气藏之不深，故居民多阳虚体质。而运气辨证，看重辨时间行移、辨病机异同，辨阴阳开阖枢变动，是对静态的、固定不变的空间辨证的重要指导和补充。故虽为扶阳，实为五运六气天人合一思想使然，虽为五运六气但实强调阴阳气机变化。故中医临证应根据气候、地理、体质等不同，而作相关调整。中医各家学术同异参差，各传承流派具体方法、用药习惯等差异较大，当不惊奇。

（首届全国中医临床骨干人才　喻凤文）

比较贝诺酯与麻黄汤治外感发热体悟

2022年2月15日23时，笔者于书房读书期间突感恶寒乏力，头昏脑涨，腰背酸痛，测体温37.8℃，自辨乃感风寒所致。苦于夜间不便抓中药，遂取家中贝诺酯胶囊（每片0.5g）口服2片，半小时后，体温恢复正常，腰背痛稍减。入睡后于凌晨2时，因腰背疼痛而醒，测体温37.6℃，再服贝诺酯胶囊(每片0.5g)

2片，后稍息入睡。6时晨起，仍感恶寒、头晕、腰背痛，测体温38.1℃，因彼时不能取消门诊，遂带病到院坐诊。

至医院后测体温37.9℃，急煎麻黄加术汤：麻黄15g、桂枝10g、杏仁10g、炙甘草10g、白术10g、苍术10g、羌活15g，3剂。上午9时，首服15分钟后，头身微汗出，身清爽，体温降，后每隔2小时服150ml，每次服药即有少量汗出，至下午5时下班前，共服药5次，体温正常，头身疼痛消失，痊愈。

人云：中医乃慢郎中，不能治急。笔者因突发感冒后身痛发热，亲身体会了中西药物对比治疗的不同感受和效果，不认同“中医只是慢郎中”的说法，尤其是在治疗外感发热方面，中医有着不可比拟的优势。

现代医学治疗外感发热多采用非甾体消炎药。贝诺酯是一种常用的解热镇痛药，主要通过抑制前列腺素合成酶，从而阻断人体内前列腺素的合成。前列腺素参与人体发热、疼痛等多种生理过程，解热镇痛药使体内前列腺素的生成减少，使发热患者体温降至正常。但此类药物并不能抑制可能引起感冒发热的病毒或细菌，故服药后症状易反复，还有着较多的不良反应，如过敏、消化道出血、肝肾功能损害等。

麻黄汤是中医学治疗外感发热的传统方剂之一，《伤寒论·辨太阳病脉证并治》记载：“太阳病，头痛、发热、身疼腰痛、骨节疼痛、恶风无汗而喘，麻黄汤主之。”临床外感发热多见于太阳伤寒表实证，因寒邪束表，其性收引，腠理闭固，阳气郁遏，热不得外越，故主要出现恶寒、身痛、发热等症。《素问·调经论》记载：“上焦不通利，则皮肤致密，腠理闭塞，玄府不通，卫气不得泄越，故外热。”《素问·生气通天论》记载：“体若燔炭，汗出而散。”《素问·阴阳应象大论》记载：“其有邪者，渍形以汗，其在皮者，汗而发之。”皆提示治疗外感发热的关键在于开腠理发汗，通阳解表。方中麻黄开腠启闭，发汗散寒；桂枝通达卫阳，助麻黄以温阳解表；杏仁宣降肺气，助麻黄提壶揭盖，发汗祛邪；甘草扶助正气以助麻黄解表。诸药合用，开腠解表，散寒祛邪，汗出热止。

通过该案中西药物治疗外感发热的比较，笔者得出：西药治疗外感发热，易反复，且不良反应较多；而中药作为传统自然药材，不良反应较小，治疗外感发热迅速彻底，不易反弹，具有一定优势。但这仅是个案，我们还需经过大量的临床实践去比较观察，总结出更为确切的证据，以便临床推广。

（第五批全国中医临床优秀人才、重庆市“忠州纯针刀”创新团队后备带头人　冉传生）

中医骨伤外治法：五色外用方

中医骨伤学外治方法丰富，临床常用的有整复、固定、推拿、敷药、熏洗、药捻、导引等。外治法古已有之，《内经》用桂心渍酒以熨寒痹，用白酒和桂以涂患处。《伤寒论》有火熏令其汗，冷水噀之，赤豆纳鼻，猪胆汁蜜导等。《史记·扁鹊仓公列传》载"乃使子豹为五分之熨，以八减之齐和煮之，以更熨两胁下，太子起坐"便是外治法在古代临床运用的生动描写。清代吴尚先，专重外治之法，著《理瀹骈文》指出："外治之理，即内治之理；外治之药，亦即内治之药，所异者法耳。""治在外则无禁制、无窒碍、无牵掣、无沾滞。"说明外治法治疗骨伤科疾病在古代是正规疗法。

这里着重就外治法中临床运用最多、研究最深入的外敷药物治疗做一介绍。过去人们认识不够，总认为药物必须进入口中才能发挥作用。随着对药物作用机制的研究深入，特别是现代人体微循环，人们越来越深刻地认识到经皮给药已经成为极好的给药途径，外敷药物治疗骨伤疾病也就显示出越来越大的优越性。①能保持稳定的、无毒的和有效的血药浓度。②药物不经过胃肠道，无胃肠道不适和副作用；药物吸收不受胃肠道条件变化与肝代谢的影响；避免胃肠道的破坏和肝的首过效应，并且肝毒性很低。③外敷药物经皮治疗，不打针，没有感染或出血损害可能；没有静脉滴注或注射的不方便和痛感；不具有肌内注射和静脉注射给药治疗常见的错误或耽误现象。④可以多日连续给药，对治疗慢性疾病有利；方便，无须治疗方案，可以自行用药。⑤释放药物的可撤性，如果需要终止治疗，随时移去药源。⑥有肉眼可见性，易于检查。⑦可以分部位用药，提高了药物的针对性，从而大幅度提高药效。

笔者师从四川何氏骨伤流派贺前松教授，潜心研究并掌握了何氏骨伤流派外用散剂组方特点及外用方法，回院后在我院名老中医王继先主任医师及吕发明教授的指导下，结合新疆三因（因时、因地、因人）用药特点，配伍疆内道地药材，组成五色外用方。

何为五色外用方？前面提到"外治之理，即内治之理；外治之药，亦即内治之药，所异者法耳。"外用药的使用也应该遵循八纲辨证及配伍原则，不应千人一方，再好的外用药也不可能包治百病，要么重在活血化瘀，要么重在祛风散寒，或者重在补肾壮骨，抑或重在清热凉血。药物没有好坏之分，但使用的选择有优劣之别。骨伤疾病无外乎骨伤、痹证、劳损，较之内科疾病辨证简单，但也要区分寒热、虚实，辨症状、辨部位用药。五色即红、黑、绿、黄、白，在五行及五脏中分别对应火心、水肾、木肝、土脾、金肺。临床中根据五行及五脏特点加之方药组成颜色与五色相近，取类比象组成五色外用方即红方、黑方、绿方、黄方、白方。

（一）红方

红在五行中对应火，而火的特性为温热、上升、推动。红色在五脏中对应心，心又主血脉，所以红方（图8）主要作用为推动气血运行，临床用于行气活血，化瘀止痛。药物组成：当归、川芎、红花、赤芍等，主治：闭合性骨折、脱位、软组织损伤的初、中期，临床骨伤疾病属气滞血瘀型。

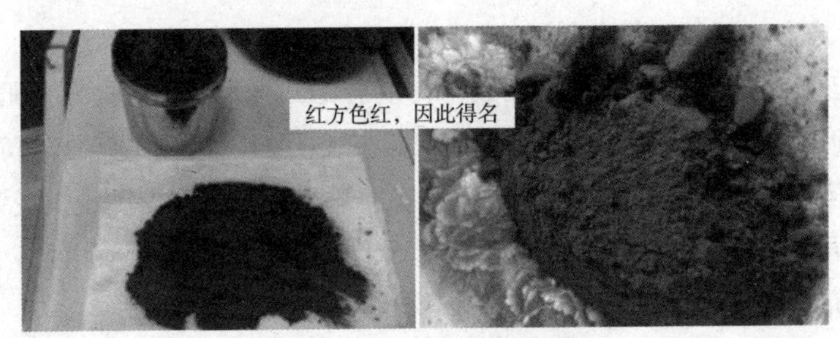

图8　红方（彩图见文前）

（二）黑方

黑在五行中对应水，而水的特性是下行。黑色在五脏中对应肾，肾主骨生髓，腰为肾之府，肾主下焦。所以黑方（图9）主要用于下焦腰膝等疾病，并促进骨生长。临床用于补肾壮骨，强腰利膝。药物组成：当归、黄芪、杜仲、续断等，主治：陈旧性软组织损伤、慢性软组织损伤（颈肩腰腿）、闭合性骨折、脱位、软组织损伤的后期。

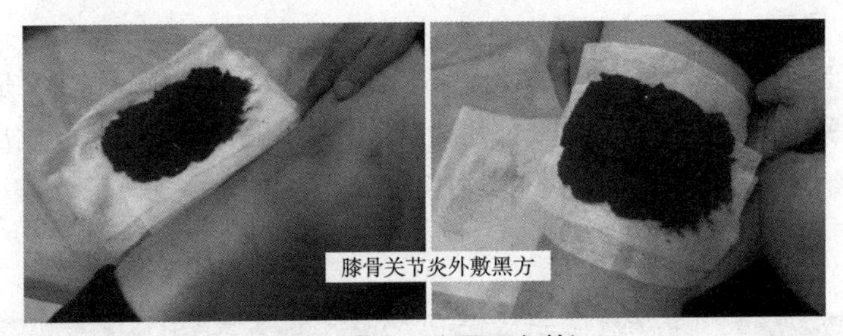

图9　黑方（彩图见文前）

（三）绿方

绿在五行中对应木，而木的特性为能屈能伸、生长、升发。绿色在五脏中对应肝，肝主调达、主筋。所以绿方（图10）主要作用为加强关节屈伸活动功能，促进肌肉肌腱生长调达。临床用于松解粘连，解除痉挛。药物组成：昆布、海藻、细辛、秦艽等，主治：损伤性关节僵硬、软组织粘连等。

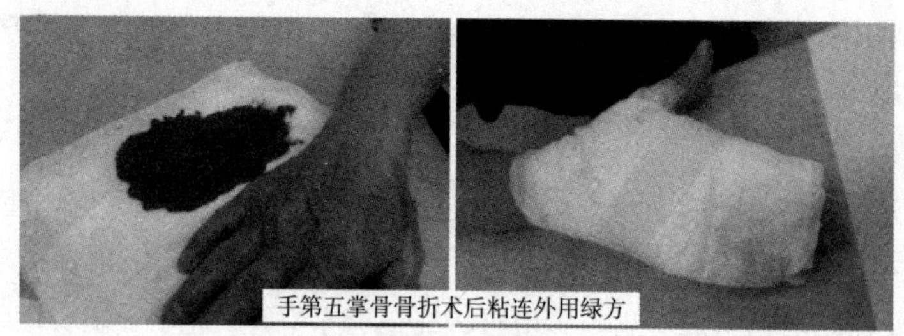

图 10　绿方（彩图见文前）

（四）黄方（又名创科金露）

黄在五脏中对应脾胃，脾主四肢，胃主消化，西北地区饮食颇喜肥甘厚腻，容易碍胃形成湿热，表现为疖肿、脓疮。黄方（图 11）组成主要是三黄汤加减，多用苦寒药物，主要用于四肢红肿热痛患者。临床用于清热消肿，抗炎镇痛。药物组成：大黄、黄柏、栀子、白芍等，主治：风湿热、滑膜炎、痛风等引起的红肿热痛；痈、疽及蜂窝织炎等。

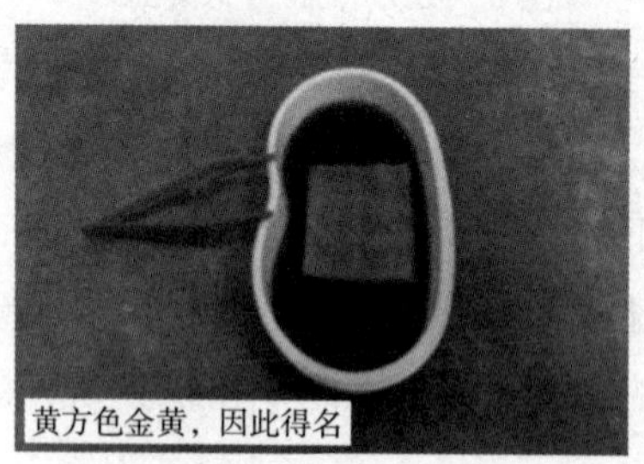

图 11　黄方（彩图见文前）

（五）白方

白在五行中对应金，而金的特性为清洁、收敛。白色在五脏中对应肺，肺主皮毛，所以白方（图 12）主要作用为清洁皮肤，临床用于退黑、软皮、润肤等。药物组成：茯苓、白芍、白术、白及等，主治：术后皮肤色素沉着、皮肤枯槁等。

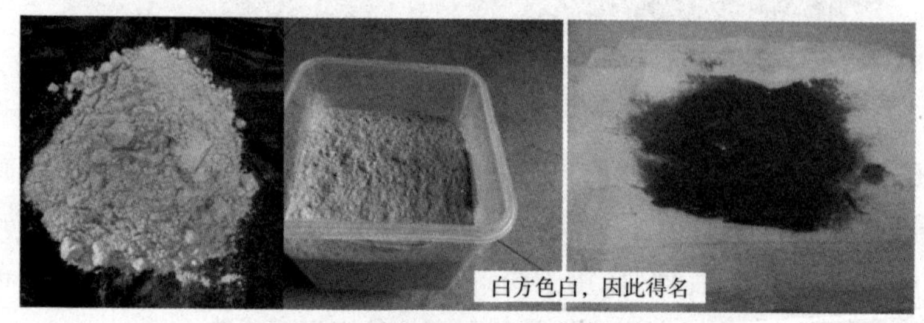

图 12　白方（彩图见文前）

五色外用方的推出，极大地丰富了我院骨科外用药物的种类，真正意义上实现了中医骨伤外用药物辨病、辨证、辨部位用药。其简便效廉，在临床中得到了患者一致好评。

（首届全国中医临床骨干人才　苗德胜）

针刀治疗难治性疼痛疾病的临床应用

慢性筋骨痛症为临床常见病、多发病，包含范畴较广，有颈椎病、落枕、肩周炎、肱骨外上髁炎、急性腰扭伤、腰椎间盘突出症等。目前临床治疗主要有口服镇痛抗炎药物，封闭疗法、推拿、理疗和中药外敷等，但周期长，疗效不稳定，易反复，往往只能减轻局部的无菌性炎症反应，无法解决局部的微神经血管卡压症状，使局部的神经炎及血管神经束压迫更趋严重。中医学认为筋骨痛属"痹证"范畴，古有五痹之名，痹者主疼，故治痹之方，备而且精。《素问·五脏生成》记载："诸筋者，皆属于节。"《素问·痿论》记载："宗筋主束骨而利机关也。"可见，经筋的作用主要在于约束骨骼，利于关节屈伸活动，以保持人体正常的运动功能。在治疗上,《灵枢·经筋》提出了"治在燔针劫刺，以知为数，以痛为输"的原则。历代医家对"以痛为输"的理解基本相同，即以疼痛部位或以压痛处为腧穴，如《类经》记载："以痛为腧，即其痛处是也。"

针刀松解术是中医学的一部分，依据传统经筋理论，对软组织损伤点（压痛点、条索状物）行常规松解，还依据针刀"动平衡失调"理论，对起着重要力学作用的周围韧带和肌肉进行松解，具有行气活血、通经活络、利关节之功效，对治疗疼痛、改善功能都具有较好的作用，体现了中医筋骨痛症治疗中的"以痛为输"的学术观点。针刀同时又具有中医"针"和西医"刀"的特点，在筋骨痛症的治疗中，一方面对病变周围的痛点起到很好的治痛作用；另一方面对病变周围软组织的瘢痕、粘连、挛缩进行纵行疏通和横向剥离，解除其异常应力，恢复筋骨的力学平衡，使受到挤压的神经末梢得以松解，血液循环得到恢复，组织损伤得以逐渐修复。

针刀疗法是将针刀快速破皮刺入软组织损伤部位，对其进行切割和分离，可促进血液淋巴循环、消除局部炎症反应，解除脊髓和神经根的压迫。如神经根型颈椎病，患者由于长期低头等造成颈部周围肌肉紧张、痉挛，关节囊、椎间韧带松弛及肌肉张力降低，使维持颈椎稳定的"动力系统"失衡，出现生理曲度改变，骨质增生及其他组织退变等。针刀医学从宏观角度认为此类疾病是力平衡失调导致的病理性粘连、瘢痕及挛缩，通过切割病变部位的粘连和挛缩，可恢复局部软组织的失衡状态，改善营养，促进局部组织血液淋巴循环及激发人体自我修复。

（首届全国中医临床骨干人才、重庆市“忠州纯针刀”创新团队成员　董博）

基于证候要素辨治偏头痛心得体会

偏头痛是临床常见的疾病，属中医学“头风”“头痛”范畴。中医论述头痛，其病因有外感、内伤之分，外感有风寒、风热、风湿，内伤有肝阳、瘀血、痰浊、肾虚、气虚、血虚。笔者在临床上治疗偏头痛多例，发现其病因以内伤为主。总结出偏头痛不外乎风、火、痰、瘀四种证候要素。辨治偏头痛时，以证候要素为指导，简便高效。

（一）内风

偏头痛的疼痛呈搏动性，发病突然，符合“风胜则动”“善行而数变”的特点，但主要是内风。《临证指南医案》指出“内风乃身中阳气之变动”，另有论述“如厥阴风木上触，兼内风而为头痛者……息肝风，滋肾液为主”。常用息风药有天麻、钩藤、全蝎、僵蚕、蜈蚣、地龙等。但偏头痛多反复发作，病程较长，病久入络，本人临床体会，选用全蝎、蜈蚣、炒僵蚕息风通络止痛效果更好。

（二）瘀血

偏头痛常发生在侧头部，部位固定，反复发作，迁延难愈，多有头皮触痛特点。《证治准绳·头痛》记载“三阳六腑清阳之气皆会于此”“三阴五脏之精华之血亦注于此”。偏头痛的发生与气血密切相关，且瘀血易阻滞气机，致清阳之气不能上升。活血药可选用川芎、红花、牛膝、丹参、桃仁、延胡索、郁金等。本人临床体会，活血行气用川芎最好。《神农本草经》载川芎“主中风入脑头痛”，后世也有“头痛不离川芎”之说。

（三）痰浊

偏头痛在发作时，可出现恶心、呕吐的症状，常伴食欲下降，这符合痰浊中阻的病机特点。《丹溪心法·头痛》言“头痛多主于痰”。常用化痰药物为白附子、天南星、土茯苓等。笔者临床体会，若患者苔白腻者，用白附子、天南星；若苔黄腻，可用土茯苓，土茯苓有专治“湿热头痛”之功。

（四）火热

偏头痛常由精神压力、抑郁情绪等诱发。长期压力、抑郁会导致气郁，气

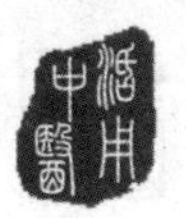

郁化火，内火上攻致偏头痛发生。《临证指南医案·头风》记载："头风一症，有偏正之分。偏者主乎少阳，而风淫火郁为多。"常用药物有夏枯草、栀子、黄芩、连翘、桑叶、菊花、薄荷、蔓荆子等。本人临床体会，若肝火明显易怒，可选用夏枯草、黄芩；心火明显，心烦，可选用栀子、连翘；若头部昏沉、头脑不清、头部紧箍者，可用桑叶、菊花、薄荷、蔓荆子。

（五）外风

偏头痛也有因天气、温差变化大诱发或加重者。《症因脉治》记载："伤风头痛或半边偏痛，皆因风冷所吹，遇风冷则发。贼风外袭，上犯巅顶，邪气稽留，风邪入脑，清阳被扰，气血不畅，阻遏络道。"可选用白芷、细辛、羌活、藁本、辛夷等。《医方集解》记载："头痛必用风药者，以巅顶之上，惟风药可到也。"根据不同的部位选择不同的引经药。笔者临床体会，藁本、细辛止痛效果较好。

临床发现，偏头痛常多种证候要素并见，并非单纯一种证候要素，因此结合以上体会，自拟治疗偏头痛的协定方：川芎 20g、夏枯草 15g、黄芩 10g、连翘 10g、桑叶 10g、菊花 10g、薄荷 10g、细辛 3g、藁本 10g、全蝎 5g、蜈蚣 2g。如舌尖红，心烦明显者加栀子 15g；苔黄腻，湿热明显者加土茯苓 30～60g；苔白腻，痰湿明显，加白附子 10g、天南星 6g；兼项背拘紧不适，加葛根 30g。临床应用，效果明显，以飨读者。

（首届全国中医临床骨干人才、第五批全国中医临床优秀人才　朱文浩）

从"痹"论治颈椎病的临床应用心得

从"痹"论治颈椎病是施杞教授从 20 世纪 70 年代开始，通过对颈椎病长期的临床观察，并经大量的实验研究，总结经验后提出的一种有效治疗颈椎病的学术思想。笔者在跟施杞老师学习应用从"痹"论治颈椎病时收获良多，略述如下。

风寒湿邪是导致项痹（颈椎病）的最主要原因。《内经》记载"风寒湿三气杂至合而为痹"，寒湿为阴邪，易袭阳位，足太阳经又循行巅顶和项背等阳位，最易受到外感六淫尤其是寒湿邪的侵袭。《伤寒论》记载："太阳病，项背强几几，反汗出恶风者，桂枝加葛根汤主之。""太阳病，项背强几几，无汗，恶风，葛根汤主之。"施老在临床上灵活运用此二方治疗颈椎病，有汗为虚，用桂枝汤加葛根；无汗是实，用葛根汤，借麻黄发汗解表，葛根舒筋解表。施老带领课题组研究发现风寒湿的刺激可以引起颈部肌肉、椎间盘代谢紊乱，加速颈椎的退变，而葛根汤、桂枝汤可以调节引起椎间盘退变的不利因素，从而达到延缓退变的目的，为从"痹"论治颈椎病提供了有力的科学依据。

“五体痹”是项痹（颈椎病）的最主要病机。《素问·皮部论》记载：“邪之始入于皮毛也，泝然起毫毛，开腠理，其入于络也，则络脉盛色变；其入客于经也，则感虚，乃陷下，其留于筋骨之间，寒多则筋挛骨痛。”施老认为，正虚是颈椎病发病的内在原因，外邪不去，留而内传，入于经络，复加正虚，则下陷于筋骨之间，成“五体痹”。

“益气化瘀”是治疗项痹颈椎病的大法。施老根据石氏伤科“以气为主，以血为先”理论，首次提出“益气化瘀”治疗颈椎病的大法，倡导用圣愈汤（李杲《兰室秘藏》）作为基本方进行加减治疗。清代名医柯琴对本方的解释：“四物皆阴，行天地闭塞之令，非长养万物者也……此六味皆醇厚和平而滋润，服之则气血疏通，内外调和，合于圣度矣。”可见圣愈汤阴阳兼补，药味平和，实乃补益气血的有效方剂。施教授遵循石氏伤科善用柴胡，以损伤败血必归于肝、柴胡为肝经要药为由，取清代吴谦《医宗金鉴》中的圣愈汤方，即李杲方中加柴胡，用于颈椎病，一方面顾护正气，另一方面驱邪外出。现代医学研究发现益气化瘀的方法可通过多种途径延缓椎间盘的退变，促进损伤神经根的修复，从而达到防治颈椎病的目的。

综上，颈椎病的发病是风寒湿邪乘虚入侵，太阳经气不利，日久传入经络，正气不足则留于筋骨，导致痰湿内生，加之劳损和过度劳逸致正气亏虚，气血运行无力，瘀血内停，出现痰瘀互结，经脉不遂，形成五体痹。本病病位在脊，病性为本虚标实。因此，施老始终贯彻“从痹论治”的指导思想，重视培补肝脾肾，兼顾气血痰瘀，制定出了益气化瘀为颈椎病治疗的常法，化痰、通络为变法；以补益肝脾肾治本，以祛风散寒通络治标，体现了石氏伤科“以气为主、以血为先”“痰瘀兼顾”“肝脾肾同治”等重要的学术思想。

（首届全国中医临床骨干人才　曾朝辉）

过关通经针法治疗肩周炎临床体会

肩周炎是临床上常见的以肩关节疼痛、活动受限为主要症状的疾病，因症状反复发作，往往影响患者的日常生活及心理状态。

肩周炎是经筋病，主要因为肩关节囊和肩部周围软组织损伤变性后产生慢性无菌性炎症，导致肩关节周围组织大范围增生粘连，从而出现疼痛、活动受限等症状。在传统医学中属于痹证范畴，又称“五十肩”“冻结肩”，多为“气血不通则肩痹、筋肉不荣则失驰”。现临床上治疗肩周炎的方法多种多样，各有利弊。笔者有幸跟师澄江针灸学派王欣君老师，老师在治疗肩周炎等软组织疾病时以过关通经针法为主，取得了显著疗效。跟师后回本院用此方法治疗肩周炎患者8例，均取得了较好的疗效。此法治疗，不仅效果显著，且疗程较短，治疗4～5次后患者的活动受限症状明显改善，疼痛明显减轻。在此，浅析治疗中的临床经验，以飨读者。

患者取坐位，嘱其活动患侧肩关节，医者仔细用食指、中指、无名指的指腹由轻到重、由浅到深循序推寻滑动按揉，寻找结节、条索物或疼痛点"扳机点"；结合肩关节运动力线、疼痛点、解剖结构，以一点一线一面定治疗点，一般三角肌（前、中、后束）、肱二头肌长头肌腱、冈下肌、大圆肌、小圆肌等起点，肱二头肌短头肌腱、肩胛下肌止点均是肩周炎患者常见的疼痛点，即臂臑、天宗、肩贞、曲垣等穴处。选好进针点后局部皮肤消毒，用0.40mm×75mm的环球牌针灸针，与皮肤夹角成0°～15°进针，以浅、中、深的层次到达病理反应区域，向前、向后、向斜上斜下反复刺激松解3～4次，再嘱患者活动患肩，于另一个疼痛点进针行过关通经针法，2日1次，共5次。在针刺过程中，刺深的分寸：刺治骨病不伤及筋脉，刺治筋病不伤及肌肉，刺治肌肉不伤及经脉，刺治经脉不伤及皮肤；刺浅的分寸：刺皮肤不伤害肌肉，刺肌肉不伤及筋脉，刺经脉不损及骨骼。

肩周炎是以肩痛及肩关节活动不利为主要特征的肩部经筋病变，《素问·五脏生成》记载："诸筋者，皆属于节。"《灵枢·经脉》记载："骨为干，脉为营，筋为刚，肉为墙，皮肤坚而毛发长。"《素问·痿论》记载："宗筋主束骨而利机关也。"也就是说，筋附着、连属于骨节，筋力坚韧，能约束、连缀骨骼和肌肉，使人的躯体功能得以保持一定的位置和形态。全身各个关节的运动滑利，主要是靠筋的连属作用。经皆有筋，经筋有病，病各有治。发病特点是沿着循行的部位发生，有筋急（转筋、痛）、筋纵（迟缓）。根据《灵枢》指出的解筋益气是经筋的生理正常状态，聚集挛缩是经筋的病理表现。并且在《灵枢·经筋》记载了"燔针劫刺，以知为数，以痛为输"的针刺特点。因此，根据筋经疾病的特点、局部解剖、局部痛点进行针刺定位，以消炎、修复组织为原则，以消除疼痛、恢复功能为目标行长针直刺，即为过关通经针法。过关通经针法直刺病所，定位准确，直接松解痛点，可改善血液系统循环、促进组织炎症的吸收，从而有效缓解肩周炎的疼痛及功能活动受限。

（首届全国中医临床骨干人才　木巴热克·麦麦提）

浅析桃红四物汤加减在桡骨远端骨折早期治疗中的运用

桡骨远端骨折，是骨科最常见的一种骨折疾病类型，多发病于中老年群体。

多用手法复位小夹板或石膏托外固定、手术复位钉板内固定等，将骨折端修复至正常功能状态，提升腕关节活动能力。中医学认为“通则不痛”，在发生桡骨远端骨折后1～3周内，患者远端脉络被阻断，血液运行受到影响，使肌肤腠理处聚集瘀血，致伤肢早期出现不同程度疼痛、肿胀等。依据孟河医派的“轻清简约”用药特点，灵活运用桃红四物汤加味，能提升治疗效果，缓解疼痛、肿胀等。如《正体类要》记载：“肢体伤于外，则气血伤于内。”药方为红花10g、茯苓30g、川芎12g、当归12g、桂枝12g、甘草5g、牛膝15g、续断15g、黄芪30g、生地黄15g、赤芍15g、桃仁10g。根据症状加减：伴肿胀严重者，加泽兰10g、泽泻6g、大黄9g、刘寄奴9g、茯苓30g；伴疼痛严重者，加三棱9g、莪术12g、五灵脂12g、王不留行12g、延胡索12g、乳香5g、没药5g；伴腹胀、大便秘结、苔黄腻、脉弦数者，加大黄12g、枳实10g、厚朴10g、火麻仁12g、蓖麻仁9g、郁李仁12g，亦可加番泻叶冲服；伴小便不利者，去生地黄选加车前草12g、泽泻9g、木通9g、牵牛子9g、白茅根15g；伴心悸失眠者，选加酸枣仁9g、柏子仁9g、远志9g、茯神12g、女贞子15g；伴口干舌燥者，重用生地黄，选加沙参9g、延胡索9g、天花粉9g、桔梗9g、石斛6g、麦冬12g；伴食欲不振者，选加陈皮10g、白蔻仁6g、砂仁6g、炒谷芽20g、炒麦芽20g、鸡内金6g、炒山楂15g、炒白术20g、神曲9g。每剂加500ml清水煎煮至200ml，每日1剂，分清晨、晚间2次服用，7日为1疗程，持续治疗3个疗程。桃红四物汤方中，生地黄清热凉血；红花、桃仁、川芎、赤芍通经活血祛瘀、行气止痛；牛膝、续断疏通经络；黄芪、当归养血补气；茯苓健脾渗湿；桂枝振奋心阳。共奏消肿止痛、活血化瘀之效。

骨折经复位后当日或第2日依据骨折局部辨证分部位用药，选我科自制中药外用制剂“接骨消肿膏”敷于伤处皮肤，或夹板与石膏间，或手术切口周围安全区域。经过多年临床验证在骨折早期使用，能有效地消除肿胀和疼痛，促进瘀血消散和机化吸收。

《疡医大全》记载：“有跌伤骨折，宜活血化瘀为先，血不活则瘀不去，瘀不去则骨不能接。”骨折为“瘀去、新生、骨合”的过程，损伤的发生主要是由于外力伤害，而肢体损于外，气血伤于内，故强调在治疗过程中需从整体出发，内外兼治。针对桡骨远端骨折患者而言，根据其骨折时间分为早、中、后三期。在复位后早期治疗中，由于该阶段患者的疼痛、肿胀相对比较明显，存在极大感染概率，故需以消肿止痛、活血化瘀为主，可予桃红四物汤加减内服治疗；同时结合中药外敷技术，以速达消肿止痛、活血通络之效，缓解患者的疼痛、肿胀，为中期和血生新、后期续筋接骨创造条件，从而有效加速患者肢体功能的恢复、改善其生活质量。

总而言之，中医博大精深、源远流长，流派纷呈，在治疗桡骨远端骨折患者时，早期应根据其疼痛、畸形、舌脉等证候，博采众家之长予以桃红四物汤加味，同时结合外敷中药膏剂或散剂，不仅能够减轻患者骨折后产生的疼痛，还能改善关节后期功能。且中药多价格低廉，可为患者减轻经济负担。

（首届全国中医临床骨干人才　刘学勇）

针药结合治疗腰痛病体会

腰椎，上承颈胸，下接骶尾及骨盆，是脊柱主要承重的部分，借筋膜、肌肉连接头颈胸及下肢，是人体运动的中枢、身体最灵活之处。腰脊后正中有督脉上行，旁有足太阳膀胱经循行，深面有足少阴肾经穿行，常因急性创伤、慢性劳损、外感风寒湿热之邪而发为腰痛病，笔者常采用开阖六气针法或针刀，结合葛根汤加减进行治疗，现介绍如下。

（一）开阖六气针法治疗腰痛病

根据患者腰痛的具体部位和症状，或当年的运气病机，运用六经辨证、经筋辨证等选取相应经脉，以开阖六气针法在头部治疗，具体操作：以头顶百会穴为中心设计一个圆，取太阳、太阴、少阴三经，用一寸毫针以10°～15°角顺时针方向在头皮下相应部位平刺，再从百会穴向太阳方向进针；留针期间，嘱患者自行活动腰部，40分钟后拔针，腰痛多能明显减轻，再根据具体情况隔天针1次。开阖六气针法是龙砂医学流派代表性传承人顾植山教授根据《黄帝内经》阴阳离合理论，创造性地绘出“顾氏三阴三阳开阖枢图”和“顾氏三阴三阳太极时相图”后，发现人身无处不太极，随处可作开阖枢太极图，又以三阴三阳病机为依据，在人体相应部位进行针刺的针法，亦称为龙砂开阖六气针法。临床上，在头顶部行针是最为有效且简便实用的，以百会为中心，顺时针沿皮刺，不刻意行补泻手法，通过百会指向病机所取的部位（这一针称为引经针），根据医者获得的主要象态和次要象态，选择针刺2～3个部位。针灸科常规取腰腿部相应经穴，需患者解衣、卧床，冬天需开空调防受寒等，需要较多设备，占地广，多有不便。但本针法充分运用五运六气、六经思维模式，执简驭繁，操作简便，疗效可靠，且起效迅捷。

（二）针刀治疗腰痛病

对于腰部疼痛范围较广，经针刺治疗未能痊愈者，若手法检查发现局部筋膜张力高、筋肉紧张、瘢痕、粘连、挛缩、硬化，笔者常改用针刀治疗。要注重腰部本身病变，亦勿忘腰外因素；关注颈背腰臀腿后侧筋膜链及肌肉的联系，又关注身体前侧相应拮抗肌的关联关系，以正确评估，确定治疗点。采用针刀松解时，要注意病变到哪一层就松解哪一层，不波及正常组织。治疗后再结合手法进行松解，使腰部软组织动静力达到新的平衡。

（三）葛根汤加减治疗腰痛病

腰痛病针后若遗留有腰背臀腿拘挛、僵直不舒、酸楚重着、腰膝酸软、神疲乏力等症状时，结合舌脉，考虑为外感风寒湿邪、阻滞足太阳膀胱经，出现“项背强几几”之太阳表证，笔者常选用葛根汤作为基础方进行加减：如寒湿甚者合肾着汤（茯苓 20g、白术 15g、干姜 9g、炙甘草 6g），以温中除湿；湿热甚者合四妙散（黄柏 12g、苍术 12g、薏苡仁 15g、川牛膝 12g），以清热除湿；气滞血瘀者合用血府逐瘀汤，以行气化瘀止痛；气血虚弱者加黄芪 24g、党参 12g、当归 12g、白术 12g，补益气血；肝肾不足者合李可肾四味（枸杞子 12g、菟丝子 12g、淫羊藿 12g、补骨脂 12g），以补益肝肾。

（第四批全国中医临床优秀人才　郭云）

“筋柔骨正”：经皮椎间孔镜治疗腰椎间盘突出症的理论基础

腰椎间盘突出症是脊柱外科常见病，多发于椎间盘退变或外伤后，髓核组织突出，压迫相应神经根，出现腰腿酸麻胀痛等一系列症状。腰椎间盘突出症的发病与中医“筋柔骨正”理论关系密切，“筋柔骨正”理论最早见于《素问·生气通天论》；“筋柔骨正”精炼地概括了骨与筋之间相互依存的关系，即骨正则筋柔，筋柔则骨正。同时说明了骨与筋的生理特性——骨正而不曲，筋柔软而不强硬，恢复机体“筋柔骨正、气血以流”的生理状态，是治疗筋骨疾病的主要目标。腰椎间盘突出症从病理表现来看，椎间盘内环境中周围韧带松弛，黄韧带肥厚，纤维环破裂，髓核突出，这些都是“筋不柔”的表现；椎间盘间隙改变，腰椎曲度改变，由于韧带松弛而出现的阶梯样改变，这些都是“骨不正”的表现。

现代医学也指出应将脊柱作为一个整体进行调节，关节、韧带、肌肉、神经、椎间盘等软组织共同维持脊柱的稳定。因此，维持脊柱稳定性与椎旁肌肉群、筋膜等组织密不可分，而当外伤或长期劳损时，使腰背肌和筋膜等组织张力偏高，作用于脊柱的压力增大，导致髓核组织突出刺激神经，出现腰部及下肢不适症状，成为经筋病变，造成“筋不柔”的病理状态。长此以往还会导致脊柱两侧肌力不均衡，引起小关节紊乱、骨关节错位、腰椎失稳、滑脱甚至脊柱侧弯，即“骨不正”。筋和骨是一个密不可分的整体，实现“筋柔骨正”，有利于维持脊柱的动态平衡。

对于腰椎间盘突出症的临床治疗，应遵循“筋柔骨正”的基本原则。保守治疗无效时应考虑手术干预，以预防或改善腰椎间盘突出症进一步加重所致的功能障碍。目前，腰椎间盘突出症的手术治疗方式多样，经皮椎间孔镜腰椎间盘摘除术已成为脊柱外科常用的微创手术方式，可避免传统手术创伤大、对脊柱损伤大、组织粘连等缺点，能替代解决大部分需要传统手术解决的问题。经皮椎间孔镜手术创伤小、切口小，且整个手术在局部麻醉下实施，手术过程可以及时了解患者情况，避免神经损伤情况的发生，临床中疗效显著。

经皮椎间孔镜手术技术主要有两种，一种是 YESS（Yeung endoscopic spine）技术（经 Kambin 三角进入椎间盘内行椎间盘内减压，包容性椎间盘突出或部分后纵韧带下型椎间盘脱出，特别是椎间孔内和椎间孔外的极外侧型腰椎间盘突出）；另一种是 TESSYS（Transforaminal endoscopic spine system）技术（经椎间孔进入椎管内直接行突出椎间盘摘除、减压，并施行神经根松解巨大型、脱出型、游离型和伴有椎间孔狭窄的腰椎间盘突出）。YESS 技术治疗目的在于摘除压迫神经的椎间盘组织，改善椎间盘内微环境，这与中医“筋柔”理论不谋而合。YESS 技术采用“inside-outside”的流程由内向外摘除退变髓核，同时通过等离子射频技术进行髓核消融、纤维环破口皱缩和局部止血，旨在降低盘内压力，实现神经根和椎管的间接减压（筋柔），以恢复椎间高度，矫正脊柱侧弯（骨正），从而改善临床症状。TESSYS 技术弥补 YESS 技术适应证窄的缺陷，将工作通道通过椎间孔下方进入椎管，能够避开神经根出口，通过咬除部分骨组织，扩大椎间孔，进入椎管内，对突出椎间盘组织进行摘除。TESSYS 技术对腰背部肌肉、后纵韧带、神经根的损伤概率更小，可营造良好的椎间盘内微环境，术后恢复时间更短，其技术操作过程与中医“筋柔”理论相吻合。此外，椎间孔镜在术中无须破坏腰椎后方肌及骨性结构，有利于恢复并维持椎间隙高度，最大限度地保护了腰椎的稳定性（骨正）。

筋柔软而不强硬，骨正而不曲，即“筋柔则骨正”。腰椎间盘突出症的发病与腰部肌肉、椎间盘、纤维环、韧带、筋膜、神经功能的改变密切相关，其发病部位为腰椎间盘，继而可能引起腰椎滑脱、失稳、脊柱侧弯、椎间高度下降等一系列问题，致“筋失其柔，骨失其正”。经皮椎间孔镜手术是用微创技术将突出的间盘组织取出，将创伤最小化，使椎体间恢复“筋柔”状态，从而实现“筋柔骨正”。然而，目前中医治疗腰椎疾病多重经筋，常选择保守方式；外科医师则强调手术治疗，未将二者有效结合。因此，应当建立有效的中西医结合诊疗模式，牢牢把握腰椎间盘突出症患者的手术适应证，给予经皮椎间孔镜手术中医理论支持，正所谓“以道御术”，即以“筋柔骨正”为目标，以经皮椎间孔镜手术为治疗手段，最终达到“筋骨平衡”“骨正筋柔”的理想状态。

（首届全国中医临床骨干人才　刘爱峰）

经方治疗类风湿关节炎的临床思路

类风湿关节炎（RA）是一种以侵蚀性关节炎为主要临床表现的自身免疫性疾病，主要特征为对称性关节滑膜慢性炎症引起关节内软骨和骨的破坏，造成关节肿痛、晨僵、变形，发病广泛，病程长，致残率高，目前尚无特效药物。现代医学治疗能控制病情，但是停药后病情反复，且有明显的毒副作用；使用中药治疗，可根据病情辨证治疗，调节机体免疫功能，与西药配合可减毒增效。所以在治疗类风湿的临床实践中，经方疗效良好且稳定。

（一）明确病因病机，以寒热为纲进行辨治

RA 主要病因为正气不足，外邪侵袭，风寒湿热之邪入里致气血不通，经络受阻，筋骨肌肉关节失于濡养而发病。因其病程久，导致久痛入络，久病多虚，久病夹痰，久病及肾，久病寒从热化或寒热错杂等，临床证候复杂多样，虚实夹杂。因此以寒热为纲进行辨证较为简易，其中寒痹类有风寒湿痹、寒湿痹阻、阳虚寒凝、寒瘀阻络、血虚寒凝等，代表方有乌头类方、麻黄类方、桂枝类方；热痹类有湿热痹阻、风湿热痹、湿热瘀滞、寒热错杂等，代表方白虎加桂枝汤、桂枝芍药知母汤、木防己汤、大黄䗪虫丸等。

（二）明确病情活动度，分期辨治

根据中华医学会风湿病学会 2020 年制定的《类风湿关节炎诊断及治疗指南》中关节炎活动度评分（DAS 28）进行按度分期治疗，当 DAS 28 ≤ 2.6 分时为缓解期，病情稳定，临床症状不明显，此时应以扶正为主，针对脏腑气血的亏损进行选方，如肾阳不足用真武汤，肾阴亏损用六味地黄汤，气血亏虚用黄芪桂枝五物汤。当 2.6 ＜ DAS 28 ≤ 3.2 分时为低度活动期，属于发作期轻症，此时应以扶正为主、兼寒热偏盛祛邪为辅进行选方，如气虚湿阻用防己黄芪汤，脾虚湿盛用六君子汤，痰瘀互结用桂枝茯苓丸，肝郁血瘀用小柴胡汤。当 3.2 ＜ DAS 28 ≤ 5 分时为疾病高度活动期，临床症状重，属于发作期重症，治疗当以祛邪为主，兼扶正，以寒热为纲进行选方，同时加全蝎、三七、丹参、赤芍、桃仁、红花等活血通络止痛之品，及穿山甲、三七、地龙、全蝎、露蜂房、蜈蚣、乌梢蛇等虫类药物。

（三）按方证相应，辨证选方

方证对应，是以《伤寒论》《金匮要略》等经典名方中的开方的依据，简单说就是有什么证用什么方，源于《伤寒论》中“以方名证”的特殊命名方式；其基本原则是“观其脉症，知犯何逆，随证治之”。在方证相应中，辨证论治辨的是方证，而非常规中医教材中的证型；临证时以症状、体征为方证辨证要点，以方证药证明确所用方药，从而直接处方。我有幸于2020年11—12月在南京跟经方大师黄煌老师学习经方，在临床中对方证相应进行了具体应用，取得了良好的疗效，举例如下：麻黄附子细辛汤用于肾阳亏虚、寒湿痹阻的RA患者，方证辨证要点是关节冷痛、咽痛鼻塞、肢冷乏力、脉沉细；当归四逆汤用于血虚寒凝的RA患者，辨证要点是关节冷痛肿胀，手指冰凉，三色变（雷诺现象）；乌头汤用于寒湿痹阻关节的RA患者，辨证要点是关节痛剧，不可触碰，屈伸不利，畏寒喜暖，脉沉紧或沉缓或沉弦；桂枝芍药知母汤用于寒热错杂的RA患者，辨证要点是局部肢体关节红肿热痛，屈伸不利，伴恶寒怕冷，渴喜热饮，乏力肢困；大黄䗪虫丸用于瘀血痹阻、瘀热互结的RA患者，辨证要点是肌肤甲错（皮肤有网状青斑），两目暗黑（眼眶周围青黑），腹胀、食少、便结、乏力，舌底脉络迂曲、紫暗；白虎加桂枝汤用于风湿热痹的RA患者，辨证要点是关节红肿热痛，皮温高，身热口渴，骨节因痛而烦躁；黄芪桂枝五物汤用于气血两虚之RA患者，辨证要点是关节肿大，或微痛或不痛，面色淡白而萎黄，肢体倦怠，头晕乏力，或肌肉瘦削，寸关部脉沉细弱，尺脉稍沉细紧，舌淡胖有齿印；麻黄加术汤用于寒湿伤表之RA患者，辨证要点是关节疼痛，皮温不高，怕风怕寒，恶寒发热无汗；甘草附子汤用于寒湿痹阻、表里阳虚的RA患者，辨证要点是关节肿痛，皮温低，肢冷恶寒，得温则舒，乏力出汗，小便不利，舌淡苔白腻，脉沉细；防己黄芪汤用于风湿痹阻、气虚湿盛证的RA患者，辨证要点是关节肿痛重着或游走疼痛，伴身重，汗出恶风，脉浮；桂枝附子汤用于风湿痹阻、兼表阳虚的RA患者，辨证要点是关节肿痛屈伸不利、晨僵身重肢冷，口淡不渴，恶风怕冷，脉浮而重按无力。

经方治疗RA，选择用药当温而不燥、凉而不寒、补而不滞、攻而不烈，取“宿邪宜缓攻”之意。同时需注意平衡阴阳，调和寒热，顾护脾胃。而瘀血、痰湿是大部分RA的共同病理环节，所以治疗时当配伍活血化瘀、健脾利湿、化痰通络之品，疗效更佳。

（首届全国中医临床骨干人才　陈朝丽）

内扶外疏治疗膝关节活动受限

临症中，常有40岁以上主诉反复膝关节疼痛的患者，伴屈伸乏力，下蹲、上梯受限持续存在。查体可见外部脂肪分布减少，内侧、胫骨髁下、鹅足压痛，被动活动受限或正常，髌骨研磨试验（–），屈膝试验（–）或（+）。检查发现膝关节滑膜无明显炎症、关节积液少量，软骨完整，无骨质增生或者轻微，关节间隙正常或内侧变窄；半月板损伤2度以内，或者关节镜术后不到1年又出现半月板损伤；骨密度显示不同程度骨量减少，风湿因子等免疫指标正常或轻度不正常。

这类病症，临床被归为风湿性关节炎，给予补钙、维生素D、氨基葡萄糖、非甾类药物，针灸，补肝肾通经中药，物理治疗等。治疗后疼痛可以明显缓解，但乏力、活动受限改善不大。但笔者采用以下方法可迅速改善膝关节活动受限，持续治疗3个月，能提升关节及肌肉状态，修复皮下弹性组织。临床治疗75例，有效率95%。

（一）治疗

1. 针刀治疗

取点：患侧的臀中肌点（臀部的外上象限的十字中点）、大转子点（转子粗隆高点下1cm），风市上（大转子与股骨外侧髁连线中点），鹅足区域。

器械型号：Φ0.4～1.2mm。

频次：每周一次，连续2～3次。

要点：臀中肌点刺，针方向呈“小”形，垂直进针可达骨面，左右斜刺有组织突破感即止；大转子点浅刺，进入皮下后，呈放射状进针，有脆性突破感即可；风市上为垂直进针，到达骨面后，沿骨面前侧进入2cm即可；鹅足区域为浅刺，在胫骨内侧髁下和胫骨粗隆之间寻找压痛点，针尖进入皮下后有轻微突破感即可。

2. 药物治疗　定点注射鹅足区（正清风痛宁注射液1ml+2%利多卡因0.5ml+注射用水1ml），每日2次，连续5日。

营养支持治疗：钙、维生素D、氨基葡萄糖，连续6个月，重度骨质疏松者加上双膦酸盐类。

扶阳填精通络：补肾益寿胶囊（生产商：太极集团重庆涪陵制药厂有限公司，主药：红参、何首乌、黄精等，功能：补肾益气），口服，每日3次，每次2粒，连续服用3个月。

3. 肌肉训练　坐位，悬小腿，收缩股四头肌伸膝至0°，持续5秒后复原，每日 20 次，逐日累加，连续运动每日不超过 20 分钟。

（二）体会

一是在上述治疗点位中，注意行针方向。通过针刀松解筋膜的包裹约束和移行约束，降低张力，可即刻打开肌肉活动度，使膝关节活动受限立刻改善。患者诉治疗后膝关节活动范围明显增加，能够自行下蹲，舒适感强烈。

二是供给维生素药物补充和维护兴奋介质浓度，使传导兴奋度恢复。补肾中药在改善结缔组织供血，缓解疼痛方面有重要作用，二者合用，关节活动力量增加明显。

三是“补阳填精”“疏经养筋”治疗原则贯穿始终。

（首届全国中医临床骨干人才　叶承莉）

扶阳壮骨汤治疗肝肾亏虚型膝骨关节炎的体悟

“扶阳法”是以温扶人体阳气的方法，来治疗因阳气不足或者阴寒所致病症的一种治疗法则。扶阳思想源远流长，始于先秦，根于《内经》，法于仲景《伤寒论》，繁荣于明清，并延续至今。《素问·生气通天论》记载：“阳气者，若天与日，失其所则折寿而不彰，故天运当以日光明。”这句话指明了阳气为一身立命之根，奠定了火神派的理论基础。张仲景《伤寒论》113 首方中，法用扶阳的方占了 37 首；《金匮要略》258 首方中，法用扶阳的方占了 58 首；由此可见“扶阳气”的治疗法则，始终贯穿在张仲景《伤寒杂病论》的理念中。金元明清易水、温补诸家，如李东垣的补中益气汤，王好古的调中汤、黄芪汤以及张景岳的大补元煎、右归丸等皆用到了温扶的治法，也体现了扶阳的学术思想。至晚清，扶阳学术流派的发展呈现出一派繁盛壮观之象，郑钦安先生以其鲜明的扶阳风骨闻名于当世，可谓是“火神派”的开山宗师。近现代，扶阳学术思想以众多传人延续至今，如吴佩衡、唐步祺、卢崇汉等人皆是扶阳学术流派典型的代表人物。

膝骨关节炎属中医学“痹证”“骨痹”范畴，其病位在筋骨，与肝肾具有密切的关系。古代医学著作《内经》首次提到“肾阳衰弱，寒湿入骨”；《张氏医通》记载“膝者筋之府，屈伸不能，行则偻附，筋将惫矣。故膝痛无不因肝肾虚者，虚则风寒湿气袭之”；《素问·痹论》亦指出“风寒湿三气杂至，合而为痹也”，均明确指出膝痹的病因、病机，表明其是因肝肾亏虚进而难以抵御外邪，风寒湿等邪气乘虚而袭之引发此病。关于对膝痹的认识，后世医家也保持一致的观点，如《济生方·痹》记载：“皆因体虚，腠理空疏，受风寒湿气而成痹也”；《诸病源候论·虚劳膝冷候》亦记载："肾弱髓虚，为风冷所搏故也。肾居下焦，主腰脚，其气荣润骨髓。今肾虚受风寒，故令膝冷也"；现代研究也表明，肝肾亏虚型膝骨关节炎在临床中最为常见。

笔者用扶阳法治疗膝关节骨性关节炎取得了良好的疗效。扶阳壮骨汤是笔者根据吴生元教授的补中桂枝汤加减化裁而来，广泛应用于肝肾亏虚型膝骨关节炎的治疗。方中淫羊藿补益肝肾、益精助阳、祛风除湿，入肝、肾二经，强筋壮骨；制附子药性辛热，归心、肾、脾经，具有补益肾阳、散寒除湿止痛等功效；二药大补肾阳，共为君药。牛膝补肝益肾、强筋壮骨、化瘀通经，性善下行、走而不守，能引药直达病所；《医学衷中参西录》记载："善治肾虚腰疼腿痿，或膝疼不能屈伸，或腿痿不能任地。"杜仲补肝肾、强腰膝、壮筋骨，性温味苦，兼能温散风、寒、湿等邪。牛膝、杜仲二药均入肝肾，合用加强君药补益肝肾之功。相关研究发现，牛膝－杜仲药对可通过多种活性成分同时调控靶点基因，具有调控软骨细胞凋亡、促进骨重塑的作用。升麻、桂枝温通筋脉、助阳化气，具生发阳气之效，助君药补肾阳。以上四药共为臣。黄芪益气固表，党参气血双补，当归补血的同时兼能活血，三药共用补气生血、行气活血，补而不滞、行而不伤；茯苓、薏苡仁、白术健脾渗湿以利水，三药亦是补渗结合，以增除湿治标之功；丹参为活血化瘀要药，《妇人明理论》记载："一味丹参散，功同四物汤。"被广泛用于各种瘀证。相关研究表明，丹参酮对膝骨关节炎模型大鼠具有良好的抗炎作用，并可修复内皮细胞；延胡索活血行气止痛，为止痛要药；《本草纲目》记载："行血中气滞，气中血滞，专治一身上下诸痛。"以上共为佐药。陈皮理气健脾、除痰化湿，甘草补脾益气，缓急止痛，二者合用，健脾和胃，调畅中焦气机的同时亦能调和全方诸药，共为使。诸药合用，共奏补益肝肾，强筋壮骨，祛风除湿之效。

自拟扶阳壮骨汤治疗肝肾亏虚型膝骨关节炎，能有效地缓解疼痛，改善膝关节功能，提高患者生活质量。但其远期疗效和特异性观察指标，还需进一步深层次的研究，以期为临床用药提供更加客观的理论指导。

（首届全国中医临床骨干人才　张栋）

陇中正骨调衡理念辨治膝痹心悟

膝骨性关节炎是临床常见病、多发病，是一种以关节软骨退行性病变和继发性骨质增生为特征的慢性关节疾病，属于中医学“膝痹”范畴。中医学认为膝痹为“本虚标实”之证，肝肾亏虚为本，感受风寒湿邪、气血瘀滞为标。正骨理筋手法能够通过调理经络、气血、阴阳、脏腑平衡，以补益肝肾、祛风逐湿、调气和血。

陇中正骨学术流派作为我国中医骨伤学科重要的流派之一，目前已经形成了以正骨手法为核心，包括特色制剂、特色疗法、微创手术为主的全方位、多角度现代中医骨伤科疾病诊治体系。陇中正骨学术流派传承于平乐正骨，吸收了孙树椿教授为代表的清宫正骨手法理念、冯天有教授为代表的新医正骨疗法思想、宋贵杰教授膝骨关节炎三部八法等诸多全国中西医各学术名家思想，经过李盛华教授为代表的陇中正骨人的创新发展，形成了特色的正骨调衡理念。陇中正骨调衡理念治疗膝痹遵循整体辨证、筋骨并重、内外兼治的三原则，根本目的在于调理机体平衡，秉承了《黄帝内经》所谓“补其不足，泻其有余”的治疗大法。随着中医药事业传承发展，陇中正骨学术流派第五代代表性传承人周明旺教授不断创新，赋予正骨调衡理念新的内涵。目前陇中正骨调衡理念核心思想：膝关节的平衡为多向、多角度的平衡，包括筋与骨力学平衡、动与静的状态平衡、分泌与吸收的关节内容物平衡等，要运用整体观念、辨证施治、调理平衡思维去多靶向、多层面理解正骨调衡理念。

正骨调衡理念治疗膝痹已形成以正骨手法为核心，根据患者不同X线片及临床表现采取不同的治疗方法。针对早中期患者，关节畸形不甚明显，多采用中药内服及运用陇中正骨手法等辨证治疗或采用中药洗剂配合膝关节镜清理术治疗；对于病程较久，失治误治的晚期患者，为提高其生活质量，可行人工全膝关节置换术，均能取得较好的疗效。

作为治疗膝痹的核心手段，正骨手法通过力学渗透、缓慢均衡松解特定关节周围肌腱韧带与骨组织附着点，松解局部粘连的肌腱及挛缩的关节囊等，修复由力学改变引起的肌肉、肌腱、韧带等的病变，并使用手法促进关节滑囊分泌或吸收滑液，运用活利关节动、静运动手法以达到周围组织两向、三向或多向平衡，打破因疼痛、粘连、力学失衡、关节液微循环失衡、动静状态失衡的恶性循环，进而取得治疗膝痹的效果。在早期膝痹时，应当通过整体思维、辨证施治的观点，根据患者“本虚标实”个体化差异，制定个性化手法治疗策略，注重基础研究与临床疗法的结合，根据生物化学及分子生物学指标、临床影像学指标，确定正骨手法治疗的最佳适应证，力争使治疗达到一个高度的、由失衡到平衡的稳态。陇中正骨调衡手法与现代医学关节松动手法相互融合，疏通膝关节气血运行，纠正筋骨错位，增加关节营养，促进关节液分泌，对不同患者采用针对性手法，保障治疗方法的人性化和筋骨并重锻炼方法的系统化，在缓解膝关节疼痛基础上，使骨正筋柔、气血通畅，达到恢复膝关节正常活动的目的。甘肃省名中医李盛华教授强调，骨伤科手法操作于体表，作用于筋骨，在操作时要做到持久有力、柔和均匀、灵活渗透、刚柔相济、心手合一。

总之，陇中正骨学术流派在长期的临床实践中，对膝痹的治疗积累了丰富的经验，强调治疗本病首先应察色按脉别阴阳，明确患者的病情分型，后根据患者的具体情况准确选择合适的个体化治疗方案。膝痹的高发人群是中老年人，女性多于男性，且以农村地区或重体力劳动者居多。人到中年以后脏腑功能开始减退，肾精不足，骨髓失其充养，肝血亏虚，筋脉失其濡养，加之劳损或风寒湿邪侵袭，致筋骨懈堕。所以，对于早中期患者，应以补益肝肾、散寒通络止痛为大法，根据不同患者具体情况加减用药，并嘱咐患者功能锻炼以缓解疼痛改善症状；对于药物缓解不明显的晚期患者，为提高生活质量，建议采用人工全膝关节置换术，用最简单、最安全、最有效的治疗方法让患者得到最大程度的康复。

（首届全国中医临床骨干人才　周明旺）

补肾活血法治疗膝骨关节病的体会

膝骨关节病的定义是在力学因素和生物学因素的共同作用下，软骨组织正常分解和合成代谢偶联失衡，导致软骨基质降解、软骨细胞凋亡、关节软骨组织破坏的一种慢性肌肉骨骼系统疾病，属中医学“骨痹”范畴。

关于“肾主骨”的认识，《素问·六节藏象论》记载：“肾者，其充在骨。”《素问·金匮真言论》也载：“藏精于肾，故病在溪……是以知病之在骨也。”可见，肾生骨髓，肾充则髓实，而骨的正常功能也赖于髓之滋养，“肾－骨－髓”有着密切的关系。到了明代，“命门”学说兴起，对膝骨关节炎更是尤为强调补肾，正因“肾主骨而生髓”之理论，故后世医家多认为骨痹当责之于肾虚。

肾虚导致肾脏生理性功能衰退，筋骨不荣，关节软骨及软骨下骨得不到濡养，而引起关节软骨的退变，最终导致膝骨关节病的发生。膝骨关节病大多病情反复缠绵日久，肾气虚可致气血不足，气血虚弱可致血瘀，血瘀加重肾虚，两者相互联系，互相影响，形成恶性循环。另外膝关节外伤也可导致脉络受损，血溢于外，阻塞经络，致气滞血瘀、脉络不通，日久筋脉失养而致膝骨关节病的发生与发展。根据“久病必瘀”“久病入络”“通则不痛，痛则不通”的理论，立法上需辅以活血通络之法。

笔者通过临床观察发现，膝骨关节病主要病机在于肾虚和血瘀。其根本因素源于内在老龄化所致的肾虚，肾气亏虚，精血不足，无以濡养筋骨，发为“骨痹”。

笔者自拟膝痹病方，以独活寄生汤合黄芪桂枝五物汤加减化裁。

独活 10g	桑寄生 10g	骨碎补 9g	狗脊 10g
牛膝 12g	川芎 10g	黄芪 15g	当归 10g
白芍 15g	桂枝 10g	防风 10g	茯苓 12g

独活、桑寄生祛风湿，补肝肾，强筋骨，止痹痛，为君；骨碎补、狗脊、牛膝、川芎，温肾健骨，活血化瘀止痛，为臣；黄芪、当归、白芍、桂枝，补气养血，温阳通络，为佐；茯苓、防风，祛风渗湿，为使。

临证加减：若邪深入络，疼痛甚时，可加白花蛇、川乌、地龙、红花；寒湿偏甚，腰腿冷痛重着者，可加附子、干姜、防己、苍术。若风邪重而麻木甚者，可重用防风；血行不畅而兼疼痛者，可加桃仁、红花、鸡血藤；日久不愈，邪深入络者，可加地龙、蕲蛇；手足无力，肢体不仁者，可重用当归、黄芪，加鸡血藤；肝肾不足而筋骨痿软者，可加杜仲、重用牛膝；兼阳虚畏寒者，可加附子。

现代医学认为“肾主骨”理论指肾脏内1α–羟化酶将经过肝脏转换来的25–羟维生素D_3转变成1α，25–二羟基维生素D_3，参与骨基质矿化；也指肾脏通过重吸收经肾排泄的钙磷来调节血浆中的钙磷浓度，发挥骨代谢调节作用。“肾主骨”还包括了生殖系统、内分泌系统和神经系统，分泌不同激素作用于成骨细胞和（或）破骨细胞，发挥直接的骨代谢调节作用。

补肾活血中药可能通过改善微循环，降低骨内压，调控关节软骨细胞外基质的降解以及调节基质金属蛋白酶，抑制炎症、氧自由基损伤、软骨细胞凋亡，延缓软骨损伤，延缓关节退变，对骨关节炎的软骨有保护和促进修复作用。

（首届全国中医临床骨干人才　胡华）

从中医运气学角度探析唐代燕乐《霓裳羽衣曲》

唐代是中国历史上文化发展的一个高峰期，外来文化的吸收，使唐代的音乐文化繁荣发展，燕乐的繁荣是唐代音乐文化辉煌发展的标志性音乐现象。唐代音乐的盛世，不仅与当时的经济、政治、哲学等相关，也与中医的五运六气、阴阳五行及相关理论密不可分。

《霓裳羽衣曲》是唐代燕乐代表作，从大司天角度分析其成曲背景。大司天是以中医五运六气理论为基础，形成的以探求气候、疾病与人生命规律的学说。五运六气理论多以年为单位，六十年一甲子循环周期，主要研究一年的大运、司天与在泉。大司天是以此为理论基础，把以年为单位延伸为以六十年为单位，三百六十年为一甲子循环周期，阐述六十年一单位内的气候、疾病等规律。如甲子公元4—63年为一单位，大运太木，少阳相火司天，厥阴风木在泉，依次类推下个三百六十年甲子周期循环。

《霓裳羽衣曲》成曲于公元718—720年，时为盛唐时期（约公元650—755年），在大司天公元664—723年，大运少火，司天太阴湿土，在泉太阳寒水。此时期以寒湿为主，因太阴湿土司天，前三十年以湿气为主；后三十年太阳寒水在泉，湿中带寒。在疾病的发病特点方面：前三十年湿重，湿邪入侵困于脾，脾阳不振、水湿停聚，易发生水肿、泄泻、尿少等症；湿性重浊，病症多有沉重的特性，如头重身困、四肢沉重等。常见疾病有泄泻、水肿、疮疡、湿疹等。后三十年在湿的基础上偏寒，疾病上除了容易出现上述疾病以外，还有寒引起的关节痛、痛经、夜尿等。

这个时期著名的医家王冰，根据天文地理研究并补充《黄帝内经·素问》中运气七篇。王冰诊治疾病重视水液代谢作用，强调调脾的重要性，用药侧重于温补肺、脾、肾。这与当时大运少火、司天太阴湿土、在泉太阳寒水的运气息息相关。《霓裳羽衣曲》应天而做，运用乐器上自始至终以琵琶贯穿整曲，曲调重用商调，徵音位于次商位，虽隐其名但用其性，与当时大司天大运少火、司天太阴湿土、在泉太阳寒水相迎合，这也是音乐养生文化追求的“天人合一”境界。

《霓裳羽衣曲》成曲时大运少火，五行生克中属于火克金，预防金被火克，故唐代以商音为主。唐代重用商音，商音叩之为清、击之为纯，五行属金。闻商声使人方廉而好义。音须和人之情、正人之性，人情和、德行正，则天下皆宁。商音入肺经与大肠经，主气机收纳，调肺气宣发和肃降，同时保肾抑肝，调三焦协调通畅。《霓裳羽衣曲》主要演奏乐器为琵琶，唐代是琵琶发展一个盛行时期，当时上至宫廷乐队，下至民间演唱都少不了琵琶。由于琵琶自身音域辽阔，音色动听，感人肺腑，表现力极强，琵琶乐曲深受追捧。唐玄宗李隆基在音乐方面有极高造诣，酷爱琵琶乐曲。由于君主的提倡与爱好，唐代建立了由政府管辖和宫廷管辖的两个不同体系的音乐机构，琵琶凭借自身优势和时局，成为“燕乐之首”。从中医角度分析，琵琶身为木，做发音为其丝弦，丝弦之音入五脏为心，心五行中属火，以助大运少火，琵琶自身亦迎合了当时运势所需。

（首届全国中医临床骨干人才　吕品）

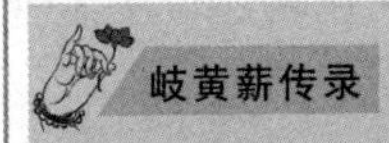

悬壶撷菁

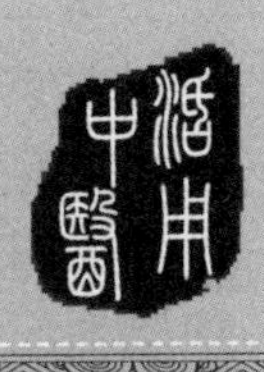

忠州纯针刀治疗冻结肩验案

患者，女，52岁，家住重庆市忠县忠州街道东坡路居委1组，2021年7月初诊。

主诉：左肩关节疼痛伴活动受限3个月余。

病史：3个月前，患者出现左肩关节疼痛，以胀痛为主，后逐渐加重，左上肢外展、上举、后伸活动受限。自行贴敷膏药、口服药物（具体药物及剂量不详）等无明显改善。2021年7月1日行左肩MRI：左冈上肌、冈下肌及肩胛下肌肌腱炎，周围轻度滑囊炎。

刻下：左肩关节胀痛，伴左上肢被动运动受限，以外展上举、后伸屈肘摸对侧肩胛骨两个功能受限为主，穿衣、梳头受限；无头晕、头痛，无双上肢放射痛、麻木，无静息痛，无间歇性跛行，无足下踩棉花样感。纳可，眠欠佳，二便调。查体见左肩关节外展上举约140°受限、后伸屈肘可触及对侧臀部；左侧肩袖诸肌、大圆肌、喙突部、结节间沟等压痛明显；舌质淡红，苔薄白，舌下脉络轻度瘀曲，脉弦。

诊断：冻结肩（气滞血瘀型）。

完善术前生命体征、血常规、凝血功能、心电图、骨密度检测等检查。予以常规针刺、理疗后，诸症稍缓解；于2021年7月20日行针刀手术。

针刀手术定点：云门、肩髃、肩髎、肩贞、肩前、臑俞、阿是穴。

针刀手术方法：患者取仰卧位，充分暴露左肩关节，治疗区常规消毒后，用Ⅳ号0.8mm针刀，行扎刺、切割、松解和剥离治疗。运用针刀之“刀的特点”进行切割、剥离松解，以松为度；运用针刀之“针的特点”，遵循“春夏刺浅，秋冬刺深”“迎而夺之，随而济之”等刺法，讲究“有见如入，有见如出”的候气技法。针刀手术时，针刀刀口线需与主要神经走行保持一致，其次与血管、肌肉的方向保持一致。拔出针刀后，局部按压3分钟。术后配合罹患肩关节的被动运动外展上举、内收内旋搭肩、后伸屈肘摸对侧肩胛骨三个动作功能位手法牵伸。治疗结束后，患者左肩关节三个受限动作均恢复到正常功能位。

1 周后查房，患者左肩关节外展上举、内收内旋搭肩、后伸屈肘摸对侧肩胛骨三个功能位恢复良好，唯背伸时稍感不适，余无不适。

【按语】

冻结肩属于肩关节周围炎（以下简称肩周炎）的范畴，又称“五十肩”“漏肩风”，临床发病率可达 20.6%。肩周炎是一个宽泛的概念，由肩关节周围肌肉、肌腱、韧带、筋膜等软组织的损伤、炎症、粘连、水肿等引起的，但具体的发病原因、准确的发病部位不太清楚，一般治疗方法疗效不太理想。有自愈倾向，但自然病程可长达 6 个月至 3 年，甚至更长。肩关节周围的 11 个滑囊、肩胛骨上附着的 16 块肌肉发生的相关疾病，都可以称之为肩周炎，临床以疼痛、肿胀，主动或被动运动功能障碍为主。

“忠州纯针刀”所治疗的冻结肩，是指各种原因导致罹患肩关节被动运动外展上举、后伸屈肘摸对侧肩胛骨两个动作功能受限，或伴有内收内旋搭肩障碍。其中，对于外展上举 150°～180° 和后伸屈肘摸对侧肩胛骨两个功能的恢复，在非臂丛阻滞、静脉麻醉条件下，目前未见有速愈疗法的报道。

笔者在《黄帝内经》《难经》等中医经典理论指导下，创新运用纯针刀治疗冻结肩技术，即在非臂丛阻滞、非静脉麻醉条件下，运用纯针刀技术治疗，加上巧妙的手法配合，可以一次性解除罹患肩关节外展上举 150°～180°、后伸屈肘摸对侧肩胛骨两个方向的功能受限，变难治为速愈，取得了较满意的临床疗效。

从临床实践来看，经筋多为运行于体表的筋肉，而冻结肩的病变部位也主要是在体表及肩关节周围的筋肉，故笔者常以经脉结合经筋理论指导临床治疗。《灵枢·经筋》记载：“手太阴之筋上臑内廉，入腋下，出缺盆，结肩前髃……其病当所过者支转筋。”“手阳明之筋上臑，结于髃……绕肩胛……从肩髃上颈……其病当所过者支痛及转筋，肩不举颈。”“手少阳之筋上绕臑外廉，上肩走颈……其病当所过者支转筋。”“手太阳之筋入结于腋下……后走腋后廉，上绕肩胛。”故选取以手太阴、手阳明、手少阳、手太阳经筋所过的云门、肩髃、肩髎、肩贞等穴位为主穴，以经外奇穴肩前、阿是穴为常用配穴；本例根据辨证酌加膈俞。此外，足太阳经筋从腋后外廉，结于肩髃；足少阳经筋上走腋前廉；手心主之筋上臂阴，结腋下；手少阴之筋上入腋；这 4 条经筋都循行经过肩关节，临床也可随证选取相应经脉的腧穴。

（首届全国中医临床骨干人才、重庆市“忠州纯针刀”创新团队带头人　陈永亮）

郑氏“温通针法”治疗肩凝症验案

贾某，男，46岁。

主诉：右侧肩背部疼痛伴活动受限2个月余。

病史：患者自诉2个月前因淋雨出现右侧肩背部疼痛，早期未重视，自行减少关节活动，1个月后疼痛明显加重，于当地诊所诊断为“肩周炎”，予口服止痛药、照射红外线治疗，症状有所减缓，但停服止痛药后症状明显加重，遂来我院就诊。

刻下：右侧肩背部疼痛，活动受限，前屈45°、后伸10°、外展30°，局部湿冷。舌质暗，苔白腻，脉弦紧。

中医诊断：肩凝症（寒湿闭阻）。

西医诊断：肩关节周围炎。

治则：散寒除湿，通络止痛。

针灸处方：主穴取右侧天宗；配穴取右侧肩前、肩髎、臂臑、肩贞、尺泽、外关、合谷、后溪，左侧阳陵泉、条口。

针灸操作：患者取左侧卧位，于右侧天宗穴处按寻明显痛点，常规消毒后，右手持0.32mm×40mm毫针斜向上刺入约25mm，当患者出现酸胀感时行“温通针法”，即左手食指用力按压，右手拇指用力连续向前捻按9次，至针下有沉紧感后，针尖拉着有传导的部位连续小幅度重插轻提9次；拇指再向前连续捻按9次，此时针尖要顶着有传导的部位进行推弩守气，使针下继续沉紧，两手相互配合，以促使针感沿肩胛传至肩关节并产生热感，守气3分钟。退针至皮下，再将针尖调至斜向下，行“温通针法”，操作同前，使整个肩背部有热感后守气3分钟。待患者自觉肩关节温暖舒适后缓慢出针，按压针孔，并嘱其尽可能大范围活动肩部。之后，再针刺右侧肩前、肩髎、臂臑、肩贞、尺泽、外关、合谷、后溪，左侧阳陵泉、条口，行平补平泻法，留针30分钟。第1次治疗后患者自觉症状减缓50%以上，5次治疗后痊愈。

【按语】

肩凝症多因寒湿痹阻肩部气血所致。寒邪伤阳并主收引，使肢体拘挛，活动受限，气血瘀滞，脉络不通，不通则痛；湿邪重着而黏滞，当湿滞经络并流注到关节处，可致关节处疼痛不移，活动不利，有沉重感等。“温通针法”是郑氏针法流派传承人郑魁山教授结合临床总结创造出来的一种特色针刺手法，他根据气血喜温的特点，基于“痰得温而化、气得温而散、血得温而行”与“气行则血行，气旺则血旺”的理论，创新出“温通针法”。治疗肩凝症最常用的“温通手法”又被称为“穿胛热”，即根据“经脉所过，主治所及”，选用手太阳小肠经、肩周炎要穴天宗为施术部位，施以“温通针法”。该手法补泻兼施，能激发经气并通过推弩守气，推动气血运行，使气至病所，从而起到温通局部气血，散寒止痛的作用。

（首届全国中医临床骨干人才　范娥）

针药结合治疗肩周炎验案

尹某，男，60岁，2022年1月初诊。

主诉：左肩背疼痛1年余，加重1周。

病史：患者1年前出现左侧肩膀及后背部疼痛，近日加重。现左上肢后伸及上举受限，向右侧转头时出现左侧颈项部疼痛，纳可，睡眠正常，二便调，舌暗红苔黄，脉弦滑。有糖尿病、高血压病病史。

治则：疏肝解郁，养血柔肝。

处方：逍遥散加减。当归90g，白芍90g，柴胡15g，陈皮15g，清半夏9g，羌活9g，秦艽9g，熟附子3g，炒白芥子9g，生甘草9g，片姜黄9g，鸡内金15g，青皮15g，珍珠母30g。6剂，免煎，日1剂，兑黄酒2两。

针灸处方：上三黄（天黄、明黄、其黄）、下三皇（天皇、地皇、人皇）、滑肉门、大巨、足三里（右）、灵谷、大白、太渊、腕顺一、腕顺二、中渚、阳陵泉透阴陵泉（左）。针灸3次，耳背静脉放血1次。

二诊：2022年1月16日，诉颈、肩部活动度增大，疼痛明显减轻。予上方加枳壳15g、茯苓15g、葛根30g，30剂，免煎，日1剂。针灸同前，治疗3次。

【按语】

肩周炎，属于中医肩痹，多因年老体衰、肝失濡养所致，治疗以疏肝解郁、养血柔肝为原则。现代医学行常规抗感染、抗炎治疗，无效时行微创手术。从生理上看，《灵枢·天年》记载：“五十岁，肝气始衰，肝叶始薄，胆汁始灭，目始不明。”《素问·上古天真论》记载男子“七八，肝气衰，筋不能动”。此患者已到花甲之年，肝气衰，筋脉失养，故当疏肝解郁、养血柔肝，服逍遥散加味后效果显著，方中重用当归、白芍，疏肝养血，体现“肝体阴而用阳”之特点。

从病理上分析，《灵枢·终始》记载：“手屈而不伸者，其病在筋，伸而不屈者，其病在骨。在骨守骨，在筋守筋。”肩周炎正是能屈而不能伸的筋病，应当在筋守筋。而肝在体合筋，肩周又是筋脉汇聚之地，肝气不足则经筋失养，肩关节活动不利。此外，《灵枢·九针十二原》记载：“疾高而内者，取之阴陵泉；疾高而外者，取之阳陵泉也。”本患者为左肩外侧疼痛，故取筋会阳陵泉透刺阴陵泉。

《灵枢·五邪》载："邪在肝，则两胁中痛，寒中，恶血在内，行善掣，节时肿。取之行间，以引胁下，补三里以温胃中，取血脉以散恶血，取耳间青脉，以去其掣。"因手少阳、手太阳均循行过肩且入于耳，经脉所过主治所及。另外，耳背静脉正对应耳穴中肝的位置，故取其放血，不仅可以祛除肝邪，还可以同时调节两条经过肩膀的经脉，以此治疗肩周炎。

（首届全国中医临床骨干人才．韩兴军）

针刀结合活血舒筋汤治疗腋神经卡压综合征验案

王某，女，42岁，职员，2021年9月6日初诊。

主诉：右肩痛伴右上肢间歇性麻木、胀痛2周。

病史：患者2周前坐电梯时不慎撞击电梯门，当时稍有疼痛，未治疗。3天后逐渐出现右肩部后侧疼痛、右上肢间歇性麻木胀痛，上举、外展较左侧无力，背强。自行贴膏药后无缓解，故来我科就诊。

刻下：查体神志清楚、面色红黄隐隐，$L_{3\sim6}$椎间隙及椎旁轻压痛。右肩外侧浅感觉较左侧略减退。右侧四边孔压痛，且向上肢有放射痛、串麻感。肩关节被动外展、外旋上肢疼痛加重。臂丛神经牵拉试验（±）。椎间孔挤压试验（–）。肩关节上举170°、后伸40°。舌暗红，苔薄白，脉涩。MRI：大小圆肌水肿。颈椎生理曲度变直。

中医诊断：肌痹（气滞血瘀）。

西医诊断：腋神经卡压综合征。

治则：活血祛瘀，舒筋活络。

处方：活血舒筋汤加减。归尾15g，赤芍15g，姜黄15g，伸筋草15g，松节12g，海桐皮12g，路路通12g，羌活12g，防风12g，续断12g，甘草6g，川芎12g，桂枝12g，乳香10g，没药10g。5剂，每日1剂，水煎至400ml，三餐后温服。

针刀处方：针刀治疗1次，微波、中频5次。

针刀操作：①松解小圆肌起点，在肩胛骨外上缘2/3，刀口线与肩胛外缘平行，沿骨缘切开剥离3刀。②大圆肌起点，在肩胛骨下角，刀口线与肩胛骨下角外缘平行，沿外缘骨面切开3刀。③大圆肌止点，肱骨小结节嵴，刀口线与上肢纵轴平行，沿骨面纵行切开2～3刀。④帮助患者做肩关节内旋、外旋动作。

二诊：2021年9月13日，诉右肩后部疼痛伴右上肢间歇性麻木、胀痛、上举外展无力有所改善。查体：右侧喙突压痛。右四边孔压痛较上周减轻，稍向上肢放射痛、串麻感。肩关节被动外展、外旋上肢疼痛。臂丛神经牵拉试验、椎间孔挤压试验（-）。肩关节上举170°、后伸40°。处方：针刀治疗1次，微波、中频治疗5次。初诊方去乳香、没药，继服5剂。针刀治疗：松解小圆肌起点，大圆肌起点、止点，喙突内侧缘胸小肌附着点，帮助患者做肩关节内旋、外旋动作。5天后患者右肩后部疼痛、右上肢间歇性麻木胀痛基本缓解。

【按语】

腋神经卡压综合征也称肩四边综合征。肩四边孔是由大小圆肌、三头肌长头、肱骨颈内侧围成，位于肱骨内侧和肩胛骨外缘之间。腋神经从后侧束发出后即斜向后行，贴四边孔上缘穿过该孔沿三角肌深层向外前行进入皮下，支配肩背外侧皮肤感觉。《灵枢·九针论》记载："虚邪克于经络而为暴痹者也。"患者肩后部有外伤史，导致四边孔周围的肌肉、组织充血水肿，引起无菌性炎症、粘连，使腋神经卡压。针刀疗法遵循《素问·刺齐论》中"刺骨者无伤筋，刺筋者无伤肉，刺肉者无伤脉，刺脉者无伤皮，刺皮者无伤肉，刺肉者无伤筋，刺筋者无伤骨"的古训，松解腋神经周围的大小圆肌起止点，使粘连纤维化的组织得到松解、疏通，肱后动脉血流循环改善而疼痛、麻木缓解。

复诊时针刀加喙突点，因前方腋神经位于胸小肌下方，故在胸小肌附着点、喙突点内侧方松解。手法操作慎重，防止刺伤腋动脉。配合活血舒筋汤加减口服：当归尾、赤芍、姜黄具有活血祛瘀之效，为君药；羌活通络止痛，桂枝温经通络，伸筋草、海桐皮、路路通、川芎行气活血、舒筋通络，续断、松节舒利关节、强筋骨，共为臣药；防风祛风活络、利水通经，乳香、没药止痛，共为佐药；甘草调和诸药，为使药。诸药合用，共起活血祛瘀、舒筋活络之功。患者复诊时疼痛有所减轻，故减乳香、没药。

针刀与中药结合治疗是治疗疼痛患者的重要手段，针刀松解局部粘连，中药舒筋通络，刀药合用疗效确切。

（优秀援藏医师　陈睿娇）

针刀治疗颈椎病验案

患者，女，54岁。

主诉：眩晕头痛1个月余，伴恶心呕吐，逐渐加重。

刻下：舌暗，苔薄白，脉弦涩。MRA示椎动脉有狭窄和扭曲。

诊断：椎动脉型颈椎病，予针刀松解治疗。

针刀操作：患者取俯卧低头位。横线：于上项线上，以枕外粗隆为中点，旁开 2.5cm、5cm 定 5 个点，松解项韧带、头后大直肌、头后小直肌及头上斜肌的止点。竖线：2 个点，松解头后大直肌、头后小直肌及头下斜肌的起点。常规消毒铺巾。横线：第 1 支针刀在枕外粗隆，刀口线与人体纵轴一致，刀体向脚侧倾斜 45°，垂直枕骨进针，到达上项线骨面后，调转刀口线 90°，铲剥 2～3 刀，范围不超过 0.5cm；然后提针刀至皮下组织，向左右成 45° 角分别达上项线下 1cm，铲剥 2～3 刀，范围不超过 0.5cm。其余 4 处针刀松解同前。竖线：刀口线与人体纵轴一致，刀体向头侧倾斜 45°，与寰椎后结节成 60° 刺入，直达寰椎后结节，在骨面上提插 2～3 刀。7 天 1 次，3 次为 1 个疗程。

术后护理：嘱患者保持针孔的清洁、干燥，避免水和汗浸湿手术部位。

术后 5 小时回访，观察针孔处有无渗血或皮下血肿、瘀斑，询问患者有无异常感觉，创可贴处有无皮肤过敏现象。

针刀治疗后患者眩晕症状消失，颈项部不适感明显缓解，无头痛、恶心、呕吐，头颈部活动功能自如。3 个月后复查 MRA：椎动脉无狭窄和扭曲表现。

【按语】

椎动脉型颈椎病，是长期的姿势不良等引起颈部肌肉痉挛劳损、生物力学失衡，使椎间盘变性、颈椎正常生理弧度改变，进一步压迫颈部椎动脉及神经，导致椎-基底动脉供血不足，出现头晕、头痛、耳鸣、眼花等症状。治疗的关键在于缓解颈部劳损肌肉，恢复其生物力学平衡，减少对椎动脉的压迫或刺激，以改善脑部血液循环。针刀松解时主要作用于下项线、寰椎后结节及横突、C_2 棘突及横突等部位，恢复颈部的动力平衡，从而解除对椎动脉及枕大神经等的压迫，改善眩晕、头痛等症状。

（首届全国中医临床骨干人才、重庆市“忠州纯针刀”创新团队成员　董博）

针药结合治疗项痹病验案

姜某，女，44 岁，2020 年 1 月 9 日初诊。

主诉：左侧颈痛 4 天。

刻下：现左侧颈痛，活动时加重，伴左颞侧痛、双侧耳鸣。口不干苦，纳可，眠差易醒，二便调。查体：左侧上颈椎椎旁至乳突压痛，椎间孔挤压试验、臂丛牵拉试验（-）。舌质淡红，苔薄黄，脉弦。有颈腰痛 10 个月病史。

诊断：项痹病（太阳少阳合病证）。

针灸处方：遵顾氏三阴三阳开阖枢图，在头上行开阖六气针法，针太阳、少阳，引少阳，留针 40 分钟，期间做颈部“米”字操。针毕，诉颈痛颞痛已愈大半。

隔天再行针灸，共2次。

治则：解肌和营，和解少阳。

处方：柴胡桂枝汤加羌活、川芎治之。桂枝10g，白芍15g，黄芩12g，生姜9g，党参12g，法半夏9g，柴胡12g，大枣9g，羌活9g，川芎12g，炙甘草6g。免煎中药5剂，100ml开水冲泡口服，每日3次。

复诊：2020年1月15日，患者诉诸症皆愈。随访3周无复发。

【按语】

本案患者辨为太阳、少阳两经之证，以开阖六气针法在头顶上治疗。依据顾氏三阴三阳开阖枢理论，选太阳、少阳两经平刺，引经针向少阳，以加强少阳经气，简易而效果立验，增强了患者的信心。再用解肌和营、和解少阳法，结合中药柴胡桂枝汤加味治之。柴胡桂枝汤来源于《伤寒论·辨太阳病脉证并治》第146条："伤寒六七日，发热，微恶寒，肢节烦疼，心下支结，外证未去者，柴胡桂枝汤主之。"该方为小柴胡汤与桂枝汤的合方，具有和解少阳、调和营卫之功效，是为伤寒太阳少阳合病而设。既有和解少阳、解肌发表之功，治外感伤寒太阳少阳两感之病；又有外和营卫、内调气血之效，治内外杂病营卫气血经脉不通之病。羌活辛温散寒、祛风湿、止痹痛，为太阳经引经药；川芎活血行气、祛风止痛，为少阳经引经药。针药合用，疗效显著。

（第四批全国中医临床优秀人才　郭云）

五运六气开阖枢针法治疗脊髓型颈椎病验案

患者，男，69岁。2021年9月13日初诊。

主诉：双膝疼痛，行走无力2年余。

刻下：患者自诉2年前出现双膝关节疼痛，行走无力，在外院多次治疗未见缓解。先行颈椎MRI检查：$C_{4\sim5}$椎间盘突出，脊髓受压。查体：蹒跚步态，行走时双足拖地，需人搀扶。双手霍夫曼征（+），双下肢肌力3级，双侧膝腱、跟腱反射亢进，自双侧乳头以下皮肤感觉减退。舌质淡胖，苔白腻，脉弦。

中医诊断：痹证（肝肾亏虚）。

西医诊断：脊髓型颈椎病。

治疗：未开具处方。

二诊：2021年9月20日，诉双下肢无力，走路有踩棉花感，伴夜间上半身汗出，以头部及后背较多，下半身感觉较冷，双膝以下有脱节感。舌质淡胖，苔白腻，脉弦。患者拒绝颈椎手术，遂予针灸配合药物治疗。

针灸处方：五运六气针法，为引火三针（广明、百会、太冲）、太阴、阳明、太阳、少阳。

处方：五味子汤合备化汤。五味子 15g，制附子 15g，巴戟天 15g，山萸肉 15g，熟地黄 15g，杜仲 15g，木瓜 15g，茯苓 15g，牛膝 15g，覆盆子 15g，甘草 6g。5 剂，水煎 400ml，分 2 次服，每次 200ml。

三诊：2021 年 10 月 11 日，患者夜间汗出明显减少，双下肢寒冷明显改善，行走无力较前减轻，可以扶拐杖走几步。舌质淡，苔白，脉细弱。治疗予五运六气针法，为太阴、阳明、太阳、少阳、百会引阳明；方药同前。

四诊：2021 年 11 月 1 日，患者双下肢行走较前明显有力，夜间汗出明显减少，双下肢寒冷缓解，现感觉双腿像是自己的了。夜间 3 点左右会醒。舌质淡，苔薄白，脉细弱。治疗予五运六气针法，为阳明、太阳、厥阴、少阳；方药予独活寄生汤。党参 20g，黄芪 30g，独活 15g，桑寄生 15g，威灵仙 30g，细辛 10g，干姜 10g，淫羊藿 15g，附片 15g，杜仲 15g，炙甘草 6g，乌梅 15g。3 剂，水煎 400ml，分 2 次服，每次 200ml。

五诊：2021 年 11 月 15 日，患者不扶拐杖可以行走几十步，但行走时上午自觉沉重，下午轻松。余无不适。舌质淡，苔薄白，脉细弱。治疗予五运六气针法，为少阴、少阳、太阴；方药予升明汤。紫檀香 10g，车前子（炒）30g，青皮 15g，半夏（汤洗）15g，酸枣仁 30g，蔷薇 15g，生姜 10g，炙甘草 6g。2 剂，水煎 400ml，分 2 次服，每次 200ml。

患者服用 10 剂后未来院复诊，电话随访诉行走基本正常，稍感无力。

【按语】

患者二诊时自觉上半身热，头背汗出，下半身寒冷，双下肢脱节感。此为上热下寒，故行引火三针，配合口服五味子汤合备化汤，以奏引火归原之效。三诊时上热下寒之象明显减轻，行走仍感无力，治萎独取阳明，加之患者体内有湿象，故六气针法取太阴、阳明、太阳、少阳，继续配合口服五味子汤合备化汤内服。四诊时行走明显有力，双下肢寒冷明显缓解，但夜间 3 点左右会醒，此为厥阴欲解时，故六气针法取阳明、太阳、厥阴、少阳，方药改为独活寄生汤加乌梅。五诊时，上午行走较重，下午减轻，故六气针法去阳明，改为太阴、少阴、少阳，方药改为运气方升明汤。

此患者为脊髓型颈椎病，行走困难，已有手术指征，但患者拒绝手术，乃试行六气针法及中药治疗，出乎意料，见效颇著，患者及家属都很满意。

（首届全国中医临床骨干人才　张栋）

从“痹”论治神经根型颈椎病验案

李某，男，43岁，2021年11月25日初诊。

主诉：颈肩部疼痛、活动不利伴右上肢麻痛2年余，加重半月。

刻下：患者劳累或受寒后上述症状明显加重，食纳可，二便正常，夜寐欠安。查体：颈椎生理曲度变直，颈部活动受限，椎旁肌肉紧张、压痛明显，叩顶试验（+），右侧臂丛神经牵拉试验（+），双上肢肌力感觉、运动正常，双侧霍夫曼征（–）。颈椎DR片：颈椎生理曲度变直，$C_{3\sim6}$骨质增生，$C_{5/6}$椎间隙变窄。舌淡紫，苔薄白，脉弦细。

中医诊断：项痹（瘀阻经络）。

西医诊断：神经根型颈椎病。

治则：活血化瘀，通痹止痛。

处方：生黄芪30g，当归12g，杭白芍15g，川芎10g，生地黄15g，羌活12g，秦艽10g，香附12g，川牛膝12g，地龙12g，合欢皮15g，蜈蚣3g，威灵仙20g。7剂，水煎，日1剂，分2次温服。

二诊：2021年12月2日，患者服药后颈部疼痛明显缓解，右上肢麻痛减轻，食纳不佳，睡眠好转。舌淡紫，苔薄白，脉细。上方减合欢皮，加山楂15g、白术15g，继服7剂。

三诊：2021年12月9日，患者颈肩部及右上肢疼痛基本消失，右上肢稍有麻木，食纳可，二便正常，舌淡红，苔薄，脉沉细。二诊方减山楂，继续调服14剂。

3个月后随访，患者诸症消失。嘱其避风寒保暖，忌劳累。

【按语】

施杞教授认为神经根型颈椎病的基本病机是“气虚血瘀，经脉痹阻”，故在运用中医药治疗时应始终贯彻从“痹”论治的思想，坚持“益气活血化瘀，通痹止痛”的基本原则，从“筋痹”论治。

（首届全国中医临床骨干人才　曾朝辉）

自拟清眩舒颈汤联合颈痛胶囊治疗椎动脉型颈椎病验案

包某，女，33岁，2011年4月27日初诊。

主诉：颈肩痛、头晕4年余，加重15天。

刻下：患者4年前出现颈肩部疼痛，伴头晕，自行理疗及休息后，未缓解。

近15天症状加重。查体：颈部僵硬，$C_{4\sim7}$棘突旁压痛，颈部活动不受限，压顶试验（+），双侧臂丛牵拉试验（–），双侧上肢腱反射无异常，双侧霍夫曼征（–）。脉沉弦细、苔薄白。当天行颈椎侧位、双斜位X线检查：颈椎生理曲度略变直；$C_{4/5}$、$C_{5/6}$、$C_{6/7}$钩椎关节增生。

诊断：颈椎病（椎动脉型）。

治则：清眩舒颈。

处方：天麻15g，钩藤20g，半夏15g，白术20g，茯苓20g，陈皮15g，旋覆花（包煎）15g，竹茹15g，白芷10g，川芎10g，葛根20g，石决明30g，白蒺藜15g，全蝎5g，牡丹皮15g，菊花20g，蔓荆子15g，女贞子15g，首乌藤20g。5剂，水煎服，日1剂。中成药：颈痛胶囊，每次6粒，每日3次，口服。

二诊：2011年5月5日，症状明显好转，颈部稍痛，双手无麻木感，头晕、头痛减轻。舌质淡红，苔薄白，脉沉细略弦。前方加茺蔚子15g、汉防己15g，5剂。继续口服颈痛胶囊，每次6粒，每日3次。

三诊：2011年5月12日，颈部无明显疼痛，偶有头晕，无头痛，舌质红，苔薄白，脉沉细。调整中药汤剂：生地黄20g，女贞子15g，牡丹皮15g，茯苓15g，淮山药20g，泽泻15g，山萸肉20g，天麻10g，川牛膝15g，葛根20g，炙甘草5g。5剂，水煎服，每日1剂。中成药：颈痛胶囊，每次6粒，每日3次，口服。

2周后随诊，患者自述颈部无疼痛，无头晕、头痛。

【按语】

椎动脉型颈椎病，临床症状较复杂，易与内科、神经科、五官科等相混淆，其误诊率在颈椎病各型中占首位。本型多合并神经根型或交感神经型，临床诊治要分清主次轻重。本病以“眩晕”为主要症状，又因常合并颈肩臂酸痛，而具有“痹证”的特点。因此，本病的眩晕与其他各科之眩晕的病理机制有着很大的区别。

刘柏龄老师认为椎动脉型颈椎病，为本虚标实之证，本虚乃脏腑功能衰弱，标实为经脉阻滞，影响气血津液的正常代谢，则产生痰浊、血瘀等病理产物，阻滞于经脉则影响精血上荣于脑，在脏腑功能衰退，精血亏虚的基础上，进一步加重了脑部的失养（供血不足）状态，从而产生“眩晕”等症状。

本病多因颈部长期劳累，局部经脉瘀滞，郁久生痰，影响精血上荣，髓海失充，肝风内动，风火上扰，而现诸多症状。予自拟“清眩舒颈汤”治之。方中天麻、钩藤、石决明平肝息风，为君药；川芎通经活血，凉血清热；葛根、半夏、茯苓、白术、全蝎化痰解痉，陈皮、旋覆花、竹茹和胃降逆止呕，白蒺藜、女贞子明目，牡丹皮益阴凉血，白芷、蔓荆子清利头目、止痛，菊花清头目消胀。诸药相互配伍，有增有减，使肝风息，髓海充，阴阳和，达晕止神安矣。

（首届全国中医临床骨干人才　李海）

综合治疗颈髓A级损伤致神经源性休克验案

敖某，男，50岁，农民，2020年6月1日入院。

主诉：外伤后四肢瘫痪、呼吸、血压不稳3个月余。

病史：患者因外伤致头、颈、胸、肋、腹等多处骨折，脑脊髓及内脏组织损伤，曾在外院行“颈、胸椎骨折内固定手术”，经多处住院治疗后仍留置气管、胃管、尿管，24小时持续泵入去甲肾上腺素注射液（每小时0.9mg）维持血压，持续吸氧，高位瘫痪，大小便失禁，小便量每日约5000ml。舌质淡，苔白腻，脉细弱。

诊断：脊髓损伤并高位截瘫、神经源性休克等。

治则：补气活血，化瘀通络。

处方：木香10g，川芎15g，薏苡仁15g，炒厚朴15g，党参30g，红花10g，甘草10g，炒苍术15g，茯苓15g，木瓜15g，白术15g，桃仁10g，牛膝15g，当归10g，黄芪40g。冷水浸泡1小时，煮沸20分钟，每次服150ml，每日煎服3次。

配针灸（针刺、电针、腹针、头皮针）、传统和现代康复训练治疗，持续使用去甲肾上腺素注射液泵入及吸氧，维持血压和血氧饱和度。

二次查房：2020年6月15日，患者精神状况明显改善，气管拔出，小便量减少，余同前。此乃罹病日久，纳食差，气血化源不足。中药上方去桃仁，加茯苓20g，用理疗（神经肌肉电刺激）刺激辅助呼吸肌群，余法同前。

三次查房：2020年6月25日，患者脱氧，小便量基本正常，血压维持正常偏高，余同前。治疗有效，综合治疗方案不变，逐渐减少维持血压的去甲肾上腺素注射液泵入用量，调为每小时0.6mg，4天后减至每小时0.36mg。

四次查房：2020年6月30日，患者呼吸、血压维持正常，小便量基本正常，停止去甲肾上腺素注射液泵入，余同前。患者入院经综合治疗后成功拔出气管，停用输液泵，于7月1日出院回家。

【按语】

中医学认为，督脉为阳脉之海，诸阳之会，有统摄元阳、调节全身气血的功效。《难经·二十八难》载：“督脉者，起于下极之俞，并于脊里，上至风府，入属于脑”，外力撞击，导致脊髓及脑组织损伤的同时，亦使督脉经络受损，络破血溢，瘀血阻滞。经络受损，血液外溢，必致阳气亏虚，气血运行不畅，推动和调控脏腑功能活动的动力不足，激发、促进、兴奋机体等作用丧失，脉管空虚，心脑失濡，而发为本病。因维持脏腑生理功能的原动力缺乏，故需长期使用血管活性药物维持血压。

治疗以补阳还五汤加减内服，方中重用黄芪补益中气；党参、白术、茯苓健脾益气加强黄芪补气之功，全方具有补气活血、化瘀通络功效。传统康复治疗以手足阳明、足太阳及少阴经为主，配以广州靳三针疗法流派的特定组方疲三针及尿三针治疗。肾与膀胱相表里，膀胱的主要生理功能是汇聚水液，贮存和排泄尿液。肾为阴阳之本，生命之源，主水、纳气，在以上经脉相关穴位针刺治疗起益肾固摄、补益下焦、补肾强筋、调理膀胱。另外针灸少阳、太阴等经络穴位，能疏通经络、调节脏腑、改善胃肠道功能，促进气血化生。心肺功能康复训练，能恢复患者的心肺功能，提高相关肌力、耐力和自主调控能力，改善心肺储备能力及心率变异性等自主神经功能协调性和敏感性。适当牵伸、挤压肢体，维持大关节活动度，促进静脉回流，预防血栓、减轻挛缩。

一些重大疑难疾病的治疗，既要治疗其标，维持生命，又要治疗其本，针对病因。用单一的方法往往不能起效，只有通过多种方法有机联合治疗，方能奏效。

（首届全国中医临床骨干人才　严成龙）

针通内外，药挽沉疴：强直性脊柱炎临床验案浅析

郑某，男，55 岁。

主诉：颈腰背痛 10 年余，加重 10 天余。

病史：患者 10 余年来在多地求医，被诊断为“颈椎病”“腰背筋膜炎”等，无明显效果。

刻下：颈部疼痛，双上肢热辣痛，手肘以下尤为明显，腰背部热辣疼痛传导至双下肢，伴头晕、呕吐，凌晨 4 点左右疼痛最甚，必痛醒无法入睡，患者常以背撞墙但求痛缓而不能。近热则辣痛甚，故热熨药敷皆不可得；一年四季，皆穿单衣，不知寒凉，不喜饮水，尤其是热水，饮之难以下咽，掌心发烫，夜间睡觉冷汗大出如油。

中医诊断：痹证（着痹）。

西医诊断：腰背筋膜炎。

初看之下，患者热象明显，且正当壮年，似为实热之证。但患者回忆，本病之由来为幼年至少年时常于山泉中捕鱼游泳，30岁起，颈项背疼痛症状日益加深。仔细辨证方见本病病机之寒热错杂：①患者身大热，项背热辣疼痛，不知寒凉，但发热时间有特定规律，下午及夜间掌心发热，伴剧烈疼痛，睡醒冷汗大出如油，均属阴盛格阳的证候特点。阴盛格阳的发热患者，虽表现出许多实热症状，但纷繁复杂的症状之间往往有矛盾之处，这正是我们辨证的关键，如患者口干却不多饮，身热却手足厥冷，发热反出冷汗如油。②舌脉：患者虽有苔黄腻等表现，但脉微细沉，非实热之脉。

这些细微差别提示了患者寒守内格阳于外（热包寒）的本质，为我们辨证阴盛格阳提供了依据。值得注意的是患者虽阴盛，但阳并不亏虚，没有阳虚证的相关表现，若内治按传统阴盛格阳证用四逆汤为框架遣方恐难收效，打通阴阳开阖之机才是本病治疗之关键。

内治方案：根据患者表热里寒、阴盛但阳不衰，伏寒数十年耗伤肝肾精血的病机特点，在遣方上以石氏伤科首重气血为先的原则为指导，选补益肝肾之品，兼以扶阳之药引火归原，辅麻黄、葛根解肌发表。用药1周后，患者黄腻苔即褪去，继服1周，苔色如常。

外治方案：银质针疗法作为本病外治核心，其治疗病机有三：①借火热之力打开外门，沟通阴阳表里，解患者30年顽疾之根。②顺应天时，引而发之，导寒外出，使寒湿之邪随火而散。③针通内外，升举阳气，使其气机畅、血脉通，调和寒热，归纳如常。

治疗此类寒热之证，无论内治外治，皆需遵循仲景之法，明辨错杂的病机，方能效如桴鼓。

（首届全国中医临床骨干人才　李玥）

纯针刀治疗腰椎间盘突出症验案

谢某，男，59岁，重庆市忠县农民，2022年5月1日初诊。

主诉：腰臀部疼痛伴左下肢麻木20天余，加重1天来诊。

刻下：腰臀部胀痛，伴左下肢麻木不适，麻木以左大腿前侧、小腿后外侧为甚，站立、行走腰臀部胀痛加重，不能端坐吃饭，需侧躺在床上进食。无间歇性跛行，无脚踩棉花感，无双下肢乏力，无畏寒、发热，无头晕、头痛，无咳嗽、咳痰，无心悸、胸闷不适。专科查体：脊柱及四肢无明显侧弯畸形，腰椎前屈、后伸、左右侧屈活动受限，屈颈试验（－），屏气压腹试验未做，左下肢直腿抬高试验＞50°（+），加强试验（–），右下肢直腿抬高试验（–），髋外旋外展试验（–），双侧屈髋屈膝分腿试验（–），足背伸、跖屈肌力正常，拇背伸、跖屈肌力正常，双下肢痛触觉、位置觉正常；$L_{2\sim5}$ 棘突间及左侧椎旁1.5cm压痛明显；左侧臀大肌、臀中肌、坐骨大切迹无明显压痛，四肢肌力及肌张力正常，各生理反射存在，病理反射未引出；舌暗红，苔薄白，脉弦。2022年4月14日在某三级医院行腰椎MRI：各腰椎间盘膨出，腰椎退行性改变。

诊断：腰椎间盘突出症。

治疗方法：针刀松解术。

针刀手术定点：$L_{2\sim5}$ 左侧腰夹脊穴。

针刀手术操作：患者俯卧位于治疗床上，术者立于患者左侧，采用Ⅳ号0.8mm针刀，刀口线与人体腰部纵轴成平行，针体与刺入部位皮肤垂直。快速破皮刺入皮肤，分层缓慢松解、剥离，每点切割松解3～5刀。注意严格选择施术部位、进针角度、进针深度。术后1天，症状缓解80%后出院。

术后1个月、3个月电话回访，患者诉腰臀部无明显胀痛不适，左下肢麻木已缓解，正常端坐进食。嘱其睡卧硬板床，避免长期弯腰劳作。

【按语】

腰椎间盘突出症是因腰椎间盘的退变，纤维环破裂，髓核突出刺激或压迫神经根、马尾神经所引起的无菌性炎症。主要表现为腰及坐骨神经痛、下肢麻木、马尾综合征等症状。长期低头及弯腰劳动、长期坐位工作等不良生活方式是诱发腰椎间盘突出的重要因素。《素问·骨空论》记载："腰痛不可以转摇，急引阴卵，刺八髎与痛上。"气为血之帅，气行则血行，气滞则血瘀；患者腰部疼痛，致局部气机不利，气血阻滞，瘀血阻于腰络，不通则痛；腰为气机上下之枢纽，腰痛则气血为之壅塞，下肢失养，不荣则痛，故患者腰部及左下肢胀痛、麻木。针刀刺入后针对病变的挛缩和粘连的肌肉，发挥针和刀的作用进行刺激、切割、松解，使气机通畅，让腰部建立新的动态平衡，故疾病乃愈。

（重庆市"忠州纯针刀"创新团队后备带头人　陶静）

针刺后溪穴结合运动疗法治疗急性腰扭伤验案

余某，女，48岁。

主诉：反复腰痛10年余，加重1天。

病史：既往患者有慢性腰痛病史，昨日晨起弯腰持物时突发腰部疼痛加重，以刺痛为主，痛处固定，直立困难，自贴家中膏药未见缓解。3年前在某医院行

CT 检查见腰椎间盘突出，但因症状时轻时重，尚能忍受，未予重视。

刻下：体格检查呈强迫前倾位。腰部前倾 30°，后仰不能，左右侧弯 10°，下蹲至半蹲位时疼痛加重不能完成。平卧时疼痛，俯卧位缓解。L_3 棘突下压痛、叩击痛明显，双下肢直腿抬高试验 40°（+）、加强实验（–），双侧髋外旋外展试验（–），双侧屈膝屈髋试验（+），仰卧挺腹试验未完成。双下肢感觉、肌力、反射等均正常。舌紫暗，苔薄白，脉涩。

诊断：筋伤（气滞血瘀）。

针灸处方：针刺双侧后溪结合运动疗法。

针刺操作：后溪进针后施泻法，患者觉酸胀感强烈，不自主躲避时嘱其进行前倾、后仰、左右侧弯、下蹲等疼痛姿势的运动，到达疼痛位时无须强求完成动作，只需坚持数秒后，变换动作。反复多次，酸胀感减退继续行针加强针感。数次后患者运动幅度明显增大。缓解局部痉挛后，予以腰椎病常规理疗，重复 3 次治疗，得收全功。正如《灵枢·九针十二原》记载："夫善用针者，取其疾也，犹拔刺也，犹雪污也，犹解结也，犹决闭也。"

【按语】

急性腰扭伤，责之于腰部肌肉群的痉挛、挛缩和损伤。腰部最大的一块肌肉为竖脊肌，分列督脉两侧足太阳膀胱经上，由于太阳主表，故腰部易受风寒侵袭；竖脊肌深部的腰方肌为急性腰扭伤最常见的部位。二者多因风寒侵袭，或受力不均，易产生相应部位肌肉的痉挛、挛缩和损伤，产生疼痛不利等症状。《灵枢·经脉》有记载"经脉者，所以能决死生，处百病，调虚实，不可不通。"八脉交会穴是十二经四肢部脉气通向奇经八脉的 8 个腧穴，通过十二经脉交通于奇经八脉；李梴在《医学入门》中记载"八法者，奇经八穴为要，乃十二经之大会也"；又言"周身三百六十穴统于手足六十六穴，六十六穴又统于八穴"；可知八脉交会穴在临床中的重要作用；根据经脉所过，主治所及的原理，腰部疼痛常常寻治督脉；后溪作为八脉交会穴，通督脉，所以临床常选取后溪穴，对督脉附近的软组织损伤、劳损进行治疗，疗效也颇佳。

（首届全国中医临床骨干人才　钟生洪）

靳三针治疗腰痛医案

梁某，男，79 岁。2021 年 10 月 8 日初诊。

主诉：反复腰腿痛 2 年余。

病史：患者 2 余年来常于劳累后出现腰腿痛，左下肢为甚，反复发作，未正规治疗。去年症状加重，不能下地行走，某三甲医院诊断为腰椎间盘突出症，并行手术治疗（腰椎管狭窄扩大成形术），术后症状缓解。出院后腰腿痛时有发作，不能长期行走。今年又去某医院行封闭治疗，但效不佳，为求进一步诊治来诊。

刻下：腰腿疼痛，以左膝为甚，伴左小腿后侧及左足底麻木，纳眠可，二便调。舌淡暗，苔薄白，脉弦。

诊断：腰痛（气虚血瘀）。患者体质较弱，有肺病多年，精气亏虚，金不化水，肾气不足，又“腰为肾之府”，肾虚则腰府亏空，故腰痛绵绵不已，“肾主骨生髓”，故腰痛延至膝部。肾气不足，气血运行不畅，久则瘀滞不通，不通则痛，甚而转侧不利，舌脉亦为气虚血瘀之证。故诊断为腰痛病（气虚血瘀）。

治则：补益肾气，活血通络止痛。

针灸处方：腰三针（肾俞、大肠俞、委中）、环跳（左）、阳陵泉（左）、昆仑（左）、太冲（左），每日1次，10日为1个疗程，补泻兼施。嘱其注意休息、避风寒，适量运动。

二诊：1个疗程后，患者腰骶部疼痛明显好转，转侧时仍有少许疼痛，休息后可缓解，双膝痛减轻。舌淡，苔白腻，脉沉弦。乃肾阳虚之症仍在，阳气不足，不能推动气血运行，病则难愈，故加强温通经络治疗。针守前方，加用温针灸，适当配合功能锻炼。

再治1个疗程后症状明显缓解，可长时间行走，但行走过久仍会出现疼痛。随访3个月，未有明显加重及复发征象。

【按语】

腰三针的组穴，腰为肾之府，肾俞则处于腰椎上段，即第2腰椎水平；大肠俞位于足太阳膀胱经，夹腰脊而上，处于腰椎下段，主治腰椎病变，乃局部取穴。又“腰背委中求”，委中是治疗腰痛的要穴，故选用委中，属循经取穴。环跳、阳陵泉、昆仑、太冲均为循经取穴。

（首届全国中医临床骨干人才　王全生）

合方治疗腰痛验案

王某，女，30岁，医院护士，2022年2月28日初诊。

主诉：全身疼痛、眠差、脱气3年余。

刻下：全身疼痛，眠差眠浅，纳差，不欲食，脱气，易怒，虚汗，怕冷，无口干口苦，痛经，大便不成形，小便正常；舌淡，苔薄白，舌下脉络不显，脉虚无力。经多方服中药、理疗，收效甚微。

诊断：痹证（阳虚寒凝）。

治则：温肾散寒，通络止痛。

处方：右归饮、补中益气汤合二陈汤化裁。熟地黄15g，山药15g，山茱萸15g，附片（先煎至不麻口）30g，肉桂15g，盐杜仲15g，炙甘草10g，枸杞15g，党参30g，炒白术15g，当归15g，陈皮15g，黄芪30g，升麻5g，北柴胡5g，法半夏15g，茯苓10g，甘松15g，醋玄胡15g。3剂，水煎300ml，每日1剂，每日3次。

二诊:2022年3月4日，诉全身疼痛稍减轻30%，易怒，虚汗，怕冷，纳差，脱气，痛经，眠差，大便次数多、不成形。舌红，苔薄黄，舌下脉络不显，脉虚无力。效不更方，继用3剂。

三诊：2022年3月15日，患者全身疼痛较前减轻50%，睡眠较前好转30%，纳差，喜食厚味，易怒，虚汗，怕冷怕热，痛经，大便次数多、稍成形，舌淡红，苔薄白，舌下脉络不显；脉中取有力，时有一止。效不更方6剂。

四诊：2022年4月21日，患者自诉因工作强度大导致颈腰疼痛，偶伴下肢疼痛；纳食欠香，眠可，二便调；本次痛经，有瘀块；舌淡红苔薄白，舌下脉络轻度瘀阻。视频就诊，脉未触及。续前方化裁：熟地黄15g，山药15g，山茱萸15g，附片（先煎至不麻口）60g，肉桂15g，盐杜仲15g，炙甘草10g，枸杞15g，党参30g，炒白术15g，当归15g，陈皮15g，黄芪30g，升麻5g，北柴胡5g，醋玄胡15g。3剂，每剂水煎300ml，每日1剂，每日3次。

五诊：2022年5月10日，脱气、疼痛症状缓解70%～80%，但停药后略有反复，一直有虚汗。食可，眠差，二便调。本次痛经，有瘀块。舌淡红苔薄白，舌下脉络轻度瘀阻，脉沉细双尺弱，左关略浮。续前方化裁：熟地黄15g，山药15g，山茱萸15g，盐杜仲15g，炙甘草10g，枸杞30g，党参30g，炒白术15g，当归15g，陈皮15g，黄芪30g，升麻5g，北柴胡5g，茯苓15g，醋玄胡15g，郁金15g。3剂，每剂水煎300ml，每日1剂，每日3次。

六诊2022年5月18日、七诊2022年5月26日，共服前方8剂。

八诊：2022年6月21日，诉脱气基本治愈，疼痛缓解约90%，但停药后略有反复，夜间时有盗汗。因工作强度大致颈、腰部轻度疼痛，下肢无明显疼痛。纳眠可，二便调。本月痛经程度减轻，瘀块减少。舌红苔薄白，舌下脉络轻度瘀阻，脉微缓。予桂枝加葛根汤加味：桂枝15g，赤芍12g，炙甘草9g，大枣12g，粉葛根30g，川芎15g，当归尾12g，盐泽泻9g，生白术12g，小茴香15g。3剂，每剂水煎300ml，每日1剂，每日3次。

【按语】

中医学认为，痹证是由风、寒、湿、热邪，痹阻经络，影响气血运行所致。所以临床可以分为急性期的风寒湿痹，风湿热痹；慢性期的痰瘀痹阻，肝肾亏虚等类型。根据该患者症状、体征、舌脉，辨证为阳虚寒凝，故选用中药联合方。

右归饮温肾补阳填精。肾为水火之脏，元气所系。肾阳虚乏，阴寒内盛，故见腰酸、肢冷，治宜培补肾元。方中诸药合用，温肾补阳填精。根据症状变化逐渐增加附片煎服剂量。用补中益气汤补中益气，升阳举陷。方中重用黄芪，补中益气、升阳固表，配伍党参、炙甘草、白术补气健脾为臣。血为气之母，气虚时久，营血亦亏，用当归养血和营，携党参、黄芪补气养血；陈皮理气和胃，使诸药补而不滞；升麻、柴胡合用，升阳举陷。二陈汤燥湿化痰，理气和中。半夏辛温性燥，善能燥湿化痰，又和胃降逆；陈皮理气行滞，燥湿化痰。陈永亮老师通过以上三方联合使用，患者脱气、怕冷、疼痛症状明显好转。附子、半夏合用，只要临床辨证得宜，用之无碍。其颈项部及腰背疼痛，下肢无特殊不适，后改用桂枝加葛根汤加味。方中用桂、芍调和营卫，葛根疏解阳明之邪，配伍当归、川芎、小茴香活血祛瘀、温通经络。诸药合用，解肌散寒、活血止痛。通过辨证联合使用组方化裁、加味，相辅相成，共奏良效。

（重庆市“忠州纯针刀”创新团队成员　陶银利）

潜阳封髓丹加减治疗脾肾阳虚伴虚火内扰腰痛验案

吴某，女，70岁，退休工人。2022年4月23日初诊。

主诉：腰膝伴双下肢疼痛、麻木5年余，加重1周。

病史：患者1周前在家受凉后出现腰膝及双下肢疼痛不适，呈持续性冷痛，自觉双下肢如困冰窖，疼痛向两侧臀部放射，伴双下肢麻木乏力，左膝关节肿胀，口干口苦，自觉倦怠乏力、烦躁、胸胀胸闷、夜卧难安，久站久坐均感疼痛加重，上下楼梯等日常活动明显受限。舌体胖大，边有齿痕，苔白滑多津，脉沉细数。患者既往有多年冠心病及高血压病，长期系统口服心血管药物，有腰椎间盘突出症、骨质疏松症和膝关节骨性关节炎等病。

诊断：肾阳亏虚，脾失统摄，虚火内扰，经络不通。

处方：潜阳封髓丹。附片（先煎1小时）30g，肉桂10g，黄柏10g，龟甲10g，砂仁10g，甘草5g，熟地黄20g，牡蛎20g，炒白芍15g，酒川芎10g，木瓜10g，醋香附10g。5剂，水煎服，日1剂，早晚分服。

二诊：患者自觉腰腿冷痛较前好转，双下肢麻木加重，双下肢远端蚁行感明显。考虑患者脾虚失统好转，肾阳亏虚仍存在，经脉闭阻不通加重，拟原方去肉桂、白芍、牡蛎，加僵蚕15g、九香虫10g、桂枝10g以温通肌肉四肢，活血化瘀通络，5剂，水煎服，日1剂，早晚分服。另加用火针，主要选穴为三阴交、足三里、承山、解溪、肾俞、关元俞、阿是穴等，以温肾助阳、健脾壮骨、调理阴阳。

三诊：患者冷痛进一步减轻，双下肢蚁行感较前好转，拟于二诊方基础上加杜仲20g、续断15g以补肝肾强筋壮骨。再予以火针增强疗效，嘱患者在家以药渣再煎温，洗腰臀部及双下肢。

1个月后随访，患者诉腰膝冷痛明显好转，双下肢活动自如，蚁行感消失。

【按语】

患者年老体衰，基础疾病多，易损伤脾肾之阳。重庆地处四川盆地边缘，气候温润潮湿，寒湿之邪易侵犯关节、肌肉、筋骨，故其民常患腰膝及双下肢冷痛不适；脾阳虚衰则运化不及，故左膝关节肿胀不适；湿浊日久则阻塞经络，加之湿邪重浊易侵下部，故双下肢麻木乏力；湿浊郁积日久易伤阴化热，虚火上绕则口干、口苦、烦躁、夜卧不安，因此本案辨证为肾阳亏虚，脾失统摄，虚火内扰，经络不通，选用扶阳学派之代表方“潜阳封髓丹”。扶阳学术始于先秦，经近千年诸多名家运用，至晚清郑钦安先生，以鲜明的扶阳风骨名于当世，在现代又得云南吴佩衡等加以发扬光大。笔者曾在云南省中医院亲得佩衡公嫡传吴荣祖教授指导临床用药。本病案所用“潜阳封髓丹”为“潜阳丹”和“封髓丹”二者相合。前者由砂仁、附子、龟板、炙甘草组成，有纳气归肾的作用。后者也能纳气归肾，还可补益三焦。吴佩衡先生在临床上把这两个方结合用于虚火上浮、下元不藏之上热下寒、寒热错杂的人群，具有良好的疗效。笔者运用此方治疗辨证属脾肾阳虚、寒热错杂所致的腰椎间盘突出症、颈椎病、慢性胃炎、骨性关节炎、类风湿关节炎等，屡获良效。

（首届全国中医临床骨干人才　谭黎明）

针刀加正清风痛宁治疗腰椎间盘突出症验案

李某，男，35岁，2022年3月19日初诊。

主诉：腰痛伴左下肢放射痛、麻木不适3年余，加重半月。

病史：患者3年前出现腰痛伴左下肢放射痛、麻木不适，经过在家休息、口服药物后无明显缓解，遂至外院诊断为腰椎间盘突出症，并住院治疗，予静滴药

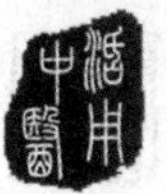

物、针灸、理疗后症状缓解。但反复发作，多次于外院行针灸、理疗。半个月前上述症状加重，在外院针灸、理疗无缓解，为求进一步治疗，就诊于本院门诊。

刻下：查体见腰椎生理曲度存在，$L_{4/5}$、L_5/S_1 椎间隙及椎旁有深压痛，椎旁肌痉挛，左侧沿坐骨神经走行有放射痛，左侧梨状肌局部压痛（+），腰部前屈、后伸、右侧屈曲受限，以后伸明显，左下肢直腿抬高试验 40°（+），加强试验（+），双侧髋外旋外展试验（±），双侧腹股沟区及耻骨联合上缘压痛，左侧拇趾背伸力量减弱。行 MRI 检查：$L_{4/5}$、L_5/S_1 椎间盘突出。

门诊予脐下营针刀松解术，L_4 椎体双侧旁开 1.5cm 痛点肌内注射正清风痛宁注射液 1ml+ 利多卡因注射液 1ml+ 氯化钠注射液 1ml，口服正清风痛宁缓释片。

二诊：2022 年 3 月 26 日，诉腰痛伴左下肢放射痛、麻木不适较前稍缓解。查体（与初诊相比）：$L_{4/5}$、L_5/S_1 椎间隙及椎旁压痛缓解，左侧沿坐骨神经走行放射痛减轻，左侧梨状肌区局部压痛减轻，腰部前屈、后伸、右侧屈曲受限明显好转，双侧腹股沟区及耻骨联合上缘压痛明显减轻，左下肢直腿抬高试验 60°（+）。

门诊予督脉经筋松解术及左足太阳经筋松解术，在 L_4 椎体双侧旁开 1.5cm 痛点注射正清风痛宁注射液 1ml+ 利多卡因注射液 1ml+ 氯化钠注射液 1ml，口服正清风痛宁缓释片。嘱其吊单杠，避免久坐久站及劳累。

三诊：2022 年 4 月 2 日，腰痛伴左下肢放射痛、麻木不适较前明显缓解，查体（与二诊相比）：$L_{4/5}$、L_5/S_1 椎间隙及椎旁压痛明显缓解，左侧沿坐骨神经走行放射痛明显减轻，左侧梨状肌区局部压痛减轻，腰部自主活动无明显受限，双侧腹股沟区压痛明显减轻，左下肢直腿抬高试验 70°，加强试验（–），双侧髋外旋外展试验（±）。

门诊予足太阳经筋松解术及左足少阳经筋针刀松解术，在 L_4 椎体双侧旁开 1.5cm 痛点处注射正清风痛宁注射液 1ml+ 利多卡因注射液 1ml+ 氯化钠注射液 1ml，口服正清风痛宁缓释片。嘱其吊单杠，小燕飞加强腰部肌肉功能锻炼。

四诊：2022 年 4 月 9 日，腰部无明显疼痛不适，左下肢放射痛、麻木不适较前明显缓解。查体（与三诊相比）：$L_{4/5}$、L_5/S_1 椎间隙及椎旁无明显压痛，左侧沿坐骨神经走行放射痛明显缓解，左侧梨状肌区无明显压痛，腰部自主活动无明显受限，双侧腹股沟区压痛明显减轻，左下肢直腿抬高试验（–），加强试验（–），双侧髋外旋外展试验（–），左侧拇趾背伸力量正常。

门诊予脐下营针刀松解术，在 L_4 椎体双侧旁开 1.5cm 痛点处注射正清风痛宁注射液 1ml、利多卡因注射液 1ml、氯化钠注射液 1ml，口服正清风痛宁缓释片。嘱患者加强腰部功能锻炼，小燕飞，五点支撑，吊单杠，避免过度劳累。

【按语】

腰椎间盘突出症属于中医学“腰痛”范畴，病位在脊柱，病体在坐骨神经，其循行分布与任脉、督脉、足太阳、足少阳、足三阴经筋关系密切，当属“经筋”病症。《素问·痿论》：“宗筋主束骨而利关节也。”《素问·骨空论》：“督脉生病治督脉，治在骨上，甚者在脐下营。”脐下营为脐与耻骨联合中央处，脐下营针刀松解术是以解剖理论为基础，以经筋理论为指导，依据“阴阳平衡”“以痛为腧”“形气神”及“关为筋之阻，骨突筋所结，结为痛之根”等中医学理论所总结出的针刀治疗方法之一。脐下营针刀松解术主要松解组织包括腰大肌、腹股沟韧带、股直肌、耻骨肌等，也是任脉、足三阴经筋所过之处。背部及下肢松解主要为棘间棘上韧带、关节突关节、横突间、腰方肌、臀大肌、臀中肌、臀小肌、梨状肌、髂胫束、阔筋膜张肌、股二头肌、腘肌、腓肠肌、比目鱼肌等，也是督脉及足太阳、足少阳经筋所过之处。

正清风痛宁主要由盐酸青藤碱组成，具有祛风除湿、活血通络、消炎止痛的作用。

功能锻炼主要为加强腰部核心肌群的训练，增加腰椎的稳定性、平衡性、协调性，减少腰痛的发生率和复发率。

（首届全国中医临床骨干人才　孙永安）

针刀为主治疗老年性骨质疏松伴病理性骨折验案

患者，女，72 岁，家住重庆万州，2022 年 8 月 2 日初诊。

主诉：腰背疼痛伴活动受限 3 天。

病史：3 天前，患者在家整理书籍时不慎致腰部扭伤，遂感腰部剧烈疼痛，伴严重活动障碍，即到附近中医馆诊治，予以腰背部推拿并外贴活血止痛膏。回家后，感症状未减轻，并呈加重趋势，遂于今日来我院就诊。

刻下：搀扶入诊室，痛苦面容，诉腰背部疼痛剧烈，腰部不能前屈后仰、左右旋转，翻身起床尤为困难，需在家人帮助下才能起床或从坐位变成站立位，胸胁胀满牵引少腹，大便 3 天未行，小便黄短，眠差。查体：强迫体位，胸腰部脊柱形态正常，椎旁组织无肿胀，前屈后伸、左右旋转严重受限，T_{11}～L_2 椎间隙及椎旁压痛，直腿抬高试验（–），髋外旋外展试验（–），双下肢无凹性水肿，感知觉正常。舌暗紫苔薄黄，脉弦滑。辅查：MRI 提示胸腰椎体骨质疏松，T_{12} 椎体轻度压缩性骨折（新发）。

中医诊断：痛痹（气滞血瘀型）。

西医诊断：T_{12}椎体骨质疏松伴病理性骨折。

处方：桃核承气汤加味。大黄（后下）15g，芒硝（后下）15g，桃仁 15g，桂枝 15g，赤芍 15g，白芍 15g，丹参 30g，郁金 15g，延胡索 15g，香附 15g，炙甘草 10g。每日 1 剂，每剂 3 次，每次 150ml，饭前温服。

注：每 3 日调方 1 次，每次调方需重新辨证行药物加减和剂量的调整。

针刀手术定点：以 T_{12} 为中心，另加上下各一椎体，医者用手触摸椎旁肌紧张或压痛明显处为刺入点。

针刀手术操作：常规消毒铺巾，采用无菌Ⅰ型 4 号一次性针刀，使刀口线与脊柱纵轴平行，针刀垂直于皮肤，快速透皮刺入，缓慢探进，感针下紧张处切割 3～5 刀，针下松动即可出针。术后予以创口按压 3～5 分钟，无菌敷料覆盖，嘱患者 3 日内勿洗澡。

注：每周一次针刀手术治疗，2022 年 8 月 3 日行首次针刀手术。

术后第二日查房：患者诉疼痛较前明显减轻，已能在床上轻缓翻身，由卧位变坐位时稍微予以帮助即可完成，大便已排出，胸胁牵扯少腹胀满减轻，嘱患者适度卧床，每日在腰围护腰下适度下床活动，并按医嘱口服药物。

2022 年 8 月 12 日，予前针刀治疗方案行第 2 次针刀治疗。

术后第二日查房：患者诉疼痛较前明显减轻，已能自行在床上翻身起床，大便调畅，胸胁牵扯少腹胀满感已消除，腰部活动轻微受限，能自行下地行走无碍。嘱尽量减少卧床时间，适度行走锻炼，并按医嘱口服药物。

2022 年 8 月 20 日，患者诉腰部仍有轻微胀痛，但活动已基本不受限制，二便调，纳眠可，嘱患者可出院休养。

1 周后回访，患者诉腰部疼痛仍有少许，但日常活动基本不受影响。

【按语】

随着人口老龄化进程加快，老年骨质疏松胸腰椎病理性骨折患者逐年增加。针刀联合中医药治疗本病有较好的治疗优势；针刀疗法是在针灸疗法基础上发展起来的一种中医微创疗法，《灵枢·刺节真邪》记载：“火气已通，血脉乃行。然后……坚紧者，破而散之……必有横络盛加于大经，令之不通，视而泻之，此所谓解结也。”指出采用针灸等方法解结，对松解肌肉痉挛性疼痛确有疗效。针刀疗法继承了针刺法的机械刺激作用，又创新性增强了切开和牵拉作用，对于松解痛性挛缩病症更具优势。针刀治疗从“筋结”入手，通过松解张力增大的胸腰筋膜和痉挛的竖脊肌纤维，迅速解除患者腰背肌痉挛，打破了“疼痛－痉挛－疼痛”的循环链，促进疾病康复。

桃核承气汤是张仲景所创经典方剂之一，《伤寒论·辨太阳病脉证并治》：“太阳病不解，热结膀胱，其人如狂，血自下，下者愈……外解已，但少腹急结者乃可攻之，宜桃核承气汤。”该方配伍严谨巧妙，是治疗太阳蓄血证的主要方剂，临床运用并不局限于“热结膀胱”之蓄血证，更可拓展用于跌打损伤、留瘀作痛等症。本案骨质疏松伴胸腰椎病理性骨折患者，伴有双胁胀痛、腹胀、大便难、少腹急结等气血凝滞、肠腑瘀热之证，选用桃核承气汤加味治疗，具有化瘀通腑泻热、理气活血止痛之效，临床疗效确切。

（第五批全国中医临床优秀人才、重庆市“忠州纯针刀”创新团队后备带头人　冉传生）

温针灸治疗腰椎间盘突出症验案

徐某，男，52岁，职员，2019年3月12日初诊。

主诉：腰痛反复2年余，右下肢疼痛1个月余。

病史：患者平素坐办公室较多，近2年腰部酸痛多次发作，喜揉喜按，遇劳加重，休息、贴膏药或推拿后缓解。1个月前患者旅游时出现腰臀部及右下肢疼痛，筋脉牵掣，站立或行走即麻木，至私人诊所推拿数次后无明显缓解，外院查腰部CT：右 $L_{4/5}$、L_5/S_1 椎间盘突出（右侧），腰椎椎体退行性改变。为求进一步诊治来诊。

刻下：腰痛明显，右臀部及下肢疼痛，筋脉牵扯，弯腰转侧行走均不利，腰部怕冷，手足不温，声低乏力，纳可，夜寐差，二便调，脉弦。

查体：体型适中，面色暗，表情不适，脊柱外观未见明显畸形，腰椎活动度差，俯仰困难，腰椎叩击痛（－），$L_{4/5}$、L_5/S_1 棘突旁压痛（＋），放射痛（＋）。直腿抬高试验：左侧70°，右侧30°。加强试验：左侧（－），右侧（＋）。髋外旋外展试验（－）。双下肢肌力、肌张力及感觉未见明显异常。膝反射：左侧（＋），右侧（+++）；跟腱反射：左侧（＋），右侧（++）；足拇背伸肌肌力正常。舌淡，苔白腻，脉沉细。

中医诊断：腰痛病（肝肾亏虚、风寒痹阻）。

西医诊断：腰椎间盘突出症。

治则：祛风寒、补肝肾、温经通络。

处方：①温针灸：肾俞（双）、大肠俞（双）、环跳（右）、秩边（右）、承筋（右）、阳陵泉（右）、太溪（右）、阿是穴，常规消毒后双手爪切进针，环跳施导气手法，至麻电感向下肢放射传导至足部，余穴行提插补泻手法，重刺激。诸穴得气后行温针灸，每穴一壮。②电针及拔罐：肾俞（双）、大肠俞（双），环跳

（右）、承筋 / 委中（右），以上几组穴位等温针灸结束后接电针，连续波，留针20分钟，而后腰腿部予以拔罐8分钟。③穴位注射：大肠俞 / 环跳(右)、阿是穴，予甲钴胺注射液或黄芪注射液，每次2～3穴，每穴0.5～1ml。

二诊、三诊的处方配穴守上方出入，经过连续3次治疗后患者腰臀部疼痛明显减轻，右下肢筋脉牵扯感明显好转，可缓慢完成下蹲动作，翻身欠利，弯腰仍困难。经过3周连续9次治疗后腰臀部及下肢疼痛麻木症状消失，翻身弯腰均可，行走正常，病情基本痊愈。患者诉仍不能久站行走，嘱继续治疗3次巩固疗效。

医嘱：多平卧，少站立行走，注意腰腿保暖，保护腰部，防止扭伤。

【按语】

腰腿痛归属于中医学的"痹证""腰痛"等范畴。《素问·痹论》记载："风寒湿三气杂至，合而为痹也，其风气胜者为行痹，寒气胜者为痛痹，湿气胜者为着痹。"《杂病源流犀烛·腰脐痛源流》记载："腰痛，精气虚而邪客病也……肾虚其不能也。"《素问》等中医经典认为，腰腿痛主要因外感风、寒、湿、热等邪所致，与跌仆损伤、劳欲过度、情志变化等因素有关。主要发病机制属本虚标实，其本多为肝肾不足，其标多乃瘀血、寒湿、湿热等。

国家级非物质文化遗产"陆氏针灸疗法"嫡系传人陆李还老师，承袭陆氏针灸流派学术思想，熟练运用中医四诊和经络腧穴理论，全面切诊，掌握患者的整体情况辨证施治。治疗方案中，陆老师针灸并用，重视提倡温针灸，发挥其温经通络、祛寒除湿的功效。结合电针疗法，疏解患处肌肉痉挛、改善局部微循环、通络止痛；选用黄芪注射液补益气血、活血通络，甲钴胺注射液营养神经，以上方法各取所长，综合运用，助患者迅速解决痛苦，预防复发。

（首届全国中医临床骨干人才　黄奏琴）

补中益气汤加减治疗腰椎间盘突出症验案

王某，男，38岁，长期从事重体力劳动。2021年3月29日初诊。

主诉：腰腿疼痛麻木半年。

病史：外院行腰CT及MRI：$L_{4/5}$椎间盘膨出，L_5/S_1椎间盘突出；腰椎退行性变，L_5、S_1椎体终板炎表现。在当地医院住院治疗1周无效，又多次服用药物均效果不明显。2021年3月25日到外院就诊，以温经散寒，祛湿通络为法，处方：制附片（先煎）12g，桂枝10g，白芍15g，大枣10g，党参15g，白术15g，茯苓10g，生姜10g，当归10g，川芎6g，防风10g，防己15g，细辛3g，黄芪

15g，海螵蛸 15g，淮牛膝 15g。

刻下：患者来诊时诉药后疼痛未减反增，少气懒言。外院方药逐寒湿于外，应始痛增，后必痛慢减。但患者长期超体力劳动，致伤筋劳骨，气血暗耗，肾气不足。

处方：补中益气汤加味。黄芪 40g，炙甘草 6g，柴胡 5g，当归 12g，地龙 10g，蜈蚣 1 条，茯苓 20g，木瓜 15g，陈皮 6g，白术 15g，升麻 3g，党参 20g，鸡血藤 15g，海螵蛸 8g。7 剂，水煎服，日 1 剂。

二诊：2021 年 4 月 5 日，患者服药后疼痛明显减轻，现腰腿仍怕冷。以前方去地龙、木瓜、鸡血藤、海螵蛸、茯苓、蜈蚣，加淫羊藿 15g，鹿角霜 15g，桑寄生 20g，葛根 15g，杜仲 15g，香附 10g，青皮 8g，10 剂。药后痛麻冷消失。

【按语】

近年来，腰椎间盘突出症在临床发病率似有增高趋势。保守外治一般以牵引、理疗为主，对于年轻、急性发作、轻症者效果较好，但对于发病时间较长、年岁较大、重症者，疗效往往不尽人意。故选择中医内治，通过正确的辨证与辨病结合，中医药的优势和效果，毋庸置疑。

笔者近 20 年来治疗此病病例较多，偏寒者，用独活寄生汤加附片，痛甚加川、草乌；正气不足者，用重订三痹汤加减；偏热瘀者，用芍药甘草汤合活络效灵丹。大多都能几剂痛减，远期效果也比较满意。然而，临床有时也遇到辨证无误，却效不满意者。从上案诊治而言，其辨证方向是对的，为什么反而痛增呢？一个原因是中医治疗此类风寒湿痹痛，因经络不通，疼痛加重者临床常见；另一个原因就是方不对证了。用补中益气汤加减治痹证，初看似觉不对证，但细思之，腰椎间盘突出病大多数都是在长期劳累后出现，日久必伤筋劳骨，气血暗耗，肾气不足。且脾肾为先后天之本，补其后天，必充其先天，故以此方补益后天中之先天也。此治法，辨证运用于因强力劳累过度致腰疾者，效确不凡。

（首届全国中医临床骨干人才　刘斌）

头痛验案

关某，男，58 岁。2021 年 7 月 15 日初诊。

主诉：头痛反复发作 20 年余。

病史：双侧颈枕部、枕骨粗隆上甚至全头痛，性质钝痛，几乎每日发作，持续数小时，遇寒加重，口服氨咖黄敏胶囊（8 粒）或喝浓咖啡后可缓解。曾行头部 MRI 20 余次，排除器质性病变，反复就诊多家医院，做过脉冲、针刀，口服中药治疗。平素爱出汗，头汗较多，怕冷，心烦，口略渴喜冷饮，偶有胸闷，头沉，大便黏且不成形，饮食不规律，小便正常，舌淡红，苔薄白，脉沉。

处方：因平素口服过活血化瘀、祛风通络止痛之剂，遂首方从少阳入手。柴胡 24g，炙甘草 6g，煅牡蛎 10g，干姜 6g，黄芩 9g，桂枝 9g，天花粉 12g。每日 1 剂，加水 1800ml，煮至 900ml，去滓再煎至 300ml，每日 3 次口服。

二诊：2021 年 8 月 12 日，头痛发作程度减轻，仍持续数小时，头汗减少，恶风，舌淡，苔白，左寸关略弱，右寸脉弦，增加下方口服 1 周。

处方：黄芪 20g，防风 12g，焦白术 15g，浮小麦 30g，炙甘草 6g，五味子 12g，白术 12g，牡蛎 20g，龙骨 20g。冷水浸泡 30 分钟，武火煮沸，文火煎煮剩至 200ml。继续口服初诊方 7 剂。

三诊：2021 年 8 月 26 日，头痛发作程度减轻不明显，近日受寒后颈部疼痛，依旧汗出，舌淡苔白，脉沉。予桂枝 15g，酒白芍 15g，葛根（先煎）30g，炙甘草 6g，生姜 3 片，大枣 3 枚去核。温水浸泡 30 分钟，武火煮沸，文火煎煮剩至 200ml。

四诊：2021 年 9 月 2 日，头痛发作程度减轻，昨日受寒后颈部疼痛，但可以不使用氨咖黄敏胶囊或咖啡缓解，偶有心慌，舌淡红，苔薄白，脉沉。予炙甘草 18g，党参 12g，炮姜 6g，桂枝 12g，麦冬 18g，地黄 9g，熟地黄 9g，火麻仁 6g，酒白芍 15g，龙骨（先煎）20g，牡蛎（先煎）20g，阿胶（烊化后入）9g。冷水浸泡 30 分钟，武火煮沸，文火煎煮剩至 200ml。

五诊：2021 年 9 月 23 日，头痛以间断性为主，遇寒易复发，但程度和持续时间明显缩短，心慌减轻，舌淡红，苔薄白，脉沉，左关略弦。予：桂枝 20g，酒白芍 15g，赤芍 6g，炙甘草 6g，葛根（先煎）30g，细辛（先煎）3g，附子（先煎）4g。冷水浸泡 30 分钟，武火煮沸，文火煎煮剩至 200ml。

【按语】

《金匮要略·脏腑经络先后病脉证》记载：阳病十八，何谓也？师曰：头痛，项腰脊臂脚掣痛，故从三阳论治。患者久病，从太阳、血瘀、经络论治都已用过。从三阳论治，目前缺少太阳的恶寒但是有汗出，缺少阳明的实热但是有喜冷饮，与少阳有关但是又不一致，“伤寒四五日，身热、恶风、颈项强、胁下满、手足温而渴者，小柴胡汤主之。”由此可见，与 99 条小柴胡的适应证有关。再从其他症状论治，患者头汗明显，爱吃海鲜，饮食不规律，故从头汗入手。《伤寒论》中治疗但头汗出主要有柴胡桂枝干姜汤、大陷胸汤、栀子豉汤、茵陈蒿汤，从症状上看为枢机不利、水饮停结，柴胡桂枝干姜汤（《伤寒论·辨太阳病脉证并治》第 147 条：伤寒五六日，已发汗而复下之，胸胁满微结，小便不利，渴而不呕，但头汗出，往来寒热，心烦者)。此表未解，更为适宜本方，头痛减轻。二诊续用方从汗入手，患者多为受寒所致，间杂玉屏风散、牡蛎散，效不佳。三诊从桂枝加葛根汤（项背强几几，反汗出恶风）入手。四诊因既有心慌又常年多汗，可导致阴阳两虚，故从复脉汤入手。五诊以桂枝加葛根汤合细辛附子驱除沉寒。仅以此例抛砖引玉，毕竟临床诊治有时只是一瞬间的灵感，刘完素言大抵杂病者，气之常也，随方而异，其治不同。

（首届全国中医临床骨干人才、第五批全国中医临床优秀人才　赵政）

升阳法治疗前庭性偏头痛验案

崔某，女，48岁。2021年11月2日初诊。

主诉：反复发作性眩晕3年，加重1周。

病史：患者近3年时有眩晕，视物旋转，甚至恶心呕吐，多由劳累或情绪波动后诱发。1周前再次发作，伴头痛不适，畏光畏声，无耳鸣及听力下降。既往有头痛病史10余年，劳累或情绪紧张后易发作，自服布洛芬或复方对乙酰氨基酚片后可缓解。否认高血压病史。

刻下：面色萎黄，时作飧泄，寐差或多梦，怔忡。舌紫苔白腻，脉滑。

中医诊断：眩晕病（痰浊夹瘀）。

治则：升阳泄浊，化瘀通络。

处方：苍术9g，升麻9g，荷叶6g，泽泻9g，羌活9g，葛根30g，川芎9g，生白术15g，石菖蒲6g，郁金9g，茯苓15g，远志6g，丹参15g，合欢皮9g，首乌藤15g，川牛膝、怀牛膝各9g。7剂，水煎服，每日1剂，每日3次。

二诊：2021年11月9日，眩晕得缓，仍自觉首重，口中灼热，耳鸣，腰酸，苔腻脉滑。上方去远志、川牛膝，加黄连3g、片姜黄6g，煎服法同前。1周后复诊，患者神清气爽，嘱饮食清淡。随访未见复发。

【按语】

前庭性偏头痛的主要表现为眩晕，可伴偏头痛的相关症状，容易反复发作。患者常伴有情志不畅等，可见气机郁滞。本案患者眩晕、耳鸣日久，且平素劳心过度，精血暗耗，髓海失养，《灵枢·口问》记载：上气不足，头为之苦倾，脑为之苦鸣，目为之眩。故应属清气不升之证；又患者体胖，舌暗，苔腻，为痰湿内停之象。

孟河医派倡导“脾统四脏”理论，善用李东垣的升清降浊法。临证多用升降药对，气血经络通畅，则诸证得缓而恙。苍术配升麻，苍术质重味厚，气香性燥，既可通治三焦湿浊，导胃气下行，又能健胃运脾，发谷之气；升麻味薄而质轻，最能升发，善疏清阳之气，引脾气上行。两药相合，一升一降，则脾气得以升发，胃气得以下泄，共奏升清降浊、化痰祛湿、健运脾胃之功。川芎与葛根相配，升发清阳之气，泽泻利水降浊。川芎上行头目，中开郁结，下行血海，旁通经络，既能活血化瘀，又可行气通滞，孟河医派张琪老师治眩晕病之痰瘀互结证，常取川芎为君臣之品。正可谓升降相依，清阳得生，浊阴得降，眩晕得除。

（首届全国中医临床骨干人才　李文娟）

柴胡加龙骨牡蛎汤合芍药甘草汤化裁治疗面肌痉挛病案

周某，男，63岁，退休人员，2020年7月10日初诊。

主诉：右侧面部阵发性抽搐1年多，加重1个月。

病史：右侧面部抽搐，以右侧嘴角及上眼睑明显，呈阵发性，每次发作持续数秒，可自行缓解，说话或精神紧张时明显，伴胸满闷，时有心悸。睡眠差、饮食一般，大便稍困难，小便频急。舌淡红，苔薄黄，舌下脉络瘀阻，脉弦。头颅CT平扫未见明显异常。

中医诊断：痉病（肝风内动，热扰心神）。

治则：息风止痉，镇惊安神。

处方：柴胡加龙骨牡蛎汤合芍药甘草汤化裁。党参30g，黄芩9g，龙骨（先煎）30g，牡蛎（先煎）30g，桂枝15g，茯苓20g，法半夏15g，柴胡20g，熟大黄（后下）12g，大枣10g，白芍30g，炙甘草（炒）10g，滑石（另包）12g，盐泽泻15g。3剂，2天1剂，水煎500ml，三餐后半小时温服。

嘱忌寒冷刺激食物，服药期间面部避风寒。

二诊：2020年7月19日，右侧面部阵发性抽搐较前好转，尤以嘴角明显，胸满闷、心悸较前改善，食可、眠好转，大便较前改善，小便稍频。舌淡红，苔薄略黄，舌下脉络轻度瘀阻，脉弦。效不更方，继3剂，嘱忌寒冷食物，服药期间避风寒湿气。

1个月后电话回访，右侧面部抽搐基本缓解，余症无。

【按语】

痉病古代亦称瘛疭、抽搦、抽风、反折。《张氏医通·瘛疭》记载："瘛者，筋脉拘急也；疭者，筋脉弛纵也，俗谓之抽。"《温病条辨·痉病瘛病》记载："痉者，强直之谓，后人所谓角弓反张，古人所谓痉也。瘛者，蠕动引缩之谓，后人所谓抽掣、搐搦，古人所谓瘛也。"陈永亮老师认为，痉病讨论的是全身或局部肌肉强直性或阵发性抽搐发作的病证。《温病条辨·湿痉或问》记载："俗名痉为惊风，原有急慢二条。所谓急者，一感即痉，先痉而后病。所谓慢者，病久而致痉者也。""以卒得痉病而论，风为百病之长，六淫之邪皆得风而入。以久病致痉而论，其强直背反瘛疭之状，皆肝风内动为之也。似风之一字，可以包得诸痉。要知痉者筋病也，知痉之为筋病，思过半也。"《伤寒论·辨太阳病脉证并治》第107条："伤寒八九日，下之，胸满烦惊，小便不利，谵语，一身尽重，不可转侧者，柴胡加龙骨牡蛎汤主之。"方中柴胡、桂枝、黄芩和里解外清热，以治胸满闷、心悸；龙骨、牡蛎重镇安神，茯苓安心神，以改善睡眠；法半夏以化痰和胃；熟大黄、滑石泻热通便；盐泽泻利小便；党参、大枣益气养营，扶正祛邪；白芍、甘草以养肝阴，缓挛急。共奏息风止痉、镇惊安神、和解清热之功。二诊，诸症缓解，效不更方，1个月后，诸症悉除。

[重庆市"忠州纯针刀"创新团队成员　刘杰（忠县）]

腰椎针刀术后并发低颅压头痛案例分析

李某，女，57岁，重庆市忠县某基层公务员，2022年6月1日初诊。

主诉：反复腰部胀痛5年余，院外针刀治疗后头痛3天。

病史：自诉5年前，因久坐后出现腰部胀痛，后间断发作。无双下肢疼痛、麻木、乏力，行走无间歇性跛行、踩棉感，无头晕、头痛、恶心欲吐等。曾在外院诊断为"腰椎间盘突出"，行按摩理疗后症状有所好转，但遇劳累后症状反复；3天前，在外院针刀松解黄韧带后随即出现头胀痛，卧位可缓解；为求进一步诊治来诊。

刻下：自患病以来，食可、寐一般，二便调。体格检查：脊柱腰段轻度侧弯畸形，四肢无明显侧弯畸形。腰椎活动正常。双侧 $L_{2\sim5}$ 椎旁1.5cm轻度压痛，无按压放射痛，双侧臀中肌、臀大肌、坐骨大切迹无明显压痛，无叩痛及按压放射痛。双侧髋外旋外展试验（-）、双侧直腿抬高试验（-）。四肢肌力肌张力正常。余生理反射存在，病理反射未引出。舌略紫，苔薄白，脉涩。DR腰椎正侧位：腰椎退行性变伴轻度侧弯。心电图：窦性心动过缓，T波改变。血常规、生化检验未见明显异常。

诊断：腰椎针刀术后脑脊液漏。

治疗方法：①严格卧床休息、补液。②每天饮水2000～3000ml，再予静脉滴入右旋糖酐40葡萄糖注射液500ml、0.9%氯化钠注射液1000ml、5%葡萄糖注射液1000ml，补液、扩容等对症支持治疗。

第2天，患者可下床活动约10分钟，但仍诉前额及枕项部胀痛，平卧休息后症状逐渐缓解。

第3天，患者下床活动约半小时后前额及项枕部开始胀痛，但症状缓解约60%。

3天后补液改为右旋糖酐40葡萄糖注射液500ml、0.9%氯化钠注射液500ml、5%葡萄糖注射液500ml。

第4天，患者下床活动1～2小时后觉颈项部稍有胀痛不适，前额无明显不适，症状缓解80%～90%，共补液等对症治疗5天。

5天后患者症状基本缓解，无明显不适。

半月后回访，患者腰部无明显不适，前额及项枕部症状消失，已可正常工作、生活。

【按语】

通过问诊了解，患者外院腰椎针刀术后半小时无明显不适，自行回家。约3小时后患者出现前额、后枕部胀痛，自行前额按摩无明显缓解，颈项部活动困难，感觉颈软不能支撑头部；无意识障碍，无言语、吞咽障碍，无明显恶心、呕吐，无四肢肌力下降，肌张力正常，生理反射存在，病理征未引出。平卧休息后症状逐渐好转，但起立约3分钟后症状再次加重，后由家属陪同来院求治。头颅CT未见明显异常。

陈永亮老师分析认为，本例患者在治疗过程中，由于进针过深，导致反复刺穿硬脊膜致脑脊液漏；加之患者术后半小时后回家仍干家务，未平卧休息，使得脑脊液漏逐渐增加，从而导致低颅压。经绝对卧床休息、补液等对症治疗后，患者硬脊膜囊逐渐得到修复，低颅压得到纠正，故症状也逐渐缓解而痊愈。由此得知，在针刀治疗中需要注意熟悉解剖，严格控制针刀深度，术后需密切观察患者情况变化。

（重庆市“忠州纯针刀”创新团队后备带头人　周康艳）

左半身疼痛验案

冯某，女，69岁，2022年4月30日初诊。

主诉：左半身疼痛反复发作20年余，加重2年。

病史：患者左半身疼痛（左面部眼球，颈项部、斜方肌，舌面、左舌边、舌根，左上肢、左胸腹），反复阵发性发作。发时，伴口苦，舌干（不痛时缓解）喜饮温水，咽喉痛，自觉头部箍紧痛、头内部麻木、脑鸣，后脑勺、巅顶疼痛，心烦，血压升高，约188/109mmHg。寐差，每天凌晨3～4点痛醒难以入睡，伴浑身发热，骶尾会阴、大腿根部发热发麻，双膝关节酸、胀、软，左背部紧束感。

刻下：患者平素但头冷汗，喜按，头顶稍热，反酸打嗝，嗝后觉舒，胸闷，腹胀，自觉喉中有痰。纳食可，大便尚可，小便正常。左关弦濡滑，右寸浮弦细，沉取三部无力。舌暗红，苔白、中见稍黄白相间，下瘀络。

诊断：左半身疼痛查因，腔隙性脑梗死，颈椎病，扁桃体炎伴扁桃体结石，高血压病。

处方：薛氏四号方合翘荷汤加减。酒黄连10g，地龙10g，秦艽15g，威灵仙10g，滑石15g，海风藤（后下）10g，丝瓜络10g，苍耳子10g，薄荷6g，连翘15g，生薏苡仁15g，赤芍10g。7剂，水煎服，日1剂。

二诊：患者咽喉烧灼感好转50%。巅顶热好转40%，左半身疼痛（包括眼球痛）明显好转，舌面、左舌边仍偶有疼痛，左背时有紧束感。中间停药2天有复发1次。偶有脑鸣，声音较前下降。寐差改善，凌晨3～4点易醒，自觉面部（包括左眼球）麻木，口苦。余症消失。左关弦濡滑，右寸弦滑细，沉取稍无力。舌暗红，苔白，舌下瘀络。予前方加桔梗10g，炒栀子10g，郁金10g，甘草10g，绿豆皮10g。7剂，水煎服，日1剂。

7天后，患者自觉疼痛明显好转要求出院，巅顶热缓解80%，游走性脑鸣，时有头沉重，咽喉发热缓解80%，凌晨3～4点开始口苦。左关弦濡滑，左尺弦细，右寸弦滑细，沉取无力。舌暗红，苔白，舌下瘀络。根据后续症状稍调整用药，服用14剂后，诸症若失。

【按语】

热痹之名最早出自《素问·四时刺逆从论》：“厥阴有余病阴痹；不足病生热痹。”汉代华佗《中藏经》也提及热痹。《圣济总录》载：“热痹，内经于痹论有云：其热者，阳气多，阴气少，阳遭阴，故为热痹；盖腑脏壅热，复遇风寒湿三气至，客搏经络，留而不行，阳遭其阴，故痹熻然而热闷也。”刘完素《黄帝素问宣明论方》提出热痹证。宋代骆龙吉《增补内经拾遗方论》进一步发展热痹理论，即“热痹，主阳盛阴弱。夫阴阳相等，斯无寒热之患也。今惟阳气多，阴气少，则阳气偏胜，盛阳遭弱阴，故风寒湿三气杂至，而客于经络，郁而为热痹也。”明代朱橚《普济方》则承《圣济总录》之说论述热痹。李梴《医学入门》亦提出：“热痹或湿生热，或风寒郁热。”

热痹的病因有内因和外因两个方面。外因多为暑热，或兼风湿等邪侵袭；内因为正气虚弱，卫外不固，或素体阳盛或阴虚，热邪内生，或感邪化热，或过用热药等。热痹的病因病机不外“虚、邪、瘀”三类。病性多为实、为热，或虚实夹杂。病邪以热邪为主，兼风、湿、痰、瘀等；虚以阴虚为主。若热邪内舍，则病情可进一步发展，由表入里，由浅及深，由经络而脏腑，出现脏腑痹。

常用之法有疏风清热、清热利湿、清热解毒、滋阴清热、祛瘀化痰等。热痹的治疗，单纯寒凉清热，不能流通气血，开其痹闭，常需佐用少量热药。另外，热痹后期易伤阴化燥，痰瘀互结，因此治疗时应兼顾阴液，化瘀祛痰。《医衡》治疗热痹时强调“降火清热豁痰为主，参以通经活血疏散邪滞之剂。”

薛氏四号方又称为薛氏秦艽地龙汤，湿邪挟风侵入阳明经脉，走窜太阴之经，则四肢牵引拘急。本案患者证属湿热挟风，风为木之气，风动则木张，乘入阳明之络、走窜太阴之经则拘挛，故药不独胜湿，重用息风，一则风药能胜湿，二则风药能疏肝。故用祛风清热胜湿之品，如地龙、秦艽、威灵仙、苍耳子可祛风胜湿，丝瓜藤、海风藤疏通经络，配合滑石、黄连利湿清热。《温病条辨》所载翘荷汤乃吴鞠通据叶天士医案整理而得，系叶天士在仲景栀子豉汤基础上化裁加味而成。翘荷汤证病位在上焦，辨证要点可总结为心烦、耳鸣目赤、龈胀咽痛等头面孔窍燥热证。此方6味药质轻量少，具轻苦微辛之法，共奏清宣燥火以利上窍之功。临床上无论外感还是内伤，若为燥热郁于上焦而见清窍不利者，均可加减用之。

（首届全国中医临床骨干人才　曹越）

自拟除痹汤治疗尪痹验案

周某，男，72岁，务农，2021年3月10日初诊。

主诉：全身多关节疼痛伴四肢活动不利6个月余。

病史：患者6个月前出现双肘、双踝关节疼痛，伴四肢活动不利，晨僵。至某镇医院住院治疗（具体不详），好转后出院，但上述症状反复发作。口服双氯芬酸钠缓释胶囊、秋水仙碱治疗无缓解。2个月前来我院予抗风湿、止痛抑酸护胃、补液、止咳及中医药等治疗。

刻下：患者上述症状加重，门诊以“类风湿关节炎”收住我科，入院症见患者神清，精神尚可，双肘、双踝关节疼痛，四肢活动不利伴晨僵，偶有咳嗽，纳眠可，二便调。舌质淡暗，苔微腻，脉沉濡。

中医辨病辨证依据：患者以“全身多关节疼痛伴肢体活动不利”为主要表现。四诊合参，证属中医学痹证范畴。《素问·痹论》记载：“风寒湿三气杂至，合而为痹，湿气胜者为着痹。”患者饮食不节，好肥甘厚味，导致脾胃虚弱，脾失健运，水湿内停，脾湿内盛，同气相求，易致外湿侵袭，内外湿相合，留恋不去。阻滞血脉，统注关节凝成着痹，日久邪郁发热，湿热浸淫，而见关节疼痛。其病机主要为寒湿痹阻经络，病位在经络、肌肉、关节，病属本虚标实。

中医诊断：尪痹（寒湿痹阻证）。

西医诊断：类风湿关节炎。

治则：除湿通络，温经散寒。

处方：自拟除痹汤。熟地黄 30g，忍冬藤 20g，鸡血藤 20g，伸筋草 20g，桑寄生 20g，黄芪 20g，杜仲 15g，香附 15g，淫羊藿 12g，白芍 9g，白芥子 9g，桂枝 10g。每日 1 剂，早晚各服用 1 次。

针灸处方：以“少阳主骨”理论为指导，以环跳、阳陵泉、悬钟、阿是穴为主穴，寒胜者配肾俞、关元，湿胜者配阴陵泉、足三里。补泻并用，常规四肢穴位直刺，深度视穴位而定，一般 0.8～1.2 寸，得气后留针 30 分钟，每日 1 次。

二诊：上方治疗 7 日，关节疼痛稍减，效不更方。

三诊：又用 14 日，关节疼痛明显减轻，四肢关节活动不受限，晨僵消失，食欲增，二便通畅。继续针药并用 2 个月，诸症皆除，理化检查基本正常。

随访半年，未见明显复发症状。

【按语】

“少阳主骨”学说首见于《黄帝内经》。相较于流传更为广泛的“肾主骨”学说，“少阳主骨”学说则是从经脉濡筋骨、利关节以及少阳经秉受胆腑之刚气的角度而论。少阳之气刚，骨之质亦刚，故少阳与骨的关系密切。类风湿关节炎主要以关节功能丧失、骨质呈进行性破坏、关节滑膜慢性炎症为症状。此外，类风湿关节炎是一种慢性自身免疫性和炎症性疾病，以手足多部位小关节慢性、侵蚀性关节炎为主要特征。杨上善注“足少阳脉主骨，络于诸节，故病诸节痛”，即强调了多部位的疼痛。故足少阳胆经病与类风湿关节炎密切相关。

阳陵泉为八会穴中的筋会，胆经合穴和下合穴。合主逆气而泻，《灵枢·邪气脏腑病形》记载：“荥输治外经，合治内府。”“筋急，阳陵泉主之。”因此阳陵泉能够舒筋活络、调胆顺气，具有主治全身各关节筋急疼痛的功效。悬钟为八会穴中的髓会，具有行气血、通经络、填精益髓之功效，主治筋骨痿软无力等症。环跳为足少阳胆经的重要腧穴，亦为足少阳、太阳二脉之会，具有利腰腿、通经络之功效，善治腰腿痛，下肢痿痹，半身不遂。

寒邪偏盛为痛痹，取肾俞、关元，益火之源，振奋阳气而祛寒邪。湿邪偏盛为着痹，取阴陵泉、足三里健脾除湿。

（第五批全国中医临床优秀人才　陈贵全）

通痹健骨方虚瘀兼治验案举隅

陇中正骨学术流派认为关节疾病以肾肝脾为主，其中肾阳不足是其根本。脏腑虚衰，一则气血失和，气机不利、血行不畅可致痰瘀；二则津液输布失常，内生水饮痰湿，若逢外界阴邪侵袭，内外相引，诱发关节疾病。肾为先天之本，主骨生髓，骨之生长、发育、衰退皆与肾精有关，肾精充盈则筋强骨壮，反之，肾虚精亏则髓空，髓空则骨不得濡养，引起关节退变；肝主藏血、主疏泄、主筋，肝血充盈才能濡养周身之筋脉，肝气调达方能疏泄气血于经筋之内，使筋得所养，筋强有力，屈伸有度；脾为后天之本，主运化、四肢、肌肉，脾旺则气血津液化生有源，气血运行有力，津液输布得利，肌肉荣、筋骨坚。

流派的众多传承人开展了一系列流行病学调查、辨体治疗的临床疗效观察与基础研究，针对陇原地区高发的关节疾病进行了个体体质辨证和总结，发现了高发病率的关节疾病体质，采取“核心处方＋单味中药配方加减”的用药模式，在整体观念下实施辨证论治，实现个体化、精准化遣方用药，结合中医辨证全面、细致、深入、具体、特异性强的特点，贯穿“因时、因地、因人”三因治疗理念，通过多环节、多层次、多靶点的调节整合作用，达到小剂量、高疗效的目的。针对关节疾病的分型和分期总结出了如下方药：风寒湿痹型，给予祛寒逐风合剂；风湿热痹型，给予清热逐风合剂；瘀血闭阻型，给予消肿止痛颗粒；肝肾亏虚型，给予通痹健骨方。

张某，女，62岁，2021年12月4日初诊。

主诉：右膝关节肿痛伴活动受限5年余，加重1周。

病史：患者近5年膝关节活动后肿痛反复发作，1周前因感受风寒致右膝关节肿痛加剧，屈伸受限，休息后未缓解，遂来我院就医。

刻下：右膝冷痛，肿胀明显，局部可见瘀斑，皮温偏低，得温则减，四肢麻木不仁，腰膝酸软，精神焦虑，纳差，夜寐不佳，舌淡暗，苔薄白，有瘀点，脉沉细涩。查体：右膝关节呈屈曲挛缩内翻（8°）畸形，右膝关节呈屈曲挛缩内翻（8°）畸形，右膝（伸10°、屈90°），右膝髌骨研磨试验（+）。X线片示：右膝关节退行性改变（Kellgren & Lawrence 分级Ⅱ级）。

中医诊断：膝痹病（肝肾亏虚，寒湿瘀阻证）。

西医诊断：右膝骨关节炎（中期）。

治则：先祛风寒湿外毒，再行补益肾脾肝，免犯闭门留寇之戒。治宜散寒除湿，补益肝肾。

处方：独活 15g，防风 15g，肉桂 6g，熟地黄 15g，鸡血藤 15g，杜仲 10g，川牛膝 10g，土茯苓 15g，生怀山药 15g，甘草 6g。7 剂，日 1 剂，水煎，早晚饭后温服。

配合中药外洗方：花椒 15g，羌活 15g，威灵仙 15g，生明乳香 10g，生明没药 10g，当归 15g，赤芍 15g，伸筋草 10g，透骨草 10g。祛风散寒，化瘀止痛。具体操作：将中药用布袋子包好放入砂锅内，加黄醋、白酒各 100ml，加水 2000～2500ml，煮沸 30 分钟后离火去渣。先用蒸气熏洗膝关节，当药液降到合适温度时，再擦洗关节，药液变凉后可反复加热交替使用，每日早晚 2 次，每次 30 分钟。

二诊：2021 年 12 月 11 日，右膝冷痛消失，肿胀不显，腰膝酸软稍缓解，食欲增加，夜寐欠佳，他症如前。更方如下：熟地黄 15g，川牛膝 15g，杜仲 15g，金毛狗脊 10g，独活 10g，南五加皮 10g，醋延胡索 10g，土茯苓 15g，生怀山药 15g，鸡血藤 15g，络石藤 10g，忍冬藤 10g，炙甘草 6g。14 剂，日 1 剂，水煎，早晚饭后温服。

嘱患者保暖，调畅情志，股四头肌功能锻炼，减少上下楼、跪等活动。

【按语】

此案病机为本虚标实，本虚以肾肝脾为主，标实乃受风寒等外邪。初诊以祛外毒治标为主，兼顾肾脾肝之虚。方中独活、防风、肉桂祛下部的风寒湿之外毒；熟地黄、鸡血藤补血活血，寓“血行风自灭”之意；土茯苓、生怀山药、甘草健脾，既生化气血，又防内湿停聚而成痰浊；杜仲、川牛膝补益肝肾。外洗方中花椒、羌活祛风散寒止痛；威灵仙祛风除湿活络；乳香、没药活血化瘀；当归、赤芍活血散瘀；伸筋草、透骨草舒筋通络。共奏祛风散寒除湿、舒筋活血化瘀之功。二诊以补肝肾治本为要，兼顾痰浊、瘀血、内毒。方中独活、狗脊、五加皮祛风湿、补肝肾、强腰膝；杜仲性燥，伍熟地黄去性取用；牛膝善走十二经络而不守，引诸药下行，配熟地黄益精填髓，如《本草新编》记载：“膝之坚实，非牛膝之可能独健也。膝之所以健者，由于骨中之髓满，髓空斯足弱矣。”醋延胡索入肝经，调达气机；络石藤、忍冬藤清热解毒；炙甘草调和诸药。总览全方，气血生化有源，循行如环，使痰浊难聚、瘀血难成、内毒难生，且其性甘温，最宜补益肝肾，体现了“治病必求于本”。

（首届全国中医临床骨干人才　周明旺）

自拟透骨伸筋软膏治疗膝骨关节病验案

蒋某，女，58 岁，2021 年 4 月 23 日初诊。

主诉：右侧膝关节酸楚疼痛2年余，加重2周。

刻下：患者痛处固定，明显重着感，畏风寒，得热则舒。舌质淡，苔白腻，脉紧。查体：右膝关节稍肿胀，股四头肌轻度萎缩，右膝关节屈伸活动受限（伸直0°~屈曲80°），右膝关节内侧间隙压痛，麦氏（McMurray）征（–），拉赫曼（Lachman）试验（–），抽屉试验（–），侧方应力试验（–），肢体远端感觉、血运、皮肤温度未见明显异常。VAS评分：8分。膝关节MRI：右膝关节内外侧半月板前后角Ⅱ级损伤；右膝关节积液。

中医诊断：膝痹病（风寒湿痹）。

西医诊断：右膝关节骨性关节炎。

处方：自拟"透骨伸筋软膏"外用，每次12g，每日1次，共7次。

二诊：2021年4月30日，右膝肿胀消退，活动受限减轻，伸直0°～屈曲90°。VAS评分：5分。予以透骨伸筋软膏外用，每次12g，每日1次，共14次。

三诊：2021年5月21日，右膝无肿胀，活动轻度受限，伸直0°～屈曲95°。VAS评分：3分。予以透骨伸筋软膏外用，每次12g，每日1次，共14次。

四诊：2021年7月9日，右膝无肿胀，股四头肌肌力、肌张力未见明显异常。膝关节活动无受限，伸直0°～屈曲100°。VAS评分：0～1分。右膝MRI：右膝关节少量积液。告知患者临床治愈，嘱注意休息及随诊。治疗中未见过敏反应。

【按语】

透骨伸筋软膏组成：透骨草15g、伸筋草15g、独活10g、秦艽10g、威灵仙10g、防风10g、苏木5g、红花5g。主治风寒湿邪，痹阻经络，血瘀痹痛。用法用量：上述中药打粉（过100目筛），加入160g凡士林，80ml液体石蜡。制为软膏剂，外用。每日1剂，每剂含原粉12g。

"风寒湿三气合而为痹"。透骨草、伸筋草，祛风除湿，舒筋活血，治疗风中经络、络脉瘀滞，为君。臣以独活理伏风，去下焦与筋骨间之风寒湿邪无问新久；秦艽祛风湿舒筋络，去痹痛无问新久寒热；威灵仙，性走窜，通经络、祛风湿、止痹痛。佐以苏木、红花，化瘀通络，宣痹止痛。防风祛风邪胜湿止痹痛，为使。

（首届全国中医临床骨干人才　胡华）

基于"骨正筋柔"之胫骨高位截骨术治疗膝关节骨性关节炎验案

李某，女，62岁，2018年10月29日初诊。

主诉：右膝关节间断疼痛5年余，加重伴活动受限2个月余。

刻下：右膝关节疼痛，活动受限，不能久立远行，上下楼及活动时加重，纳可，寐欠安，大便干燥难下，3日一行，小便调。查体：右膝关节饱满，皮色、皮温正常；右膝髌周内侧压痛；右胫骨近端内侧及股骨远端内侧压痛，内侧关节间隙压痛，右膝浮髌试验（–）；右膝麦氏征（+）；右膝侧方挤压试验（–）；右膝前、后抽屉试验(–)；右膝髌骨研磨试验(+)；右膝关节活动度(伸直位为0°)：伸直0°，屈曲110°；左膝关节活动度（伸直位为0°）：伸直0°，屈曲130°；双下肢股四头肌肌力Ⅴ级，肢体远端血运良好，无明显感觉障碍。VAS评分：7分。

中医诊断：膝痹病（气滞血瘀证）。

治疗：入院后二级护理、骨科护理常规、低盐低脂饮食、负离子空气治疗（每日1次），并完善相关检查。于2018年11月13日行右胫骨高位截骨术。

由于患者长年劳作，损伤经脉气血，气血运行不畅，阻滞不通，不能濡养经脉，致使膝部疼痛。《杂病源流犀烛·跌仆闪挫》记载："气运乎血，血本随气以周流，气凝则血亦凝矣，气凝在何处则血亦凝在何处矣。夫至气滞血瘀，诸病百出。"其病位在膝，疼痛为标，气滞血瘀为本，治宜标本兼治。

术后进行康复锻炼，踝泵训练、股四头肌锻炼。

二诊：2019年11月4日，以"右膝关节偶有轻微疼痛，活动略受限"收住入院，纳可，寐欠安，大便干，小便调。查体：右膝关节饱满，右胫骨内侧可见一约8cm手术瘢痕，皮色正常，皮温正常，右髌骨活动度降低，右胫骨近端内侧及股骨远端内侧轻压痛，浮髌试验（–），侧方应力试验（±），麦氏征（±），髌骨研磨试验（±），过伸过屈痛。双膝主动屈伸活动度：伸直0°，屈曲130°。VAS评分：2分。

诊断为膝痹病，属气滞血瘀证。拟定于2019年11月11日在腰麻下行右胫骨内侧接骨板取出术。

术前仔细设计手术方式，做好个人防护；配置断钉取出器，以防止钉子折断难以取出。术前2天起局部皮肤消毒清洗备皮；术前自行肥皂水清洗患肢、会阴；术前6小时禁食水、口服镇静药物。练习拐杖辅助下行走，行股四头肌收缩练习。

术中严格遵守无菌原则，根据术前检查准确定位内固定所在位置，尽量缩短手术时长。

患者右膝部疼痛，痛有定处，活动受限，纳可，寐可，小便调，大便可，舌淡苔白脉弦。原由于年老体虚，以肾虚血瘀为主，在经HTO（胫骨高位截骨术）以及内固定取出术后，气血运行不畅，阻滞不通，气血不能濡养经脉，致膝部疼痛，变为气滞血瘀证。治以活血通络止痛，拟方：柴胡 20g，牛膝 15g，天花粉 15g，桃仁 10g，红花 10g，当归 10g，酒大黄 10g，地龙 10g，独活 15g，甘草片 10g，三七（冲服）1g。6 剂，水煎服，日 1 剂，餐后半小时服，每次 150ml。

术后嘱患者减少负重，行股四头肌功能锻炼。

【按语】

膝骨性关节炎（Knee osteoarthritis，KOA）是一种以软骨磨损为特点的退行性关节病，正常结构的膝关节股骨、胫骨和髌骨之间保持正常关系。关节软骨、半月板发挥缓冲压力作用，交叉韧带等结构发挥限制和制导作用，使膝关节运动协调，生理功能正常，半月板与软骨下骨等结构血液运行通畅，膝关节处于“骨正筋柔，气血以流”的状态。该病的发生发展与患者年龄、膝关节力学改变等有关。随着年龄的增长，软骨的弹性逐渐减少，使得软骨更脆弱和更易受损伤。日常活动中不正确的运动方式、先天性膝关节畸形、骨折及各种外力刺激等可使膝关节力学环境改变，力轴向内侧偏移，“骨失其正”，膝关节内侧间室负荷增大，软骨所受应力增高，加重其磨损，半月板、软骨下骨血液流动环境改变，气血运行不畅，筋失于濡养，使“筋不柔”，影响了正常生理功能，从而加速了 KOA 的发展。因此在治疗时应将“骨不正”的状态向“骨正”调整，改善膝关节血液循环异常状态，使筋复其柔，从而达到膝关节“骨正筋柔”的状态。

胫骨高位截骨术（High tibial osteotomy，HTO）的目的在于改善下肢畸形力线，这与中医学“骨正”理论相吻合。手术中将下肢内翻力线矫正为正常经膝关节中点的生理下肢力线，同时也是将患肢“骨不正”的病理状态迅速的矫正成为“骨正”的生理状态。当 HTO 矫形手术结束后，膝关节周围软组织逐渐恢复正常生理功能，这与中医“筋柔”理论相吻合。经过适当的功能锻炼，下肢肌肉，韧带水平逐渐回归正常，步态也从病态回归正常步态，同时使解除巨大应力的内侧间室软骨得到部分的自我修复。此过程即是将患肢“筋不柔”的病理状态缓慢回归到“筋柔”生理状态的过程。

患者 1 年前行胫骨高位截骨术，术前诊断明确，诊断资料较完整（术前下肢全场片、CT+ 三维立体重建)，其特点如下。

手术操作准确，术后 1 年下肢全长片显示下肢力线较术前明显改善，疼痛也有明显减轻。

术后行中药汤剂口服治疗，起到活血化瘀通络止痛的作用。

贯彻中医学“骨正筋柔”理念，强调骨正才能筋柔，故而优先对位下肢力线，为创造筋柔的环境打下基础。

当前，3D 打印技术在骨科的临床应用上正在逐步推广，对于控制手术准确度具有独特优势，有利于避免传统术中下肢全长片、金属力线杆和金属线、截骨夹具透视定位等透视次数，值得推广研究。

本病例行胫骨高位截骨联合关节镜清理术治疗效果可能会更好，且一次小创伤能解决更多问题。术中应严格按照规范化操作流程进行，各种操作应小心轻力，以免引起合页骨折。此外也应对膝关节进行关节镜检查，对损伤的软骨及半月板等进行修复。

（首届全国中医临床骨干人才　刘爱峰）

针药结合治疗青光眼验案

患者，女，50岁，2022年2月20日初诊。

主诉：右眼视物变形2年余。

病史：患者2年前用眼过度后出现右眼视物变形、模糊。查体示右眼视网膜分支静脉阻塞、黄斑水肿、青光眼。6个月前行眼球内注射术后无明显改善。

刻下：患者平素急躁易怒，伴口苦、口臭，纳食可，眠差，大便干。舌红苔黄，脉弦数。

中医诊断：青光眼（肝胆火旺证）。

处方：柴胡24g，黄芩9g，枳实18g，白芍30g，炙甘草9g，酒大黄9g，夏枯草18g，枸杞9g，清半夏12g，莱菔子15g，珍珠母30g，菊花9g。6剂，水煎服，日1剂。

针灸处方：睛明、球后、承泣、光明、太冲、二角明、上三黄（天黄、明黄、其黄）、期门。

【按语】

本案患者肝胆火旺之象明显，故用大柴胡汤以和解少阳，内泻热结。该方重用柴胡为君，配伍黄芩和解清热，除少阳之邪，大黄枳实泻阳明热结；白芍柔肝缓急；夏枯草、枸杞、菊花清肝明目；再加珍珠母重镇安神。

针灸选取局部腧穴睛明、球后、承泣，疏通局部气血，养血明目。二角明为董氏奇穴经验效穴，与双眼全息对应。《灵枢·脉度》记载：“肝气通于目，肝和则目能辨五色矣。”《素问·五脏生成》亦载：“故人卧血归于肝，肝受血而能视。”可见目疾多与肝有关。再结合患者急躁易怒、口苦口臭等症状，故用太冲、期门、上三黄等肝之穴，以达到清泻肝火、清肝明目之用。

（首届全国中医临床骨干人才　韩兴军）

中医外治法治疗青少年假性近视伴眼压高验案

患儿，男，6 岁，2020 年 5 月 27 日初诊。

主诉：视物模糊 1 个月余。

刻下：查体神清，对答切题，颈椎生理曲度变直，左侧 C_2 椎旁压痛（+），上颈段椎体旋转，VOD（右眼视力）4.6，VOS（左眼视力）4.8，NCT OD（右眼眼压）22mmHg，NCT OS（左眼眼压）22mmHg。既往体健，否认药物、食物过敏史，无眼部外伤史，无先天性眼部疾病病史，父母体质健康。

针灸处方：患者仰卧位，取 0.18mm×25mm 针具，针刺攒竹、睛明、丝竹空。扎睛明时，嘱患者闭目，左手推眼球推向外固定，右手持针沿眼眶边缘缓慢进针，刺入 0.3～0.5 寸。攒竹，治疗眼病可向下斜刺 0.3～0.5 寸。丝竹空，平刺或者斜刺 0.5～1 寸。脐针按照全息疗法，取对应的身体反应点针刺。

整脊疗法：患儿仰卧位，医者坐于患儿头顶方，双手以食中无名三指指腹置于颈部寻找棘突、横突偏移点（以 C_2 横突向左侧偏移为例），用指端抵压 C_2 左侧关节突，另一手将头轻轻向左侧歪斜，形成静止性牵引，约 1 分钟，后双手固定患儿头部两侧，缓缓向头顶方向轻轻牵引，再双手协同做头部左右旋转动作 5～10 次；将食指桡侧缘垫于后枕部，两拇指置于 C_2 横突两侧，双手协调用力前后左右推移 C_2 上下节段；最后将头向左侧旋转致最大幅度时，使头后仰 15°，做小幅度、快速的扳动，以不发生弹响声为复位成功的标志。

核桃灸：准备半圆形核桃壳 2 个，浸泡用中药粉 5g（以下简称药 A），填充用中药粉 5g（以下简称药 B），核桃灸眼镜架 1 副，艾条 2～3 段。用药 A 加开水浸泡核桃壳 30 分钟，调配药 B 呈糊状以倒置不滴落为度，将药 B 填充进核桃壳中，厚度约 2mm，安置在眼镜架上，点燃艾条。患儿平卧，带上眼镜架，以舒适、安全为度。每次 20 分钟。

耳穴全息疗法：双耳交替贴压。耳部常规消毒后，以王不留行籽贴压眼、目 1、目 2、脑干、肝、脾、肾等穴位，自行按压 1 分钟，以耳部温热、皮肤不破损为度，3 天换帖。

治疗 3 次后，查 VOD4.7＋，VOS4.8，NCT OD 18mmHg，NCT OS 18mmHg，C_2 椎旁压痛（－），颈椎生理曲度存在。继续行综合疗法。

二诊：1 个月后复查 VOD4.8－，VOS4.9，NCT OD 18mmHg，NCT OS 18mmHg。经过 1 个月 10 次治疗，患儿的裸眼视力跟诊疗前比，右眼提高 2 行以上，左眼提高一行，眼压由 22mmHg 降至 18mmHg，恢复到了正常范围。

【按语】

近视（Myopia）是指人眼在调节放松的状态下，平行光线经眼球屈光系统后聚焦在视网膜前，是屈光不正中最常见的一种，表现为远距离视物模糊，近距离视物良好，并可能伴随一系列视疲劳症状。

目前针对青少年近视，临床上多用阿托品等抗胆碱能类药物进行治疗，可以使青少年的近视症状得到有效缓解，但该药物容易诱发瞳孔散大、调节麻痹等，出现畏光及视物模糊等并发症。真性近视的患者可以佩戴眼镜、角膜塑形镜或者激光手术治疗，中医针灸等特色治疗手段未能在其中发挥一定的作用。

临床上运用中医特色疗法治疗假性近视，效果明显，这些方法可以单一运用，也可以综合起来运用。关键在于早发现、早干预。通过手法刺激可放松眼周围肌肉，如揉摸眼眶及眼球，按压腱帽肌等。脊椎关节的错位（$C_{1\sim3}$），产生炎性刺激或压迫颈上交感神经节、星状神经节，神经纤维兴奋性增高，视神经中央动脉痉挛致视力下降；瞳孔对光反射调节不灵导致视物模糊。另外，寰枕关节错位，附近软组织扭曲影响血循环，出现眼胀、近视和青光眼。所以，假性近视同样可以归为脊柱源性疾病的范畴。通过整脊手法调整紊乱的关节，理顺扭曲的软组织，有可能是本例患者眼压降低的最主要原因。

（首届全国中医临床骨干人才　李增图）

温胆汤合柴芍六君子汤治疗耳鸣验案

和某，男，51岁，教师，2021年11月25日初诊。

病史：自诉双侧耳鸣3个月，在外院行耳镜、CT、听力检查等无异常，诊断为神经性耳鸣，予血塞通片、甲钴胺、复合维生素B片口服2个月无效。

刻下：耳鸣，午后至夜间加重，眠差，多梦易醒，头晕腰酸，乏力神疲，二便调，舌暗红、有瘀点，苔薄白，脉沉细。

诊断：考虑肾精亏损，不能上充耳窍。

处方：耳聋左慈丸加减。山药20g，熟地黄20g，牡丹皮15g，茯苓20g，泽泻15g，山萸肉10g，磁石10g，竹叶10g，柴胡10g，五味子15g，远志10g，龙骨15g，当归15g，川芎15g，大枣25g，炙甘草10g。连用10剂。

二诊：患者诉耳鸣同前无异，伴口苦眼花，睡眠较前改善，头晕腰酸缓解，舌质暗，苔白脉沉细，自觉疗效渐起，原方加用枸杞20g、菊花15g，令患者继续服用10剂。

三诊：患者诉耳鸣同前无缓解，甚至有加重倾向，自觉倦怠乏力，连续讲两节课后症状加重，胃纳不佳，伴口苦多梦，大便黏滞不爽，查舌质暗，苔白腻有齿印，有小瘀点，脉沉细滑，考虑耳鸣非肾精亏损引起，应为脾虚失运，痰湿内生，痰瘀互结，清阳不升，耳窍失养，遂更方为温胆汤合柴芍四君子汤加减，处方：竹茹 15g，枳实 15g，柴胡 15g，白芍 15g，党参 15g，白术 15g，茯神 30g，法半夏 20g，陈皮 20g，当归 15g，川芎 15g，炙甘草 10g。再用 10 剂。

四诊：患者面有喜色，告知耳鸣明显减轻，已无口苦、便黏，稍觉疲乏多梦，查舌质暗，有轻微齿印，瘀点已无，脉沉细略滑。前方继用，去当归、川芎，加五味子 15g，泽泻 15g，石菖蒲 10g，大枣 25g，10 剂。同时嘱患者防止过劳，调节情绪，注意休息。

1 个月后回访，耳鸣消失，随访 1 年未复发。

【按语】

耳鸣为患者耳内有周围环境中无相应声源的鸣响声，扰乱人的正常生活及睡眠，是临床常见病之一。根据随机抽样调查，成人中 20% 有不同程度耳鸣，发病年龄在 40 岁以上者 74%～80%。现代医学对耳鸣的治疗多为营养神经、缓解神经异常放电、改善血供、促进耳部微循环等，伴失眠则采用镇静助眠或抗抑郁类药物治疗，临床疗效不固定。

中医学对“耳鸣”的认识源远流长，早在战国时期就名为“聊啾”,《说文》载：聊，耳鸣也。《素问·玉机真脏论》记载：“脾为孤脏……其不及则令人九窍不通。”《灵枢·口问》亦载：“耳者，宗脉之所聚也，故胃中空则宗脉虚，虚则下滞，脉有所竭者，故耳鸣。”历代医家对本病的病因多从脏腑角度分析，认为耳鸣与五脏均联系密切，有风热之邪侵于肺，有肝胆之火扰于脑，有肾虚精少而失养，有心肾不交之火亢，有脾胃虚弱之清气不升。现代人多膏滋酒水冰镇之饮食，多熬夜不运动，生活压力大节奏快等导致肝郁脾虚，痰气郁结，气滞化火，痰热上扰而出现耳鸣增多。治疗以温胆汤合柴芍四君子汤，共奏疏肝健脾、理气化痰、清胆和胃之效。二方联合，长于调理肝胆脾胃，使中焦得运，痰浊得化，瘀滞得散，胆热得清，实乃调补中焦之要，临床除治疗耳鸣外，也可用于脾胃、肝胆、失眠、抑郁等多种疾病。

《景岳全书·杂证谟》记载：“耳为肾窍，乃宗脉之所聚，若精气调和，肾气充足则耳生聪明。”按耳者属肾，耳鸣耳聋耳痒者，皆属于肾虚，水不上流，清气不升。所以本案先按常规思路补肾治疗，效不佳，后更换思路，从脾虚痰阻论治，取得良效，正如《柳宝诒医案》载：“病后渐觉耳聋，舌强，甚至两窍俱窒，服补药而渐重，此由痰气阻窒清窍，病久恐难得愈，姑与泄痰宣窍。”因此，要避免失治误治，提高临床疗效，就必须熟练掌握医学经典，同时还要及时更换治疗思路，善于否定，灵活运用，并与患者加强沟通，增强信任程度，否则不效即止、前功尽弃。

（首届全国中医临床骨干人才　陈朝丽）

联合方组治疗耳膜穿孔验案

冯某，男，31岁，2021年9月19日初诊。

主诉：左耳膜穿孔伴听力下降2个月余。

刻下：外院耳道镜检发现左侧耳膜穿孔，直径大于2mm。外院住院治疗后无明显效果。现耳道流脓，夜间较甚，平素口腔溃疡频发，纳眠可。腹诊：腹力中等，肋弓下抵抗感。舌质红，苔白腻，脉弦滑。

治则：此病初期属湿热，当清热利湿，但经过苦寒之抗生素治疗后，正气受损而邪未祛，暂予利湿热兼调和气血之法。

处方：柴胡10g，黄芩10g，半夏10g，党参10g，炙甘草5g，干姜5g，大枣10g，当归10g，白芍20g，川芎15g，茯苓30g，泽泻9g，苍术10g，黄柏10g，牛膝15g，薏苡仁20g。7剂，水煎服，日1剂。

二诊：2021年9月26日，诉耳道流脓稍变稠，余同前，此乃正气受损无力驱邪，加用门氏保元汤，两方交替服用。处方一同前，处方二为黄芪15g，金银花15g，玄参15g，当归10g，甘草6g，陈皮10g，太子参10g，炒白术10g，茯苓30g。两方各5剂，交替服用，水煎服，日1剂。

三诊：2021年10月8日，复查耳道镜：耳膜穿孔，直径较前缩小。耳道流脓基本消失，听力有所恢复。效不更方，两方各5剂，继续交替服用。

四诊：2021年10月18日，耳道镜检：耳膜完整，未见穿孔。耳道无流脓，听力恢复，对尖锐音稍不适，口腔溃疡未发。予参苓白术散加味善后。太子参10g，茯苓20g，炒白术10g，炙甘草5g，白扁豆10g，薏苡仁20g，砂仁6g，桔梗10g，山药10g，黄柏10g，牛膝15g。7剂，水煎服，日1剂。

【按语】

化脓性中耳炎并耳膜穿孔在中医学属于脓耳病，多是饮食不洁致脾胃受损复感外邪所致，治疗以清热利湿为主，如若迁延不愈，当利湿热与扶正兼顾；后期治疗当以扶正为主，兼以活血通络。现代医学常规抗感染、抗炎治疗，无效时会采取手术修补的办法，但是容易复发，因为中耳的炎症未消除。此患者虽年龄不大，但是出现了正气受损的证候，《素问·通评虚实论》言“精气夺则虚”，因此初诊用柴归汤加味效果有限，后来考虑正气受损无力驱邪，加用门氏保元汤，并采用山西门氏独有的联合方组的治疗方案，攻补兼施，使药物疗效增强，结果令人满意。

门氏保元汤是山西门氏杂病学术流派的门九章教授的自拟方，由黄芪、金银花、玄参、当归、甘草组成，具有清热解毒，益气活血的功效，用以治疗过敏性疾病和自身免疫病。此案是取其扶正祛邪的功效。

联合方组是山西门氏杂病学术流派特有的一种治疗方案，是针对疑难性疾病发展过程中两种或两种以上的疾病证候同时存在的情况，既要处理主要证候，也要照顾次要证候。因此，本案采用联合方组治疗，可以有效解决这种矛盾。

（首届全国中医临床骨干人才　杨荔勇）

家传清肺利咽汤治疗急性咽喉炎经验介绍

黄某，女，33岁，2018年12月5日初诊。

病史：患者3天前因情绪过激出现声嘶、咽痛，体温37℃，伴口干、口苦，喜饮凉水，咳嗽、咯少量黄痰，饮食欠佳，入睡困难，小便正常，大便溏，舌红，苔黄腻，脉弦数。查体：咽部充血、水肿，悬雍垂红肿，扁桃体无增大，前咽后壁滤泡增生，颈部无淋巴结肿大。

诊断：急性咽喉炎（肺胃郁热证）。

处方：用家父周明端老中医经验方清肺利咽汤治疗。生地黄20g，浙贝母10g，石菖蒲8g，玄参20g，板蓝根20g，射干20g，牛蒡子10g，连翘10g，桔梗10g，杏仁10g，僵蚕7g，黄连10g，黄芩15g，石膏80g，知母10g，牡丹皮15g，桑白皮20g，紫菀20g，百部15g，甘草10g。3剂，水煎服，日1剂。

二诊：2018年12月9日，诉声嘶、咽喉肿痛已平，入睡困难缓解，但舌质红、少苔，属于痰热伤阴，予以益气养阴、兼清痰热，运用徐迪华老师经验方。南沙参20g，北沙参20g，玉竹12g，玄参12g，麦冬15g，黄芩15g，桔梗10g，浙贝母10g，前胡20g，香橼皮15g，炙款冬花15g，枇杷叶10g，降香10g，炙紫菀20g。3剂，水煎服，日1剂。

服完即愈。

【按语】

急性咽喉炎是临床多发病症，中医学称之为急喉痹，以肺胃型多见，女性尤以肺胃郁热最为多见。口腔、咽喉是消化、呼吸的门户，与体内各脏腑均有密切的联系，咽喉居上直连于肺胃。外感风热邪毒，首先犯肺，或嗜食辛辣炙煿，咽喉首当其冲，积热于肺胃之中，邪热搏结，脉络受阻，则声嘶、咽喉肿痛。家父所拟清肺利咽汤治疗急喉痹（肺胃郁热证），临床疗效显著。

《景岳全书·咳嗽》载："咳嗽之要，止唯二证，何为二证？曰外感，一曰内伤而尽之矣。"二诊，患者痰热渐轻，诸症悉减，故选用孟河医派传人徐迪华老师经验方，运用浙贝、炙百部清热润肺、化痰止咳，外邪将净，阴分已伤，故见舌红少苔之象，在选用前胡、黄芩、枇杷叶清化痰热的基础上加用玄参、南北沙参、麦冬、玉竹等润肺养阴生津，降香、香橼皮理气化痰，生甘草清热益气、祛痰止咳，以达"气顺则痰消"。

徐迪华老师临床用药轻灵精巧，以清凉和润为主，常用药有麻黄、蝉蜕、前胡、枇杷叶疏风宣肺止咳；杏仁、桑白皮、大贝母、款冬花清肺化痰止咳；地龙祛风解痉止咳；黄芩、金银花、鱼腥草清热化痰；南（北）沙参、玄参、麦冬、炙紫菀养阴润肺、止咳化痰；法半夏、茯苓、陈皮健脾助运、化痰除湿。

（首届全国中医临床骨干人才　周渭）

"邵氏五针法"为主治疗中风后失语症案

张某，男，40岁，2021年3月16日初诊。

主诉：右侧肢体活动不利伴言语謇涩半月余。

病史：患者半月前饮酒150ml后出现头痛，伴恶心、呕吐，右侧肢体无力，站立不稳，症状持续不缓解，至我院急诊科，以"中风－脑梗死"诊断收治入院。予活血化瘀、改善脑循环等药物，症状稍缓解，为进一步治疗，转至康复科。

刻下：神清，精神差，言语謇涩，右侧肢体力弱，纳一般，眠差，二便正常。查体：坐位平衡三级，立位平衡二级，Brunnstrom（脑卒中恢复）分级：右上肢－右手－右下肢分别为4–4–3期。四肢肌张力无异常，四肢深浅感觉基本正常。ADL：55分。

中医诊断：中风（气虚血瘀证）。

西医诊断：脑梗死。

治则：温阳补气，活血化瘀，醒神通窍。

针灸处方：心俞（双）、百会透颔厌（双）、廉泉为主穴，配合风池、内关、足三里、三阴交等穴。

针灸操作：常规消毒诸穴后，取0.30mm×25mm毫针，快速直刺双侧心俞，以出现酸胀沉紧为度；从百会穴分别向两侧颔厌方向快速刺入，行快速捻转行针法1分钟，每分钟200转；取0.30mm×75mm毫针，向舌根方向快速刺入廉泉穴，得气后以右手拇、食指行虚搓法，即将针体向前捻转针柄，使针下出现沉紧涩滞感时，牵拉针柄做轻微提抖6次，使局部产生酸胀感。余穴常规刺。每10分钟行针1次，连续行3次后拔出。每周治疗5次，10次为1个疗程。

经过1个半疗程的治疗后，患者言语功能逐渐恢复，可以复述别人的话，表达自己的想法，右侧肢体功能也有明显改善。再经1周治疗后，患者言语、肢体功能明显改善，痊愈出院。

【按语】

脑卒中后失语症属中医学“喑痱”“瘖音”“不语”等范畴，中医学认为风、火、瘀、痰等邪上扰清窍，扰乱神明，导致“窍闭神匿，神不导气”，从而引起口舌等诸窍不利，出现舌强不语。治疗以醒脑开窍、启闭开音，兼补益脑髓为原则。因失语主要为心、脑窍被蒙蔽，舌窍失灵，窍闭神匿，神不导气，故在选穴上着重选取调心的背俞穴心俞，醒脑的百会透颔厌穴，以及直捣舌窍的廉泉穴。整体上准确把握病位，辅以相应的辨证加减和补泻手法，终达调神通窍之效。这是我们在继承河南邵氏针灸流派学术思想的基础上，结合多年的临证体会，进一步发扬“邵氏五针法”在脑病方面的优势和特色，总结出的治疗中风失语症的“邵氏五针法”。

(1) 重用特定穴。特定穴为人体穴位中较为常用且非常重要的穴位，在前人基础上，选穴以特定穴为主，如主穴心俞为背俞穴，百会为肝经、手足三阳经交会穴，颔厌为手足少阳、足阳明之会，廉泉为阴维、任脉之会，诸配穴更为临床常用特定穴。在根据病位选穴上，心俞是重要一环，居于首位。

(2) 心脑舌同治。中风病位在心、脑，中风后失语除了心、脑，直接病位在舌窍，心主神明，而脑为神明之府，心开窍于舌，舌窍位居头，脑窍寄于头，三者关系密切。所选主穴立足于整体观念，既有调心气穴位心俞穴，又有调畅脑窍的百会穴、颔厌穴，更有局部通利舌窍之廉泉穴，三病位一体化，共同组成了基本的针灸处方。

(3) 重视头皮针。中风后失语症直接病位在脑髓，肢体偏瘫、舌强不语、饮水呛咳等症状只是脑部病变的外在表现，故对头部穴位的刺激，是改善脑循环、加快神经修复、促进功能障碍恢复的重要措施。另外，对于头皮针进行长针透刺、长留针及配合体针和肢体功能锻炼等操作，更能加强刺激，诱发感传，提高疗效。

（首届全国中医临床骨干人才　李鸿章）

安神定志丸加减治疗顽固失眠验案

熊某，女，52岁，2022年3月8日初诊。

病史：入睡困难6年余，常胡思乱想，偶有颈项部疼痛，夜尿2～3次，便秘；查体：项平面及右侧$C_{2\sim6}$椎旁压痛。舌淡，苔厚，舌下脉络轻度瘀曲，脉细弱。

处方：安神定志丸加减。蜜远志15g，党参15g，龙骨15g，茯神15g，百合15g，紫石英（先煎）30g，琥珀（冲服）3g，乌药15g，盐益智仁15g，山药10g，知母15g。3剂，每日1剂，水煎450ml，分早中晚3次温服。

二诊：2022年3月16日，睡前服用中药及褪黑素，睡眠尚可，停用中药难以入睡，胡思乱想较前减轻，未服安眠药。现伴咳嗽，夜间较重，发作时端坐位，乏力，便秘，夜尿2次。旧病合新疾，前方合用止嗽散。蜜远志15g，党参15g，龙骨15g，茯神15g，百合15g，紫石英（先煎）30g，琥珀（冲服）3g，乌药15g，盐益智仁15g，山药10g，白前15g，陈皮15g，桔梗10g，炙甘草10g，荆芥15g，蜜紫菀15g，蜜百部15g，火麻仁30g。服法同前。

三诊：2022年3月31日，症状进一步减轻，无胡思乱想。咳嗽缓解，夜尿已无。仍易疲劳，现诉便秘，3天一行。乃肠道失润，主方合麻仁丸。蜜远志15g，党参15g，龙骨15g，茯神15g，百合15g，紫石英（先煎）30g，乌药15g，盐益智仁15g，山药10g，杏仁15g，火麻仁30g，炒枳壳15g，赤芍15g，熟大黄10g，厚朴10g，琥珀（冲服）3g。服法同前。

4月15日随访，诸症已愈。

【按语】

不寐在《灵枢》中已有记载，并立“半夏秫米汤”“补其不足，泻其有余，调其虚实，以通其道，而去其邪”“覆杯则卧”。针对痰湿不寐效果如神，后世二陈汤、温胆汤即源于此。然不寐并非痰湿一证，或因气血津液亏虚不能养神，或因外感六淫、痰湿、瘀血、气滞等导致阳不入阴。治疗之法总为益其不足，泄其有余。

本案失眠日久，易乱想，属惊，治疗当镇心安神，心神宁则自能入睡。方用安神定志丸，切中病机，故而效佳。二诊时新感咳嗽故合用止嗽散，疏风止咳；三诊时大便难，合用麻仁丸，均是变法，而镇心安神之法贯穿始终，才是取效之关键。

（首届全国中医临床骨干人才、重庆市“忠州纯针刀”创新团队带头人 陈永亮）

温阳潜降法治疗顽固性失眠验案

段某，女，70岁。

主诉：反复失眠10年余。

病史：顽固性失眠，夜间入睡困难，常在凌晨2—3时惊醒，醒后难以入睡，日间头昏不适，疲倦乏力。平素性情急躁易怒，口苦，大便干燥，反畏寒明显，自诉常年穿衣较别人厚实。舌质暗红，苔薄腻，脉细弱无力。曾反复服用龙胆泻肝汤、酸枣仁汤、黄连阿胶汤等治疗失眠，然稍有好转，旋即无效。

中医辨证：阴火上炎，阳虚阴盛。

治则：潜阳封髓，引火归元。

处方：清代名医郑钦安先生创造的名方潜阳封髓丹加减煎服。盐黄柏45g，砂仁30g，炙甘草20g，炮附片（先煎）24g，牛膝20g，醋龟甲20g，玄参15g，炒火麻仁15g，盐车前子10g，炒酸枣仁20g，龙骨20g，牡蛎30g，乌梅20g，酒女贞子15g，墨旱莲15g，酒黄连12g，肉桂3g。3剂，水煎服，每日3次，每次150ml。

患者服用后诉10余年来睡眠从未如此香甜，自觉醒后神清气爽，心情平和愉悦，大便干、口苦等现象均明显好转。继续以上方为主消息调之半月后，失眠基本正常。

【按语】

该患者失眠难愈多年，前医均从肝郁化火或阴虚火旺之证施治，采用疏肝解郁、滋阴养血等方法，效果稍显继熄，造成病程反复缠绵难愈，乃阴阳辨证不准确。患者虽大便干难解，但口不渴不喜饮、小便不黄，内热不显；虽烦躁失眠，然常畏寒肢冷，脉细弱无力，应为阳虚阴盛，阴寒逼虚阳外越，阳不入阴，致烦躁难安失眠通旦。选择清代名医郑钦安先生创造的名方潜阳丹和封髓丹加减煎服，以潜阳封髓引火归元，郑钦安言：乾分一气落于坤宫，化而为水，阴阳互根，变出后天坎离二卦，人神赖焉。二气往来，化生中土，万物生焉，二气亦赖焉……见龙在田，初生之龙，养于坤土……龙也，无土不潜藏，故土覆水上，水在地中，水中有龙，而水不至寒极，地得龙潜……水土合德，世界大成矣。扶阳学术流派的“阴火理论”是建立在阴寒盛虚阳浮越的基础上，总的思想为阳不入阴，虚阳不潜不密，与失眠病机不谋而合，故治疗有效。

该方在温阳同时，合用二至丸、交泰丸以滋阴潜阳交通心肾，引火归原，使“不在位的相火归位”，以达到“君火以明，相火以位”。坊间有将扶阳派误读为“大剂量温燥药物重用”的古板现象应予改变。扶阳学术流派重视扶阳，是在阴阳互根互用学说上发展而来，绝非一般温阳补肾所能比拟。扶阳升阳固然重要，但密阳、固阳同样重要，阴平阳秘，精神乃固，否则必贻害无穷。

（首届全国中医临床骨干人才　喻凤文）

龙砂医学流派六经欲解时应用治疗顽固性失眠验案

王某，女，50岁，2020年10月16日初诊。

主诉：失眠1年余。

病史：患者绝经后出现失眠，表现为睡后易醒，醒后难再入睡，伴心烦，凌晨1—2点后痰多，口干口苦，出汗多，常咳嗽，下午5点后心下痒、咽喉痒，咳嗽。大便偏稀，每日2～3次，头皮油脂分泌过多。舌红，苔薄白，脉略数。

诊断：病位在半表半里，属厥阴乌梅丸证。

处方：乌梅40g，黄连10g，细辛3g，干姜10g，桂枝10g，党参20g，当归10g，附子10g，黄柏10g，花椒5g。3剂，日1剂，水煎服，早晚各1次。

针灸处方：太冲、期门、足临泣、内关、公孙；挑治四缝穴健脾胃，固中焦（见肝之病知肝传脾，当先实脾）。

灸法：热敏灸中脘、神阙。

二诊：2020年10月31日，患者凌晨3点左右醒，醒后仍有吐痰，但较前明显减少，而且醒后可再次入睡，下午5点后无咽痒等症，仍有口干口苦，头皮油脂分泌减少。辨病位在少阳，处方用小柴胡汤去人参、生姜、大枣，加五味子、干姜。柴胡25g，法半夏10g，黄芩10g，炙甘草5g，五味子25g，干姜5g。3剂，服法同前。

三诊：2020年11月3日，患者睡眠明显改善，可睡至早晨7点多，但夜间3点多仍吐痰30分钟。继续服用初诊方治疗。针灸处方同前。1周后基本无吐痰，睡觉需闹钟闹醒。

【按语】

“六经病欲解时”首载于汉代张仲景《伤寒论》“太阳病欲解时，从巳至未上”“阳明病欲解时，从申至戌上”“少阳病欲解时，从寅至辰上”“太阴病欲解时，从亥至丑上”“少阴病欲解时，从子至寅上”“厥阴病欲解时，从丑至卯上”。龙砂医学流派顾植山教授将“欲解时”释为“相关时”，乌梅丸为厥阴病篇代表方剂，结合本案患者发病特点：症状发作在厥阴欲解时；下半夜不停吐痰，为“吐蛔”像；口干口苦、头油多；大便偏烂，每日2～3次。为上热下寒，条文“又主久利”，提示乌梅丸证多为大便偏烂。二诊，夜间吐痰明显减少，1—2点未醒，改为3点多醒，醒后仍有吐痰，为少阳欲解时，故改用小柴胡汤加减。

（首届全国中医临床骨干人才　曹淑华）

从“心”论治不寐验案

王某，女，52 岁，2021 年 11 月 9 日初诊。

病史：寐差 1 年余，伴心悸、心烦、胸闷，喜悲伤欲哭，兼口干，手足不温，头晕。停经 1 年余。舌尖红，苔稍黄，脉弦滑，尺沉。

中医诊断：不寐（心神不宁、肝郁气滞）。

治则：养心安神，疏肝解郁。

处方：浮小麦 50g，甘草 15g，生姜 15g，大枣 5 枚，百合 30g，柴胡 15g，川芎 15g，半夏 10g，太子参 30g，焦栀子 15g，黄芩 10g，桂枝 10g，生龙骨、生牡蛎（先煎）各 20g。7 剂，水煎，早晚饭后温服。

二诊：2021 年 11 月 16 日，上述症状好转，易醒，入睡困难，上方加炒酸枣仁 30g、首乌藤 30g，7 剂。

三诊：2021 年 12 月 24 日，自诉易醒，入睡困难明显改善，偶有心烦，但无悲伤欲哭，无明显心悸，病情稳定，效不更方，复用上方 10 剂。

电话随诊 2 年，未再复发。

【按语】

此病例从心论治，心气不足，心神不宁，兼肝气郁滞，用甘麦大枣合柴龙汤加减。桂枝通阳为升，黄芩清热泻火为降，一升一降，协调脏腑平衡，使阴阳平和。辨证要点之不寐、入睡困难、易醒、心悸、喜悲伤欲哭，内伤杂病，致阳不入阴，出现睡眠障碍，用甘麦大枣汤养心安神，加百合以滋阴潜阳，使阳入阴而得眠。

不寐之种类繁多，证候表现复杂，较难治愈。跟诊体会：姜德友老师在治疗不寐时除辨外感、内伤、气血，还重视调和阴阳，抓“阳不入阴”的主要病机，辛开苦降，寒温并用，升降同施，使气机复常、阴阳平衡，从而达到治疗阳不入阴失眠的目的。多数佐以滋阴潜阳的百合 30～50g，临床疗效显著。

（首届全国中医临床骨干人才　孔庆辉）

失眠治验

李某，女，55 岁，2020 年 6 月 12 日初诊。

主诉：睡眠欠佳 1 年余，加重 1 个月。

病史：患者 1 年前出现心烦眠差，以入睡困难为主，常至凌晨方能入睡，未予重视。近 1 个月症状加重，凌晨 2 点亦不能入睡，遂来诊。

刻下：入睡困难，易醒，醒后难以入睡，恶寒怕冷，下肢微肿，纳可，小便短少，大便稀溏。既往有甲减病史，现服用“左甲状腺素钠片 37.5μg，qd”，1个月前复查甲功正常，余无特殊。眼睑微肿色暗，舌淡红，苔白根腻，脉沉。

中医诊断：不寐（脾虚水停，阳不入阴）。

西医诊断：睡眠障碍。

治则：健脾利水，安神定志。

处方：五苓散合安神定志丸加味。茯苓 30g，泽泻 15g，猪苓 15g，桂枝 10g，白术 20g，菖蒲 10g，茯神 30g，远志 10g，龙骨（先煎）30g，北沙参 20g，合欢皮 10g，白茅根 30g，山药 30g，佩兰 10g，砂仁 5g，焦山楂 15g。5 剂，水煎服，日 1 次，每日 1 剂。

患者未复诊，但介绍其他患者来诊，效如桴鼓。

【按语】

女性在更年期阶段，由于卵巢功能的衰退，引起雌激素水平的急剧变化，影响“下丘脑－垂体－性腺轴”的调控与分泌，从而出现一系列包括内分泌及自主神经系统紊乱失调的症状，失眠是其中最常见的症状之一。中医学认为不寐是以经常不能获得正常睡眠为特征的一类病症，《内经》谓之为“目不瞑”“不得卧”，《伤寒论》谓之“不得眠”，《难经》则谓之“不寐”。中医内科学认为其总病机为阳不入阴，包括阳亢、痰热、肝旺、气虚、血瘀等。

其实还有一种情况阳也不容易入阴分，即体内水饮作祟。水为阴邪，盘踞于内则阴寒内盛，阳气不易入于阴分，阴不涵阳故出现烦躁失眠等表现。如《素问·评热病论》记载：“水者阴也……真气上逆，故口苦舌干，卧不得正偃，正偃则咳出清水也。诸水病者，故不得卧，卧则惊，惊则咳甚。”

五苓散出自《伤寒论·辨太阳病脉证并治》：“太阳病，发汗后，大汗出，胃中干，烦躁不得眠，欲得饮水者，少少与饮之，令胃气和则愈。若脉浮，小便不利，微热消渴者，五苓散主之。”“中风发热，六七日不解而烦，有表里证，渴欲饮水，水入则吐者，名曰水逆，五苓散主之。”此方虽为治疗太阳蓄水之方，但其适应证均有“烦”的临床特征，故属于阴水在内，表现出“烦”的种种失眠，均可以五苓散加减治疗。本例患者心烦眠差，正属此类。此外，阴水盛于内则恶寒怕冷；气化不利则下肢微肿，小便短少；水邪碍脾，脾运失常则大便稀溏；舌淡红，苔白根腻，脉沉等症状亦是脾虚水饮内停之征。故以五苓散为主，利水渗湿，温阳化气，辅以安神定志丸健脾安神定惊，脾气健复。5 剂服尽，阴水渐化，营卫运转正常，心神不乱，心烦即去；阴阳复交，寐寤自然正常。

（首届全国中医临床骨干人才、第五批全国中医临床优秀人才　钱锐）

不寐验案

林某，男，54岁，2022年3月2日初诊。

病史：失眠4～5年，需服用安眠药方能入睡，时有烦躁，口苦，手脚畏寒，大便正常，舌淡红，苔白厚，脉弦滑。

诊断：胆郁痰扰。

治则：化痰和胃，健脾宁心。

处方：温胆汤化裁。半夏15g，陈皮15g，茯神30g，枳实10g，竹茹10g，柴胡10g，首乌藤15g，珍珠母30g，龙骨30g，牡蛎30g。7剂，日1剂，水煎服。

二诊：2022年3月9日，患者仍感精神疲惫，诉服药后睡眠改善不明显，烦躁、口苦、舌苔厚改善，现舌淡，苔薄黄，脉弦。患者有心肾不交之证，于原方合交泰丸，加黄连9g、肉桂3g，继服7剂。

三诊：2022年3月16日，患者精神疲惫明显改善，面色红润，诉睡眠时间较前明显延长，现每晚可睡4～6小时，烦躁、手足畏寒均较前减轻，舌淡，苔薄白，脉细。

【按语】

患者顽固性失眠多年，舌苔厚腻，脉弦滑，属于痰热扰神，治疗予以温胆汤加减。二诊烦躁、舌苔厚腻等较前改善，睡眠改善不明显，同时伴烦躁、手足畏寒，考虑心火旺、肾气不足，心肾不交而致失眠，加用交泰丸交通心肾，改善睡眠，起到良好效果。患者失眠原因比较复杂，单纯从舌苔厚腻、烦躁难眠、口苦等症状可考虑为温胆汤证，但患者还有手足畏寒，应考虑阳虚病因，因此在温胆汤证的基础上配合交泰丸，以祛除湿热、交通心肾，临床疗效显著。

温胆汤原方出自《三因极一病证方论》，卷九："治大病后虚烦不得眠，此胆寒故也，此药主之。又治惊悸。"卷十："治心胆虚怯，触事易惊，或梦寐不详，或异象感，遂致心惊胆慑，气郁生涎，涎与气搏，变生诸证，或短气悸乏，或复自汗，四肢浮肿，饮食无味，心虚烦闷，坐卧不安。"温胆汤是经典清热化痰和胃方，具有化痰理气，清热和胃的功效，有镇静、抗焦虑、抗抑郁的作用，适用于恶心、呕吐、眩晕、心悸、失眠等症。

交泰丸源自清代王士雄的《四科简要方·安神》，记载："生川连五钱，肉桂心五分，研细，白蜜丸，空心淡盐汤下，治心肾不交，怔忡无寐，名交泰丸。"心为阳，属火，居上焦；肾为阴，属水，居下焦，两脏之间有着密切的关系，互相交通，水火既济。交泰丸，交济水火，药方取黄连苦寒，入少阴心经，降心火，使火不炎上；取肉桂辛热，入少阴肾经，暖水脏，使水不润下；寒热并用，如此可水火相济，适用于心肾不交、夜寐不宁等症。黄连六钱、肉桂一钱为丸，即是交泰丸。

患者首诊时烦躁明显、舌苔厚腻，属于湿热体质，因此，交泰丸中黄连和肉桂的比例要控制好，原文中两者比例为6∶1，在此病例中，我们也遵循黄连倍于肉桂的原则，防止肉桂量大，过于温热，加重患者痰热扰神的情况，准确应用，收桴鼓之效。

有幸跟师国家中医学术流派龙砂学派代表传承人、全国名中医黄煌老师学习经方，在临证中重视运用“方－证－人”理论指导临床经方的应用，认真观察患者体质、体征、证型，辨证治疗，执简而御繁，收事半功倍之效。

（首届全国中医临床骨干人才　党晓玲）

桂枝甘草龙骨牡蛎汤治疗焦虑症验案

张某，女，65岁，2021年12月20日初诊。

主诉：间断胸闷、心慌、气短、全身憋胀2年余。

病史：2年前与人吵架后出现胸闷心慌、气短、全身憋胀，情绪不稳定，于外院诊断为焦虑症、冠心病，多处就诊口服中药、氟哌噻吨美利曲辛片（黛力新）等，无明显好转，现自觉全身憋胀、胸中烦闷、时悲伤欲哭，偶有心慌、气短，不喜言语，常静坐发呆，四肢疲乏无力，口干不欲饮，纳眠差，舌暗淡、体胖，苔白腻，脉沉细。

诊断：阳郁不展、阴霾不散，阴阳失调。

治则：温阳散寒，调和阴阳。

处方：桂枝甘草龙骨牡蛎汤加减。桂枝40g，白芍20g，炙甘草10g，大枣10g，干姜10g，煅龙骨（包煎）30g，煅牡蛎（包煎）30g，珍珠母30g，附子10g。7剂，日1剂，水煎400ml，早晚分服。

二诊:2021年12月30日，患者诉全身憋胀感、四肢疲乏无力较前明显好转，其余诸症均有所缓解，舌色较前转为淡红，苔薄白，双寸脉有力尺脉仍沉细。继投上方10剂。

三诊：2022年1月4日，家属诉与服药前比好转八成。患者自觉全身血脉通畅、四肢轻快，胸闷心慌、气短消失，再无悲伤欲哭症状，稍感口干，眠差，纳可，大便不成形。舌淡红，苔薄白偏干，脉平缓有力，尺脉较涩。考虑郁滞之阳气已开，凝结之阴霾已散，气血畅通，但阴阳尚未调和，予杞菊地黄汤平调阴阳以善后。枸杞10g，野菊花10g，生地黄15g，黄精10g，生杜仲10g，桑寄生

10g，首乌藤30g，煅龙骨（包煎）30g，煅牡蛎（包煎）30g，酸枣仁15g。10剂，日1剂，水煎400ml，早晚分服。

2022年5月20日电话回访，家属代诉患者现与正常人无二，无特殊不适。

【按语】

现代医学所讲之焦虑症与中医之郁证、躁证、狂证等情志类疾病类似，与气、瘀、痰等病理产物有关，可见于气郁、阳郁、血瘀、痰气交阻等证。本案患者初起气郁，多处服中药（具体不详）及黛力新，黛力新为治疗抑郁、焦虑、神经衰弱等的常用药，乃神经抑制类药物，久服可出现懒动、困倦等抑制状态，属于中医阳虚的表现。患者初诊时考虑阳气郁滞不达四肢百骸，且温煦失司，一派阳郁不展、阴阳失调之象，故投桂枝甘草龙骨牡蛎汤加减，重用桂枝温通久郁之阳气、通利血脉，如同自然界的雾霾天吹来一股暖风；以干姜、附子温阳散寒，使日光普照、阴霾遁去，阳光明媚、风清气爽。二诊时患者诉全身憋胀、四肢疲乏无力明显好转，说明思路正确，效不更方，继投上方10剂。三诊时，从其描述及舌脉可见久郁之结已开，气血畅通，但阴阳尚未调和，予杞菊地黄汤平调阴阳以善后。

杞菊地黄汤平调阴阳以善后的思路来自沈氏女科流派。久病末期虚实夹杂，以虚为主，需补虚调肾中阴阳，使阴阳互补，这也体现中医辨证论治的整体观念。

（首届全国中医临床骨干人才　张欢）

咳嗽验案

白某，女，57岁，2020年5月23日初诊。

主诉：反复咳嗽气紧1个月余。

病史：患者1个月前因受凉后出现咳嗽气紧，曾在诊所服用药物治疗，症状稍减轻。之后咳嗽气紧反复发作，又到某三甲医院就诊，肺部DR显示无明显异常，经药物治疗无明显好转，遂至我院就诊。

刻下：咳嗽气紧，动则加重，咯痰不利，咳久有少量白痰，精神欠佳，自觉乏力，咽部不适，口干喜饮。纳食可，大便偏干，小便正常。舌质暗红，舌苔薄白质干，脉沉细。

诊断：咳嗽（气阴不足、邪热郁肺）。

治则：益气养阴，透热宣肺。

处方：人参（先煎）5g，麦冬20g，北沙参20g，桔梗12g，前胡10g，苦杏仁 10g，炒白扁豆 12g，薄荷（后煎）5g，桑叶 12g。3 剂，每日 1 剂，水煎服，每日 3 次，每次 150～200ml。

嘱患者忌辛燥之品。

【按语】

患者 1 个月前因受寒邪，出现咳嗽气紧，疾病延治，邪气入里化热，致使肺失宣降，上逆为咳，又肺主呼吸，肺的宣发肃降功能失常，则出现气紧症状；热邪伤阴，则出现咽干、喜饮症状；久病耗气，故患者动则乏力，舌质暗红，舌苔干，脉沉细，皆是气阴不足、邪热郁肺的表现。方中人参益气养阴为君药；麦冬、北沙参、苦杏仁助人参资养肺阴，降肺气，为臣药；桔梗、薄荷、桑叶、前胡宣散肺热，为佐使之药；炒白扁豆健脾，取培土生金之意，瘥后防复。诊后 1 周电话随访，诉仅服 1 剂，诸症皆消。

（首届全国中医临床骨干人才、重庆市“忠州纯针刀”创新团队成员　李强）

脊柱五行针治疗顽固性咳嗽验案

脊柱五行针是本人在 20 多年的临床中摸索出来的一种针刺治疗方法，是在中医理论指导下，对人体脊柱椎体阶段按照五行属性进行划区定性分穴，结合中医脏腑学说而形成的有效指导临床的一套理论体系和治疗方法。经临床中试用，打破了过去我们对疾病的认识，对很多疑难杂症和疼痛疾病有着极佳的疗效。此法对于各种头晕头痛、鼻炎、三叉神经痛、心脏病、咳嗽哮喘、顽固性胃痛、过敏性结肠炎、腰痛、痛经、阳痿早泄、带状疱疹后遗神经痛等有着极佳的疗效。

脊柱五行针疗法所治疗的穴位都是在棘突间隙，也就是在传统的督脉上，采用针刺治疗，根据人体脊柱解剖，针刺棘突间隙应该是刺激脊神经后支的内侧支，由内侧支 – 脊神经后支 – 脊髓 – 脊神经前支 – 所支配脏腑，从而达到调节脏腑功能的目的。刺激神经的效果比刺激经络要快得多。从中医学理论来说，脊柱五行针疗法的所有穴位都隶属于督脉，本疗法可以疏通督脉，调节人体一身阳气，对诸多疼痛疾病和内伤杂病有立竿见影之效果。

2020 年元旦后，河南省周口市一位领导的家属出现咳嗽情况，在当地反复中西医治疗无效，春节前想到郑州求医，突然暴发疫情，人员禁止流动。待 3 月初疫情略缓解后，到郑州一位河南省非常知名的老中医处求治。北方的三月，春寒料峭，患者穿着呢子大衣，脖子上裹着围巾，老中医脉诊后，直接对患者说：“你甲状腺做过手术，右侧乳腺增生，虽然 52 岁了，但月经仍还来着呢！”等十分准确的结论，令患者及家属敬佩的五体投地，老先生确实名不虚传。老先生说

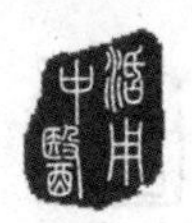

患者病情比较长，需要服药1个月才可以痊愈，开出一个方子30剂药，患者取药后回家开始服药，1月后咳嗽症状丝毫没有缓解。又约老先生，到郑州二诊，开具15剂中药，服药半月仍无效。这时候已经到5月份了，北方的疫情暂时得到缓解，道路解封。家人实属无奈，从周口到洛阳找我医治，根据患者的治疗经历，我不能再让其服用任何中西药物，仔细对患者进行望闻问切，脉诊时感右寸略有弦象。虽然《素问·咳论》言“五脏六腑皆令人咳，非独肺也”，但是咳嗽一定首先要在金区找穴位治疗的。因右寸脉略有弦象，推测与肝气不舒有关，故选择金区的T_1椎体（五行属木）和T_6椎体（五行属木）治疗，一次治疗后症状消除70%。第2周来时诉余留少部分咳嗽，且咳嗽到末端感觉气力明显跟不上，判断为久咳肾气虚所致，故选择水区金穴（L_1椎体棘突下间隙）进行针刺治疗。两次后症状全消！随访3个月无任何反复。

治疗时使用1.5寸刃针，在T_1、T_6和L_1椎体棘突下间隙中进行针刺，采用“抽拉病气针法”，要求强刺激。如果位置寻找准确，在棘突间隙深层会触及明显的硬结，有芝麻、绿豆至黄豆样大小，找到后反复针刺切割，至硬结消失为度。如果效果差，可以辨证选取属性相同的椎体进行治疗。“抽拉病气针法”是一种复式提插补泻手法，来源于明朝杨继洲《针灸大成》的“抽添法”。“抽添”即提按出纳之状，抽者提尔数拔也，添者按而数推也。本针法主要有两个关键因素组成：一是术者的力度，要求术者手指爆发力提插，具体操作是借鉴“透天凉”紧提慢按和“烧山火”紧按慢提手法；二是术者的速度，要求术者用手指快速提插，提和插的速度虽快，但其针体出入的深度却每次不超过5分。本手法是力度和速度的结合，因此刺激量很大，获效快！

脊柱五行针原是在治疗疼痛疾病中所发现并创造的，但是后来在运用中，发现治疗内科疾病也有着非凡的疗效，诸多长期的疑难杂症，在运用脊柱五行针后都迎刃而解，给针灸学科增添了一项新的治疗技术。

（首届全国中医临床骨干人才、第五批全国中医临床优秀人才　杨洸）

针刺夹脊穴为主治疗顽固性呃逆验案

宋某，男，61岁，2021年9月16日初诊。

主诉：呃逆频作半年，加重1周。

病史：患者半年前开始出现呃声连连，平均每5～7天发作一次，每次持续数小时后即止，曾多次于外院诊断为顽固性呃逆，到多家医院口服中药及常规针刺治疗后无效。近1周呃逆频繁发作，1～2天一次，白天尤甚，难以入睡，入睡后停止，伴胸胁满闷，食后腹胀，嗳气频频，时有恶心欲呕，平素性情急躁易怒，纳少，二便调。舌淡红，苔薄白，脉弦。

治则：和胃降逆止呃。

针灸处方：夹脊穴 T_7～L_2，选用 0.30mm×40mm 毫针，常规皮肤消毒，斜向脊柱方向刺入，得气后行捻转手法，以针感向前胸放射为宜，留针 30 分钟。每日 1 次，1 周为 1 个疗程，1 疗程后休息 2 日。

二诊：2021 年 9 月 25 日，呃逆频率明显降低，嗳气、腹胀较前好转，纳食可，继续针刺夹脊穴 T_7～L_2，另加膻中平刺。针刺 1 疗程，休息 2 天。

三诊：2021 年 10 月 4 日，患者呃逆偶发，胸胁满闷、腹胀、嗳气症状消失，继续给予针刺夹脊穴 T_7～L_2，另加足三里针刺。

疗程结束后未再就诊。4 个月后随访，无复发。

【按语】

呃逆，主要表现为喉间呃呃有声，声短而频，不能自止。《素问·宣明五气》中早有记载："胃为气逆，为哕。"中医学认为呃逆之病位在膈，病机为胃失和降，胃气上逆动膈。本案患者平素情绪急躁，恼怒伤肝，致使肝气郁滞，横逆犯胃，胃气上逆，发为呃逆。呃逆时久，后期必有正气受损之证。现代医学称本病为膈肌痉挛，是膈神经或迷走神经因某些原因受刺激后导致膈肌、肋间肌收缩出现呃逆。

顽固性呃逆通常药物治疗效果不佳。多数医家针灸治疗呃逆时从任脉论治，取穴以膻中、中脘、内关、攒竹为主。本案患者先使用常规针刺疗效不显，遂取夹脊穴 T_7～L_2。夹脊穴走行于督脉和背部膀胱经之间，与此二经经气相通，对调节脏腑功能有着重要的作用。夹脊穴 T_7～L_2 与膈、肝胆、脾胃俞、三焦俞和肾俞相应，可疏肝利膈，和胃降逆，调畅全身脏腑气机。夹脊取穴简便，针刺安全，后期增膻中加强疏泄胸胁之气，加足三里增强人体正气，疗效满意。

从解剖结构来看，夹脊穴 T_7～L_2 附近都有相应的脊神经后支走行，交感神经亦借着交通支与脊神经相关联。此外，迷走神经、膈神经也走行于夹脊穴 T_7～L_2 附近，它们是呃逆反射弧传入支的组成要素。故针刺之，可通过肋间神经传导调节交感神经、膈神经、迷走神经，继而作用于效应器膈肌、肋间肌，起到止呃的作用。

夹脊穴治疗呃逆也是南京澄江针灸学术流派常用的一种治疗方案，是既遵循针灸学术理论、又与现代解剖生理契合的治疗方案，常易收功。

（首届全国中医临床骨干人才　康雄）

黄芪建中汤治久咳验案

郑某，男，3岁，邻县人，2020年11月13日初诊。

主诉：咳嗽3个月。

病史：患儿体型偏瘦，久咳不愈，曾在外院输液配合口服药治疗半月无效。后改用中药治疗3周，仍无明显改善。追问病史，发现患儿自几月龄便开始输液，感冒、肺炎是此起彼伏，每年冬天持续咳嗽近3个月。

刻下：咳嗽不止，咯痰不利，时有腹痛，食欲亢进，双手凉，平时不愿活动，舌质淡嫩，指纹淡红。

诊断：咳嗽日久伤及中焦。

治则：培土生金。

处方：黄芪建中汤。黄芪10g，桂枝5g，白芍10g，炙甘草5g，干姜5g，大枣10g。5剂，水煎服。

二诊：2020年11月16日，3天后患儿同姐姐一起来诊，其母云患儿服药前2天效果好，第3天受凉后咳嗽又加重，但患儿的精神转佳，一天活动下来都不觉得累，双手也转温，此乃正气来复又感风寒，治疗在前的基础上佐以疏风散寒，用麻杏止嗽散加味。麻黄2g，杏仁3g，茯苓7g，前胡4g，枳壳5g，紫菀4g，百部3g，桑白皮5g，地骨皮5g，紫苏子5g，葶苈子5g，甘草2g。5剂，水煎服。

三诊：2020年11月22日，咳嗽完全消失。患儿妈妈非常开心："小宝的咳嗽完全好了，昨晚是他这3个多月睡得最好的一天，前天晚上曾发热至38.3℃，未用药自行退热，热退后咳嗽止。现在可跑一天不觉累，双手转温，食欲也恢复正常，不像之前一直吃不饱。"恰逢小雪节气，遂以健脾益肺之膏方善后。

【按语】

患儿咳嗽持续3个月，经过常规中西药物治疗月余无效，故考虑从调理体质入手。患儿体瘦，易发腹痛，平素乏力不爱运动，但食欲亢进，舌质暗，舌苔滑，脉弦，腹诊时触及紧张的腹直肌；全国名中医、南京中医药大学黄煌教授在其著作《中医十大类方》中记载"黄芪体质"的表现有食欲亢进；综合考虑选用黄芪建中汤，用药后效果显著，咳嗽减轻，乏力改善，手足转温，食欲亢进亦减轻，这些均是体质改善的表现。二诊因受寒后咳嗽有所反复，此时正气已复，故仅用数味疏风止咳之品，咳嗽便愈。三诊时加用膏方，取其培本固元之功，防病复发。

（首届全国中医临床骨干人才　杨荔勇）

柴胡疏肝散加味治疗“肝咳”验案

王某，男，69岁，2022年2月11日初诊。

主诉：咳嗽时牵扯左侧胁肋部疼痛半年。

病史：患者9个月前查出“咽颚部肿瘤”，多次行放疗、化疗。半年前出现咳嗽，牵扯左侧胁肋部疼痛，声音嘶哑，咽喉部有痰，用“头孢他啶、左氧氟沙星”治疗，效果不明显。

刻下：仍咳嗽牵扯左胁痛，有少量黏痰，咽喉部阻塞感，情绪低落，无发热恶寒、无咯血，纳食少，睡眠可，二便调。舌暗苔白略腻，脉弦滑。

处方：柴胡10g，青皮10g，陈皮10g，醋香附10g，川芎10g，甘草10g，白芍10g，麸炒枳壳10g，桔梗10g，瓜蒌10g，薤白10g，炒麦芽30g，炒谷芽20g，炒鸡内金10g，广藿香10g，枇杷叶10g，百部10g，全蝎5g，蜈蚣2g。5剂，水煎服，日1剂，分2次服用。

二诊：2022年2月16日，诉咳嗽胁痛好转，嗳气，纳食少，睡眠可，二便调。舌暗苔白略腻，脉弦滑。上方去藿香，加丝瓜络20g、旋覆花10g、姜半夏10g、代赭石20g。继服5剂，患者咳嗽明显好转，胁痛消失。

【按语】

《灵枢·经脉》记载：“肝足厥阴之脉……上贯膈，布胁肋。其支者，复从肝别贯膈，上注肺。”肝经循行胁肋部，与肺关联。《素问·刺禁论》载：“肝生于左，肺藏于右。”肝肺主一身气机升降，肝气不疏，可致肺气郁闭，发为咳嗽。《素问·咳论》言：“肝咳之状，咳则两胁下痛，甚则不可以转，转则两胠下满。”《诸病源候论·咳嗽诸病候》言：“肝咳，咳而引胁下痛是也。”本患者查出“咽颚部肿瘤”后，心情不畅，肝气不疏，兼之放疗、化疗，损伤人体正气，肝肺气机升降失常，出现咳嗽，牵扯左侧胁肋部疼痛，为“肝咳”。治疗当疏肝理气，升降气机，化痰止咳。选用柴胡疏肝散疏肝理气；加用桔梗与炒枳壳一升一降，恢复肺的宣发肃降功能；瓜蒌、薤白化痰通阳；麦芽、谷芽、鸡内金健胃消食；广藿香化湿醒脾和胃；枇杷叶、百部清热润肺止咳；全蝎、蜈蚣息风通络止痛。后病情改善，去藿香，加丝瓜络通络止痛，专治胸胁胀痛；旋覆花、半夏、代赭石降气止噫。治疗疾病，当“谨守病机，各司其属”，抓主要病机，收桴鼓之效。

（首届全国中医临床骨干人才、第五批全国中医临床优秀人才　朱文浩）

运气方治疗肺癌术后气短咳嗽验案

潘某，女，57 岁，2021 年 3 月 11 日初诊。

病史：肺癌术后 10 个月，气短、咳嗽、胸痛。4 个月前复查胸部 CT 示右肺多发磨玻璃密度影。考虑特发性闭塞性细支气管炎伴机化性肺炎，予甲泼尼龙 24mg（6 片）每日治疗。

刻下：气短咳嗽，胸痛，有白痰，胃灼热感，反酸，口干，恶风，大便每日 1 次，不成形，手脚热，出汗多。现甲泼尼龙减至每日 3 片。舌尖暗红，苔白腻，脉弦滑略数。

处方：蜜紫菀 15g，地骨皮 15g，蜜桑白皮 15g，党参 15g，黄芪 30g，炒苦杏仁 10g，生白芍 10g，炙甘草 10g，大枣 10g，炮姜 5g，麦冬 10g，白芷 15g，淡竹叶 10g，海螵蛸 25g，浙贝母 5g，炒白术 15g，茯苓 15g，陈皮 15g，清半夏 5g，木香 5g。7 剂，水煎服，日 2 次。

二诊：2021 年 4 月 15 日，服上方 33 剂后，气短、胸闷、咳嗽基本消失，胸痛、白痰、反酸、胃灼热感消失，大便每日 1 次，成形，仍畏寒，易出汗。激素减量至半片。舌淡尖略暗红，苔白腻少津有裂纹，脉弦细滑。上方有效，化裁治之，即黄芪加量至 50g，再加郁金 10g、麸炒枳实 10g。

【按语】

本案患者以气短、咳嗽、胸痛为主要症状，属于中医学“内伤咳嗽”范畴。中医学认为咳嗽之主要病机是邪犯于肺，肺失宣肃。该患者肺癌术后，正气受损，反复发作咳嗽，引起肺脾不足，气阴两虚；金虚木侮，土虚木乘，导致肝胃不和，胃气失降；痰湿失于运化，咳久损伤肺络，痰瘀互结易生结节。舌脉为脾虚痰湿、肝胃不和兼有郁热之象。

紫菀汤和麦门冬汤都是长于治疗肺系疾病的运气方。其中紫菀汤是针对肺虚有火的六乙年所设，偏于补益肺金，敛肺润燥。麦门冬汤是针对火灼金伤的六戊年所设，偏于抑火平金，清肺降火。临床上对于病机复杂，虚实结合的患者，常两方合用以清润兼施，根据疾病阴阳倾向来调整各药比重。如果病证比较确切，也可单用某方。龙砂医学流派传承人顾植山老师就善用单一运气原方。

对于症状繁杂的患者，首先应全面了解、整体判断，归纳病机并结合出生/发病、就诊年之运气特点，综合把握患者疾病所表现的“象”，便可有的放矢。其次要抓主症，患者主观感受最不适的症状、促使其来就诊的症状即为主诉，也是治疗时的重点。最后，治疗并非仅针对某一症状对症下药，而是在把握病象后，通过辨证、握机、察运气来调整患者的整体状态、三焦气化、三阴三阳开阖枢等，即抓住病证根源，纠正患者体内阴阳失衡之关键。

（首届全国中医临床骨干人才、第五批全国中医临床优秀人才　姚娓）

运气方治愈肺结节验案

潘某，女，49岁，2021年8月14日线上初次就诊。

病史：2021年8月3日体检查肺CT：左肺下叶可见磨玻璃结节灶，直径4mm。自诉左胸部疼痛不适，间断咯痰5年余，黄痰或白痰，白痰带泡沫。纳佳，大便有时不成形，尿频，时有排尿不畅，寐差，闭经4年。时有耳鸣、乏力，无口干口苦。照片示舌质淡暗，苔微腻，脉未及。既往阑尾切除病史15年，结肠炎病史，甲减病史，已停药。

治疗：此患者辛亥年出生，就诊时间为辛丑年，结合病史，选用辛年运气方“五味子汤”；又该患出生年，厥阴风木司天，少阳相火在泉，就诊时处于辛丑年四之气，太阴湿土司天，太阳寒水在泉，四之气为少阳相火加临太阴湿土，故在五味子汤基础上佐加《伤寒论》少阳太阴合病之“柴胡桂枝干姜汤”。

处方：柴胡10g，黄芩6g，桂枝10g，炙甘草10g，五味子10g，附子3g，山萸肉15g，熟地黄15g，干姜10g，盐杜仲15g，制巴戟天15g，鹿角霜15g，生牡蛎10g。7剂，免煎颗粒，100ml，日2次，开水冲服。

二诊：2021年8月22日，诉咯痰症状有缓解，时有右下腹结肠处疼痛不适。舌质略暗，苔微腻，脉未及。在原方基础上佐加当归芍药散。柴胡10g，黄芩6g，桂枝10g，炙甘草10g，五味子10g，附子3g，山萸肉15g，熟地黄15g，干姜10g，盐杜仲15g，制巴戟天15g，鹿角霜15g，生牡蛎10g，川芎10g，当归15g，赤芍15g。7剂，免煎颗粒，100ml，日2次，开水冲服。

三诊：2021年8月30日，自诉症状明显缓解，左胸部疼痛消失，痰中泡沫减少，右下腹痛时有发生，偶有失眠、口干，大便有时不成型，照片示舌面略干。效不更方，选用五味子汤减附子、柴胡桂枝干姜汤和当归芍药散加减。柴胡10g，黄芩6g，桂枝10g，炙甘草10g，五味子10g，山萸肉15g，熟地黄15g，天花粉6g，干姜10g，盐杜仲15g，制巴戟天15g，鹿角霜15g，生牡蛎10g，川芎10g，当归15g，赤芍15g，茯苓15g，麸炒白术10g，泽泻10g。7剂，免煎颗粒，100ml，日2次，开水冲服。

四诊：2021年9月7日，自诉时有黄痰，左胸上部用力仍有疼痛感觉，二便正常。近日寐略差，凌晨3—4点易醒，醒后难以入睡，右下腹部时有触痛。凌晨3—4点为少阳欲解时，故选择少阳经代表方剂血府逐瘀汤合当归芍药散加减。柴胡10g，生地黄15g，炙甘草10g，红花10g，麸炒枳壳15g，桔梗10g，怀牛膝15g，桃仁12g，茯神15g，麸炒白术10g，泽泻10g，当归15g，赤芍15g，川芎10g。10剂，免煎颗粒，100ml，日2次，开水冲服。

2021年9月27日，患者复查肺部CT，肺结节消失。

【按语】

五运六气理论的临床运用是龙砂医学流派的三大学术特色之一。其代表性传承人顾植山教授深入阐发了运气学说中三阴三阳和“三年化疫”等重要理论，对五运六气特色进行了深层次的发掘提炼和创新发挥。通过辨五运六气病机，活用经典名方，深化了传统方剂的组方内涵，如对《伤寒论》的“柴胡桂枝干姜汤”、王清任的“血府逐瘀汤”等，均扩大了方药的临床应用范围。三因司天方出自《三因极一病症方论》，由宋代陈无择所著，根据岁运和司天在泉共立16首方。陈氏云：“见证用药，条分而缕析之；过与不及治而平之。”顾教授临床应用三阴司天方时的基本要点：根据患者的出生时间，疾病的初发时间、加重时间、就诊时间，结合脉症，从十六方中选出相对应的方药。

笔者于2020年师从顾植山教授，临证中将“三因司天方”和《伤寒杂病论》中的经方相结合，通过辨五运六气病机来灵活应用经方，临床疗效大大提高。本案例即根据患者就诊时间、出生时间，选择六辛年三因司天方五味子汤合《伤寒论》经方柴胡桂枝干姜汤，不治病而病自愈。

（首届全国中医临床骨干人才、第五批全国中医临床优秀人才　付晓）

柴结汤论治肺结节验案

李某，女，45岁，2021年6月30日初诊。

病史：患者自诉1周前体检行64排肺部CT平扫：双肺下叶索条，右肺上叶磨玻璃结节（最大直径1cm）。

刻下：晨起口苦明显，咽干，两胁痛，胸中滞闷不适，善太息，咳嗽、咳痰色黄，失眠多梦，眠浅，便秘难解，小便黄，舌红苔黄微腻，脉沉弦。

处方：柴胡15g，龙骨（先煎）30g，牡蛎（先煎）30g，黄芩15g，茯苓20g，大黄（后下）5g，桂枝10g，大枣4枚，清半夏10g，党参15g，王不留行15g，浙贝母15g，炒芥子10g，路路通15g，皂角刺15g，栀子10g，淡豆豉15g。7剂，每日1剂，水煎，每次300ml，空腹温服。

二诊：患者口苦减轻，仍见咽干，胁肋自觉疼痛减轻大半，胸中滞闷感减轻，咳嗽，咳少量黄痰，自觉睡意较以前明显增加，睡眠质量有所改善，小便黄，便秘难解，舌红苔黄微腻，脉沉弦。处方同前，予14剂。

三诊：患者症状大有改善，偶尔因家庭因素引起胸中滞闷，口苦，偶发咳嗽，少痰或无痰，眠可，小便清，胁肋部顺畅，大便可，舌红少苔色微黄，脉沉微弦。

柴胡15g，龙骨（先煎）20g，牡蛎（先煎）20g，黄芩15g，茯苓20g，大黄（后下）6g，桂枝10g，大枣4枚，清半夏10g，党参15g，王不留行15g，浙贝母15g，炒芥子10g，路路通15g，皂角刺15g。14剂，每日1剂，水煎，每次300ml，空腹温服。

服药3个月后，患者自查64排肺部CT平扫：双肺下叶索条，右肺上叶磨玻璃结节，肺结节最大直径3mm。半年后CT无变化，嘱患者每年复查胸部CT动态观察。

【按语】

肺结节是当前较为热门的影像学诊断之一，是影像学表现为直径≤3cm的局灶性、类圆形、密度增高的实性或亚实性肺部阴影，可为单个或多个。肺结节常见病机为肝郁气滞上逆及肺，肺的气机失调致瘀血痰饮内生，日久聚而成积。治疗上常以解郁散结，化痰通络为基本思路。

笔者在临床上根据患者症状及本病病因病机进行总结，自拟柴结汤：柴胡、龙骨、牡蛎、黄芩、茯苓、大黄、桂枝、大枣、清半夏、党参、王不留行、浙贝母、炒芥子、路路通、皂角刺。此方具有疏肝解郁、清热化痰、散结通络之效，可用于治疗肝郁化火等证型的肺结节患者。方中以柴胡加龙骨牡蛎汤为底方，既可开郁结退肝火，又可化痰结顺肺气，祛邪不伤正，再配以王不留行、路路通、芥子等入肺脉宣通肺之气机，直达病所，去除病根，最后共奏解郁散结的治疗根本。

（首届全国中医临床骨干人才、第五批全国中医临床优秀人才　隋博文）

芪参四龙汤治疗气滞血瘀型肺痹验案

谢某，男，58岁，2021年8月3日初诊。

病史：活动后气喘3年余，近日加重，甚则夜间喘憋而醒，伴胸闷、气短、咽干，咳嗽少痰色黄。眠差，入睡困难，腰背部疼痛，甚则疼痛难忍。舌红苔略黄，脉沉细，重按无力。无高血压、高血脂、糖尿病病史。行肺部64排CT平扫：双肺炎性改变伴肺间质性改变；双肺索条影及结节影，结节最大径线1cm；双肺支气管轻度扩张；纵隔内增大淋巴结影；双侧胸膜局限性增厚。

西医诊断：间质性肺炎。

处方：黄芪 20g，丹参 20g，当归 15g，芍药 10g，川芎 20g，地龙 10g，清半夏 15g，黄芩 15g，炒苦杏仁 10g，白果仁 10g，蜜麻黄 10g，红景天 10g，桔梗 10g，烫狗脊 15g，鸡血藤 30g，栀子 10g，牛蒡子 15g，徐长卿 15g，首乌藤 30g，海风藤 30g，合欢皮 20g，蜜百合 20g。7 剂，每日 1 剂，水煎，每次 300ml，空腹温服。

二诊：活动后气喘稍有好转，仅有一次夜间喘憋而醒。胸闷减轻，咽部已不干痒，咳嗽少痰。入睡困难稍有改善，睡眠较以前沉实，腰背部疼痛好转。舌红苔微黄，脉沉细，重按无力。上方去百合、清半夏、牛蒡子，海风藤减至 20g，予 14 剂。

三诊：活动后气喘明显减轻，夜间眠可，无胸闷、胸痛，气短减轻，无咳嗽咳痰症状，腰背部无疼痛。舌红苔白，脉沉实微细。黄芪 20g，丹参 20g，当归 15g，芍药 10g，川芎 20g，地龙 10g，炒苦杏仁 10g，白果仁 10g，蜜麻黄 10g，红景天 10g，鸡血藤 30g。14 剂，每日 1 剂，水煎，每次 300ml，空腹温服。

四诊：患者自诉仅剩气喘、胸闷症状，2021 年 9 月 21 日行 64 排肺部 CT 平扫复查：双肺下叶间质性改变；双肺索条影及结节影，结节最大径线 1cm；双侧胸膜局限性增厚。故效不更方，前方继服 14 剂，巩固疗效。

【按语】

芪参四龙汤是本人临床多年总结出来治疗肺痹的成方。其基本方药组成为黄芪、丹参、地龙、川芎、当归、赤芍，乃借鉴于四物汤，加减化裁而成。具有活血化瘀、益气通络之功效，可用于治疗因肺脉闭阻而产生的肺部疾病。

肺痹是临床常见的肺系疾病之一，常有气喘、胸闷胸痛、咳嗽咳痰等症状，与现代医学的肺间质性病变、肺纤维化等相似。病因病机为气滞血瘀，闭阻肺络，肺损络伤，肺脉不利，进而失去宣降之能。

本例患者肺痹日久，虚喘无力明显，故重用黄芪补益肺气，配以丹参活血通络；地龙善行走窜，可以通行肺小络脉、平喘，加强疗效；再加川芎、当归，补血活血不伤血；芍药酸寒，反佐他药热性；又腰背痛、眠差，加藤类药通络、安神，合方相配，共奏疗气滞血瘀型肺痹之效。

（首届全国中医临床骨干人才、第五批全国中医临床优秀人才　隋博文）

升陷汤加味治疗肺胀验案

夏某，男，73 岁，2021 年 3 月 15 日初诊。

刻下：反复咳嗽10年余，气喘5年求诊。

病史：患者10年来反复出现咳嗽、咯痰，多于冬春季或感冒后加重，每年发病时间于3月后。近5年出现中度活动后气喘，曾住院被诊断为“慢性阻塞性肺疾病”。平素自行在家吸氧，雾化吸入“布地奈德福莫特罗320/9μg，1揿，日2次”。

刻下：咳嗽，咯白黏痰，量不多，不易咯出，气喘，稍动加重，心悸胸闷，乏力肢软，纳少，夜眠可，二便可。舌淡，苔薄白，脉沉细。

中医诊断：肺胀（宗气亏虚，痰瘀痹肺）。

治则：升补宗气，化瘀消痰。黄芪30g，知母10g，升麻3g，柴胡6g，桔梗15g，陈皮15g，茯苓30g，炒白术15g，三七粉（冲服）3g，地龙15g，红景天30g，党参20g，蜜甘草5g。7剂，水煎取汁200ml，分3次饭后温服，日1剂。

二诊：2021年3月21日，诉气喘、心悸稍缓解，咯白黏痰、难咯，乏力肢软，纳眠可，二便正常。继续升补宗气，化瘀消痰。原方加大黄芪剂量至60g，加山萸肉30g收敛正气；痰多，加桂枝10g与茯苓、炒白术，取苓桂术甘汤以温化痰饮，煎服法同前。正如《金匮要略·痰饮咳嗽病脉证》：“病痰饮者，当与温药和之。”

三诊：2021年3月27日，患者精神好转，气喘、乏力减轻，痰减少，以上方继续服用，煎服法同前。治疗时扶正祛邪同时兼顾，收效显著。

【按语】

患者长期咳喘，迁延不愈，属于肺胀。《灵枢·邪客》记载：“宗气积于胸中，出于喉咙，以贯心脉而行呼吸焉。”宗气既助肺之呼吸，又推动心脉运行，是心肺活动的原动力。肺气的升降离不开宗气的推动，宗气亏虚，见喘息心悸，肺虚不能布津，脾虚不能转输，肾虚不能蒸化，故痰浊内蕴，气不行血，久而成瘀。

加味升陷汤为昆明市中医医院肺病科长期在临床实践中总结应用的经验方。其方药组成为升陷汤加二陈汤、炒白术、党参、红景天，具有升补宗气、化瘀消痰的功效。方中黄芪大补宗气，又善升阳；红景天益气活血，通脉平喘，使益气升陷、化瘀消痰之功更著，共为君药。临床使用黄芪可酌情加大剂量至30～60g；白术燥湿健脾，党参补气健脾，茯苓除湿健脾，三药奏健脾之效，半夏降逆化痰，陈皮理气健脾，二陈相须为用，使理气化痰之功更著，六药共为臣药，有培土生金之意。升麻、柴胡升举阳气，助黄芪补气升举，桔梗助诸药效力直达肺金，共为使药。知母凉润，制黄芪之温性，为佐药。综上，加味升陷汤药性相辅相成，相得益彰，以“补益宗气、培土生金”为原则，共奏益气升陷、化瘀消痰之功。

（首届全国中医临床骨干人才、第五批全国中医临床优秀人才　杨春艳）

驱邪扶正中药治疗脑卒中后肺部感染验案两则

案1：曹某，男，69岁，2021年2月2日初诊。

主诉：右侧肢体活动不利伴咳嗽咳痰7个月余。

病史：患者7个月前突发脑梗死，急诊救治后病情平稳，遗留有右侧肢体活动不利，肺部感染始终存在，时有发热，一直使用抗生素无效。听诊双肺呼吸音粗，双下肺可闻及湿啰音。胸部CT示双肺多发感染病变，气管、支气管腔内痰栓。血常规：白细胞10.01×10^9/L、中性粒细胞计数7.28×10^9/L。C反应蛋白20.58mg/L。神情呆滞，口角流涎，咳嗽咳痰，痰白质黏。舌淡，苔白腻，脉弦滑。

诊断：痰浊阻肺。

治则：祛湿化痰止咳。

处方：法半夏12g，广郁金12g，六月雪15g，淡竹茹12g，苏梗12g，虎杖15g，茯苓、茯神各20g，佩兰12g，茵陈20g，金钱草30g，石菖蒲10g，鼠曲草12g，穿山龙30g，炒枳壳12g，炒白术15g，败酱草20g，生薏仁30g，川贝母5g。7剂，上药水煎内服，每日1剂，早晚分服。

二诊：2021年2月9日，上方药后患者体温恢复正常，无明显咳嗽咳痰，血常规：白细胞10.72×10^9/L、中性粒细胞计数7.02×10^9/L。C反应蛋白6.69mg/L。患者长期卧床，营养状况差，脏腑功能减退，加用健脾益气药物，以治生痰之源。处方去炒白术、川贝母，加用生白术20g、党参20g、炙甘草10g，7剂，煎服法同前。

三诊：2021年2月19日，患者病情进一步缓解，夜间偶有咳嗽咳痰，痰虽明显减少但未能全已。近来流涎多，当标本兼顾，在上方基础上加用摄涎收敛药物，加大补气健脾药物用量以善后。处方：党参30g，生黄芪50g，生白术30g，茯苓、茯神各20g，六月雪15g，虎杖15g，败酱草20g，生甘草10g，白果10g，怀山药30g，芡实30g，生薏苡仁30g，胆南星10g，姜半夏12g，淡竹茹12g，紫苏梗12g，鼠曲草12g。7剂，上药水煎内服，每日1剂，早晚分服。

【按语】

脑卒中后肺部感染是“中风”与“咳嗽”“喘病”或“肺热”的合病。中医学中无与之完全相对应的病名，对其病因病机的认识各医家持不同的观点。因素体本虚复感外邪，痰热壅肺、肺脾气虚、痰浊内阻、气虚血瘀等，致肺失清肃，进而导致卒中后肺部感染的发生。现代医学则认为与脑损伤引起的免疫抑制及导致肺误吸的神经损伤等有关，治疗上往往使用抗菌药，病情容易反复。中医治疗以宣肺利气、化痰止咳为主；如若迁延不愈，当祛痰与扶正兼顾；后期以扶正为主，兼以活血化瘀通络，协助患者肢体功能恢复的同时控制感染。朱丹溪在《丹溪心法·中风》中记载："东南之人，多是湿土生痰，痰生热，热生风也。"主张"湿痰生热"致中风。该患者为中风后，且反复肺部感染，当用化痰息风开窍的涤痰汤加减应用，收效满意。

涤痰汤出自《奇效良方》，由茯苓、人参、甘草、橘红、胆南星、半夏、竹茹、枳实和菖蒲组成。其中半夏、胆南星可燥湿化痰；橘红、石菖蒲可开窍通心；人参、茯苓、甘草可补脾益气；而枳实破痰利膈，竹茹清燥开郁，诸药合用具有涤痰清热开窍、利气补虚之功。临床上多用于急性脑血管病、精神分裂症、痴呆、神经官能症、癫痫等属于痰涎壅盛类疾病的治疗。此案是取其祛痰扶正之效。

患者久卧生痰，痰无去路，故流涎增多。《素问·经脉别论》记载："饮入于胃，游溢精气，上输于脾，脾气散精，上归于肺，通调水道，下输膀胱，水精四布，五经并行，合于四时五藏阴阳，揆度以为常也。"肺与脾生理病理关系紧密。生理上，脾与肺在五行中母子相生，它们共同维持机体气机升降出入，输布全身津液，且经脉相连；病理上，脾与肺相互影响；病机上，饮食不节、痰湿内生、内外合邪、脾胃不和均影响到肺或脾，进而肺脾均病。呼吸系统疾病单独治肺往往疗效不佳，当肺脾同治，理肺时不忘补脾，补脾时还须理肺。故于原方基础加黄芪补气升提，党参、白术、茯苓、山药健脾益气，白果、山药、芡实、薏苡仁化湿，兼有收涩之效，可止涎，取培土生金之意。

案2：朋某，男，59岁，2021年7月14日初诊。

主诉：反复咳嗽咳痰1年余，再发加重2天。

病史：患者2020年5月份突发言语不清，意识模糊，乏力，急诊于当地医院CT：左侧大脑半球出血。在全麻下行"颅内血肿清除术"，后反复出现肺部感染。此次前来就诊，抗真菌药已使用4天。听诊双肺呼吸音粗，可闻及散在湿啰音，胸部CT提示炎症进展，胸腔积液多。血常规：白细胞12.4×10^9/L，中性粒细胞百分比67.74%。C反应蛋白51.57mg/L。舌质暗，苔灰染，脉细弦。夜间咳甚，情绪不稳。

处方：法半夏12g，川厚朴15g，茯苓30g，蒲公英20g，穿山龙30g，麦冬30g，南沙参、北沙参各30g，鼠曲草15g，桔梗12g，六月雪15g，虎杖15g，败酱草20g，泽兰15g，紫苏叶12g，地骨皮12g，茵陈15g，葶苈子（布包）10g，桑白皮20g，生甘草10g。7剂，上药水煎内服，每日1剂，早晚分服。

二诊：2021年7月21日，家属代诉患者受凉则咳，咳嗽有所改善，但未已。粪培养可见孢子及假菌丝，血常规：白细胞 5.18×10^9/L，中性粒细胞百分比35.72%。C反应蛋白6.99mg/L。舌质偏暗红，苔白微腻，脉细弦。治以化痰利湿宣肃。上方去穿山龙、泽兰、地骨皮、南北沙参，加土茯苓30g、细辛3g、十大功劳叶12g、芦根30g、太子参15g。7剂，煎服法同前。

三诊：2021年7月29日，复查血常规、C反应蛋白恢复正常水平，咳嗽咳痰明显减少，效不更方，继续使用二诊处方。7剂，煎服法同前。

【按语】

肺真菌病与中医的"咳嗽""虚劳""喘病""风温"和"肺痿"等临床症状相似。患者体质素虚，正气不足，致邪气入侵是本病发生的关键。治当以化痰祛湿，利水养阴。若病情迁延难愈，后期应适当加入益气补虚药物，预防复发。现代医学常规采用抗真菌药物治疗，疗程较长，停药后容易复发，因素体本虚，易受外邪侵袭。此患者长期卧床，营养状况差，肺部感染反复发作，细菌合并真菌感染。此时切忌大剂量使用清热解毒药物，当以化痰止咳、利水养阴，才可收获良效。

首诊处方中半夏、鼠曲草、六月雪、紫苏叶化痰止咳，穿山龙、桑白皮、葶苈子泻肺平喘止咳，蒲公英、鼠曲草、虎杖、败酱草、茵陈清热解毒，麦冬、南北沙参、地骨皮养阴生津，茯苓、泽兰健脾利水消肿，桔梗载药上行，使药达病所。现代研究证实茵陈、败酱草、虎杖等有抗真菌感染的作用，此案体现了驱邪扶正的治法。

抗菌药为大寒大毒之品，若使用不当反致病情反复。真菌感染导致的肺部问题，清热药用量大反而会使症状加重，应益气养阴。故二诊中大量使用芦根，安全性高，养阴作用大，胸腔积液可通过养阴改善，临床中也可适用于盆腔积液。太子参益气养阴亦可补虚，对于长期真菌感染，效果佳。十大功劳叶可清热补虚，止咳化痰，尤适宜于阴虚肺热导致肺痨等呼吸系统疾病，部分肺癌阴虚火旺者亦可使用。真菌感染属于湿毒，土茯苓可燥湿解毒，配芦根、太子参可清湿毒。该患者有寒饮表现，受寒则咳，故加入细辛温肺化饮。患者总体表现为阴虚，在祛痰止咳的同时，补虚养阴，收效显著。

（首届全国中医临床骨干人才、第五批全国中医临床优秀人才　孙培养）

运气思维治疗支气管哮喘兼便秘验案

杨某，女，30岁，2021年12月11日初诊。

病史：患者有支气管哮喘病史，遇冷或换季时易发作，平时口服药物、使用喷雾剂治疗，仍反复发作。现有轻微气喘。近2年怕冷，手脚凉。有产后便秘病史3余年，大便一般2～3日一行，长则6～7日一行，便质不甚干。行经第1日腹痛，有血块，月经量少，但后几天淋漓不尽，10余日方净。末次月经2021年11月18日。舌质稍暗淡，苔薄，脉细弱。

处方：膏方调理。

开路方：肉苁蓉15g，怀牛膝10g，宣木瓜20g，西当归10g，生白芍15g，熟地黄20g，制乌梅15g，炙甘草15g，生白术40g，玄明粉（视情况加入，冲服）3g。7剂，用膏方前服用，每日2次。

冬膏方：东阿胶（酒炖）95g，鹿角胶（酒炖）72g，龟板胶（酒炖）78g，鹿茸片（酒炖）30g，大红枣（去核）150g，车前子（包煎）150g，菟丝子（包煎）150g，生晒参（另煎）60，制附片60g，宣木瓜200g，怀牛膝100g，覆盆子100g，熟地黄200g，生地黄100g，抱茯神120g，淡干姜60g，北五味100g，盐巴戟100g，炒杜仲100g，山萸肉150g。云茯苓120g，炒白术100g，生黄芪200g，炙甘草100g，炒厚朴60g，全当归100g，炒白芍120g，怀山药200g，剖麦冬150g，炒枳壳60g，西防风100g，枸杞子150g，木蝴蝶100g，壳砂仁40g，肉苁蓉120g，黄酒200g，蜂蜜200g，饴糖500g收膏，自冬至开始服用。

患者经膏淋方调理后，近半年大便顺畅，基本每日一行，哮喘未再发作，月经基本正常，未再有淋漓不尽情形，精神状态佳，无明显怕冷表现。

【按语】

龙砂膏滋方重视培补命门元阳，遵循生、长、化、收、藏自然规律，顺应“冬至一阳生”，注重阴阳互根，阴中求阳之法，结合五运六气，明岁气抓先机，以达到调理养生、防病致病的目的。

患者出生于1991年2月16日，六辛之年，涸流之纪，水运不及。丑未之岁，太阴湿土司天，太阳寒水在泉，辛未年初之气，厥阴风木加临厥阴风木，风能胜湿反燥，湿与燥兼。患者经产伤及气血，肝血亏虚，大便秘结，多日一解，便质不甚干。苁蓉牛膝汤本为六丁年，委和之纪，岁木不及，燥乃盛行所立，其病机为燥盛伤肝，肝血亏虚。患者虽在水不及之年，涸流之纪，但却有委和之纪之象，故开路方用了苁蓉牛膝汤加味，养肝润燥以通便。患者开膏时间为2021年12月11日，辛丑年终之气，辛丑年也是太阴湿土司天，太阳寒水在泉，终之气太阳寒水加临太阳寒水，依据患者运气特点及其平素怕冷，天气变化和换季时易出现哮喘发作等临床表现，冬膏予以张景岳右归丸为细料，兼顾辛丑年终之气太阳寒水之气和下一年壬寅年初之气少阴君火加临厥阴风木的运气条件，冬膏予以备化汤、五味子汤、苓术汤、苁蓉牛膝汤、玉屏风散合升明汤意加减组方而成，整张处方体现了“司人、司天、司病证”的整体思路，重培补命门元阳，增藏精化气之功，调补肝肾脾肺诸脏，见病不治病却能达到令人满意的效果。

运气思维是在五运六气理论指导下运用中医药治疗和防治疾病的临床诊疗思维模式，是体现中医天人相应的精髓所在，其运用的重点在于把握运气病机。临床讲究“必先岁气，无伐天和”“谨守气宜，无失病机”，临证运用“司人、司天、司病证”的诊疗模式，运用运气方和膏滋方治疗和调理预防疾病。临证主张“因变而求气”，随证立方，不可拘泥运气之说，强调“不以数推，以象之谓也。”谨记张从正所言“病如不是当年气，看与何年运气同，便向某年求活法，方知都在至真中”。五运六气有常有变，所以临床应用需要顺天察运，随机达变，以达到最佳效果。

（首届全国中医临床骨干人才　史玉虎）

运气思维治疗急性支气管炎伴小儿颌下淋巴结炎验案

迟某，女，6岁，2020年12月18日初诊。

主诉：发热伴左下颌肿痛3天。

病史：患儿3天前出现发热，最高体温40℃，口渴喜冷饮，时有恶寒，手脚热。服退热药（布洛芬混悬液）后汗出，体温降至38～39℃，胸腹自觉烫热，伴鼻塞、流浊涕，咳嗽、咳痰，左下颌肿痛，无恶心呕吐、胸闷胸痛、腹胀腹泻、抽搐等。在本院发热门诊查新冠病毒核酸咽拭子（-），未予处理，到我科就诊。

刻下：左下颌肿痛，发热，无明显恶寒，鼻塞流浊涕，咳嗽咳痰，胃纳欠佳，夜寐安，平素大便易干结，数日一行，近3日大便未行，小便黄。查体：体温39℃，神志清楚，精神倦怠，咽充血（+）。双侧扁桃体无肿大，颌下触及肿大淋巴结，能活动，压痛明显，吞咽时加重，颌下皮肤发红、发热。舌质淡红，苔薄黄腻，脉滑数。查血常规：白细胞：9.52×10^9/L，中性粒细胞：7.62×10^9/L，中性粒细胞比值%：80.0%，C反应蛋白6.46mg/L。胸部X线示支气管炎。彩超示左颌下淋巴结炎。

中医诊断：风温（风热犯肺）。

西医诊断：急性颌下淋巴结炎、急性支气管炎。

处方：正阳汤合小柴胡汤，加用清肺化痰消肿、通腑泄热之品。旋覆花（包煎）5g，玄参10g，桑白皮10g，白薇3g，川芎5g，赤芍10g，当归5g，炙甘草

5g，黄芩 5g，北柴胡 15g，桂枝 5g，干姜 3g，荆芥穗（后下）10g，茵陈 30g，炒紫苏子 10g，醋五味子 5g，蒲公英 10g，大黄（后下）10g。3 剂，水煎服，每日 1 剂，分 3 次服，每次 100ml。配合清热消肿外用方，涂抹患处：冰片 5g、青黛 5g、三七粉 5g。

二诊：2020 年 12 月 21 日，发热已解，下颌疼痛明显减轻，鼻塞好转，鼻涕变白稠，咳嗽减轻，仍有咯黄痰，手脚温，无胸部烫，汗多，胃纳一般，夜寐尚安，服药期间大便每日 2～3 行，初干后微溏，小便调。予杏苏散合麻杏薏甘汤，清肺化痰祛湿。紫苏叶（后下）5g，法半夏 5g，茯苓 5g，前胡 5g，桔梗 5g，麸炒枳壳 5g，甘草片 5g，麻黄（先煎）8g，燀苦杏仁 5g，陈皮 5g，薏苡仁 20g，干鱼腥草 30g，菊花 10g，黄芪 20g，炒紫苏子 20g。3 剂，水煎服，每日 1 剂，分 3 次服，每次 100ml。继续清热消肿外涂患处：冰片 5g、青黛 5g、三七粉 5g。

三诊：2020 年 12 月 25 日，患者诉已无下颌肿痛及触痛，咳嗽咯痰也较前明显改善，汗多，纳食欠佳，二便调。舌红，苔薄黄腻，脉稍滑。考虑邪热已退，仍有咳嗽，予二诊原方，继服 3 剂。

四诊:2020 年 12 月 29 日，患者无颌下肿痛、触痛，无鼻塞流涕，偶有少咳，无咯痰，汗多，口稍干，纳食一般，二便调。予补中益气汤调理。黄芪 20g，白术 5g，陈皮 5g，升麻 5g，北柴胡 5g，党参片 15g，炙甘草 5g，当归 5g，醋五味子 3g，麦冬 10g，炒紫苏子 10g，黄芩片 5g，木香(后下)3g，醋青皮 3g。3 剂，水煎服，每日 1 剂，分 3 次服，每次 100ml。

服后 1 周电话问诊无复发。

【按语】

患儿初诊时为 2022 年 12 月，乃庚子年终之气，少阴君火司天，阳明燥金在泉。《素问·至真要大论》记载："少阴司天，热淫所胜，怫热至。火行其政……甚则疮疡胕肿……终之气阳明燥金加临太阳寒水，民病上肿，咳喘。"清著名运气医家缪问言："少阴司天之岁，经谓热病生于上，清病生于下，水火寒热，持于气交。"患儿生于甲子之岁，平素大便干结，体热明显，加上庚子少阴之火引动内热，遂出现发热，咳嗽、咯黄痰，加上岁运燥金太过，肝木受邪，木郁化火。而左颌下为厥阴经循行位置，遂出现肿痛。用三因司天方正阳汤和小柴胡汤加味以清肺化痰消肿，通腑泄热。

二诊，火热之邪明显减轻，仍有肺卫不利，兼气津受损，予杏苏散合麻杏薏甘汤，宣肺化痰、益气固肺。三诊，咳嗽等症状明显改善，效不更方。四诊，继续补中益气汤培土生金加味善后。

正如《素问·六节藏象论》记载："不知年之所加，气之盛衰，虚实之所起，不可以为工。""必先岁气，无伐天和。"本病案从运气思维角度辨治，通过司天、司人、司病证，抓住火邪病机，配合清热消肿药物外敷，取得了明显疗效。

（首届全国中医临床骨干人才　林国彬）

小儿推拿结合穴位贴敷治疗咳喘验案

苏某，女，5岁，2021年7月1日初诊。

主诉：间断咳嗽半月余。

病史：患儿体虚、易感，近半月来反复咳嗽，偶有发热，咳吐少量白色黏液痰，夜间加重，用抗生素、止咳药物后未见明显缓解。伴食差，面白无华，神疲乏力，畏寒自汗。舌体淡胖，边有齿痕，苔白腻，脉沉细弱。听诊两肺散在啰音。

中医诊断：咳嗽（肺脾两虚，痰湿中阻）。

治则：健脾益气，燥湿化痰。

处方：予小儿推拿治疗。分推阴阳1～2分钟、揉板门1～3分钟、清脾经1～3分钟、清补大肠3～5分钟、补肺经3～5分钟、补肾经3～5分钟、揉腹3～5分钟，连续3日，每日1次。并配合穴位贴敷，将射干麻黄汤粉剂用蜂蜜调匀后分别在双肺俞、膻中，贴敷3小时。

二诊：2021年7月4日，肺部啰音减轻。现少咳，二便如常。舌质淡红，舌苔薄白，脉细。患儿症状明显缓解，素体虚表现为主，治以扶正固表，兼以止咳化痰。予小儿推拿治疗：分推阴阳1～2分钟、补脾经3～5分钟、清补大肠3～5分钟、补肺经3～5分钟、揉腹3～5分钟、捏脊3～5分钟、揉足三里1～3分钟，隔日治疗1次，共计5次。配合穴位贴敷，将玉屏风散加焦三仙粉剂用蜂蜜调匀后分别在双肺俞、神阙，贴敷3小时。

【按语】

小儿喘嗽（肺脾两虚证）的形成，一般由脾胃皆虚，不能生肺金，谓"母病及子"；或肺脏先病，耗伤津气，累及脾土，谓"子盗母气"。虽发病原因不同，但均可按虚则补其母的原则，以培土生金法治之。笔者在实际操作中治疗小儿咳喘选用补脾土生肺金的治疗思路，将清补脾、揉腹、捏脊等相结合。此外，肺主呼吸需肾纳气的协助，肾主纳气又通过肺主宣发、肃降作用实现。《血证论·发渴》记载："肾中天癸之水，至于胞中，循气冲，随呼吸，而上于肺部，肺金司之布达其气，是以水津四布。"故在小儿推拿方案上给予补肾。

小儿推拿充分体现了中医学的五行生克制化，与治疗儿科疾病多以调理脾胃为关键的思路紧密相连，再配合中药敷贴，通过皮肤的吸收，有效发挥穴位与中药的特色，在临床上往往能取得意想不到的疗效。此病例选取射干麻黄汤穴位贴敷，配合推拿，对治疗咳嗽、咳痰、哮喘、支气管炎等效果显著。

小儿推拿是中医外治疗法的探索和延伸，可提高儿童机体各项功能、调理脏腑、缓解病症，且操作简便、痛苦小，易被患儿接受，越来越受到家长的欢迎，也为儿科疾病的治疗增添了选择。

（首届全国中医临床骨干人才　刘洁）

清心生脉饮治疗瘿病合并怔忡验案

贾某，女，90岁，2022年4月13日初诊。

主诉：心慌胸闷2个月余，加重1周。

病史：既往“冠心病”30余年，便秘20余年，2012年6月被诊断出“巨幼细胞性贫血”。患者2个月前出现心慌胸闷，怕热多汗，逐渐消瘦，无多食易饥、口干多饮，无发热、腹痛、胸痛。1周前患者胸闷心慌加重伴乏力气喘，至我院诊断为“甲状腺功能亢进症、中性粒细胞减少症”，收住本院内分泌科。

刻下：心慌胸闷，怕热多汗，乏力明显，活动后气喘，便秘，夜寐尚安。

中医诊断：瘿气（阴虚火旺）。

西医诊断：甲状腺功能亢进症、甲状腺功能亢进性心脏病、冠状动脉粥样硬化性心脏病、心房颤动、心功能Ⅳ级（NYHA分级）、中性粒细胞减少症、营养性巨幼细胞性贫血、便秘。

治疗：予利可君片、地榆升白片、维生素B_6等，并普萘洛尔片控制心率。

2022年4月18日查动态心电图：窦性心律，阵发性心房颤动，频发房性期前收缩（联律不等，部分P’波未下传）伴短阵房性心动过速，偶发室性期前收缩，间歇性ST段改变，T波改变。且血压偏低不能耐受普萘洛尔治疗，请心病科会诊。患者消瘦，心动悸，舌红苔少脉结代，证属阴虚火旺。以益气滋阴、清热安神为大法，停普萘洛尔，予清心生脉饮加减。黄芪24g，麦冬20g，生五味子10g，桂枝15g，生龙骨120g，红景天10g，玄参10g，酒萸肉10g，生地黄30g，莲子心10g，莲子20g，芡实30g，仙鹤草60g，地锦草30g，丹参15g。7剂，水煎，每次200ml，分早晚餐后温服。

服药后患者心慌胸闷明显改善。2022年4月25日，复查动态心电图：窦性心律，偶发房性期前收缩（一次成对出现），偶发交界性期前收缩，偶伴短阵交界性心动过速，间歇性轻度ST段改变，T波改变，间歇性Q–T间期延长。

【按语】

患者高龄，甲状腺功能亢进性心脏病合并阵发性心房颤动（心功能Ⅳ级）。因为普萘洛尔治疗无效且血压偏低不能耐受，遂拟中医药治疗。

患者以“胸闷心慌”为主诉，可归属于中医学“心悸”“怔忡”的范畴。《素问·阴阳应象大论》记载：“年四十而阴气自半也”，患者年老体虚，又久病失治，耗伤气阴。心肾阴虚，虚火旺盛，心体失养，扰动心神而发为心悸。阵发性房颤属本虚标实，心之气血阴阳亏虚为本，痰湿、水饮、血瘀等为标实。《素问·四气调神大论》：“阳根于阴，阴根于阳。”气阴两虚日久可损及阳气，导致阳虚，最终出现阴阳俱虚之证。《素问·调经论》载：“气为血之帅，血为气之母。”气具有推动、温煦的作用，气虚则推动无力，血行不畅，停为瘀血；气虚不能温化水饮，聚而为痰湿；血瘀、痰湿阻碍气机运行发为气滞，气滞则加剧瘀血、痰湿等病理产物形成，互为因果，恶性循环。因虚致实，因实致虚，阵发性房颤日久，进一步耗伤气血阴阳，最终导致阴阳离决，病情凶险。故治以益气养阴，通阳活血，清心利水。予经验方清心生脉饮加减：黄芪、麦冬、生五味子、桂枝、生龙骨、红景天、玄参、酒萸肉、生地黄、莲子心、莲子、芡实。该方融汇黄芪生脉饮益气养阴，桂甘龙牡汤加红景天温阳定悸通血脉，炙甘草汤复脉养心，芡莲丹清心安神祛邪水等方之精髓而创立。仙鹤草、地锦草为施今墨老先生治疗心动过速的药对，配合清心生脉饮，疗效显著。

（首届全国中医临床骨干人才、第五批全国中医临床优秀人才　朱红俊）

痰瘀并治、心肝同调治疗频发室性期前收缩验案

徐某，男，44岁，2022年4月2日初诊。

主诉：间断心悸1年。

病史：患者1年前体检心电图示室性期前收缩二联律，未在意。1个月前因拔牙例行心电图检查示频发室早。2022年3月16日于医院行动态心电图（Holter）示心率平均每分钟79次，频发室性期前收缩24小时31 957次（室早负荷30%）；心脏超声示主动脉窦部及升主动脉增宽；甲状腺功能正常。建议行射频消融术，患者拒绝，寻求中医治疗。诉过去2年工作压力大，消极状态。

刻下：偶尔胸闷心慌，与活动关系不大，气短，心烦，怕热，口不干。睡眠可，大便可。面色萎黄少华，唇舌略暗，舌边红，苔白腻，脉弦细。既往体健，否认高血压、糖尿病、冠心病等病史。

中医诊断：心悸（痰热瘀阻、肝郁脾虚）。

西医诊断：频发室性期前收缩。

治则：清热化痰，疏肝健脾，活血安神。

处方：黄连温胆汤、四逆散合六君子汤加减。黄连6g，麸炒枳壳10g，法半夏10g，化橘红15g，生姜6g，茯苓20g，北柴胡10g，白芍10g，党参30g，醋延胡索15g，郁金15g，炙甘草10g，地黄15g，甘松10g，苦参10g。7剂，水煎服，日1剂，分2次温服。嘱避免熬夜、辛辣刺激性食物，每日中等强度运动半小时。

二诊：2022年4月9日，服前方7剂，诉心烦减轻，觉气短，大便可，睡眠可。面色少华，舌脉同前。上方黄连改为10g，生地黄改为30g，茯苓改为30g，加白术15g，共14剂。煎服法同前。

三诊:2022年5月14日，诉心慌好转，怕热减轻，平时乏力，犯困，大便可，面色少华，舌边红，苔白腻，脉沉细。二诊方黄连减为6g，生地黄减为20g，加石菖蒲10g，煎服法同前。

四诊：2022年5月28日，胸闷心慌好转，怕热减轻。舌边红，苔白腻，脉弦细。三诊方加玫瑰花6g疏肝，煎服法同前。

五诊：2022年6月11日，5月30日患者复查Holter示平均心率每分钟71次，室性期前收缩2970次，占总心搏2.8%。诉胸闷心慌好转，怕热，口腔溃疡，舌边红，有齿痕，苔白腻，脉弦细。将四诊中方黄连改为12g，14剂，煎服法同前。予养阴生肌散口腔溃疡局部外用。

六诊：2022年6月25日，诸症好转，6月24日复查Holter示平均心率每分钟75次，室性期前收缩661次，占总心搏小于1%。效不更方，继服14剂，煎服法同前。

【按语】

本例中年男性，初诊时24小时室性期前收缩达31 957次，室早负荷达30%，但心脏结构和功能未见显著异常，未发现其他器质性心脏病的证据，考虑为功能性期前收缩。既往工作压力过大，长期处于消极状态，来诊时面色萎黄少华，乏力气短，为思虑伤脾；心烦，怕热，舌边红，苔白腻，为痰热内扰心神；唇舌略暗，为心血瘀阻；脉弦细为肝郁之象。总属虚实夹杂，痰热瘀阻内扰心神，肝郁脾虚之证。治疗以黄连温胆汤清热化痰；柴胡、白芍疏肝柔肝；党参合茯苓、白术、甘草益气健脾养心补其虚；延胡索、郁金行气活血，苦参清热，甘松开郁醒脾，且均有抗心律失常作用；生地黄养阴清热、和血柔肝。后随证加石菖蒲化湿开胃，开窍豁痰，玫瑰花行气解郁，和血散瘀。经治疗室早负荷＜1%。

陈可冀院士临证重视辨证论治与专病专方专药结合。如辨治快速性心律失常之期前收缩、阵发性房颤、短阵室上性心动过速，认为该病病位在心、脾、肝、肾，常见虚实夹杂。虚者以气虚和阴虚多见，实者有瘀血、痰火的不同。常在辨证论治的基础上使用延胡索、郁金、苦参等经临床筛选及现代研究证实具有抗心律失常作用的药物。

《丹溪心法》认为心悸当“责之虚与痰”。《景岳全书》提出“虚微动亦微，虚甚动亦甚”，清代《医林改错》论述了瘀血内阻导致心悸怔忡。本案在辨证论治的基础上，化痰、清热、疏肝、活血治其标，益气养心治其本，辨证结合辨病，选用延胡索、郁金、苦参、甘松等具有抗心律失常作用的药物，取得佳效。

（首届全国中医临床骨干人才、第五批全国中医临床优秀人才　蒋跃绒）

从少阴病辨治慢性肾衰竭合并窦性心动过缓验案

冯某，男，66岁，2015年5月20日入院。

主诉：水肿10年余，加重伴胸闷2周。

病史：患者既往2型糖尿病病史20余年，10年前出现水肿、蛋白尿，近3年血肌酐进行性升高，2周前水肿加重，伴间断胸闷、气短，实验室检查：SCr（血清肌酐）320μmol/L，eGFR（肾小球滤过率）每分钟16.9ml，BUN（血尿素氮）16.6mmol/L，ALB（白蛋白）25.4g/L，BNP（B型钠尿肽）834pg/ml。

刻下：下肢水肿，心悸，胸闷，气短，乏力，小便不利，夜尿频，日尿量约800ml。大便可，夜寐可。舌淡，苔薄白，脉沉迟。

诊断：肾阳衰微，水气凌心。

处方：真武汤合金匮肾气丸加减。桂枝10g，附子（先煎）6g，熟地黄15g，茯苓30g，泽泻15g，炒白术15g，炒白芍15g，生姜10g，车前子30g。3剂，水煎服，煎2遍，每次150ml，合之2次分服，饭前服。

服药后，患者水肿减轻，日尿量增加至1400ml。治疗期间患者因外感咽痛，自服牛黄解毒片之后下利不止，日10余行，入夜则气随小便滑脱，诉胸闷、气短加重，夜间益甚，因下利太过，尿量减少至500ml。查其脉沉细而微，手足厥冷，行心电图示：心率每分钟44次，窦性心动过缓。心电监护示心率日间每分钟39～45次，夜间每分钟19～30次。急请心病科会诊，印诊“窦性心动过缓”，患者拒绝安装心脏起搏器，要求中药治疗。辨其证属肾阳衰微，疏方四逆汤合生脉散加减。生晒参10g，淡附子（先煎）10g，麦冬10g，五味子6g，干姜15g，炙甘草10g，炒白术30g。3剂，水煎服，煎2遍，每次150ml，合之2次分服，饭前服。

3剂后患者手足稍温，脉沉细迟，下利减至5、6次，观其手足向温、脉微细欲绝之象已转沉细，为阳气来复之征，继以麻黄附子细辛汤加大剂人参、黄芪加强温通经脉之力。炙麻黄6g，细辛3g，红参20g，炮附子（先煎）10g，五味子6g，干姜10g，炙甘草10g，炒白术30g，桂枝15g。7剂，水煎服，煎2遍，每次150ml，合之2次分服，饭前服。

5剂后患者手足温，心率增至日间55～65次/分钟，夜间50～55次/分钟，大便日一行，成形软便，尿量恢复。继用炙甘草汤加减善后而安。前后调治月余，诸症好转，停服呋塞米，日尿量维持在1200～1500ml。复查肾功能：血SCr 246μmol/L，BUN 12.6mmol/L，ALB 29.4g/L。血钾钠氯正常，BNP 336pg/ml。

【按语】

1. 窦性心动过缓的中医病机

心动过缓的临床表现为心悸，胸闷，脉沉迟或微细。其中医病机如《伤寒明理论·悸》所说："其气虚者，由于阳气内弱者，心气空虚，正气内动而悸也。""其停饮者，由于水停心下，心主火而恶水，水既内停，心主不安为悸。"因心主血脉，脾主运化水湿，肾主水液，故心、脾、肾阳虚是发生窦性心动过缓主要原因。肾为水火之宅，内寓元阳，肾阳衰微，上致心阳不振，中致脾阳衰，故窦性心动过缓的治疗当以温肾中元阳为本。

2. 从少阴病认识本案的病机演变及治疗策略

水肿心悸病机属少阴阳虚——本案例为慢性肾功能不全、糖尿病多年基础上出现严重窦性心动过缓的危重病例。患者久羁消渴，阴损及阳，阴阳两虚，肾阳亏虚，无以温阳化气行水，水饮泛溢，而见水肿，水饮凌心而见心悸。故患者入院时体质已为少阴阳虚之体质，治疗参《伤寒论·辨少阴病脉证并治》第316条："少阴病，二三日不已，至四五日，腹痛，小便不利，四肢沉重疼痛，自下利者，此为有水气，其人或咳，或小便利，或下利，或呕者，真武汤主之。"予以真武汤温阳化气行水。

少阴咽痛误下而亡心肾之阳——在治疗过程中，患者感受外邪，出现咽痛，《伤寒论·辨少阴病脉证并治》第313条言："少阴病，咽中痛，脉反浮者，半夏散及汤主之。"三阴中少阴主枢，少阴之经循喉咙，枢机失常，邪气怫逆不能外达而发生咽痛，治疗当以半夏散辛温开达，然其自用苦寒之剂下之，遂成元阳衰微之危候。尤在泾提出"少阴四禁"指出，当阳气素虚之人复感外邪，汗、下皆非所宜，汗之则亡阳，下之则亡阴。分析本案之病机转变，概患者老年久病，肾阳本已亏虚，复以寒凉药下之，重伤肾阳，肾主水，心主火，少阴阳虚在下，火无阳以温，故出现下利不止。故据此判断本案当属少阴阳虚重症。《伤寒论·辨太阳病脉证并治》第91条“伤寒，医下之，续得下利清谷不止，身疼痛者，急当救里。”救里宜四逆汤，故疏方四逆汤加减。服药后，手足转温，下利渐止，为阳气来复之征，可知辨证无误，其脉由微细欲绝转沉细而迟，可知阳气虽来复仍为不足，继以麻黄附子细辛汤温通经脉，合大剂参芪大补元气之虚。最后，因其病之本在阴阳俱不足，故以炙甘草汤益气复脉调治收功，在心率增加的同时，肾功能显著改善。盖因少阴主枢，为阴阳正负生死之枢，如吴昆所云：“少阴若精气充满，则脾得其禀而能开，肝得其助而能合。”本方以四逆加人参、麻黄附子细辛、炙甘草汤诸方，急温少阴之阳，待阳气来复，一扫阴霾，气化得行，三焦得通，浊阴得化，瘀滞得行，故肾功能恢复。

（首届全国中医临床骨干人才、第五批全国中医临床优秀人才　刘世巍）

桂枝加桂汤治愈射频消融术后奔豚验案

林某，女，48岁，家庭妇女，2019年5月27日初诊。

主诉：气从少腹上冲胸部1周。

病史：患者因“膜性肾病Ⅱ期”长期在我科门诊治疗，现处于小剂量激素维持治疗阶段，素因肝气不舒、心肾阳虚而常服中药调理，肾病较稳定。既往有阵发性室上性心动过速史，近期因发作较频繁于2019年5月20日在外院行射频消融术，又因自主神经损伤出现心动过缓，安装了心脏起搏器，自此患者出现气上冲胸，小腹胀满，冒冷汗，难以入睡，痛苦万分，大便偏硬，小便尚调，舌质淡晦，苔白，脉细。

中医诊断：奔豚病（肾脏寒气上冲心脉）。

治则：调和阴阳，平冲降逆。

处方：桂枝加桂汤化裁。桂枝20g，白芍15g，红枣10g，柴胡10g，煅龙骨25g，煅牡蛎25g，炙甘草5g，生姜（自加）3片。7剂，水煎内服，日1剂。

二诊：2019年5月28日，患者自觉气上冲胸大减，续服前方7剂，症状消失，随访未见复发。

【按语】

“奔豚”一词首见于《难经》，东汉张仲景所著《金匮要略》中设有专篇论述，明确提出“奔豚气”这一病名，指出其病因，并载三方，沿用至今。《金匮要略·奔豚气病脉证治》记载：“奔豚病，从少腹起，上冲咽喉，发作欲死，复还止。”阐述了奔豚气的发病特征；又载：“烧针令其汗，针处被寒，核起而赤者，必发奔豚。气从少腹上冲心者，灸其核上各一壮，与桂枝加桂汤主之。”明确指出了肾积奔豚气的发病原因及治疗方法。有学者认为凡是机体容易有惊恐反应，或是易促使生理上有惊发反应的人，都易发奔豚气。而本案患者素体心肾阳虚，加之射频消融术损伤自主神经，与仲景所言“烧针令其汗，针处被寒”极为相似，因“烧针”惊动心气，心阳受损，肾寒之气乘虚上犯而发奔豚。故予桂枝加桂汤治之，重用桂枝温通心阳、平冲降逆；白芍酸甘化阴，共调阴阳；姜枣温中扶虚，辅柴胡疏理肝气，龙牡敛汗，方证相合而获效。

（首届全国中医临床骨干人才、第五批全国中医临床优秀人才　许正锦）

奔豚验案

张某，男，35岁，已婚，工程师，2021年12月10日初诊。

主诉：喉部反复发作性气流梗塞20日余。

病史：半月前患者平卧进食花生出现梗噎后，自觉吞咽时有气流阻塞，顷之止，已而复发，平卧时尤甚。纳眠可，大便稀溏，日1～2次，色黄，小便正常，舌淡红，苔白，脉弦。

辨病辨证分析：《金匮要略·奔豚气病脉证治》记载：“病有奔豚，有吐脓，有惊怖，有火邪，此四部病，皆从惊发得之……奔豚病，从少腹起，上冲咽喉，发作欲死，复还止，皆从惊恐得之……发汗后，烧针令其汗，针处被寒，核起而赤者，必发奔豚，气从少腹上至心。”患者平素伏案工作，长期劳累，思虑过度，久之则心阳亏虚，心气不足，不能坐镇于上、下温寒气。观其大便稀溏，则知下焦伏寒，寒邪犯冲，气逆于上发为本病。

诊断：奔豚。

治则：平冲降逆。

处方：桂枝加桂汤。桂枝24g，白芍12g，甘草12g，生姜15g，大枣12g。3剂，水煎服，日1剂。

方义分析：方中重用桂枝，治三气：一能下气，治上冲；二开结气；三（可）益心气。配大枣、甘草、生姜辛甘化阳，温心阳，降寒气，平冲逆；芍药酸寒，甘草相配，酸甘化阴，降逆止呃。诸药合用，共奏温通心阳、平冲降逆之功。

二诊：药后诸症消失，大便成形。3个月后随访，未再发作。

【按语】

奔豚气属临床常见病，以少阴阳虚为内因，外受风寒和精神刺激为诱因，多见于心脏病，其人自觉气上冲胸时，便发生期前收缩、心律不齐、心悸憋闷、窒息等症状。据临床观察，凡奔豚气、神经官能症或因风寒之气直中下焦而见心悸，或腹部触之硬如板样，发作时自觉痛苦不堪，手足冷，舌淡苔白，脉弦等症者，属心气不足，心阳受损、感受寒邪、气机枢机不利等引起气逆于上而又噎膈于喉，均可用桂枝加桂汤为基础进行随症加减，不必拘于奔豚之证。

（首届全国中医临床骨干人才　陶杨）

温阳利水活血化瘀法治疗心衰验案

张某，男，74岁，2022年4月3日初诊。

主诉：喘憋气短10年余，加重1周。

病史：既往有冠心病、心力衰竭、高血压、糖尿病病史。

刻下：患者喘憋，气短，胸闷痛，周身浮肿，尿少，畏寒肢冷，舌质紫，舌体淡胖，苔白，脉沉细无力。

中医诊断：喘病（阳虚水泛，兼血瘀）。

西医诊断：慢性充血性心力衰竭、缺血性心肌病型冠心病。

治则：温阳利水，活血化瘀。

处方：参苈加汤。红参15g，葶苈子30g，五加皮15g，红景天25g，三七粉10g，山萸肉20g，淫羊藿15g，大腹皮15g。7剂，日1剂，每剂水煎400ml，分早晚日2次温服。

二诊：2022年4月10日，诉喘憋明显缓解，周身浮肿明显消退，仍有胸刺痛，乏力，汗出，口干，肢冷，舌质紫暗，舌体淡胖，苔白，脉沉细。此为血瘀明显，予益气温阳，活血通络。生晒参15g，山萸肉20g，淫羊藿15g，黄芪50g，红景天25g，丹参20g，三七粉6g，土鳖虫15g，红花15g，银杏叶30g，葛根20g，川芎15g。7剂，日1剂，每剂水煎400ml，分早晚日2次温服。

三诊：2022年4月17日，患者喘憋、胸痛、气短明显缓解，周身无浮肿，效不更方，继续服用上方，煎服法同前。

患者上述方药继续口服3周后，诸症减轻，病情稳定，结束治疗。

【按语】

心力衰竭属于中医学“喘病”“胸痹心痛”“心悸”“支饮”“水肿”等范畴，《伤寒治例》言：“气虚停饮，阳气内弱，心下空虚，正气内动而悸也。”指出本病气虚、阳虚为心力衰竭的主要病机，治疗以益气温阳为大法。但本病不单以虚主，邪实发于本虚之上，临床常见水饮内停、痰浊壅盛、水血互结、痰瘀互结等，属于本虚标实证。故临床用药当标本兼治，益气、养阴、温阳，兼以利水、化瘀、逐痰。

参苈加汤是龙江医派传承工作室负责人姜德友教授的自拟方，由红参、葶苈子、五加皮、红景天、三七粉、山萸肉、淫羊藿组成，具有益气温阳、化瘀利水的功效，用于治疗阳气亏虚、血瘀水停之心衰，收效显著。

利水加活血化瘀中药在心衰中应用较多。黑龙江省地处北疆，季节特点是夏短冬长，气候干燥而寒冷，龙江人喜肉、嗜酒而少动，故发病多外因寒燥、内伤痰饮、气血不畅居多。临床上常用三七粉、土鳖虫、丹参、银杏叶之剂活血化瘀，通畅气血，葶苈子、五加皮、大腹皮、茯苓、泽泻、白茅根等利尿逐水化饮。

（首届全国中医临床骨干人才、第五批全国中医临床优秀人才　吴华慧）

针药结合治疗心悸验案

尹某，女，53岁，2020年11月15日初诊。

主诉：反复心悸胸闷3年余，加重半月。

病史：患者3年来反复心悸胸闷，心电图：心律不齐，偶有期前收缩，ST–T段低平。未予系统治疗。近日加重，按之得舒，平日易汗出，偶有乏力，伴头昏、腹胀，纳食一般，眠差，多梦，二便调，舌淡苔白，脉促。

中医诊断：心悸（心阳不足）。

处方：桂枝甘草汤加减。桂枝12g，甘草6g，生姜6g，大枣6g，牡蛎12g。6剂，免煎，日1剂。

针灸处方：灵台、至阳、心俞、厥阴俞、内关、脾俞、胃俞。

2次针灸后患者情况好转，继服6剂中药，基本痊愈。

【按语】

《伤寒论·辨太阳病脉证并治》记载："发汗过多，其人叉手自冒心，心下悸，欲得按者，桂枝甘草汤主之。"患者平日易汗出，久则损伤心阳，致心阳不足，出现心悸欲按，予桂枝甘草汤加减，振奋心阳。桂枝合甘草，辛甘化阳，以助心阳，加牡蛎镇静安神。《灵枢·杂病》载："心痛，当九节刺之，按，已刺按之，立已；不已，上下求之，得之立已。"九节即是至阳穴，心痛取至阳及其上下的压痛点针刺，外加背俞穴以祛外邪安脏腑；"胸胁内关谋"，内关又为八脉交会穴，治心胸疾病。

（首届全国中医临床骨干人才　韩兴军）

温肾方治疗亚临床甲减验案举隅

谢某，女，27岁，2021年10月21日初诊。

主诉：体检发现 TSH（促甲状腺激素）增高 2 个月。

病史：某三甲医院体检甲功 5 项：游离三碘甲状腺原氨酸（FT_3）2.86pg/ml（1.8～4.8pg/ml），游离甲状腺素（FT_4）：0.77ng/ml（0.7～19.9ng/ml），第三代促甲状腺激素（TSH_3UL）：45.467μIU/ml（0.3～5.0μIU/ml），甲状腺球蛋白抗体（TGAb）＞500U/ml（0～80U/ml），甲状腺过氧化物酶抗体（TPOAb）＞1300U/ml（0～60U/ml）。甲状腺彩超：甲状腺质地不均匀，呈网格样改变。现偶有乏力，较前怕冷，时有便秘。甲状腺Ⅰ级肿大，质稍韧，血管杂音阴性，无压痛。舌淡红，苔薄白，脉沉细。

中医诊断：瘿病（脾肾阳虚证）。

西医诊断：桥本甲状腺炎合并亚临床甲状腺功能减退。

治则：益气健脾，温肾助阳。

处方：温肾方口服。淫羊藿 15g，补骨脂 15g，肉苁蓉 15g，益智仁 12g，女贞子 12g，法半夏 12g，黄芪 24g，石菖蒲 10g，炙甘草 10g，火麻仁 10g。15 剂，水煎服，日 1 剂，分 2 次服。

二诊：2021 年 11 月 6 日，诉怕冷乏力有所改善，便秘消失。予以原方减火麻仁，15 剂，水煎服，日 1 剂，分 2 次服。

三诊：2021 年 11 月 23 日，诉怕冷乏力好转，余无不适，继续守前方，30 剂，水煎服，日 1 剂，分 2 次服。

四诊：2021 年 12 月 27 日，未诉不适。查甲功 3 项：FT_3：3.75pg/ml，FT_4：1.85ng/ml，TSH_3UL：3.268μIU/ml。为巩固疗效，嘱患者坚持服用温肾方，15 剂，水煎服，隔日 1 剂，分 2 次服。

五诊：复查甲功 3 项指标正常，随访至今未见复发。

【按语】

阳虚是亚临床甲状腺功能减退的主要病理基础。火神派认为“万病皆损于阳气”，《素问·五常政大论》载“虚者补之”。鉴于以上观点，陈氏瘿病学说提出从阳虚论治亚临床甲减的观点，常以温肾方为基本方进行临床化裁。该方从“肾”入手，调补阴阳，“壮水之主，以制阳光；益火之源，以消阴翳”。淫羊藿、补骨脂味辛性温，属温补脾肾。张介宾言：“善补阳者必于阴中求阳，则阳得阴助而生化无穷；善补阴者，必于阳中求阴，则阴得阳升而泉源不竭。”故温肾方中还用女贞子补肝肾阴，乌须明目，“阴中求阳”；肉苁蓉味甘咸性温，入肾、大肠经，既能补肾壮阳，又可润肠通便；益智仁味辛性温，入脾肾经，既能补肾助阳，又可固精缩尿，与补骨脂相合，能温补脾肾治疗脾肾阳虚之尿频、遗尿及夜尿增多等证；黄芪益气升阳，助阳气布达全身；法半夏燥湿化痰，既可消除脾肾阳虚，气化不利所致的寒痰内阻，又可健脾化痰，杜生痰之源。

（首届全国中医临床骨干人才　王芳）

合方治虚人自汗盗汗验案

刘某，男，70岁，2022年4月14日初诊。

主诉：自汗6个月余，伴盗汗2天。

病史：患者6个月前出现自汗，易感冒，多方求治无良效；2天前出现夜间烘热、汗出，伴双手足心发热。现活动后汗出较大，双下肢乏力、发凉，以双膝关节尤甚。口苦，无口干欲饮，易感冒，夜间小便3～4次，每日凌晨约5点解稀便。纳可，眠欠佳。舌紫暗、苔略厚、舌下脉络轻度瘀阻。既往有脑梗死病史。

中医诊断：自汗、盗汗（阴虚阳浮证）。

治则：滋阴潜阳。

处方：桂枝加龙骨牡蛎汤合六味地黄丸加味。桂枝15g，赤芍15g，干姜10g，大枣12g，炙甘草10g，龙骨（先煎）30g，牡蛎（先煎）30g，熟地黄24g，山茱萸12g，山药10g，盐泽泻9g，牡丹皮9g，茯苓9g，乌药15g，盐益智仁15g，白豆蔻15g，麻黄根15g，浮小麦15g。5剂，每日1剂，水煎300ml，每剂3次，分早中晚3次温服。

二诊：2022年4月19日，晚上烘热缓解80%；现有鼻塞、咳嗽，咳痰不利，上半身有汗，下半身冷，以双膝关节冷甚；经常头昏，口干，口苦尤甚；纳差，睡眠改善，小便多，起夜3～4次。大便稀，坠胀感明显。舌淡红，苔略厚，有半夏线，舌下脉络轻度迂曲；脉弦滑，双尺略弱。予柴胡加龙骨牡蛎汤加味。党参30g，黄芩15g，龙骨（先煎）30g，牡蛎（先煎）30g，肉桂15g，紫石英（先煎）9g，茯苓12g，法半夏9g，北柴胡15g，熟大黄6g，大枣10g，干姜15g，炙甘草10g，附片（先煎）30g，炒白术15g，黄芪60g，防风15g，木香15g，藿香15g。

2022年7月30日回访，诉自汗、易感冒现象较以前好转80%；晚上烘热汗出已愈；下半身冷较前减轻，胃痛好转；每晚起夜小便2次，大便正常。

【按语】

《景岳全书·汗证》载“自汗盗汗，亦各有阴阳之证……盗汗必属阴虚。”陈永亮老师认为，患者自汗，易感冒，便稀，尿频，烘热盗汗，下肢发凉，是为阴虚阳浮之征，故用桂枝加龙骨牡蛎汤合六味地黄丸滋阴潜阳；二诊邪气由里转出少阳，故用柴胡加龙骨牡蛎汤，药证相符，收桴鼓之效。

（重庆市“忠州纯针刀”创新团队成员　谢小林）

胃脘痛验案

彭某，男，51岁，2020年10月17日初诊。

主诉：胃脘部不适1个月。

刻下：患者1个月前出现胃脘部不适，隐隐作痛，伴反酸、口干、口苦、不欲饮，进食则胃脘部胀满不适。外院服用中、西药物，疗效欠佳。症见胃脘部隐痛，反酸、口干、口苦，食则胀满不适，大便不成形，小便正常，舌质红，舌苔薄白，脉弦数。

诊断：胃脘痛病（热郁气滞）。

治法：行气止痛，清热解郁。

处方：吴茱萸3g，黄连10g，木香（后下）10g，白芍10g，槟榔15g，炙甘草3g。5剂，每日1剂，水煎服，每日3次，每次150～200ml。

随访，患者胃脘部不适及反酸症状完全消失，大便仍时不成形，嘱其禁食辛辣，适量运动，门诊随访。

【按语】

胃脘痛病，病位在胃，与脾、肝相关。肝主疏泄，调达气机，气机失调，横逆犯胃，则致胃脘部不适；气郁化火，则出现反酸、口干、口苦症状；肝木乘脾土，郁而不达，脾升失序，故不欲饮食，食则胀满不适，大便不成形；舌质红、脉弦数皆是肝郁化热、气机不畅的表现。以左金丸为君，清泄肝热，抑酸止痛；白芍柔肝，木香、槟榔行气止痛，共为臣；炙甘草调和诸药，为佐，共奏良效。

（首届全国中医临床骨干人才、重庆市“忠州纯针刀”创新团队成员　李强）

乌金珍珠散治疗反流性食管炎验案

王某，男，68岁，2020年11月13日初诊。

主诉：间断反酸、胸骨后烧灼不适5年余。

病史：患者胸骨后烧灼、反酸，时轻时重，反复发作，服用PPI（质子泵抑制剂）后症状缓解，停药后又发。2019年3月7日行胃镜检查示反流性食管炎，非萎缩性胃炎。现偶有胸闷，无明显腹胀、腹痛。纳眠可，二便调。舌质暗红，苔薄黄，舌底脉络迂曲，脉沉细。

中医诊断：吐酸（肝胃不和兼血瘀证）。

西医诊断：反流性食管炎。

治则：舒肝清热，和胃制酸。

处方：乌左珍珠散加减。海螵蛸20g，煅瓦楞子15g，浙贝母15g，黄连片6g，吴茱萸1g，枳壳12g，竹茹10g，姜半夏15g，炙甘草6g，煅龙骨20g，煅牡蛎15g，丹参20g，黄芩10g。7剂，水煎服，每日1剂，早晚分服。嘱患者避风寒，慎起居，畅情志，三餐规律，少食多餐，尽量少食酸甜之品，规律服药。

二诊：反酸减轻，仍有胸骨后灼热感，饮食不慎则明显加重，伴见胸部满闷，纳差，舌质暗红，苔黄厚腻，脉弦。上方易姜半夏为法半夏12g，加瓜蒌20g、薤白20g、厚朴10g，服用7剂。

三诊：反酸消失，胸闷明显改善，胸骨后灼热感明显减轻，但觉纳差。上方去竹茹、黄芩，加麦芽30g，服用7剂。

1周后随访，患者无不适，饮食正常。嘱其少食多餐，避免餐后即刻平卧。

【按语】

反流性食管炎可归于中医学“吐酸”“反胃”“嘈杂”“噎膈”等范畴。多数医家认为本病病位在食道，属胃，与肝脾关系密切。多因情志失和、饮食失调致肝脾失和，寒热错杂。基本病机为胃失和降。在临床上常采用理气疏肝、和胃降逆、平调寒热、疏肝健脾等治法。

本案患者老年男性，肝失疏泄、脾失健运导致湿热之邪蕴结中焦，气机升降异常，致肝胃不和，胃气上逆，出现反酸、胸骨后烧灼等症状。首诊以乌贝散、左金丸合半夏泻心汤加减，考虑患者湿热蕴结中焦，中气不虚，且舌苔厚腻，去半夏泻心汤中人参、甘草、大枣、干姜，配伍枳壳、竹茹理气化痰，煅龙骨、煅牡蛎重镇降逆，制酸和胃，丹参化瘀通络。二诊时根据患者症状，考虑首诊方中姜半夏有加重湿热之嫌，改为法半夏，同时减少用量，配伍瓜蒌、薤白宽胸散结，厚朴下气除满，调整脾胃气机升降。三诊患者症状明显改善，但进食较差，考虑久服清热之品，有苦寒败胃之弊，去竹茹、黄芩，加麦芽行气消食、健脾开胃，调理脾胃运化功能。

同时，要注意调整生活、饮食方式。反流性食管炎一般是因为食管下段、贲门括约肌的松弛，胃内的食物和胃液反流入食管，造成食管黏膜损害的疾病。首先要注意避免辛辣、酸硬食物的刺激，其次是要减肥，减轻体重，减小腹围；最后就是要避免餐后即刻平卧，避免体位引起胃酸反流，造成食管黏膜的伤害。

（首届全国中医临床骨干人才　王峰）

药灸结合治疗慢性萎缩性胃炎验案

聂某，女，50岁，2022年1月12日初诊。

主诉：反酸8年余，加重2天。

病史：患者8年前出现反吐酸水，进食刺激性食物后加重。2014年检查提示反流性食管炎，经抑酸、保护黏膜治疗后缓解。2019年胃镜示萎缩性胃炎、胃息肉，行胃息肉切除术。2021年复查胃镜示萎缩性胃炎、反流性食管炎。口服胃复春治疗半年，症状无明显改善，后改服摩罗丹，稍缓解。2天前因进食少量刺激性食物后反酸、胃灼热症状加重，纳眠可，大便略干。舌淡苔薄，脉滑。

中医诊断：吐酸（痰浊壅阻）。

治则：化痰抑酸，和胃降逆。

处方：清半夏12g，厚朴15g，紫苏叶9g，茯苓12g，旋覆花15g，代赭石15g，怀牛膝15g，黄连6g，黄芩9g，干姜9g，沙参9g，瓦楞子30g。6剂，水煎服，日1剂。麦粒灸：膏肓、胃根，每穴5壮。

二诊：2022年1月19日，反酸症状减轻，出现嗳气，余症同前。疏方：砂仁6g，陈皮18g，清半夏9g，黄连6g，苍术15g，茯苓9g，炙甘草9g，厚朴15g，白芍30g，吴茱萸9g，黄芩9g，干姜9g，党参6g，枳实15g，牡丹皮9g，首乌9g。6剂，水煎服，日1剂。麦粒灸：膏肓、胃根，每穴5壮。

三诊：2022年1月26日，反酸消失，嗳气减轻，便干缓解。

【按语】

患者以反酸、嗳气为主，为胃气上逆，结合舌脉可知中焦痰湿阻遏，痰气互结，故用半夏厚朴汤为主方治之。半夏为君化痰散结、降逆和胃，厚朴为臣行气开郁、下气除满，二药相配痰气并治。佐以紫苏叶、旋覆花、代赭石增强降气之功；又加黄连、黄芩清热利湿。

《扁鹊心书》记载："肺寒胸膈胀，时吐酸，逆气上攻，食已作饱……名膏肓病。"《针灸大成》载："灸劳而取诸膏肓、百劳。"膏肓为治疗反酸之要穴且有扶阳之功；胃根有行气健胃之用，此二穴麦粒灸可匡扶正气，有效缓解症状。

（首届全国中医临床骨干人才　韩兴军）

柴胡桂枝汤治验

柴胡桂枝汤见于《伤寒论·辨太阳病脉证并治》第146条："伤寒六七日，发热，微恶寒，支节烦疼，微呕，心下支结，外证未去者，柴胡桂枝汤主之。"

该方由柴胡、桂枝、芍药、黄芩、人参、甘草、半夏、生姜、大枣组成，亦即柴胡桂枝各半汤，为太阳少阳并病而设。方用小柴胡汤和解少阳半表半里之邪，桂枝汤调和营卫解太阳在表之邪，主治太阳少阳并病，属于少阳枢机不利，太阳营卫不和，太少同病。

清代于谦《医宗金鉴》记载："伤寒六七日，发热微恶寒，支节烦疼，微呕，心下支结者，是太阳之邪传少阳也。故去桂枝之半，以散太阳未尽之邪；取柴胡之半，以散少阳呕结之病。而不名桂枝柴胡汤者，以太阳外证虽未去，而病机已见于少阳里也，故以柴胡冠桂枝之上，意在解少阳为主，而散太阳为兼也。"

左某，男，70 岁，2021 年 11 月 10 日初诊。

主诉：胃癌术后 2 年余。

病史：平素间隔服用中药治疗，现病情稳定，无肿瘤复发迹象。10 天前受寒后出现发热、鼻塞、流涕等，在当地卫生所输液治疗数天并服用感冒药，现不发热，但仍有恶风、汗出、鼻塞、全身酸痛，阵发性咳嗽，痰少而黏，胁肋部胀闷，纳差，咽干口苦，睡眠欠佳，大病稀溏，小便可。患者身形消瘦，舌质淡苔白，脉弦缓。

中医辨证：太阳少阳并病。

处方：柴胡桂枝汤加味。柴胡 20g，清半夏 15g，党参 15g，炙甘草 12g，黄芩 15g，生姜 15g，大枣 15g，桂枝 15g，赤芍 15g，干姜 10g，五味子 10g。7 剂，水煎服，每日 3 次。

二诊：服上药后，病情明显好转，咳嗽减缓，饮食睡眠改善，舌脉同前，效不更方，继进 5 剂而愈。

【按语】

江西省名中医、伤寒大家陈瑞春在《伤寒实践论》中记载："柴胡桂枝汤具有燮理阴阳，和解表里，调和营卫，疏肝泄胆，健运脾胃，补益气血的功能，是一张不用补药的保健良药。"临床运用，高热可治、低热能平，尤其是老年体弱之人，有病可治，无病可防，长期服用，轻身却病，益寿延年。

（首届全国中医临床骨干人才　曾长林）

调理小儿脾虚验案

潘某，男，10 岁 2 个月，2022 年 1 月 8 日初诊。

主诉：鼻塞、注意力下降 3 个月。

病史：患儿近 3 个月来出现鼻塞、注意力不集中，伴厌食、腹胀，睡眠时露睛、张口呼吸、打鼾。其母忧心学习成绩下降四处求医效果不佳，经人推荐来我院治未病科调养。经询问患儿曾因厌食、腹胀至儿科就诊，口服助消化药物后症状稍改善，又因鼻塞、流涕等症反复至耳鼻喉科就诊，确诊“慢性鼻窦炎”，间断予激素药物治疗后症状有所缓解，但受凉后常复发。

刻下：查体见患儿形体瘦弱，面色黄白少华，舌质淡，舌尖微红，苔薄白根部腻，脉弦滑。

治则：健脾化湿，通窍醒神。

处方：防风6g，白术9g，制远志5g，石菖蒲5g，陈皮6g，桔梗10g，辛夷3g，法半夏6g，黄芩2g，甘草5g。颗粒6剂，每日1剂，分3次饭后温服。

二诊：2022年1月14日，诉鼻塞、流涕症状明显减轻，夜间睡眠较前改善，醒后无明显疲劳感，上课注意力较前集中、学习进步，仍感腹部胀满、不欲食、大便不成形。考虑患儿脾胃虚弱，加用隔姜灸中脘、神阙两穴，每穴3壮，每日1次，共3次。

三诊：2022年1月18日，诉以上症状均改善，询问是否需要服药或者治疗。考虑患儿体虚，后期需精心调养预防感冒，防病复发，按照中医治未病理论，予患儿成药玉屏风散调服半月。

【按语】

儿童先天禀赋不足或后天喂养调护不当易致脾胃受损，脾虚痰湿内聚，运化不及，出现不欲饮食、食后水谷不化、大便稀溏。肺与大肠相表里，大肠运化不及，肺气虚弱，感受风寒湿邪，入里与痰湿裹挟，上蒙清窍，致鼻窍不通、学习注意力不集中、成绩下降。因此采用健脾化湿、通窍醒神法治疗本病。方中陈皮、白术和法半夏健脾醒胃、化湿和中；石菖蒲、制远志、辛夷通鼻窍、醒神志；桔梗宣肺化痰、调畅腑气；防风驱邪护卫；黄芩清郁热；甘草调和脾胃。并采用隔姜灸神阙、中脘二穴来帮助患儿提升脾胃之气。待症状消除后即以玉屏风散调养善后，防病复发。笔者体会：为小儿诊疗时如能采用中医外治法则首选推拿、艾灸、穴位贴敷等儿童能够接受的诊疗方法；若确需使用中药内服者，亦当遵循用药宜轻、顾护脾胃及中病即止的三大原则。

（首届全国中医临床骨干人才　邓建军）

化浊排石汤治疗胆结石验案

罗某，男，1岁3个月，贵州省铜仁市碧江区人，2019年8月23日初诊。

主诉：间断右上腹饱满1个月。

病史：患者1个月前出现发热、腹泻，于铜仁某医院查转氨酶升高，腹部超声：胆囊增大，肝内外胆管扩张，胆总管内强回声团（考虑结石）。予保肝治疗后好转。9天前患儿至北京某儿科医院就诊，医生建议手术切除胆囊，家属拒绝后转求中医药治疗，遂至我院。

刻下：患者右上腹部饱满，伴鼻塞流涕，无发热，无咳嗽、咳痰，小便黄，大便白，纳眠可。既往患儿体健，6个月加辅食，进食油脂性汤类较多。查体：腹饱满，腹式呼吸，腹韧，无压痛、反跳痛，未触及明显肿块，肝脾肋下未触及，麦氏点、双输尿管点无压痛，墨菲征（-），肝脾区无叩痛，移动性浊音（-），肠鸣音正常。舌质红，苔色黄，苔质薄，脉象细数。

中医诊断：胆胀病（湿热内蕴）。

西医诊断：胆石症、胆管结石、高脂血症、急性上呼吸道感染。

治则：清热化湿，利胆消石，疏风解表。

处方：葛根12g，炒鸡内金12g，金钱草12g，桂枝10g，白芍10g，柴胡5g，清半夏5g，黄芩6g，党参9g，炙甘草9g，生姜4g，大枣5g，麸炒枳实8g，麻黄4g，炒苦杏仁6g。每日1剂，开水冲服，每剂2次，每次20ml。

二诊：2019年8月29日，患儿右上腹部饱满缓解，鼻塞流涕减少，无发热、咳嗽、咳痰，二便黄，纳眠可，舌质红，苔薄黄，脉象细数。效不更方，守方继服。

三诊：2019年9月5日，患者皮肤黏膜突然黄染，小便黄加深，鼻塞、咳嗽、流清涕，舌红苔薄黄，脉细数。查体：双肺呼吸音粗，腹部平坦，叩鼓音，肠鸣音正常。彩超：肝内、外胆管内局灶性团块，疑胆汁淤积？泥沙样结石？天门冬氨酸氨基转移酶135.20U/L，丙氨酸氨基转移酶101.60U/L，γ-谷氨酰基转移酶716.40U/L，总胆红素30.01μmol/L，直接胆红素18.45μmol/L，碱性磷酸酶608.0U/L，总胆汁酸39.80μmol/L，总胆固醇21.59mmol/L，甘油三酯2.00mmol/L。考虑患者结石闭阻，胆气不降，上方加紫菀、射干，以化痰止咳；加郁金活血解郁退黄；枳实改为12g以行气利胆；生姜增至5g。

四诊：2019年9月11日，患者皮肤黏膜黄染不明显，无腹部饱满，无发热、鼻塞、清涕，略有咳嗽，大便黄，小便色黄减轻，舌红苔薄黄，脉细数。查体：双肺呼吸音清，腹部平坦，叩鼓音，肠鸣音正常。守方继服。

五诊：2019年10月10日，患者无明显不适，复查肝胆彩超未见异常，2019年10月17日复查肝功能正常，总胆固醇3.92mmol/L、甘油三酯1.17mmol/L。

【按语】

胆胀病始见于《灵枢·胀论》："胆胀者，胁下痛胀，口中苦，善太息。"既往多主张用外科手术，目前结合血浊论应用化浊排石汤综合治疗，取得成功。

本例患者因过食油腻，损伤脾胃，脾胃虚弱，血浊内生，日久化生湿热浊毒，留滞于肝，随肝之余气，藏于胆腑，瘀积日久，煎熬凝练成石。湿热闭阻，腑气不通，故见腹部饱满；胆汁不能下泄，则便白，尿黄；肺气不宣则鼻塞流涕，舌脉均为湿热内蕴之征象。

方中黄芩、黄连味苦能燥，性寒胜热，黄芩又乃少阳药，能清胆化湿热；胆汁为肝之余气，黄连清热燥湿，使胆汁澄本清源，血浊得化，共为君。半夏味辛，性温燥，燥湿开结气；枳实味苦辛，性微寒，能破气除痞散结，通畅胆腑，利胆退黄；柴胡辛行苦泄，善于调达肝气，疏肝解郁，共为臣药。鸡内金化坚消石，金钱草利胆排石，党参补中健脾，当归、白芍养血活血，麻黄、葛根、杏仁宣肺解表，化痰止咳，生姜、大枣、炙甘草补中健脾，共为佐使。患者服药过程出现变证黄疸，因正气祛邪外出，胆石外泄，引起胆道一过性阻塞，及时应用郁金解郁利胆退黄，胆石得以排出，黄疸得解，使患者免受手术之苦。

（首届全国中医临床骨干人才　孟宪鑫）

五味消毒饮联合小承气汤治疗阑尾脓肿验案

王某，男，35岁，2022年3月12日初诊。

主诉：突发右下腹疼痛1天。

病史：患者1天前进食烧烤后出现腹痛、腹胀，无恶心、呕吐，当时未引起重视，后腹痛逐渐加重，以右下腹疼痛为主，伴发热，急诊行阑尾彩超考虑阑尾脓肿。入院后予禁食、抗炎、补液等治疗，第2天请我科会诊。症见痛苦面容，右下腹疼痛固定拒按，腹胀明显，发热，最高38.6℃，无畏寒，稍感恶心，汗出，夜寐差，留置胃管，大便秘结，小便短赤。平素喜食辛辣油腻炙煿之品，好烟酒。腹诊：腹部胀满，隆起，腹壁紧、右下腹明显，右下腹疼痛拒按，局部热肿。舌质红，苔黄厚腻，脉弦滑数。

诊断：肠痈。

辨病辨证依据：患者平素喜食辛辣油腻炙煿之品，属于湿热型体质；好烟酒，而烟酒乃热毒之品，致湿热毒蕴机体日久。发病当日进食烧烤后出现腹痛、发热等症状，为热毒叠加后湿热毒蕴胃肠，阻滞肠道，热盛灼伤肠络，血败肉腐化脓。

治则：清利湿热，消肿解毒。

处方：五味消毒饮合小承气汤加减。大黄8g，枳实10g，厚朴10g，金银花

12g，野菊花 10g，蒲公英 10g，紫花地丁 12g，天葵子 10g，薏苡仁 15g，天花粉 8g，山药 15g，木香 10g，甘草 6g，黄连 5g。3 剂，每剂水煎至 400ml，分 2 袋包装，每日 1 袋胃管注入，1 袋灌肠。

二诊：2022 年 3 月 14 日，患者用药后右下腹疼痛较前明显好转，腹胀缓解，无发热、恶心、呕吐，仍留置胃管，大便通畅，小便短赤，夜寐好转，舌质红，苔黄腻，脉弦滑。效不更方，调整用药剂量。大黄 6g，枳实 8g，厚朴 8g，金银花 10g，野菊花 10g，蒲公英 10g，紫花地丁 12g，天葵子 10g，薏苡仁 15g，天花粉 8g，山药 15g，木香 10g，甘草 6g，白术 10g。3 剂，每剂水煎至 400ml，分 2 袋包装，上下午各 1 袋胃管注入。

三诊：2022 年 3 月 17 日，患者右下腹疼痛消失，稍感腹胀，胃管已拔，可自由进食，纳食稍差，大小便均正常，夜间睡眠安静，舌质淡红，苔薄白腻，脉细滑。复查阑尾彩超：阑尾周围脓肿消失，无炎性渗出。患者现湿热已除，大便通畅，仍有脾胃虚弱表现，可调整处方顾护脾胃，健脾益气，予六君子汤加减。太子参 15g，茯苓 10g，炒白术 10g，炙甘草 5g，法半夏 15g，陈皮 10g，山药 15g，薏苡仁 30g，谷芽 10g，山楂 10g，木香 10g，砂仁 6g。14 剂，水煎，每日 1 剂，分次温服。

【按语】

阑尾脓肿，在现代医学属于急腹症，在中医学则属于“肠痈”范畴。该病多由于平素饮食不洁，喜食辛辣烟酒等引起，治疗以清利湿热、消肿排脓为主。若不及时治疗，随时可能导致脓肿破溃，肠腑穿孔而危及生命。中医以其独特的治疗优势，起到四两拨千斤之效，也可以让患者免受手术之苦。

五味消毒饮出自《医宗金鉴·外科心法要诀》，是治疗外科疔疮疖肿最常用的方剂，主要由金银花、紫花地丁、野菊花、天葵子、蒲公英组成，有清热解毒、消肿散结之功。小承气汤出自《伤寒论》，主治阳明腑实证。本案患者有腹痛、便秘、发热、脉弦滑数等阳明腑实表现，用小承气汤可以通腑泄热，因肠腑以“通”为用。患者肠痈虽以湿热为主，但其热毒壅盛，灼伤肠络，肠中大便壅结，阻塞肠腑，用五味消毒饮合小承气汤可以清热解毒，消肿排脓。两方经常用于消化系统各种感染性疾病的治疗。

（首届全国中医临床骨干人才　刘理）

针药结合治疗慢性结肠炎验案

孙某，男，56 岁，2021 年 12 月 19 日初诊。

主诉：反复下腹不适5个月余。

病史：患者5个月前出现下腹不适，腹中坠重欲解大便，凌晨5—7点加重，大便每日2～3次，不成形，伴里急后重感，便后自觉症状稍有缓解。在外院行肠镜示乙状结肠炎，经保护胃肠道黏膜等治疗后症状改善不明显。患者平素易乏力、自汗，纳食可，眠差，凌晨2点左右易醒，伴口中涩。舌淡苔滑，寸脉轻。

中医诊断：腹痛（上气不足）。

治则：益气止痛，调畅气机。

处方：黄芪18g，知母12g，柴胡6g，升麻6g，桔梗9g，玉竹15g，丹参6g，紫苏叶9g，香附9g，陈皮18g，补骨脂30g。6剂，水煎服，日1剂。

针灸处方：取中脘、滑肉门、大巨、天枢、气海、关元、上三黄（天黄、明黄、其黄）、足三里、上巨虚，留针30分钟，每周2次。

二诊：2021年12月26日，下腹不适症状减轻，大便次数减少至每日1～2次，余症同前。治疗方案不变。

三诊：2022年1月2日，患者诸症均明显改善。

【按语】

患者为中老年男性，慢性结肠炎反复发作，腹中坠重欲解大便，寸脉弱于关尺脉，四诊合参诊为上气不足证。治疗以升气为主。方以黄芪为重，补气升气；黄芪性热，以知母凉润之；柴胡引气自左上升，升麻引气自右上升，桔梗载药上行。2点左右易醒乃肝气不舒所致，以紫苏叶、香附、陈皮疏肝理气、调畅气机。

中脘为胃之募、腑之会，位于脐上，天枢为大肠之募，位于脐旁，关元为小肠之募，位于脐下，及滑肉门、大巨穴布于脐之四周，可运转腹部气机。足三里为胃之下合穴，“肚腹三里留”，可调腹止痛。上巨虚为大肠之下合穴，可调理肠腑止泻。上三黄出自《董氏奇穴》，位于大腿内侧足厥阴肝经循行路线上，深刺达肾经，既能养血又能舒肝，是治疗肝经疾病之要穴，患者失眠且凌晨2点易醒，此为足厥阴肝经之巡行时间，刺此可疏肝解郁安神。

（首届全国中医临床骨干人才　韩兴军）

增液汤合小承气汤治疗“热结旁流”验案

叶某，女，67岁，2022年3月2日初诊。

主诉：大便次数增多、呈稀水样半月。

病史：患者半个月前出现大便次数增多，每日30余次，每次量少，呈稀水样，兼有不消化食物。曾在本地某医院用“左氧氟沙星、蒙脱石散、双歧杆菌四联活菌片”治疗无效。来诊时，患者仍大便每日数十次，每次量少，呈稀水样，颜色发绿，气味臭秽，小便调。有“高血压”病史10余年，“脑出血”病史1个月余。查体：神志清，精神可，形体肥胖，被动卧位，腹部饱满，左下腹可触及条索状粪块。右侧鼻唇沟变浅，伸舌右偏，右侧上下肢肌力Ⅱ级，深浅感觉无异常，右侧巴氏征（+）；舌红少苔，脉滑数、重按无力。

辅助检查：血常规见白细胞 14.44×10^9/L，红细胞压积35.60%，淋巴细胞比率10.30%，血小板 565×10^9/L，中性粒细胞比率83.10%，中性粒细胞数 12.00×10^9/L。大便潜血阳性。

诊断：热结旁流（阴虚内热，腑气不通）。

处方：玄参20g，生地黄20g，麦冬20g，大黄10g，厚朴20g，麸炒枳实15g。中药颗粒，3剂，水冲服，日1剂，分2次服用。患者排出大量粪便及稀粪水。

二诊：2022年3月4日，患者大便每日2次，黄色，成形。舌红少苔，脉滑数。继续予滋阴息风法治疗中风，后大便保持每日1次。

【按语】

患者虽大便每日数十次，呈稀水样，但颜色发绿，气味臭秽，腹部饱满，左下腹可触及条索状粪块，考虑为“热结旁流”。患者因“脑出血”出现右侧偏瘫，曾应用“脱水药”，伤及人体阴液，兼之长期卧床，排便不便，日久致大便内结，粪水从旁而下。大便内结，化热伤阴，可见舌红少苔。阴虚内热，腑气不通可表现为脉滑数重按无力。治疗原则为“通因通用”，不可止泻。《伤寒论·辨少阴病脉证并治》载：“少阴病，自利清水，色纯青，心下必痛，口干燥者，急下之，宜大承气汤。”《温病条辨·中焦》言：“阳明温病，无上焦证，数日不大便，当下之，若其人阴素虚，不可行承气者，增液汤主之。”本患者长期卧床，阴虚明显，应急下之，但不可用大承气汤，防止泻下太过伤阴，而用增液汤合小承气汤治疗，3剂而愈。

（首届全国中医临床骨干人才、第五批全国中医临床优秀人才　朱文浩）

经方治疗老年性便秘治验

刘某，男，70岁，2022年2月15日初诊。

主诉：排便困难9个月余。

病史：患者偏瘦，大便干，每用开塞露才能行大便，若不用则1周不行，腹胀，食欲尚可，口不渴。常起口腔溃疡，现有3处。腹诊：腹力中等，无压痛，皮肤干燥。舌苔薄白，舌质紫暗，脉沉细。

处方：姜半夏 10g，黄芩 15g，干姜 5g，党参 12g，炙甘草 20g，黄连 5g，红枣 20g，大黄 6g。7 剂，水煎，每日 2 次，200ml，温服。

二诊：2022 年 2 月 22 日，患者诉有便意，2～3 天行 1 次，腹胀减轻，大便时偶有腹痛，口腔溃疡好转，食欲尚可，夜尿 2～5 次，眠差，无浮肿，口不渴。此乃肠燥津液不足之便秘，故用麻子仁丸。枳实 10g，厚朴 15g，火麻仁 15g，白芍 20g，杏仁 20g，大黄 6g。7 剂，水煎，每日 2 次，200ml，温服。

三诊：2022 年 3 月 1 日，患者大便基本正常，1～2 天一行，小便次数明显减少，夜尿 1～2 次，睡眠尚可，口腔溃疡未起。老年体虚，上方大黄改为 3g 继服。

四诊：2022 年 3 月 7 日，患者大便正常，1～2 天一行，小便次数减少，夜尿 1～2 次，嘱患者每周服 2～3 次药即可。

【按语】

便秘是大肠的传导功能失常，粪便在大肠内留滞过久，致大便秘结不通，排便时间延长，大便干结，排出困难，或大便不干，虽有便意，但排出不畅的一种病症。常见于老年人，其体质十分复杂，寒热错交，虚实兼见，病证复杂，辨证比较困难。

黄煌老师说："有是证用是方。"患者第一次来虽然便秘，但口腔溃疡频发，因此用甘草泻心汤，经典的狐惑病方，具有修复黏膜的功效，加大黄泻下通便。7 剂后患者口腔溃疡好转，但便秘无甚改善。仔细询问患者，小便次数多，大便干结，饭量不减，无糖尿病。《伤寒论·辨阳明病脉证并治》记载："趺阳脉浮而涩，浮则胃气强，涩则小便数，浮涩相搏，大便则硬，其脾为约，麻子仁丸主之。"大肠中的水分被小肠从尿液排出，致大便干结。麻子仁丸证以"胃中有热"为必备，患者饭量稍多，但人偏瘦，考虑胃强脾弱，胃中有热。因此，二诊用之，收效很好。又患者为老年人，为本虚标实，大黄量不可过大，服药时间不可过长。大塚敬节曾用麻子仁丸治疗老年人便秘，大黄用量为每日 0.3g，效果极好。

（首届全国中医临床骨干人才　肖丽）

健脾益气润肠法治疗顽固性便秘验案

王某，女，22 岁，学生，2021 年 10 月 5 日初诊。

主诉：排便困难 2 年余。

病史：患者平素体质虚弱，形体消瘦，2年来排便困难，大便5～7天一行，干结，呈羊粪状燥屎，腹胀明显；无食欲，口干，乏力，精神疲倦，少言语，睡眠差，舌质淡胖，苔白厚腻，脉沉细。

辨病辨证依据：此由于脾胃虚弱，气阴不足，气虚大肠传导失司，阴虚肠道失于濡润，粪便干硬，艰涩难下；又形态消瘦，纳差乏力，少气懒言，乃属肺脾气虚。

诊断：便秘（气阴两虚）。

治则：健脾益气，润肠通便。

处方：陈皮12g，木香12g，砂仁9g，麸炒薏苡仁10g，白芍10g，生地黄20g，麦冬20g，玉竹20g，何首乌20g，知母20g，厚朴9g，清半夏12g，肉桂9g，酸枣仁30g，炙甘草6g。10剂，水煎服，每日1剂，分2次口服。

二诊：2021年10月16日，诉软便但仍稍偏干，2～3天一行，乏力明显，纳差，少气懒言，倦怠不易动，在上方基础上加黄芪30g、当归20g、焦三仙（焦麦芽、焦山楂、焦神曲）各15g，续服15剂。

三诊：2021年11月1日，患者服药后，大便每日一行，或隔日一行，便质软，排便困难缓解，自觉食欲稍有好转，乏力有所改善，睡眠较差，入睡困难，睡后易梦流涎，舌质红，苔白厚腻，脉沉缓。陈皮12g，砂仁15g，白芍20g，麸炒薏苡仁30g，麦冬15g，何首乌20g，知母15g，滑石10g，厚朴10g，酸枣仁30g，炒麦芽15g，煅磁石30g，黄芪40g，当归20g，鸡内金15g，人参15g。30剂，水煎服，每日1剂，分2次口服。

四诊：2022年12月5日，患者连续服药1个月，大便每日一行，基本恢复正常，排便困难缓解，进食量明显增加，有食欲，活动有力，乏力改善，睡眠明显好转。继续巩固治疗1个月，痊愈。

【按语】

饮食入胃，经过脾胃运化，吸收精华，糟粕由大肠传出，而成大便。《灵枢·营卫生会》记载："水谷者，长并居于胃中，成糟粕而俱下于大肠。""大肠者，传导之官，变化出焉。"因此，胃肠功能正常，则大便通畅，胃肠受病，或因燥热内结，或因气机瘀滞，或因气虚传送无力，或因脾虚不能布津，血虚肠道干涩，阴虚肠道失润，以及阳虚阴寒内结，均可导致大肠传导功能失常。

脾胃气虚，中气下陷，脾失升清，清阳不升，浊阴不降，大肠传导推动无力，燥屎内结于肠，致大便不通，本病实属于虚秘。李东垣有"脾胃虚则九窍不通"之说。脾胃为气血生化之源，气机升降斡旋之枢纽。脾胃纳运正常，气血生化有源，气机升降条达。临床上根据"虚者补之，损者益之"的原则，以健脾益气，养阴生津为治疗大法，补中升清，益气通便，亦属塞因塞用之法。

（首届全国中医临床骨干人才　刘世举）

肾气丸加味治疗夜尿增多症验案

孙某，女，59岁，居民，2022年07月15日初诊。

主诉：夜尿增多4年余。

病史：患者白天小便正常，夜尿增多，每晚约5次；腰酸腿软，冬季双手发僵，口干苦，纳眠可，大便干。舌淡苔略厚，舌下脉络瘀阻，脉沉，双迟无力。

诊断：肾阳不足。

治则：温阳补肾。

处方：肾气丸加味。牡丹皮12g，盐泽泻3g，茯苓6g，熟地黄30g，山茱萸15g，山药15g，桂枝15g，附片（先煎）15g，乌药20g，盐益智仁20g，杏仁12g，火麻仁30g，炒枳壳12g，白芍12g，生大黄10g，厚朴12g。5剂，水煎服，每日1剂，每剂3次。

二诊：2022年7月26日，诉大便恢复正常，每日早晨1次，夜尿仍5次，口干、口苦，多饮，汗不多，感腰酸腿软；纳可，舌淡苔白厚，脉沉涩。患者大便正常，去麻子仁丸。牡丹皮12g，盐泽泻3g，茯苓6g，熟地黄30g，山茱萸15g，山药15g，桂枝15g，附片（先煎）30g，乌药20g，盐益智仁20g，桑螵蛸15g，北柴胡15g，黄芩15g，石斛30g。5剂，水煎服，每日1剂，每剂3次。

三诊：2022年8月30日，诉夜尿减少到1～2次，白天小便正常。大便正常；晨起口不干苦，饮不多，汗不多，腰酸腿软较前改善；纳可，舌淡暗苔略厚，舌下脉络轻度迂曲，脉沉，双尺弱。牡丹皮12g，盐泽泻3g，茯苓6g，熟地黄30g，山茱萸15g，山药15g，桂枝15g，附片（先煎）30g，乌药20g，盐益智仁20g，桑螵蛸15g。5剂，水煎服，每日1剂，每剂3次。

【按语】

国际尿控协会定义：夜尿是指夜间不得不醒来排尿，不包括入睡最后一次和晨起后第一次排尿，一般来讲，夜尿次数3次及以上属于夜尿过多。《素问·水热穴论》记载："肾者，胃之关也，关门不利，故聚水而从其类也。"陈永亮老师认为，肾主水，司职全身津液代谢，且肾与膀胱相表里，肾阳虚衰，肾气蒸腾气化作用减弱，则膀胱气化不利，开阖失司，表现为多尿。夜间阴盛阳衰，阳气更加虚弱。肾气丸主治肾阳不足，方中附子大辛大热，温阳补火，桂枝辛甘而温，温通阳气，二药相合，补肾阳，助气化为君；肾为水火之脏，阳无阴则不化，故重用地黄滋阴补肾生精为臣；配伍山茱萸补肝养脾益精，泽泻、茯苓利水渗湿，牡丹皮活血化瘀，加用缩泉丸补肾固精为佐。诸药相合使肾阳振奋，气化复常，则诸症自除。

（重庆市“忠州纯针刀”创新团队后备带头人 陶静）

五苓散治验两则

（一）：痞病验案

卞某，女，49岁，2022年1月5日初诊。

主诉：尿频、尿急1个月余，心下痞满5天。

病史：患者1个月前出现尿道烧烫感，伴尿频、尿急、尿痛，下腹部坠胀疼痛，体检发现尿白细胞偏高，未服用药物。5天前出现心下痞满，偶有心悸不适。现患者尿频、尿急，无尿痛及尿道烧烫感，时感心下痞满，饮水多后症状加重，伴口干口苦，饮食可，大便正常。心电图正常，胃镜：慢性浅表性胃炎。舌质淡，边有齿痕，苔润，脉弦细。

中医诊断：水痞病（水停下焦，气机阻滞）。

西医诊断：①慢性胃炎；②尿道炎。

处方：五苓散。茯苓12g，泽泻15g，白术12g，桂枝6g，猪苓12g。7剂，水煎服，每日1剂，每剂3次。

1周后患者微信告知，其尿频、口干症状已明显缓解，心下痞满减轻。

【按语】

《伤寒论·辨太阳病脉证并治》第156条：“痞不解，其人渴而口燥烦，小便不利者，五苓散主之。”提示因下窍不利，水无出路，水邪上逆进而阻遏中焦气机可致“水痞病”。该患者起病于膀胱湿热，膀胱气化无力，失治之后湿热已去，无尿痛及尿道烧烫感，但遗留膀胱气化功能不足，气化失司，水蓄下焦，津液不能气化而下泄，故尿频、尿急、小便不利；津液不能气化以上承，故口干，渴喜热饮；水气上逆，阻碍气机升降，心下气机痞塞，故症状加重。水饮之性，变动不居，始虽蓄下，渐变则波及全身，水扰中焦气机，脾胃升降失常，则可见心下痞。本病治疗关键在于恢复膀胱气化功能，使小便得利，气机升降正常。方用五苓散助阳化气行水。五苓散证需与茯苓甘草汤证鉴别。后者为胃阳不足，水停中焦，对津液输布影响不大，多不口渴，未影响膀胱气化功能，也不会出现小便不利、“苦里急”现象；但水停中焦，则会出现心下悸动不宁、胃中辘辘有声，故重用生姜以温中散水；同时，该方也可用于“水厥”病。

（二）：不寐验案

张某，女，31 岁，2021 年 4 月 23 日初诊。

主诉：睡眠差 2 个月。

病史：患者 2 个月前出现夜间睡眠差，入睡困难，半夜易醒，醒后难再次入睡，第 2 日精神尚好，伴夜间口干。曾短暂服用安眠药，停服后仍难以入睡。

刻下：睡眠差，入睡困难，半夜易醒，略怕冷，夜间醒来后自觉口干欲饮，不喜冷饮，饮水不多，无口苦、乏力体倦、心烦气躁，大便偏软，无夜尿增多现象。舌质淡红，舌面水津满布，舌下无静脉迂曲，苔略白，脉弦细。

中医诊断：不寐（水湿内蕴）。

西医诊断：失眠。

处方：五苓散。茯苓 15g，泽泻 20g，白术 9g，桂枝 9g，猪苓 15g。5 剂，水煎服，每日 1 剂，每剂 3 次。

二诊：2021 年 4 月 28 日，患者诉服用上方后睡眠明显好转，入睡较前容易，夜间易醒改善，口干减轻，饮食欠佳，大便偏软，舌质淡红，舌面水液减少，苔白微腻，脉细。予参苓白术散加减。党参 6g，炒白术 9g，茯苓 12g，陈皮 9g，山药 15g，薏苡仁 20g，桔梗 6g，炙甘草 6g，生姜 3 片，大枣 4 枚。7 剂，水煎服，2 日 1 剂，每日 2 次。

【按语】

随着生活压力不断增加，失眠的发病率也在不断上升。失眠又称“不寐”“目不瞑”等，中医学认为多因外邪、饮食、情志、内伤等诱发。本例患者治疗过程中，笔者未遵从常规的脏腑辨证，临证中见病知机，抓住患者的关键症状或体征，从关键病机入手，一举获效。该患者青年女性，失眠伴夜间口干，喜热饮，舌苔满布津液，考虑患者存在水液代谢异常，体内水饮内结，阻碍津液输布，故渴喜热饮，予五苓散原方以温阳化气行水。患者服用 5 剂后，口渴症状明显减轻，睡眠质量较前改善。从本例患者的诊治中，笔者体会到了治病抓关键病机的重要作用。笔者在跟师门九章教授期间，曾见过门老师使用“肾气丸”治疗不寐，使用“桂枝汤”治疗不寐，此亦是抓住了“肾气不足”和“营卫不和”的关键病机而治疗。二诊时，患者睡眠质量改善，饮食不佳，结合其水湿代谢异常，考虑为脾胃功能不足，遵从门氏“大病以胃”思想，予参苓白术散加减以健脾化湿治疗而收功。

（首届全国中医临床骨干人才　梁勇）

附子山萸汤合五苓散治疗白血病合并肝硬化验案

许某，女，59岁，2022年5月16日初诊。

主诉：腹胀伴双下肢水肿半年，加重1周。

病史：患者半年前出现腹胀、双下肢水肿，伴腹围增大，无腹痛、恶心、呕吐、反酸、胃灼热，未予重视，症状逐渐加重。1周前腹胀及双下肢水肿加重，腹围逐渐增大，遂来我院就诊，查体：神清、精神差，皮肤、巩膜轻度黄染，未见肝掌、蜘蛛痣，腹部膨隆，腹壁张力高，腹壁静脉显露，无压痛、反跳痛，腹部无包块。肝脏肋下未触及，脾脏触及肿大，墨菲征（-），肝肾区无叩击痛，移动性浊音（+）。肠鸣音4次/分。双下肢重度水肿。自发病以来，纳眠较差，小便少，大便每日5～6次、成形、色黄，近期体重变化不详，舌淡苔少，脉弦细弱。既往肝炎病史。

查血常规：白细胞计数$75.96 \times 10^9/L$，中性粒细胞计数$3.73 \times 10^9/L$，中性粒细胞百分比4.9%，淋巴细胞计数$71.57 \times 10^9/L$，淋巴细胞百分比94.3%，红细胞计数$1.26 \times 10^{12}/L$，血红蛋白47g/L，血小板计数$75 \times 10^9/L$。腹部CT提示肝硬化伴腹腔积液，脾大。

中医诊断：鼓胀（阳虚水停证）。

西医诊断：乙型肝炎肝硬化失代偿期合并慢性淋巴细胞白血病、重度贫血及血小板减少。

治疗：予保肝、利尿等常规治疗。

辨病辨证依据：患者虽然腹部胀大如鼓，邪气盛，应以治标为主，但其精神差，身体极度消瘦，正气不足，若贸然攻之，恐正气骤然暴脱，阴阳离决。从其症状来看，患者肝脾肾皆虚，气滞、血瘀、水停于腹中，治疗应以补肝脾肾为主，待正气稍复，再利水祛邪。且考虑到患者此时极度虚弱，纳差，水食难入，故选方宜少而精。

处方：《三因司天方》中之附子山萸汤。附片20g，山萸肉20g，木香12g，丁香12g，木瓜15g，乌梅20g，麸煨肉豆蔻15g，法半夏15g，生姜15g，大枣10g。5剂，水煎服，每日3次，每次100ml温服。

二诊：2022年5月21日，患者精神状态明显好转，腹胀好转，欲进食，观其腹部较前变小，水肿范围退至大腿中上段，舌质稍红润。复查血常规：白细胞计数$73.77 \times 10^9/L$，中性粒细胞计数$3.38 \times 10^9/L$，中性粒细胞百分比4.6%，淋巴细胞计数$69.86 \times 10^9/L$，淋巴细胞百分比94.7%，红细胞计数$1.08 \times 10^{12}/L$，血红蛋白42g/L，血小板计数$61 \times 10^9/L$。由于患者腹部依然有水液停聚，且其正气稍复，故在附子山萸汤基础上再予五苓散，以温阳化气利水。附片20g，山萸肉20g，木香12g，丁香12g，木瓜15g，乌梅20g，麸煨肉豆蔻15g，法半夏15g，生姜15g，大枣10g，桂枝15g，茯苓30g，白术20g，泽泻30g，猪苓20g。4剂，水煎服，每日3次，每次100ml温服。

三诊：2022年5月25日，患者诉小便次数增多，大便次数减少，腹胀症状进一步减轻，食欲可。查其膝以上水肿已消退，腹部膨隆较前明显减小，可明确触及到脾脏肿大，舌淡红苔薄白，脉弦。查血常规示：白细胞计数62.13×10^9/L，中性粒细胞计数3.18×10^9/L，中性粒细胞百分比5.1%，淋巴细胞计数58.2×10^9/L，淋巴细胞百分比93.4%，红细胞计数1.06×10^{12}/L，血红蛋白39g/L，血小板计数56×10^9/L。中药守方。

四诊：2022年6月6日，患者神清，精神佳，食欲正常，睡眠改善，不觉腹胀，水肿仅见于脚踝，小便次数仍多，大便每日2行。次日复查血常规：白细胞计数4.49×10^9/L，中性粒细胞计数1.04×10^9/L，中性粒细胞百分比23.2%，淋巴细胞计数3.04×10^9/L，淋巴细胞百分比67.8%，红细胞计数1.81×10^{12}/L，血红蛋白67g/L，血小板计数65×10^9/L。根据症状缓解及辅助检查，治疗有效，中药继续守方巩固。

【按语】

初见患者，望之神清，少神，面色暗黄无泽，白睛黄染，表情不悦，少气懒言，肌肉瘦削，腹部胀大如鼓，皮色苍黄，青筋显露，水肿自腰部至趾端，按之凹陷不起，自发病以来，纳差，乏力，腹部胀满不适，进食后尤甚，口唇、齿龈色淡，爪甲苍白，小便少，大便次数多。舌淡苔少，右脉弦数尺部沉，左脉弦数。

观其症状及舌脉，辨病为鼓胀。正气已虚，痰瘀胶结于肝体，癥积形成。癥积壅塞肝气，胆汁亦不循常道，溢于肌肤则见目黄、身黄；脾失运化，肾失开阖，故水液输布失常，见腰以下水肿；肝不藏血、脾不生血、肾精亦不足以化血，唇甲色淡；肝脾肾均亏虚，则气短乏力。舌淡苔少，脉弦细弱气血亏虚之象。

该患者正气极虚，而邪气亦盛，扶正恐留邪，祛邪恐伤正，治疗颇为棘手。患者出生于癸卯年四月廿二（1963年5月15日），火运不及之年；发病于辛丑年冬月（2021年12月），岁水不及之年，太阴湿土司天，太阳寒水在泉，且患者发病时间在终之气，主气为太阳寒水，客气亦为太阳寒水，故知不离阳虚及湿盛。从五运六气推演知患者属阳虚湿盛体质。未予六癸年方之黄芪茯神汤或六辛年方之五味子汤，而以六甲年方之附子山萸汤合经方五苓散。其因如下，首先患者疾病为鼓胀，病位不离肝脾，久病及肾，肝脾肾皆不足，而附子山萸汤肝脾肾兼顾；其次，患者阳虚明显且体内水湿停留，符合六甲年运气特点；最后，患者临床症状与附子山萸汤适应证相符。五苓散温阳化气利水，与病机不悖。附子山萸汤与五苓散共用，补而不滞，祛邪而不伤正。

该患者并非六甲年出生或发病，但以此方治疗其病仍可获得良效，说明运气方并非只适用于当年运气推演或符合患者生辰所对应当年运气。通过五运六气的推演，我们可了解患者大致体质及发病特点，并结合患者目前所处病机进行辨证论治、遣方用药。但随着生活、社会环境的变化，患者体质也随之改变，不可拘泥，以象测证，才可称之为运气思维指导下的论治。

（首届全国中医临床骨干人才、重庆市中医药高级人才　陶杨）

柴归汤治疗蛋白尿验案

涂某，女，34岁，2022年1月18日初诊。

主诉：发现尿蛋白阳性3个月余。

病史：体检发现小便常规中尿蛋白（++），尿潜血（++），24小时尿蛋白定量：尿总蛋白1023.9mg/L，诊断为慢性肾炎。外院治疗无明显效果。现乏力，偶有头痛，大便稀，睡眠一般。舌质暗，苔白腻，脉弦。

诊断：此病与自身免疫相关，且反复迁延，属“往来寒热病”，患者当为“当归芍药散体质”。

处方：柴归汤加味。柴胡10g，黄芩10g，法半夏10g，党参10g，炙甘草5g，干姜5g，大枣10g，当归10g，白芍15g，川芎10g，荆芥15g，防风10g，牡丹皮10g，白茅根10g。7剂，水煎服，日1剂。

二诊：2022年1月28日，服药后患者自觉症状明显减轻，尿蛋白转阴。原方续服，煎服法同前。

三诊：2022年3月10日，上方间断服用，今日复查24小时尿蛋白定量：尿总蛋白452mg/L，尿微量白蛋白420mg/L。初见成效，嘱原方续服，煎服法同前。

四诊：2022年4月8日，诉感冒后咽痛，复查小便常规：尿蛋白（++），尿潜血（++），考虑风热袭表，前方稍做调整，加金银花、连翘、芦根疏风清热。柴胡10g，黄芩15g，法半夏10g，党参5g，炙甘草5g，干姜5g，大枣10g，当归10g，白芍15g，川芎10g，荆芥15g，防风10g，牡丹皮10g，白茅根10g，芦根10g，金银花10g，连翘10g。煎服法同前。

五诊：2022 年 4 月 15 日，服药 1 周，感冒症状消失，尿蛋白消失。处方予柴归汤加荆防、白茅根续服，煎服法同前。

六诊：2022 年 5 月 12 日，复查 24 小时蛋白定量：尿总蛋白正常，尿微量白蛋白 56.6mg/L。症状基本消失，予原方隔日 1 剂以巩固疗效，煎服法同前。

【按语】

本案患者蛋白尿为慢性肾炎所致，因其与自身免疫相关且反复迁延不愈，属于黄煌教授所说“往来寒热病”的范畴，用小柴胡汤；再者此为女性患者，大便稀，有头痛，舌质暗，脉弦，是当归芍药散体质，因此用了两方的合方柴归汤加减，加荆芥、防风起免疫调节作用；伴有尿潜血，故加茜草、白茅根、牡丹皮。

此案取效乃是黄煌教授“方人”学说的临床验证，黄煌教授开创性的把“具有某一类特征的人适合于使用某一经方”上升为一种学说，并验之于临床，疗效卓著。

（首届全国中医临床骨干人才　杨荔勇）

基于“疏肝健脾调冲任”理论按月经周期治疗迟发性粉刺验案

患者，女，31 岁，已婚，2022 年 1 月 15 日初诊。

主诉：反复下颌部发疹 1 年余。

病史：自 1 年前顺产一子后出现经行量少伴腹痛，同时下颌部出现疹粒，随月经周期变化，经前严重，经后稍缓，严重时伴瘙痒和轻微疼痛。曾在外院治疗（具体不详），但效果欠佳，仍反复发作至今。末次月经 2021 年 12 月 14 日，量偏少，3 日净，日用纸巾 1～2 个，伴腹痛腰酸，第 1 日明显，色暗红有块，经前双乳胀痛。自患病以来，纳可眠差，难寐多梦，大便秘、小便可。查体：焦虑面容，下颏部泛发米粒样粉刺，少许脓疱型结节，还有部分暗红色痘印。舌红苔薄白，脉弦滑。患者月经初潮为 13 岁左右，周期 28～30 天，经期 3～4 日，1-0-0-1。

中医诊断：粉刺、痛经、月经过少（肝郁脾虚、冲任失和）。

处方：患者现处经前期，拟香乌逍遥三子加减。制香附 15g，乌药 15g，小茴香 10g，柴胡 10g，白术 15g，白芍 15g，茯苓 20g，薄荷 6g，女贞子 20g，菟丝子 15g，茺蔚子 15g，刺蒺藜 15g，皂角刺 20g，鸡血藤 15g，生麦芽 60g，炙甘草 6g。10 剂，水煎煮，于三餐饭后 1 小时服用。

二诊：2022 年 2 月 16 日，患者自诉下颏部疹粒减少，末次月经 2022 年 1 月 15 日，经行第 1 日腹痛明显减轻，量稍增，色转红仍有块，眠好转，大便渐调。

查体：下颌部疹粒明显减少，已无脓疱结节，无新增。舌红润苔薄白，脉弦。患者现处经后期，予方四物二至三子加减。熟地黄 20g，白芍 15g，当归 15g，川芎 10g，女贞子 20g，墨旱莲 15g，菟丝子 15g，茺蔚子 15g，刺蒺藜 15g，皂角刺 20g，制香附 15g，炒续断 15g，炙甘草 3g。10 剂，水煎煮，三餐后 1 小时服用。

前后周期性用药 2 个月余，临床基本痊愈，随访至今未复发。

【按语】

患者为 31 岁已婚女性，发病经前加重经后缓解，符合迟发性痤疮诊断，中医诊断为粉刺。患者焦虑面容，经前双乳胀痛，是肝气郁滞的体现；难寐多梦是虚火内扰之象，郁火燔及冲任，循经上犯，面发疹粒。结合舌脉，辨证为肝郁脾虚、冲任不和。患者初诊处经前期，治以疏肝理气、调和冲任之法，予香乌逍遥三子为基础方加减，逍遥散疏肝健脾，三子调和冲任，鸡血藤、小茴香温经通络，刺蒺藜、皂角刺疏风散结，生麦芽调脾安神。二诊为经后期，治以助冲强肾、滋养强精，予以四物二至三子汤为基础方加减，四物、制香附、炒续断滋养阴血，二至丸滋补肾阴，三子养冲任，刺蒺藜、皂角刺疏风散结。

（首届全国中医临床骨干人才　冯雯琪）

姚氏三期疗法治疗闭经验案

杨某，女，45 岁，2021 年 3 月 11 日初诊。

主诉：停经 118 天。

病史：患者 12 岁月经初潮，2-0-0-2，既往月经周期规律，量中，色红。1 年前月经周期提前 4～7 天，量逐渐减少，经行 3 天净，色暗，无腹痛、乳房胀痛，后多方服药月经尚不规律，量仍少。末次月经（LMP）2020 年 11 月 13 日，带下减少，质稠，因工作性质睡眠颠倒，纳可，便秘，2～3 天一行，服清热药后腹泻，声音嘶哑。舌质淡红，苔薄白，脉细。

辨病辨证依据：患者年近七七，阴精气血渐亏，精血匮乏，源断其流，胞宫无经血溢泄而成此证，乃气血亏虚、肝肾冲任不足。

诊断：闭经（气血不足，冲任失养）。

治则：补益气血，益精填冲。

处方：姚氏四物五子汤加味。熟地黄 20g，白芍 15g，当归 15g，川芎 15g，炙甘草 6g，酒女贞子 20g，覆盆子 10g，茺蔚子 15g，盐菟丝子 30g，盐车前子 10g，墨旱莲 15g，炙淫羊藿 10g，鸡血藤 15g，生麦芽 60g，烫狗脊 10g，仙茅 10g。5 剂，每日 1 剂，水煎 300ml，每剂 3 次。

二诊：2021年3月23日，服上方后，纳可，便秘好转，2天一行，睡眠稍好转，月经仍未来潮。舌质淡红，苔薄白，脉细。上方去生麦芽，加盐杜仲15g，5剂。

三诊：2021年4月19日，服药后LMP 2021.3.27，经行5天，量中，色鲜红，少许血块，腹胀，带下增多，纳眠可，舌质淡，苔薄白，脉细弱。患者冲任渐调，气血渐盈，但冰冻三尺非一日之寒，气血匮乏非二三日补益可功，守方再进10剂。川芎15g，熟地黄20g，当归15g，白芍15g，覆盆子10g，炙甘草6g，茺蔚子15g，酒女贞子20g，盐菟丝子30g，盐杜仲15g，烫狗脊15g，盐车前子10g，炙淫羊藿15g，墨旱莲10g，仙茅10g。5剂，每日1剂，水煎300ml，每剂3次。

【按语】

根据姚氏妇科三期理论，患者时值绝经期（45—55岁），沥精伤血，阳明脉衰，精血生化补充不足，先后天之精匮乏，真阴真阳日渐亏虚，天癸将绝或已绝。阳虚者，命火式微，冲任失充，摄藏失职；阴亏者，肝肾俱损，虚热日亢，郁火内蕴，损伤冲任。若情志不顺，肝气郁悖，气旺有余，冲任失畅，不能制约经血。若经脉脏腑失于濡养，肝肾心脾受损，衍生一派气血阴阳平衡失调之证，临床症状丛生。如烘热汗出，烦躁易怒，多梦易醒，夜不成寐，心慌胸闷，气短太息，神疲乏力，肢软易倦，或忧虑不安，或悲伤欲哭，性格怪异，孤僻多疑，或肢体麻木疼痛、肿胀、瘙痒等，以及月经不调、崩漏等病证。故而姚氏妇科三期治疗各有侧重，即女子三期治肝法：青春期——健脾清肝；生育期——补血柔肝；更年期——养阴和阳、滋润肝木。女子三期补肾法：青春期——健脾养血、益后天以实先天；生育期——养血调血、补其损耗；更年期——补血养阴和阳。

女子更年期肾气衰惫，肝血不足，脾气渐弱，阴阳失衡，精血亏虚，冲任失约。治宜偏重补益气血，益阴和阳，养肝、健脾、补肾并进，使精血得充，肝柔脾健，气血调顺，脏腑平和，冲任固约。更年期妇女因肾阴亏虚，心肾不交，心火偏亢，出现心悸、烦躁、烘热、汗出、失眠多梦等；或血不养心，心神不安，出现心悸、胸闷、气短、失眠、神疲乏力、动辄汗出、面目浮肿等时，尚要注意养育心阴，培补心气。

姚氏新加五子汤为姚克敏导师根据“女子以血为本”“精血同源”“冲为血海，任主胞胎”等理论而创制，以滋助冲任为目的，主要用于虚证。方药组成：女贞子、菟丝子、茺蔚子、覆盆子、车前子。全方充益精气助冲任，主疏利。药虽五味，皆入肝肾经，均为植物种仁，轻扬流动，味厚质润，既能滋补精血，又蕴含萌动之气。揉姚氏倡导气化学说、注重运转机枢之学术思想于其中，全方旨在滋助冲任、滋水涵木、益阴填精，兼疏导气机、通络、活血清利。

姚氏认为闭经一证，多因虚而致，或禀赋不足，或气血亏虚，或精血受损，或脾胃虚弱等致冲任匮欠，血海不充，经血乏源。精、气、血为行经之要素，而气血又为经血之基本物质。气行血充，精微输布，天癸始得化生。本案患者适逢七七之年，曾数次经孕产乳，已是气血渐亏，冲任失养。治疗前闭经4个月，冲任损伤雪上加霜，亏待血海，阴脉失养，精气俱伤，经血断流。故在治疗中，谨守姚氏四物汤合姚氏新加五子汤补益气血、调助冲任，使精气盛，阴血足，天癸化生。待精气血得充后，再施10剂四物五子，佐补益肝肾之杜仲、淫羊藿、仙茅以巩固之。该患者气血冲任大亏，以补益经血源头而已，尚无疏导气机之法，待其气血冲任充盈，再疏补同举，使气血和调，冲任得养，天癸渐足，血海渐盈，最终月经复至。

（首届全国中医临床骨干人才　谢佳佳）

复发性流产验案

叶某，女，34岁，2020年4月21日初诊。

主诉：反复孕早期胚胎停育3次。

病史：患者曾3次因孕2个月稽留流产行清宫术。

刻下：经来量少，色淡暗，无痛经，体倦腰酸，纳差，眠差，情绪紧张。曾做子宫附件彩超、性激素全套、D-二聚体，不孕不育抗体全套、免疫抗体、双方染色体检测等均无异常；查面色黄晦，眼眶黑，面颊部暗斑。舌体淡嫩，舌边齿印，苔白，脉沉细。

诊断：脾肾气虚，冲任不固，阴血虚少。

治则：补肾健脾，益精血，固冲任。

处方：寿胎丸加减。党参30g，桑寄生30g，续断15g，菟丝子30g，山药15g，杜仲15g，金樱子15g，熟地黄15g，狗脊20g，制何首乌15g，鹿角霜15g，炒白术15g，丹参20g，醋香附12g，陈皮5g。7剂，水煎服，每日1剂，100ml，每剂3次。

二诊：2020年5月15日，诉腰酸体倦明显改善，经来色转红，量增多，余同前。效不更方，继续前方调服，以枸杞子、山萸肉、巴戟天等加减运用，并配合中成药滋肾育胎丸、复合叶酸口服。嘱依上法调理3个月后方试孕。

三诊：2020年11月15日，停经40天，少量阴道流血5天。稍觉头晕，阴道有少量咖啡色分泌物，无腹痛，伴腰酸，无恶心呕吐，纳眠可，二便调。查体：面部暗斑消退，舌淡红边有瘀斑、苔薄白，脉弦滑。辅助检查：10月14日查孕酮（P）25.55pg/L、人绒毛膜促性腺激素（β-hCG）996.6IU/L。诊断为滑胎。辨证为脾肾两虚型。治法为补脾统血、益肾安胎，辅以补血敛血。党参15g，桑寄生20g，续断15g，山药15g，杜仲15g，金樱子15g，覆盆子15g，菟丝子20g，黄芪15g，白术15g，苎麻根10g，陈皮5g。

中成药：滋肾育胎丸，药物：黄体酮。

另：阿胶（烊化）10g，太子参10g，陈皮5g。炖服，每日1剂。余同前。

嘱患者放松心情，出血期适当卧床休息，避免跌仆劳顿，禁性生活。服上方调治5天后阴道出血停止，此后每周按时复查调理至孕10周，B超胎儿发育良好。

随访于2021年8月足月顺娩一健康男婴。

【按语】

复发性流产（RSA）属于中医学滑胎范畴，是育龄妇女常见病之一。多合并免疫性疾病、盆腔炎性疾病等。肾为封藏之本，脾为后天气血生化之源，多孕多产，损伤肾气，致冲任虚衰冲任不固，系胎无力。若脾肾虚弱，受胎不实，可使胎元不固，亦可导致屡孕屡堕。辨证需始终紧抓脾肾两虚的病机，治疗以固肾养血、健脾益气为原则，以补肾健脾为法，罗氏妇科强调未孕时预培其损，孕后补益脾肾安胎：即未孕时以补肾健脾，兼活血化瘀、行气止痛，调节激素的分泌和受体的表达，增强患者的免疫耐受，令患者肾气旺，气血充实，任通冲盛；孕后补益脾肾安胎，治疗直至超过既往流产月份，胎儿稳定为宜。始终紧抓脾肾两虚的病机，冲任固、胎元健，促孕安胎效如桴鼓。

安胎之要，着重一个“静”字。药性和饮食宜静不宜燥，即以平和为善，避免辛燥或寒凉，以及一切有刺激性的药物和食物；在出血期间，凡辛温动血，活血破血，走而不守的药物，当慎之、避之；身体宜静不宜动，适当卧床休息，避免劳累或跌仆，禁房事，情绪宜静不宜躁，在应诊时要对患者进行耐心疏导，消除不良情绪，以恬静的心境对待妊娠，建立治疗的信心。

（首届全国中医临床骨干人才　罗梅）

治疗晚期先兆流产宫腔大暗区验案举隅

施某，女，36岁，2020年12月16日初诊。

主诉：停经19周，阴道流液2次。

病史：末次月经2020年7月22日，量质同前。2020年12月1日无明显诱因出现阴道流液，至外院测羊水结晶阴性，胰岛素样生长因子结合蛋白检测试剂

（爱母捷）(+)。12月13日阴道再次流液，量少色清，外院妇检见阴道积液，测羊水结晶仍阴性。既往顺产1胎，体健，2016年因左侧输卵管妊娠行腹腔镜下左侧输卵管切除术。

刻下：时感乏力、腰酸，纳寐尚可，便偏干。舌暗红苔薄，脉细滑尺弱。2020年12月14日B超：宫颈管长度3.4cm，胎儿双顶径4.6cm，羊水3.5cm，宫腔积液13.7cm×7.42cm×2.36cm。

中医诊断：胎动不安（肾虚血瘀）。

西医诊断：晚期先兆流产。

治则：补肾祛瘀、固冲安胎。

处方：黄芪15g，桑寄生15g，苎麻根30g，生白芍30g，太子参15g，海螵蛸15g，白及6g，川断15g，仙鹤草30g，紫苏梗6g，桑叶10g，生甘草5g，菟丝子10g，柏子仁12g，侧柏炭15g，忍冬藤20g，瓜蒌仁15g，蒲公英15g，白及粉（吞）3包，三七粉（吞）1包。7剂，水煎，日1剂，早晚分服。

二诊：2021年1月2日，停经21周，阴道无流血流液，2020年12月27日，B超：胎儿双顶径4.67cm，羊水最大区4.88cm，宫腔积液10.28cm×2.09cm×5.32cm。症见乏力、腰酸缓解，偶感下腹坠胀。舌暗红苔薄，脉细滑尺弱。纳寐可，便欠畅。予补肾祛瘀，固冲安胎再进前方，白及增至9g，加升麻6g、桔梗10g、焦山栀9g，继服。

三诊：2021年1月16日，停经23周，阴道无流液，宫腔积液明显缩小。2021年1月12日B超：胎儿双顶径5.4cm，羊水最大区4.88cm，宫腔积液7.34cm×4.4cm×1.1cm。血C-反应蛋白（CRP）6mg/L。症见小腹坠胀明显缓解，纳寐一般，便可。二诊方去菟丝子，酌加炒椿皮12g、白头翁10g、银花炭6g，清利湿热，止血固摄。

四诊：2021年1月30日，停经25周，小腹无明显坠胀，守上方补肾祛瘀，固冲安胎，宗其意再进，继续治疗50余天后，2021年2月16日，B超示宫腔暗区全部消失。

【按语】

该患者素体肾虚，“女之肾脉系于胎”，中孕后肾气益亏，胞失所系，胎失所养，故见阴道流液。加之既往异位妊娠手术金刃所伤，冲任阻滞，瘀阻脉络，故见宫腔大积液，属肾虚血瘀型胎动不安。方中菟丝子、桑寄生、川断取寿胎丸之意以补肾安胎；白及、仙鹤草、海螵蛸、侧柏炭等收敛止血；忍冬藤、蒲公英清热解毒，燥湿止带，邪气去则胎气固；酌加适量的柏子仁、瓜蒌仁补心养血，润肠通便。考虑患者宫腔大积液，故重用生白芍。《本草正义》载：“说者每谓腹痛是肝木凌脾，芍能助脾土而克肝木，故为腹痛之药。”芍药味酸甘苦，柔肝木而缓脾土，柔肝缓急以安静子宫，预防宫缩。《本草汇言》载：“白及，敛气、渗痰、止血、消痈之药也。”《医学衷中参西录》言：“三七，善化瘀血，又善止血妄行……化瘀血而不伤新血，允为理血妙品。”何氏女科多予白及粉、三七粉3：1或2：1合用活血祛瘀止血，二药伍用，一守一走，止血不留瘀，化瘀而不伤正，消散先兆流产患者宫内大暗区效果尤佳。二诊时患者宫腔积液仍较大，故加大白及剂量以加强止血安胎，患者感小腹坠胀，投之升麻、桔梗益气升提。三诊四诊考虑患者的CRP略升高，故酌加炒椿皮、白头翁、银花炭。这三味药清热之力较强，苦寒较甚，以往鲜有将其应用于妊娠病中。何氏妇科喜将其用于晚期先兆流产患者，对于反复阴道流血流液、血炎症指标偏高者，起清热解毒、燥湿止血之效，对于固护胎元亦起到意想不到的效果。后继上方出入治疗50天后宫腔积液全消，孕中晚期情况稳定，2021年4月底顺利生育1子，体健。

（首届全国中医临床骨干人才　马娴）

敷和汤治疗排卵障碍性不孕验案

任某，女，33岁，2019年9月30日初诊。

主诉：备孕7年余未孕。

病史：患者25岁结婚，次年备孕，2年未孕，相继就诊于多所医院，诊断为排卵障碍性不孕。西医、中医治疗4年余，仍未怀孕。

刻下：头晕，偶有耳鸣，晨起咽部有痰，痛经，月经量少，时有小腹坠胀感，形体肥胖，动则汗出，烦躁易怒，眠浅，便稀，脉滑，舌苔白厚。

处方：敷和汤加减。法半夏9g，茯苓20g，五味子9g，陈皮15g，诃子肉12g，干姜6g，大枣10g，枳实12g，枣仁15g，炙甘草6g，石菖蒲12g，柴胡9g。水煎服，日2次，饭后服用，经期亦服。

之后每次复诊在敷和汤基础上加减。2019年12月5日来诊，诉服用中药后恶心呕吐，嘱停药。2019年12月16日复诊，诉月经推后10余天，胃部不适，食欲差，时有恶心，查β-hCG 1342mIU/ml，显示怀孕。于2020年8月顺产1女，随访孩子目前健康状态良好。

【按语】

患者备孕7余年，系统查阅患者近4年来中药方76张，治法以补益肝肾、疏肝解郁、活血通经等为主，可想到的方剂几乎都已用之，根据五运六气已亥年特点：厥阴之气司天，少阳相火之气在泉，加之九月三十日为五之气：太阴湿土加临阳明燥金，燥湿相胜。木盛土衰，法以培土生金抑木，予司天方敷和汤。

敷和汤中半夏辛而润下，配茯苓淡渗祛湿，配枳实泄湿；诃子、五味子收敛固涩；陈皮、大枣健脾补气；干姜温经通络；枣仁、柴胡疏泻相火；石菖蒲开窍豁痰化湿；炙甘草柔肝，调和诸药。

（首届全国中医临床骨干人才　吕品）

针药结合治疗不孕症验案

张某，女，38 岁，2020 年 5 月 18 日初诊。

主诉：月经推后（40～70 天）4 年余，未避孕未孕 2 年余。

病史：患者 2016 年在某医院诊断为 PCOS（多囊卵巢综合征），行中药调理，后未予重视。2017 年在附院生殖中心行 IVF（试管婴儿），口服来曲唑 2 片，5 天，卵泡，尿促 75u/im，用 3 天，2 周期，促排卵未受孕，曾行果纳芬（注射用重组人促卵泡激素）促排，并人授，未成功。第 2 次果纳芬，促排卵 12 个，养囊 8 个，已行 2 次试管婴儿未成功。现余 1 个囊胚，2 个冻胚。现症：末次月经（LMP）：2020 年 5 月 16 日，潮热不明显，无五心烦热，腰酸，乏力，心烦，纳可，寐差，阴道干涩，大便质稀，小便调。舌暗淡，苔薄黄，微腻，脉细滑。辅助检查：输卵管造影通畅。AMH（抗缪勒管激素）：1.6ng/ml，激素六项未见明显异常。

中医诊断：月经后期、不孕症（肝郁肾虚，痰湿瘀滞）。

西医诊断：多囊卵巢综合征、不孕病。

治则：补肾疏肝，化瘀通络，清热利湿。

处方：菟丝子 30g，炒山药 24g，熟地黄 12g，酒萸肉 15g，枸杞子 12g，鹿角霜 10g，连翘 15g，丹参 12g，赤芍 12g，皂角刺 15g，鸡内金 15g，炒芥子 15g，石菖蒲 12g，郁金 12g。7 剂，水煎服，日 1 剂。

针灸处方：配合穴位埋线，选足三里、三阴交、丰隆、血海穴等。

二诊：2020 年 5 月 25 日，LMP：2020 年 5 月 16 日—2020 年 5 月 24 日，量中，色红，无血块，腰酸减轻，乏力，心烦减轻，寐差，阴道干涩，服药后痤疮增多，稀水样便，每日 2～3 次。舌绛，边齿痕，苔白微腻，脉滑。以补肾活血、清热利湿为法。续断 15g，当归 15g，川芎 9g，益母草 15g，茜草 12g，远志 12g，郁金 12g，石菖蒲 12g，赤芍 12g，连翘 15g，菟丝子 10g，枸杞子 12g，赤小豆15g。煎服法同前。

三诊：2020年5月31日，诉右下腹偶有隐痛，偶有头痛，眼睑胀，手指憋胀感，寐差，心烦改善，腰酸乏力改善，阴道干涩明显改善，服药后痤疮减轻，大便每日一行。舌淡暗，边齿痕，苔白，脉滑。以补肾疏肝、清热利湿为法。丹参12g，赤芍12g，醋柴胡6g，石菖蒲12g，郁金12g，连翘15g，金银花15g，赤小豆15g，菟丝子30g，生地黄12g，熟地黄12g，酒萸肉15g，麸炒山药24g。煎服法同前。配合穴位埋线，选八髎穴、肾腧穴等。

四诊：2020年6月21日，诉停经37天，测hCG阳性。妇科彩超提示宫内妊娠。

【按语】

多囊卵巢综合征（PCOS）是育龄妇女常见的一种复杂的内分泌及代谢异常所致的疾病，以慢性无排卵（排卵功能紊乱或丧失）和高雄激素血症（妇女体内男性激素产生过剩）为特征，主要临床表现为月经周期不规律、不孕、多毛和（或）痤疮，是最常见的女性内分泌疾病。现代医学治疗以避孕药调整月经周期、促排卵药促排妊娠，但临床妊娠率并不高。中医古籍无此病名，因临床表现为月经推后或闭经、阴道不规则出血、不孕，故属于中医学“月经后期”“闭经”“崩漏”“不孕”等疾病范畴。病因常以脾虚痰湿、肾虚肝郁为主。该患者多次行辅助生殖失败，必然肝郁；加之“房劳多产则伤肾”，必然肾精亏虚；肝气郁滞则气机阻滞，气为血帅，气滞则血瘀；气行则津行，气滞则津停，故痰湿阻滞。四诊合参，当辨为肝郁肾虚、痰湿瘀滞证。除辨证外，结合患者月经周期序贯用药，经后期补肾阴，经前期本应补肾阳，但是患者热象明显，故辨证用药。结合穴位埋线，短短21剂中药即怀孕，相较于多次辅助生殖失败，临床疗效显著。

何氏妇科治疗不孕症首重调经。何氏妇科认为多囊卵巢综合征患者以痰湿证型多见，故在治疗多囊卵巢综合征所致不孕症时注重调周与辨证相结合。在化痰利湿的选药上，何氏妇科喜用鸡内金、白芥子之品，因二药化痰力量强，且有消食散结的作用。

澄江针灸流派注重子午流注的运用，我将这个思想结合月经周期，采取针刺周期序贯治疗的穴位埋线方法，针药并用，中医月经周期用药与西医生殖生理相结合，灵活运用于临床，可以显著提高疗效，正如患者所说“多次西医治疗妊娠失败，中医竟然治疗短短不到1个月就成功妊娠，真是神奇。”

（首届全国中医临床骨干人才、第五批全国中医临床优秀人才　任磊）

内服外治分期治疗糖尿病足验案

胡某，女，63岁，2021年12月25日初诊。

主诉：左足烫伤伴足趾发黑1个月余。

病史：患者1个月前用热水袋取暖后致左足皮肤烫伤（水疱为主），并逐渐出现左侧第2、3、4足趾皮肤发黑、破溃，趾骨近节暴露，黏稠分泌物渗出，疮周颜色苍白，分界不清。既往有2型糖尿病病史15年，目前口服二甲双胍肠溶片每日1次，血糖控制不理想。

刻下：疲乏无力，口干纳差，足趾疼痛，夜间难以入睡，大便干燥，小便色黄。舌质暗淡，苔黄垢腻，脉滑涩，左足趺阳脉搏动弱。

中医诊断：脱疽（热毒炙盛、脉络瘀阻）。

西医诊断：2型糖尿病足、2型糖尿病。

治则：清热解毒，提脓祛腐。

处方：金银花60g，玄参40g，当归30g，蒲公英30g，野菊花30g，紫花地丁15g，天葵子15g，甘草10g，苍术15g，黄柏30g，川牛膝15g，地龙10g，水蛭4g。14剂，水煎服，每日1剂，分3次饭后温服。

局部处理：此阶段患者足部血供差，患者及家属保肢意愿强烈。疮面予以白油膏、九华膏提脓祛腐，疮周予以黄马酊蹋渍干燥治疗。每日换药1次。基础治疗：甘精胰岛素+门冬胰岛素三短一长强化治疗方案控制血糖。

二诊：2022年1月10日，精神状态较前好转，仍述乏力，手足麻木发凉，大便软，小便正常，纳眠可。左侧第3、4足趾皮肤发黑，趾骨近节暴露，少许分泌物渗出，疮周颜色较前红润，分界清楚。舌质淡，苔黄腻，脉沉细涩，左足趺阳脉搏动弱。空腹血糖控制在7.7mmol/L左右，餐后2小时血糖在10.0mmol/L左右。此期由于阴亏日甚，阴损及阳，阳气亏虚不达四末，失于温煦，故出现手足麻木发凉。治以益气温阳、托毒生肌，予阳和汤合托里消毒散加减。熟地黄30g，鹿角胶（烊化）10g，炙麻黄6g，芥子10g，细辛6g，肉桂6g，干姜20g，太子参30g，黄芪30g，白术15g，当归15g，川芎15g，赤芍15g，金银花30g，白芷15g，连翘10g，川牛膝30g，甘草10g。14剂，水煎服，每日1剂，分3次饭后温服。

外治法局部处理：经过2周治疗，此阶段患者溃疡周围血供较前好转，病变足趾发黑坏死成为“脱疽”之证，与正常组织分界清楚，予以拔骨助愈、鲸吞清创处理，截除坏死足趾。清除坏死足趾后，疮面予以生肌玉红敷煨脓长肉，每日换药1次。

三诊：2022年2月12日，患者乏力感减轻，手足麻木发凉改善，口干喜饮

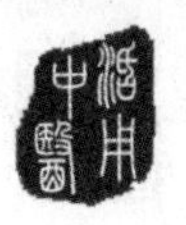

水，大便稍干结，小便正常，眠可。溃疡周围皮肤无红肿热痛，溃疡面见大量新鲜肉芽组织，少许清稀渗出液。舌质淡红，苔薄黄，脉细涩，左足趺阳脉搏动可。此期为疾病后期，病久耗伤气阴，生化乏源，致脾肾亏虚。予顾步汤联合八珍汤加减益气养阴，温补脾肾。黄芪 60g，当归 15g，黄柏 15g，知母 10g，熟地黄 30g，肉桂 10g，干姜 10g，牛膝 15g，金银花 30g，石斛 15g，北沙参 30g，茯苓 15g，白术 15g，川芎 15g，白芍 15g，炙甘草 10g。14 剂，水煎服，每日 1 剂，分 3 次饭后温服。

外治法局部处理：创面予以橡皮生肌膏外敷生肌收口。隔日换药 1 次。

四诊：2022 年 3 月 17 日，患者局部疮面基本愈合。血糖控制平稳达标。无特殊不适。嘱其继续胰岛素控制血糖，保护好足部，预防再次发生足部溃疡。

【按语】

消、托、补三法是外科疮疡病的内治法总则，糖尿病足属于中医学“脱疽”范畴，故可参照灵活应用。初期用消法，“急则治其标”，以祛邪为目的，清热解毒、提脓祛腐，四妙勇安汤合五味消毒饮加减。中期正虚邪实，以托法为主，分为透托法和补托法。本案患者正气亏虚，阴损及阳，故用补托之法为主，同时兼顾驱邪，治以益气温阳、托毒生肌，方用阳和汤合托里消毒散加减。后期邪去正虚，病久耗伤气阴，生化乏源，致脾肾亏虚，运用补虚扶正的药物，使体内气血充足，恢复人体正气，助新肉生长，使创口早日愈合，法以益气养阴、温补脾肾，方以顾步汤联合八珍汤加减。

对于糖尿病足，积极处理局部病灶十分重要。而局部处理的时机及方法选择是关键，若处理不当有可能导致溃疡、坏疽加重，发展到被迫截肢的地步。本案初诊时，肉腐成脓，《医宗金鉴・外科心法要诀》记载“腐不去则新肉不生”“脓腐脱尽，新肉顿生”。《薛己医案》指出：“有腐肉凝滞者必取之，乃推陈出新之意……设或留而不去，则有烂筋腐肉之患。”患者下肢血供差，但保肢意愿强烈，故予以提脓祛腐之白油膏、九华膏逐步清除创面坏死组织。这种由浅到深，由外到内，由大到小的清创方法，就如蚕食桑叶，故被称为蚕食疗法。中期患者创周血供恢复，病变足趾发黑坏死成为“脱疽”之证，与正常组织分界清楚，此时应截断扭转，防止变证重生，故行拔骨助愈、鲸吞清创处理，以达推陈出新之意。坏死清除后，生肌玉红外敷煨脓长肉，托毒外出，祛腐生肌。到后期，肌长肉平，予以橡皮生肌膏外敷，生肌收口。

本病例采用中医消托补三法联合分期治疗糖尿病足，取得良好疗效，避免了患者大截肢，体现了中医治疗糖尿病足的优势。

（首届全国中医临床骨干人才、第五批全国中医临床优秀人才　周小莉）

张氏“调脾通络方”治疗糖尿病早期肾病经验

马某，女，52岁，海南省乐东人，2019年3月18日初诊。

主诉：口干口苦10年余，加重伴浮肿4个月。

病史：患者10年前出现身体消瘦，体重下降，口干渴，经某医院诊断为糖尿病（DM），曾服消渴丸、格列齐特、二甲双胍等药物治疗，具体血糖控制情况不详。4个月前，口干渴症状加重，出现口苦，双下肢水肿，伴乏力、纳差，时有腹胀满不适。我院尿常规及肾功提示尿潜血（+++）、蛋白尿（+++）、尿素氮13.82mmol/L、血肌酐280μmol/L，尿酸463μmol/L，二氧化碳结合率21mmol/L，空腹血糖7.4mmol/L，餐后2小时血糖13.9mmol/L，糖化血红蛋白7.0%。

刻下：面色苍白，颜面及下肢水肿，踝以下尤甚，小腿皮肤粗糙色暗，时有瘙痒，口干苦，乏力，腹胀，纳差，夜寐不安，梦多，小便量少，大便干，舌质淡暗，苔薄黄，脉沉细无力。

诊断：中阳不足，又兼血分郁热。

治则：益气行水，凉血化瘀。

处方：黄芪30g，黄精20g，当归尾10g，赤芍10g，山药15g，川牛膝15g，生大黄5g，鬼箭羽15g，水蛭3g，丹参10g，茜草10g，冬瓜皮30g，茯苓皮30g，大腹皮15g，槟榔10g，三七粉（冲服）3g。7剂，水煎服，每日1剂。

穴位注射：双侧肾俞，复方当归注射液，每穴1ml。

二诊：2019年3月27日，患者空腹血糖6.4mmol/L，餐后2小时血糖9.3mmol/L。

药后小便增多，大便畅行，面肿已消，下肢肿消大半，腹痛减轻，仍有口干口苦，瘙痒。脉濡软沉滑，舌暗苔稍腻，继用前法。黄芪30g，当归10g，赤芍10g，山药15g，川牛膝15g，生大黄5g，鬼箭羽15g，丹参10g，茜草10g，冬瓜皮30g，茯苓皮30g，大腹皮15g，槟榔10g，地肤子10g，白鲜皮10g。7剂，水煎服，每日1剂。

穴位注射：双侧足三里，复方当归注射液，每穴1ml。

三诊：2019年4月3日，空腹血糖6.5mmol/L，餐后2小时血糖10.9mmol/L。

下肢浮肿全消，皮肤瘙痒大减，口干稍减，仍有口苦，晨起明显，脘腹稍胀，脉濡滑，舌白苔润，再以疏调三焦方法。黄芪30g，黄精20g，当归尾10g，赤芍10g，山药15g，川牛膝15g，生大黄5g，鬼箭羽15g，丹参10g，青皮、陈皮各10g，木香6g，焦三仙（焦麦芽、焦山楂、焦神曲）各10g，素馨花10g，大腹皮10g，槟榔10g，大黄3g。7剂，水煎服，每日1剂。

穴位注射：双侧膈俞，复方当归注射液，每穴1ml。

四诊：2019年4月10日，空腹血糖6.1mmol/L，餐后2小时血糖8.9mmol/L。胀消纳增，夜寐梦多，脉濡滑，按之弦数，舌白苔腻。时觉心烦，肝经郁热未清，再以前法，参以清肝。柴胡6g，黄芩6g，川楝子6g，当归10g，赤芍10g，山药15g，川牛膝15g，生大黄5g，鬼箭羽15g，丹参10g，茜草10g，炒枳壳6g，竹叶、竹茹各10g，焦三仙（焦麦芽、焦山楂、焦神曲）各10g，大腹皮10g，槟榔10g，大黄3g。7剂，水煎服，每日1剂。

穴位注射：双侧血海，复方当归注射液，每穴1ml。

五诊:2019年4月22日，空腹血糖5.9mmol/L，餐后2小时血糖9.7mmol/L。

药后眠安梦减，大便日二三行，小便如常。唯觉疲乏。复查尿潜血（-）、尿蛋白（±）、尿素氮5.45mmol/L、血肌酐128μmol/L，尿酸411μmol/L，二氧化碳结合率22mmol/L，空腹血糖6.0mmol/L，餐后2小时血糖9.3mmol/L。脉濡软，舌白苔润，继用前法。黄芪30g，黄精20g，当归尾10g，赤芍10g，山药15g，川牛膝15g，生大黄3g，鬼箭羽15g，丹参10g，大腹皮15g，槟榔10g，三七粉（冲服）3g。7剂，水煎服，每日1剂。

穴位注射：双侧脾俞，复方当归注射液，每穴1ml。

后以上方加减，续服3个月。嘱其控制饮食，每日适当运动。肌酐、尿素氮恢复正常水平，尿蛋白保持在（±）～（+）之间。

【按语】

张永杰，男，首届全国名中医，国务院特殊津贴专家，第四、五、六批全国老中医药专家学术经验继承工作指导老师，从事临床、教学、科研工作40余年，遵循“病证结合、方证相守”的学术思想，主张病证辨析结合、分经随病相应、脾肾同治的学术观点。擅长治疗内科多种疑难病症，尤其对DM及其并发症、冠心病、神经内分泌失调等疾病的治疗具有丰富的经验和独到的见解。

糖尿病肾病（diabetic nephropathy，DN）是DM的常见并发症，是终末期DM的主要病因，因其较高的致死致残率给DM患者和社会带来了严重危害。DN患者存在复杂的糖脂代谢紊乱、氧化应激反应、血液高凝状态、肾脏毛细血管功能受损等问题。中医学认为，DN归属于“消渴”“消瘅”“水肿”“关格”等范畴，“从脾论治”是其主要的治疗观点之一。张永杰教授对DM早期肾病治疗有独到见解，其运用“调脾通络”法治疗该病疗效独特。

DN多属脾气虚者，标则为“郁热”或“虚热”。常规以甘温之品健脾益气，然清热恐伤气，故为两难。本案水肿的发生，既有脾气虚弱，又有湿热蕴郁，同时还兼有水瘀互结。张师在治疗中采服两顾之法，一方面重用黄芪补气，另一方面群集滋阴、凉血化瘀、利水消肿之品，使补气不碍邪，祛邪不伤正澈投之即收消肿之效。其后数诊，在大法不变的前提下，随症治之，如瘙痒加地肤子、白鲜皮；腹胀满加青陈皮、木香；夜寐梦多加柴胡、黄芩、川楝子、竹茹等，药随症变，症随药消。既以不变应万变——基本治法始终如一；又有应变之变——有是证则用是药，体现了在把握病机的前提下的辨证论治精神。同时针药并用，内外同治，这就是张师独到经验之精华。

（首届全国中医临床骨干人才　梁超）

健脾补肾法治疗糖尿病肾病验案

罗某，女，54岁。

主诉：多饮、多食、多尿8年余，面部水肿1个月余。

病史：患者8年前出现多饮、多食，多尿，无明显消瘦，在当地医院诊断为2型DM，一直口服达美康（格列齐特）每日2片，二甲双胍每日2片，血糖控制不佳。后改用诺和灵R（生物合成人胰岛素注射液），早10U/中8U/晚8U皮下注射，甘精胰岛素12U晚皮下注射，血糖控制一般。1个月前出现双下肢、面部浮肿，某医院考虑糖尿病肾病（DN），今为求进一步诊治，门诊以DN收入我科住院。患者2018年因双眼玻璃体出血行手术治疗，术后恢复良好。发现高血压1个月余，现服用苯磺酸氨氯地平分散片5mg qd。现生命体征正常，神清，精神差，眼睑面部水肿，眼睑膜苍白，全身水肿，双下肢重度水肿。乏力，纳差，夜寐欠安，小便少。舌淡，苔薄白，脉虚细。

辅助检查：2018年12月3日某医院尿常规：葡萄糖（+），蛋白（+++）。2018年12月17日肾功能：尿素19.61mmol/L，肌酐300μmol/L，尿酸722μmol/L。空腹血糖10.7mmol/L，糖化血红蛋白11.3%，电解质：钾6.16mmol/L，钠131.1mmol/L，氯111.1mmol/L，钙2.29mmol/L。血常规：WBC12.83×10^9/L，RBC 278×10^{12}/L，Hb 76g/L，HCT 24.8%，PLT 627×10^9/L。血脂：甘油三酯5.31mmol/L，总胆固醇5.63mmol/L，高密度胆固醇0.73mmol/L，低密度胆固醇3.05mmol/L。泌尿系B超、心电图无异常。

中医诊断：消渴（脾肾虚弱，阴阳两虚）。

西医诊断：2型DM、DN、肾功能不全、高血压病、高脂血症、高钾血症、中度贫血。

诊治经过如下。

1. 西医予改用甘舒霖30R（重组人胰岛素注射液），开始14U早/12U晚ih，监测三餐前、三餐后2小时及睡前血糖，根据血糖值调整胰岛素用量，最后为

22U 早 /18U 晚。前列地尔改善微循环，托拉塞米利尿减轻水肿，肾康注射液降肌酐，苯磺酸氨氯地平片降血压、阿托伐他汀降血脂，调整电解质紊乱等对症支持治疗。

2. 中医以健脾补肾、活血利水为治则，处方：黄芪 30g，党参 15g，山药 30g，山茱萸 10g，生地黄 15g，菟丝子 10g，牛膝 10g，当归 15g，茯苓 10g，炒薏苡仁 30g，炒鸡内金 10g，山楂 10g，炒建曲 10g，陈皮 10g，益母草 15g。水煎服，每日 1 剂。每剂 2 次。

在本方基础上，根据症状轻重和变化稍微调整，服药近 2 个月余。

名称	肾功能	电解质	血常规	空腹血糖和糖化血红蛋白	症状 / 体征
入院	尿素：19.61mmol/L 肌酐：300μmol/L 尿酸：722μmol/L	钾：6.16mmol/L 钠：131.1mmol/L 氯：111.1mmol/L 钙：2.29mmol/L	WBC：12.83×10^9/L RBC：2.78×10^{12}/L Hb：76g/L HCT：24.8% PLT：627×10^9/L	空腹血糖：10.7mmol/L 糖化血红蛋白：11.3%	生命体征正常，神清，精神差，眼睑面部水肿，眼睑膜苍白，心肺腹无异常，双下肢水肿
治疗5天后	尿素：11.21mmol/L 肌酐：278μmol/L 尿酸：696μmol/L	钾：4.93mmol/L 钠：138.6mmol/L 氯：100.4mmol/L 钙：2.25mmol/L		空腹血糖：9.0mmol/L	
治疗12天后	尿素：5.89mmol/L 肌酐：241μmol/L 尿酸：627μmol/L	钾：4.04mmol/L 钠：146.1mmol/L 氯：99.6mmol/L 钙：2.23mmol/L	WBC：11.85×10^9/L RBC：2.82×10^{12}/L Hb：76g/L HCT：25.5% PLT：575×10^9/L	空腹血糖：8.1mmol/L	患者面部水肿较前明显减轻，双下肢无水肿，纳食差，口渴，小便多，舌淡，苔薄白，脉虚细。肾功能逐渐改善，症状好转，考虑消渴病本为阴虚燥热，加用生地黄养阴润燥
治疗19天后	尿素：8.01mmol/L 肌酐：172μmol/L 尿酸：518μmol/L	钾：3.93mmol/L 钠：133.7mmol/L 氯：106.5mmol/L 钙：2.25mmol/L	WBC：11.50×10^9/L RBC：3.13×10^{12}/L Hb：81g/L HCT：29.9% PLT：517×10^9/L	空腹血糖：7.2mmol/L 糖化血红蛋白：9.4%	患者面部及双下肢水肿大有改善，纳食增加，乏力，小便多，大便不成形，复查生化各项指标好转，仍舌淡，苔薄白，脉虚细，继续补肾健脾

（续表）

名称	肾功能	电解质	血常规	空腹血糖和糖化血红蛋白	症状 / 体征
治疗一个半月后					患者精神状态较前大有好转，面部及双下肢无水肿，纳食增强，二便正常，舌淡，苔薄白，脉虚细。复查肾功能基本恢复正常，随后外出打工了

【按语】

DM是常见病、多发病，患病率正随着人民生活水平的提高、人口老龄化，生活方式改变而迅速增加。DM会引起很多慢性并发症，DN就是其中之一，并可逐渐发展成尿毒症。本例患者初诊就出现DN（氮质血症期），如不立即控制，很快将发展成尿毒症。DM属于中医学的消渴病，中医学认为其基本病机是阴虚燥热，常累及多个脏腑，影响广泛。未及时医治或病情严重者，常可并发多证，一般开始以阴虚火旺为主，病久阴损及阳，脾肾衰败，水湿潴留，泛滥肌肤，发为水肿。本例辨证为脾肾虚弱，阴阳两虚，以健脾补肾法贯穿始终，中西医结合，使肾功能得以纠正，阻止进一步发展成尿毒症，且患者症状大有改善，生活质量提高，治疗效果显著。

（首届全国中医临床骨干人才　徐新刚）

荨麻疹验案

患者，女性，48岁。

主诉：全身泛发红色风团伴剧烈瘙痒4天。

病史：4天前外出游玩接触粉尘后，颈背部泛发红色风团疹，伴剧烈瘙痒。自行口服“枸地氯雷他定片”及外用药物（具体不详）后缓解不明显，皮损泛发至全身，瘙痒剧烈，影响睡眠。现患者躯干、四肢泛布红色风团疹，颜色鲜红，皮损高出皮肤，部分皮损融合成片，皮损处可见大量抓痕，局部刺痒难耐。患病以来，饮食清淡，口苦，纳可，睡眠欠佳，二便调。

过敏史：既往有食用海鲜过敏史，接触酒精过敏史，过敏反应为全身泛发红色风团疹。查过敏原显示对多数物质过敏（具体不详）。否认药物过敏史。

刻下：查体见四测（体温、脉搏、呼吸、血压）正常。躯干、四肢部弥漫红色风团疹，颜色鲜红，呈圆形、椭圆形或不规则形，边界清楚，散在抓痕，人工划痕征（+）；皮损以四肢关节周围为甚，明显融合成片，皮损总面积约 600cm^2，部分抓后可见渗出，触之皮温较高。舌淡，苔薄白，脉浮。

中医诊断：瘾疹（风寒束表证）。

西医诊断：荨麻疹。

治则：解表疏风止痒。

处方：麻黄汤加减。麻黄 12g，苦杏仁 15g，薏苡仁 30g，麸炒苍术 15g，炒蒺藜 15g，桂枝 15g，甘草 6g，白术 15g，防风 15g，姜厚朴 15g。免煎中药 4 剂，100ml 水冲服，每次 1 剂，每日 3 次。

二诊：患者瘙痒逐步缓解，口淡纳差，眠可，小便调，大便稍溏。查体见下肢部弥漫红色风团疹，颜色淡红，呈圆形、椭圆形或不规则形，边界清楚，触之皮温较高。皮损总面积约 300cm^2。舌质淡红，苔黄腻，脉浮弦。辨为风寒袭表证，予柴胡桂枝汤加减，和解表里。柴胡 15g，桂枝 15g，酒黄芩 15g，麸炒白术 20g，法半夏 15g，炒蒺藜 15g，生姜 10g，大枣 15g，白芍 20g，黄芪 30g，防风 15g。免煎中药 4 剂，100ml 水冲服，每次 1 剂，每日 3 次。

方中柴胡解表透表，使半表之邪得以外宣，桂枝和营解表；黄芩除热清里，使半里之邪内彻，以助祛邪；半夏和胃降逆止呕，并制约柴胡助呕之弊；生姜、大枣、甘草，调和营卫行津液；黄芪、白术、防风有寓玉屏风散益气固表之意；炒蒺藜疏风止痒。诸药合用，共奏和表解里、疏风散寒之功。

【按语】

瘾疹相当于现代医学的荨麻疹，其特点是皮肤出现瘙痒性风团，发无定处，骤起骤退，消退后不留任何痕迹。应与水疥、猫眼疮相鉴别。该患者具有无汗、脉浮等表证，辨证为风寒束表，治宜疏风散寒，因此可以麻黄汤加减，若有汗则不合适。

瘾疹之风寒束表证，予麻黄汤加减，解表疏风止痒。麻黄发汗解表，苦杏仁宣肺解表，桂枝和营解表。又舌苔黄厚，纳欠佳，以平胃散加减。苍术燥湿和胃，厚朴宽中理气，白术、薏苡仁健脾渗湿，防风、蒺藜疏风止痒，甘草理脾兼能调和诸药。

（首届全国中医临床骨干人才　汪青）

凉血祛风活血法治疗过敏性紫癜验案

周某，女，25 岁，2021 年 10 月 14 日初诊。

主诉：双下肢皮肤紫癜3天。

病史：患者因工作劳累复感风寒，于3天前出现下肢皮肤紫癜，遂来就诊。

刻下：双下肢散在针尖样出血，乏力间作，劳累后加重，口干口苦，下肢酸困偶作，胃纳可，二便调，舌红苔白，脉细滑。无家族史。查尿常规隐血（+），血常规正常。

西医诊断：过敏性紫癜。

中医诊断：紫癜风（血热风盛）。

治则：清热凉血，祛风活血。

处方：生地黄15g，牡丹皮15g，赤芍15g，防风炭12g，紫草15g，麸炒苍术15g，黄柏12g，生薏苡仁12g，茜草15g，醋乌梅15g，徐长卿15g，白鲜皮15g，地肤子15g，凤尾草20g，甘草6g。7剂，每日1剂，水煎，早晚分服。

二诊：2021年10月21日，下肢紫癜明显消退，乏力改善，口干口苦好转，大便日行2次，质软偏稀，下肢酸困偶作，胃纳可，小便调，舌红苔白，脉细滑。于上方加煨葛根30g、木香10g，煎服法同前。

三诊：2021年10月28日，患者下肢针尖样出血完全消退，未见新出血点，无头昏乏力，大便正常，口干口苦明显减轻。继服原方巩固治疗，煎服法同前，嘱其注意休息，清淡饮食，忌羊肉海鲜以及辛辣刺激性食物。

【按语】

中医古籍文献中有很多关于紫癜的临床描述，葡萄疫、发斑、肌衄、紫癜风、紫斑都在范畴内。其病理因素主要为“风、火、毒、瘀”，病因病机多为风热血热相搏，热迫血行，血溢脉外。风热之邪从口鼻而入，与其气血相搏结，热熏灼脉络，血溢于肌表，则出现紫癜；另一方面脾胃气血虚弱，不能统摄血液，血不归经，血溢于外，而成本病；瘀血同样也是诱发皮下出血、紫癜的原因，瘀血阻于脉内，血行不畅，血不归经而出现紫癜，因此活血化瘀也是治疗紫癜的关键。

目前现代医学对于本病尚无特异性治疗方案，临床上常选用抗组胺药物、糖皮质激素，但由于药物本身副作用及服药的依赖性、病情的反复性，效果欠佳。中医学从整体观念、辨证论治着手，治疗本病时有较好的疗效和针对性，毒副作用小，疗效稳定。

本病为风热血热相搏，迫血妄行所致。《血证论·瘀血》记载：“离经之血虽清血，清血亦是瘀血。”瘀久又可化内热，治当清热凉血、活血祛风，取紫草、茜草、凤尾草、赤芍、牡丹皮凉血活血止血。紫癜患者常有感染外邪的前驱病史，风热毒邪侵袭，正如《金匮要略·肺痿肺痈咳嗽上气病脉证治》记载：“风伤皮毛，热伤血脉……热之所过，血为之凝滞。”故合防风、白鲜皮以祛风燥湿清热，防风炭还具有止血功效；地肤子清热利湿祛风，灵活应用祛风药临床上有较好的疗效。病位在血分，血络受损，以黄柏、紫草清化湿热。此外，要重视运脾化湿，不可一味凉血化瘀止血过于寒凉，临证见紫癜伴随神疲乏力、脉滑等湿热内蕴证候，应凉血化湿并用，配伍苍术祛风燥湿健脾，薏苡仁利湿健脾。二诊患者大便日行2次，质软偏稀，配煨葛根30g升阳止泻，木香10g实肠止泻。三诊患者基本痊愈。

在中医学整体观念、辨证论治基础上结合中药药理学成果，适当辨病选择用药，如茜草有良好的止血作用，防风、醋乌梅有抗过敏的作用，黄柏现代研究具有调节免疫的功效，生地黄具有抑制免疫的作用，结合辨证，辨病加用，可使过敏性紫癜患者异常免疫反应得以控制，血管炎症反应减轻。全方共奏清热凉血、活血祛风、化瘀止血之功，临床治疗紫癜疗效显著。

（首届全国中医临床骨干人才、第五批全国中医临床优秀人才　李峻）

柴芍龙牡汤治疗“牛皮癣”验案

叶某，男，31岁，2022年2月15日初诊。

主诉：全身多处皮肤增厚伴瘙痒4年余。

病史：患者4年前因情绪紧张出现双下肢脚踝、腘窝、腹股沟、腰部等多处皮肤瘙痒，搔抓后出现皮损变厚、干燥、脱屑，至外院诊断为“神经性皮炎”，经治疗无效。后因病情继续发展而至我科就诊。

刻下：双下肢脚踝、腘窝、腹股沟、腰、颈部处皮肤肥厚、干燥、脱屑，皮损呈苔藓样变。瘙痒剧烈，纳少，眠差，入睡困难，二便正常。舌尖红，边有齿印，苔薄黄，脉弦。

中医诊断：牛皮癣。

西医诊断：神经性皮炎。

治则：滋阴润燥，祛风止痒。

处方：柴芍龙牡汤加减。柴胡10g，白芍20g，龙骨30g，牡蛎20g，忍冬藤30g，连翘15g，牡丹皮15g，射干15g，紫荆皮20g，女贞子30g，墨旱莲15g，玄参20g，合欢皮20g，黄芩15g，栀子15g，酸枣仁20g，柏子仁20g，首乌藤30g，甘草6g。8剂，水煎服，每日1剂，三餐后半小时温服，每次150ml。

嘱患者保持心情愉快，皮损肥厚处予食用橄榄油封包。

二诊：颈部皮损自愈，边界有丘疹，双下肢胫前皮损色素沉着，瘙痒明显减轻，伴口干，晨起尤甚，饮多但不止渴，眠差，大便稀。舌尖红，苔薄黄，脉弦细。予上方加茯神、金荞麦、徐长卿安神止痒，继服8剂。

三诊：患者自诉瘙痒明显缓解，皮损基本消失，睡眠明显改善，未做特殊处理。

后随访患者，3个月内无复发。

【按语】

《外科正宗·顽癣》记载："牛皮癣如牛顶之皮，顽硬且空，抓之如朽木。"本病状如牛顶之皮，厚且坚硬，故名"牛皮癣"。其病因为风湿热之邪阻滞肌肤，或衣着及外来的机械刺激，病久耗伤阴液，营血不足，血虚生风生燥，皮肤失去濡养。血虚肝旺、情绪波动、过度紧张、忧愁烦恼者，更易发病，且容易反复。本案是一个典型的由于情志变化引起牛皮癣的患者，治疗需以疏肝镇静凉血止痒为主，选柴芍龙牡汤加减。方中柴胡性味轻清，舒畅气机而除胸中烦满，又清宣郁结，疏散气滞，使肝气条达而气机枢转。资以白芍之敛，并倍于柴胡，养血之药，力能柔肝。龙骨、牡蛎镇肝潜阳，固肾安神。配以二至丸滋阴，酸枣仁、柏子仁、首乌藤、茯神助眠，忍冬藤、连翘清热，射干宣肺，紫荆皮、徐长卿祛风，金荞麦兼顾脾胃。真正做到治病求本、标本兼治。

（首届全国中医临床骨干人才　邓远秀）

大青龙汤治疗水果过敏验案

陈某，女（同事），31岁，2012年6月10日初诊。

主诉：水果（芒果、菠萝）过敏3年余。

病史：患者3年前食用芒果、菠萝后全身皮肤水肿，头面为甚，眼睛难以睁开，每次发作需糖皮质激素治疗方可好转。来诊时为非过敏急性期，诉平素喜食芒果、菠萝等，近3年因多次食用后过敏，不敢再接触此类水果。无口渴，汗出很少（三伏天也很少出汗），小便少，纳眠可。舌稍胖质红，苔薄，脉沉细。

治则：按皮水之法治之，以发汗解表。

处方：大青龙汤。麻黄10g，桂枝10g，杏仁10g，生姜5片，大枣6枚，石膏20g，炙甘草6g。2剂，午时服用，每次1剂，汗出即停。

二诊：2012年6月12日，服用2剂中药后无明显感觉，亦无汗出。治法同前，处方如下。麻黄20g，桂枝15g，杏仁10g，生姜5片，大枣6枚，石膏20g，炙甘草6g，细辛6g，羌活10g，防风10g。2剂，午时服用，每次1剂，汗出即停。

三诊：2012年6月14日，自觉全身热，心慌，面部呈暗紫色，亦无汗出，但小便频数。因恐有变证未敢再开方药，嘱其用蜂蜜、山药熬白粥自养。

1个月后患者告知已食用芒果一箱，未再发生过敏情况。至此10年有余，该患者可以食用各类水果，无过敏。

【按语】

此患者全身皮肤水肿、头面为甚，病位当在皮肤，“在其皮者，汗而发之”可以皮水之法治之，“当发汗乃愈。”但患者初诊时并未发病，对能否用大青龙汤发汗思考良久，后因患者一句“只要治不死，就没关系”，才放胆用之。

首次服药没有达到汗出的目的，所以二诊时加大麻黄、桂枝用量，增加细辛、防风、羌活加强发汗解表之力。服用后亦没有汗出，但出现了全身热，心慌，面部呈暗紫色，小便频数等情况，可知皮水虽未从汗解，但从小便解了，达到了治疗目的。

纵观本医案，虽然取得良好效果，但未必是最佳方法。治疗过程中还是给患者带来了一定不良反应。如果麻黄加量缓一些，杏仁与麻黄的配伍再平衡些，可能更佳。

[首届全国中医临床骨干人才　刘杰（嘉兴）]

三黄泻心汤治疗皮下出血验案举隅

患者，男，74岁，2022年2月19日初诊。

主诉：右上肢皮下出血半年。

病史：患者右上肢皮下出血半年，多方治疗无果来诊。右手背皮下出血，色暗红，局部有破溃渗血，右臂肘关节以下皮肤出血点多而密集。查体见血压160/100mmHg，头发白而浓密，皮肤白细泛油光，眼睛明亮，眼睑深红，咽喉暗红，腹部脂肪厚，腹力中等，舌暗红，苔黄腻，舌下脉络瘀紫周围有出血点，脉弦滑。既往高血压病14年，6年前因急性心肌梗死置入支架2枚，长期口服阿司匹林肠溶片及降脂、降压药，血压控制不理想，半年前皮下出血后停用阿司匹林肠溶片。平素心烦急躁，口干苦，大便3～4日1次，干结难行。查血小板、凝血功能均正常。

处方：生大黄10g，黄连6g，黄芩10g。每日1次，沸水冲泡300ml，20分钟后分数次口服。

二诊：2022年3月25日，血压148/86mmHg，右手背皮下出血明显消退，右手臂出血点减少，口干口苦减轻，黄腻苔渐退。诉服药前3天每日大便2～3次，之后每日1次。嘱续用原方，隔日服1次。

三诊：2022 年 4 月 11 日，血压 140/80mmHg，右手背皮下出血进一步消退，右手臂出血点消失。心烦急躁、口干口苦明显好转，大便每日 1 次，自觉清爽，心情愉悦。

【按语】

泻心汤，也称三黄泻心汤。出自医圣张仲景的《金匮要略·惊悸吐血下血胸满瘀血病脉证治》，由大黄、黄连、黄芩三味药组成，原方主治“吐血、衄血”。适用于以出血、心烦悸、心下痞为特征的疾病。清代名医陈修园说：“余治吐血，诸药不止者，用泻心汤百试百效。”临床研究发现本方不仅对吐血、衄血有效，对其他各类出血如咯血、齿衄、颅内出血、眼底出血、子宫出血、痔疮出血、消化道出血、血尿、皮下出血等均有效。

本方还能治疗头面部各类炎症疾病如疖肿、眼眶蜂窝织炎、毛囊炎、痤疮、结膜炎、麦粒肿、扁桃腺脓肿、牙周炎、复发性口腔溃疡。还有降压、降脂、改善胰岛素抵抗、通便、胃黏膜保护、抗溃疡、抗菌、抗炎、抗内毒素的作用。且本方药味少效优而价廉，每剂药不超过 5 元。

根据黄煌教授经验，三黄泻心汤的适用人群：一般精神状态较好，体型壮实，营养状况良好，面色潮红有油光，毛发粗黑油亮，唇红厚实，舌质暗红坚老，舌苔厚或黄腻；怕热多汗，大便干结或黏稠；易上腹部不适，易头痛头昏，易烦躁不安，易失眠、头面感染，易鼻衄，齿衄，吐血、皮下出血；腹部充实有力，或腹主动脉搏动感明显，脉滑有力者。体质虚弱，精神萎靡，消瘦，贫血，腹泻，脉弱者当慎用。

（首届全国中医临床骨干人才　边淑娟）

治疗农药接触中毒热（毒）入营血验案

龙某，男，46 岁，已婚，渝北区人，2019 年 10 月 2 日初诊。

主诉：全身皮肤红色丘疹伴舌头与足掌麻木 4 天。

病史：4 天前喷打农药后出现全身皮肤鲜红色丘疹，伴舌头与足掌麻木，无瘙痒。曾至诊所输液治疗，丘疹稍减，余症无改善而来我院就诊。

刻下：全身皮肤弥漫鲜红色丘疹，舌头与足掌麻木感，口干，纳眠可，二便调，舌偏红，苔薄黄，脉弦滑。查血常规：白细胞数目 13.67×10^9/L、中性粒细胞数目 10.72×10^9/L、百分比 78.40%，C 反应蛋白 1mg/L。肝功正常，肾功尿素氮 8.7mmol/L。

西医诊断：考虑农药接触中毒，过敏性皮炎。

中医诊断：热（毒）入营血证。

处方：清营汤加味。水牛角 30g，生地黄 20g，金银花 30g，连翘 30g，玄参 15g，黄连 10g，淡竹叶 10g，丹参 18g，麦冬 15g，大青叶 15g，紫草 15g，牡丹皮 15g，赤芍 15g，甘草 10g，金钱草 30g。5 剂，水煎取汁 300ml，分 3 次温服，每日 1 剂。同时建议到急诊科诊治。

二诊：2019 年 10 月 22 日，患者丘疹消失，自觉皮肤有发热感，口唇偶有麻木，足掌麻木消失，眠差，二便调。舌质红，苔黄，脉弦滑。诉初诊后没用其他疗法，且效果好，但未寻到我而拖延至今，今正巧碰上。辨其为营血证未罢兼湿阻，以原方加减治疗。水牛角 30g，生地黄 20g，金银花 30g，连翘 30g，玄参 15g，黄连 10g，淡竹叶 10g，丹参 18g，麦冬 15g，薏苡仁 30g，紫草 15g，牡丹皮 15g，赤芍 15g，甘草 10g，金钱草 30g，酸枣仁 30g。5 剂，水煎取汁 300ml，分 3 次温服，每日 1 剂，院内煎药。

嘱其注意避免接触农药。后随访，各项临床症状消失。

【按语】

患者农药接触后致全身弥漫鲜红色皮疹、舌麻足麻。疹出太阴肺，舌为心之苗，营血瘀阻可见麻木，乃病位在肺、波及于心，气营血同病，可按卫气营血辨证治疗。用清营汤凉营清心开窍、养阴和营、清热解毒，加大青叶、赤芍、牡丹皮、紫草配合黄连、丹参加强清营凉血透邪解毒，金钱草、淡竹叶清热利湿解毒，使毒从小便解，甘草清热解毒和中。全方共奏清营凉血解毒、养阴和营利湿之功，故 5 剂皮疹消失。余留皮肤灼热感、偶有口唇麻木，眠差，舌质红，苔黄，脉弦滑。表明营血毒邪明显缓解，但营血受损、湿毒仍存，故可见营血毒邪残留扰心的失眠和口唇麻木，余热未清之皮肤灼热感。仍用原方去大青叶，加薏苡仁化湿解毒、酸枣仁养血安神。5 剂后全部症状消失。故农药中毒所致的皮炎，除现代医学常规检查、处理外，中医药仍大有可为。本案服中药后未用其他药物，显示了中药的有效性，值得重视。

（第五批全国中医临床优秀人才　程永）

火针肘尖外踝尖结合经方治疗血管瘤验案分析

本人自 2020 年初侍诊林国华（1964—2022 年）教授，观其临床应用岭南火针，从 3 个方面治疗疾病："以热引热"，即"火郁发之"的理论在岭南火针应用中的实际体现；"以点代灸"是对岭南火针作用的一个延伸性思考；"以痛为腧"在岭南火针的针刺选穴中有指导作用。在临床上，林教授将上述 3 种核心思想圆融变通，并结合中医理论指导实践，充分展现出火针的疗效。经过一段时间学习，回归临床依瓢画葫，常在各种疑难杂症中取得神奇疗效。现报告“以点代灸”治疗微小血管瘤临床验案 1 例。

梁某，女，10 岁，2021 年 11 月 21 日初诊。

主诉：发现下颌部突出物按压疼痛 1 周。

病史：2021 年 11 月 14 日至佛山市某医院行 B 超示血管瘤 8mm × 6mm。平素胃纳一般，眠差，凌晨 5 点醒后难再入睡。舌红，苔薄白，脉弦细。血管外科建议定期复查，家属要求中医调理。

辨病辨证依据：六经“欲解时”提出的是和三阴三阳相关的时间节点问题。顾植山对六经病“欲解时”的独到见解为“相关时”。“相关时”不是“必解时”，可以“欲解”而“解”，也可以“欲解”而“不解”，还可能因“相关”而在该时间点出现一些症状的发生或加重。患者 5 点醒后难再入睡，为“少阳病欲解时”。

中医诊断：少阳证。

处方：小柴胡汤。柴胡 25g，黄芩 10g，法半夏 10g，太子参 10g，炙甘草 5g，大枣 10g，生姜（自备）1 片。3 剂，日 1 剂，水煎服，早晚各 1 次。

针灸处方：①针刺足临泣泻法、外关泻法、太冲补法、足三里补法、身柱补法。②挑刺四缝穴健脾胃。③火针点刺天应穴即阿是穴，肘尖、外踝尖。杨氏《针灸大成》经外奇穴肘尖：二穴，在手肘骨尖上，屈肘得之，治瘰疬，可灸七壮。外踝尖：二穴，在足外踝骨尖上是穴，可灸七壮，治脚外廉转筋，及治寒热脚气，宜三棱针出血。

针灸操作：以中粗岭南火针，快针法点刺阿是穴，每周 1 次（该患者由于学业问题每 2 周治疗 1 次）。

首次治疗后，以手按压血管瘤处，疼痛明显减少；治疗 2 次后血管瘤明显减小；治疗 7 次后血管瘤逐渐缩小，压痛消失，纳眠改善。2022 年 3 月 6 日复查 B 超示血管瘤 4mm × 2mm。

【按语】

中医学称血管瘤为血瘤，认为是由于血液气滞、血瘀、血行外漏产生的。岭南火针点刺局部阿是穴，起到疏散气血、活血通脉、祛瘀通络的作用。“以点代灸”，林国华教授认为以火针浅刺相当于直接瘢痕灸，又称“点灸”，对于某些慢性疾病、顽固性疾病等有良好作用。《针灸大成・素问九针论》记载：“必先安慰病人，令勿惊恐，较之与灸一般，灸则痛久，针则所痛不久。”可见岭南火针与灸法在理论上的相通性。《针灸集成・火针法》载：“性畏艾灸者，当用火针。”阿是穴不仅是局限于局部的压痛点，还是病变之所在。《灵枢・经筋》记载：“燔针劫刺，以知为数，以痛为腧。”燔针即火针，以取其痛点用温补之意，也有快刺之含义。

（首届全国中医临床骨干人才　曹淑华）

次第扶阳法治疗阳虚畏寒验案

代某，男，54岁，2021年8月6日初诊。

主诉：畏寒10年余，加重1个月。

病史：近10年来，患者无明显诱因出现畏寒，自诉较旁人明显怕冷，无关节肿痛、发热、异常汗出等。1个月前，感畏寒加重，晨起双上肢冷痛，大暑节气仍需着长袖衣物，伴口干，尿黄，大便时溏。查体：体温36.3℃，双上肢皮色、皮温正常。舌质淡暗，苔薄，脉弦细。

中医诊断：阳虚血瘀证。

治则：桂枝法温阳通脉。

处方：桂枝12g，麸炒苍术12g，净山楂12g，法半夏10g，陈皮12g，茯苓12g，甘草片6g，生龙骨15g，防风10g，生姜5g，黄芩12g，地龙10g，石菖蒲12g，车前草15g。4剂，水煎取汁400ml，早晚饭后各温服200ml。

二诊：2021年8月16日，诉畏寒肢冷、便溏、口干较前缓解，易惊醒，醒后难以再入睡，舌淡红苔白，脉沉细。此瘀血去，阳虚减，仍需继续扶阳，佐以安神。桂枝15g，石菖蒲12g，净山楂12g，大枣12g，锁阳10g，麸炒苍术10g，法半夏10g，陈皮12g，菟丝子12g，首乌藤12g，煅磁石15g。4剂，水煎取汁400ml，早晚饭后各温服200ml。

三诊：2021年9月3日，诉双上肢冷痛消失，畏寒较前明显减轻，无须着长袖厚衣物遮盖双上肢，睡眠改善，便微溏，舌红苔白，脉沉。效不更方，加用干姜温补脾阳。桂枝15g，石菖蒲12g，净山楂12g，大枣12g，麸炒苍术10g，法半夏10g，陈皮12g，干姜6g。5剂，水煎取汁400ml，早晚饭后各温服200ml。

【按语】

畏寒是指全身或身体局部自觉怕冷，遇冷加重，得温则缓的症状，在现代医学、中医文献中均无相关病名。中医文献中对其病因记载大多分为外感及内伤，全身畏寒多为外感，局部畏寒则内伤居多。阴盛阳衰、阳郁不布、寒湿阻滞等均可导致本症状。治疗当究其病因，或温阳散寒，或通阳解郁，或散寒除湿。

扶阳学派重视阳气，但“扶阳”并不是单纯地使用姜、桂、附类温热药物，而是通过宣发、保护、调和等手段，以期达到“阴平阳秘”的状态。扶阳的治疗方法既包括温阳，又包括通阳。全国中医优才胡跃强教授主张临证时先宣通中上焦之气机，消除郁滞的病理性产物（如气滞、瘀血、痰湿等），兼开中焦、暖脾阳，则气血生化之源得以复苏，上浮之元阳能下归本位；继以温补下焦之元阳，使固护先后天之本，以次第扶阳疗法调整三焦阴阳不和的失衡状态。

本案采取先以“桂枝法”通阳，祛除阻滞之瘀血，缓解患者肢冷畏寒症状；再加用干姜温补脾阳，“土暖则万物生”，虽于暑夏季节，但按照次第疗法，使用桂、姜等通阳、温阳之品，以达扶阳，平衡阴阳的目的，切中病机，故显效。

（首届全国中医临床骨干人才　刘晋利）

解暑柴芩汤治疗暑温经验

李某，男，38岁，2020年7月15日初诊。

病史：2天前夜间乘凉后出现头昏重，全身酸痛、上半身为主，口干、口苦，心烦，恶风，咽喉干痒、疼痛，咳嗽、咯少量黄色黏痰，体温达39.4℃，饮食欠佳，睡眠可，小便黄，大便干。舌尖红，苔黄厚腻，脉弦滑。

中医诊断：暑温（外感风邪、暑湿化热证）。

处方：家父周明端老中医经验方解暑柴芩汤。柴胡15g，黄芩15g，荆芥15g，防风15g，桂枝10g，羌活10g，石膏（先煎）80g，黄连10g，粉葛30g，栀子15g，金银花15g，连翘10g，板蓝根15g，紫苏15g，淡竹叶15g。3剂，水煎服，日1剂。

二诊：2020年7月19日，诉已无发热，口干发渴，咽喉微痛，但是咳嗽加重、咯黄色黏痰，仍便秘。属于热病伤津，减石膏，去荆芥、防风、黄连、板蓝根、栀子，加用炙紫菀、前胡、枇杷叶、杏仁、甘草。柴胡15g，黄芩15g，桂枝10g，羌活10g，麦冬15g，粉葛30g，金银花15g，石膏（先煎）20g，连翘10g，紫苏15g，淡竹叶15g，杏仁9g，炙紫菀15g，前胡10g，枇杷叶15g，甘草6g。3剂，水煎服，日1剂。

服完即愈。

【按语】

暑温常由于感受六淫时邪，肺卫失调或起居不当，腠理受邪不密，营卫失和，卫外不固，最终导致卫表不和，肺失宣降，而发为感冒。暑温的病位主要在肺卫。暑邪为夏季所特有的一类病邪，其为阳邪，具有炎热、升散、开泄的特性，易耗津伤气。而湿邪属阴邪，具有重浊、黏滞之性，易伤人体阳气。当夏日患者贪凉，晚上乘凉受凉，“风邪”“寒邪”易侵袭人体，暑湿为风寒所遏而致病。

但是暑本炎热，故见高热；暑湿之邪上闭清窍，可见头昏重；湿本黏腻，故见全身酸痛、上半身为主；风邪外束肌表，则恶风，结合舌脉，诊断为暑温（外感风邪、暑湿化热），故选用经验方解暑柴芩汤治疗。

紫菀、前胡、枇杷叶、杏仁为徐迪华老师常用之药组。紫菀润肺止咳化痰，主治新久咳嗽，痰多咳喘，长于开肺郁、化痰浊。前胡宣风清热、降气化痰，善治风热咳嗽，痰多喘满，《本草纲目》言其能“化痰热，散风邪”，对于咳嗽，尤其是风邪夹热的外感咳嗽效果明显，现代药理研究提示前胡能显著增加呼吸道的黏液分泌，具有长效祛痰作用，同时可在一定程度上抑制流感病毒的增殖。枇杷叶清肺止咳平喘，主治肺热咳喘；杏仁降气止咳平喘，主治咳嗽痰多气喘；甘草功能益气和中、止咳祛痰，现代药理研究表明其有明显的镇咳平喘祛痰作用，还有一定的抗炎、抗菌功效。

徐迪华师承孟河医派费氏传人全国名中医屠揆先，而申春悌师承徐迪华，笔者跟师申春悌老师学习徐老治咳经验，获益良多。徐老治咳思想：辨证精准、审证求因，以疏风理肺、清热化痰、润肺降气为基本治法，重宣畅肺气、化痰除湿；用药纯正精巧，以清凉和润为主，同时注意顾护脏腑的生理功能，整体为观。

（首届全国中医临床骨干人才　周渭）

镇肝熄风汤化裁治疗双手震颤验案

贺某，女，67岁，2021年11月9日初诊。

主诉：双手阵发性颤动2个月余。患者2个月前突感双手阵发性小幅度颤动，双手平举、写字或手指握物时抖动明显，无疼痛、麻木、乏力、手指僵硬、挛缩等。纳眠可，二便调；舌体大，舌淡红，舌边轻度齿痕，苔略厚，脉沉细，双尺弱。

中医诊断：肝肾阴虚、肝风内动。

治则：镇肝息风，滋补肾阴。

处方：镇肝熄风汤化裁。龙骨（先煎）30g，牡蛎（先煎）15g，醋龟板（先煎）30g，茵陈5g，牛膝15g，赭石15g，天冬15g，醋玄胡15g，山药15g，茯苓15g，枸杞15g，炒川楝5g，山茱萸15g，炒麦芽10g。3剂，每日1剂，水煎，每剂3次温服。

二诊：2021年11月25日，诉双手阵发性小幅度颤动稍改善，稍口干、口苦；舌淡红，苔略厚，舌下脉络轻度瘀阻，脉沉细。继续予镇肝息风、滋补肾阴之法。在上方基础上，加粉葛根15g，羌活15g，继用3剂。

三诊：2022年2月14日，双手阵发性小幅度颤动已缓解约6成，夜间口干、口苦，无汗出，脾气大。舌淡，苔略黄厚，舌下脉络轻度瘀阻，脉沉细，双尺弱。继续以镇肝熄风汤化裁治疗，在初诊方基础上去山茱萸，加黄芩10g，天花粉30g，羌活15g，桑枝10g，继用7剂。

【按语】

震颤，中医属于颤证，多为年老体虚、情志过极、劳逸失当等致气血阴精亏虚，或痰浊、瘀血阻塞经脉，或内生风动，扰动筋脉；筋脉失养而致肢体颤动。陈永亮老师认为本例以扶正补虚、标本兼顾为治则，初期以清热、化痰、息风论治，后期以滋补肝肾、益气养血、调补阴阳为法。

本病多发于中老年人，肝肾不足常为发病之本，多在本虚基础上致标实。《素问·至真要大论》记载："诸风掉眩，皆属于肝。"《素问·脉要精微论》"骨者，髓之府，不能久立，行则振掉，骨将惫矣。"可见肢体摇动之症，属肝木、属风，与肝、肾有关。故一、二诊用镇肝熄风汤和左归饮化裁治疗，以镇肝息风、滋补阴精、舒筋止颤，标本兼顾，疗效尚佳。三诊续以镇肝熄风汤，兼顾患者彼时症状调节药物，巩固疗效。

（重庆市"忠州纯针刀"创新团队成员　刘琼）

针灸治疗不明原因性肌无力症验案

谢某，女，52岁，2017年4月20日初诊。

主诉：双下肢相继无力9年余，双上肢无力伴翻身困难4年余。

病史：9年前患者匆忙下楼时摔倒，伤及左髋部，局部疼痛感明显，于当地医院行影像学检查未见骨折等异常，中药保守治疗3个月后疼痛缓解，但逐渐发现左下肢抬腿费劲，平地行走尚可，上台阶时乏力尤甚。反复住院治疗，效果欠佳，左下肢无力症状缓慢加重。2011年右下肢逐渐出现抬腿费劲，无力症状进展至与左下肢相似程度。2014年出现腰部、臀部及右下肢外侧疼痛，变换体位可诱发，维持姿势一段时间后疼痛可逐渐缓解。后出现双上肢抬举费劲，左上肢尤甚，伴平躺时翻身困难，同期逐渐发现双足呈下垂状，行走呈跨域步态。至北京某医院行胸部增强CT无特殊，肌电图：四肢神经源性损害可能性大；MRI平扫：四肢肌肉萎缩伴脂肪浸润；腰椎增强MRI：L_1椎体病变，考虑椎体血管瘤可能性大，$L_{4\sim5}$椎间盘向右后突出（侧旁型），并椎管狭窄；股四头肌肌肉活检：未见特征病理改变；腓肠肌肌肉活检：肌源性改变伴肌纤维比例失调；分子遗传检测报告：TGM6基因有致病性突变。患者轮椅门诊就诊，可在家属搀扶下行走。纳差，眠一般，大便溏。

查体：神清，面色暗淡，气弱音低。行走时双足拖地呈跨域步态，蹲起、足跟足尖直线行走不能。卧位抬头力弱，双上肢肌力屈肘5⁻级，左侧伸肘3级，右侧伸肘5⁻级，双侧握力5⁻级，双下肢屈髋屈膝3级，踝关节不能背屈，四肢肌张力偏低，腱反射正常；无躯体感觉障碍，无明显肌肉压痛；舌暗红有齿印，苔白腻，脉左弦，右细。

诊断：四肢无力原因待查（先天性肌病可能性大）。

治则：补益脾肾，养血荣筋。

针灸处方：脐针取四正位、四隅位交替使用，针尖至皮下筋膜层（手下有阻滞感）即止，腹针取引气归元中脘、下脘、气海、关元，调脾胃之气取天枢、大横（双）直刺，取带脉调肝胆之气，留针55分钟。3个月内每周5次，3个月后隔日治疗1次。

治疗10次后，患者诉下肢无力感减弱，行走较前有力，按原方案继续治疗3个月后，患者不需轮椅，能自行行走小段距离。

现治疗1年8个月，患者自行开车就诊，日常生活能自理，上肢肌力尚可，左侧伸肘4级，下肢屈髋屈膝4级，能自行翻身，坐起、蹲起尚有困难，需人协助，踝关节能轻微背屈，行走时足尖拖地，能走直线，耐力欠佳，病情稳定。

【按语】

此病属中医学“痿证”范畴,《素问·痿论》中将痿证分为皮、脉、筋、骨、肉五痿，本例属“肉痿”。国医大师邓铁涛认为，痿证多由先天禀赋不足、后天失调，或情志刺激，或外邪所伤，或疾病失治、误治，或病后失养，导致脾胃气虚，渐而积虚成损。本案患者脾胃气弱，治以补脾益气养血为主。《会元针灸学》记载：“神阙者，神之所舍其中也……脐居正中，如门之阙，神通先天。父母相交而成胎时，先生脐带……天一生水而生肾……十月胎满，则神注脐中而成人，故名神阙。”神阙穴为先天之结蒂，后天之气舍，又被称为“生命之根”。脾统血，主运化，在体合肉，主四肢，为“后天之本”，脾胃为气血生化之源，全身的肌肉都需要依靠脾胃所运化的水谷精微所营养，脾胃运化失司，可致肌肉消瘦，软弱无力，甚至痿弱不用。脐针通过取后天八卦中的四正位、四隅位激发先天之气，腹针取中脘、下脘、气海、关元四穴引气归元，双侧天枢、大横调脾气，带脉调肝胆之气，脐针腹针勾连先天后天，补脾益气，调和诸脏腑气血。诸穴共用，有标本兼顾、通调气血、疏通经气全身布散之功效。

（首届全国中医临床骨干人才　刘鸿）

手法治疗腕背部腱鞘囊肿验案

杨某，女，25岁。

主诉：右腕背部肿物2个月余，加重1周。

刻下：患者右腕背部桡侧可见一直径约1.5cm大小包块，周围皮色不红，皮温正常，推之可动，质韧，局部轻压痛，腕关节屈伸活动正常，末梢血液循环及感觉正常。二便调，舌淡苔薄白，脉滑。

中医诊断：筋瘤（寒湿凝聚）。

西医诊断：右腕背部腱鞘囊肿。

处方：手法治疗+绷带固定。令患者正坐，患腕放于桌面或一助手固定。术者双手握腕，双拇指压囊肿上，沿肌腱走行或囊肿纵行方向，由近侧向远心端用力推挤，余指上托腕关节，囊肿可随推挤而消失。反复数次，尽可能将囊液挤尽。在囊肿处放一压垫（可用纱布折叠），压垫上置一枚大小合适的硬币，用绷带缠绕数圈加压固定5～7天去除（注意松紧勿影响末梢血循）。

【按语】

腱鞘囊肿是临床常见病、多发病之一，中医学将此病归为“筋瘤”“筋结”“筋聚”范畴。一般由劳累过度、寒湿侵犯、筋骨外伤引起经脉阻滞、气血不通，进而寒湿凝聚、气滞血瘀而成。现代医学认为，腱鞘囊肿的形成可能与关节退变和长期损伤有关，常见于腕背、腕掌、足背及腘窝等处，可行彩超确诊。腱鞘内的囊液来源一般有两个方面，一是源于腱鞘，二是源于关节内。对于腕背囊肿大多数都来源于腱鞘，腕掌侧囊肿大多数来源于关节（复发率高，手术有损伤血管风险）。常见于操作电脑、手机、打麻将等人群。发病后局部凸起于体表呈半球状，表面光滑，皮色不变，局部温度正常，基底固定，往往有囊性感，也有质地较硬，局部不痛或轻压痛。

对于腱鞘囊肿的治疗，大多数采用穿刺局部激素注射或手术治疗，但往往复发率较高。而对于部分无手术意愿，也不愿行有创治疗的患者，可选择手法治疗。笔者临床操作多例，效果不错。即将双手拇指压囊肿上，双手拇指沿肌腱走行方向或囊肿纵行方向，由近侧向远心端用力推挤，余指上托腕关节，可感囊肿消失。将囊内容推挤干净后，再用折叠好稍大于肿块的纱布置于局部加压包扎，固定1周。

（首届全国中医临床骨干人才　程志刚）

燕青门正骨疗法治疗肱骨干骨折验案

谭某，男，75岁。

主诉：摔伤致右上臂肿痛、活动受限2小时。

刻下：右上臂肿胀短缩畸形，局部压痛，骨擦音，纵轴叩痛(+)。结合影像，诊断：右肱骨中上段粉碎性骨折；重度骨质疏松；高血压病（高危）；支气管哮喘。入院后监测生命体征，平稳状态下按照燕青门正骨疗法进行手法复位、小夹板纸压垫外固定、内服外用中药。

（一）复位固定方法

1. *燕青门正骨九法*　中段骨折（骨折线在三角肌止点以下）：患者取坐位，在助手运用拨云见日手法后，维持牵引下，术者保持鼻吸口出呼吸，马步站于患侧，运用虬龙得势手法，以两手拇指由外向内推挤近骨折端，其余四指环抱骨折远端由内向外牵拉，使两骨折断端内侧平齐，并稍向外成角，两拇指再向内推挤以纠正成角，从而使两骨折断端得以复位。纠正移位后术者捏住骨折部，助手缓缓放松牵拉，使断端相互接触，再用摇摆触碰手法矫正残余移位，然后进行固定。

2. *小夹板外固定*　肱骨干中段骨折不超过肩、肘关节固定。小夹板的制作规格：宽度为上臂周径的1/5；长度，前板为肩部至肘部，后板为肩部至尺骨鹰嘴，内侧板为腋窝至肱骨内髁，外侧板为肩部至肱骨外髁。根据骨折移位情况，选用二点或三点固定法。中、下部骨折由于肢体位置关系，远骨折段有内收倾向，因而内外侧夹板选用三点固定法。骨折的包扎方法：先放置内外侧夹板，再放置前后侧夹板，最后捆扎布带。包扎后，肘关节屈曲90°，以三角巾或带柱托板将前臂置于中立位，患肢悬吊于胸前。固定期间每日听骨传导音，定期作X线透视或摄片检查，密切观察骨折断端是否有分离移位。若骨折断端出现分离移位，可采用环绕肩、肘部的宽布带固定后再用夹板固定，或在夹板外侧加用弹力绷带上下缠绕肩、肘部，使骨折断端受到纵向挤压而接触，并卧床休息2周，以克服患肢重力的牵拉作用。固定时间6～8周。肱骨中段骨折是迟缓愈合和不愈合的好发部位，固定时间要相对延长，并在临床症状消失后，骨X线摄片显示有足够的骨痂生长时才能解除固定。

（二）燕青门功法训练

骨折固定后，麻醉一旦消失，即可开始功能锻炼。鼓励患者用力握拳，可做伸屈指、掌、腕关节等活动，使肌肉收缩，促进气血流畅。前臂和手肿胀较严重者，在肿胀消退后，宜加强功能锻炼，患者可在用力握拳下进行肘关节的伸屈自动锻炼，如做肩关节的划圈活动或拉风箱动作等，并应注意保持骨折断端部位的相对稳定，以防止骨折断端分离移位。骨折临床愈合后，可解除夹板，进行大幅度的功能锻炼，应加大肩、肘关节的活动范围，可以做肩关节内收、外展、抬举等活动。

（三）药物治疗

骨折初期血瘀肿痛，治疗宜消肿止痛、活血化瘀，内服燕青门损伤方加减；若合并桡神经损伤者，可用通经活络药如地龙，威灵仙等，外敷燕青门红肿膏。中期治宜和营生新、接骨续筋，内服燕青门疗骨方加减等，外敷燕青门青肿膏。后期治宜养气血、补肝肾、壮筋骨，内服燕青门补骨方等。解除固定后，可用燕青门上肢熏洗方煎水熏洗患肢，亦可配合手指点穴、推拿按摩，使肩、肘关节的功能早日恢复。

【注意事项】

1. X 线摄片检查时，应包括肩关节和肘关节，以免遗漏这两个部位的骨折和脱位。

2. 整复骨折时手法宜轻柔，忌粗暴，力争一次整复成功，防止移位骨折端损伤桡神经或血管。对分离移位骨折及软组织嵌入者，复位时不宜强求解剖对位。

3. 固定时应防止前侧夹板压迫肘窝，以免影响患肢血运而发生压迫性溃疡。在桡神经沟部不宜放置固定垫，防止桡神经受压而发生麻痹。固定后宜定期做骨 X 线透视，检查骨折断端有无分离移位，密切观察骨折的愈合情况。（图 13 至图 15）

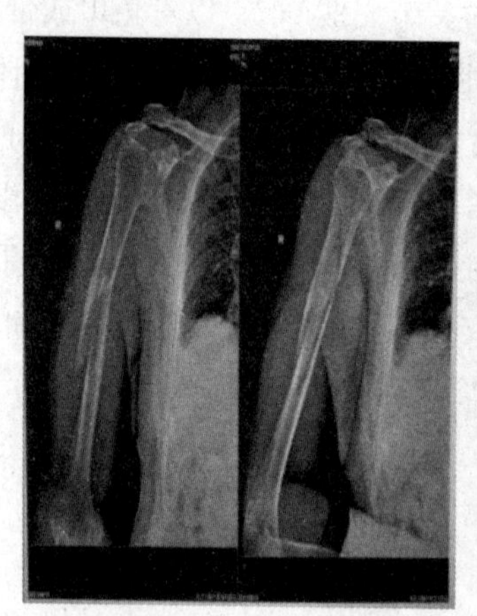
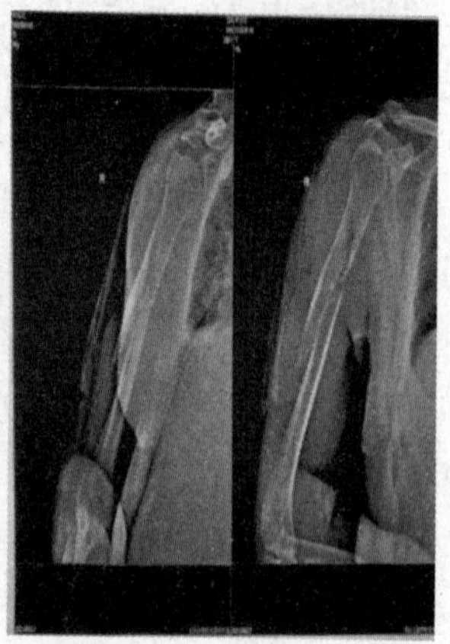

图 13　复位前

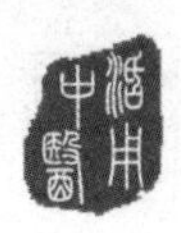

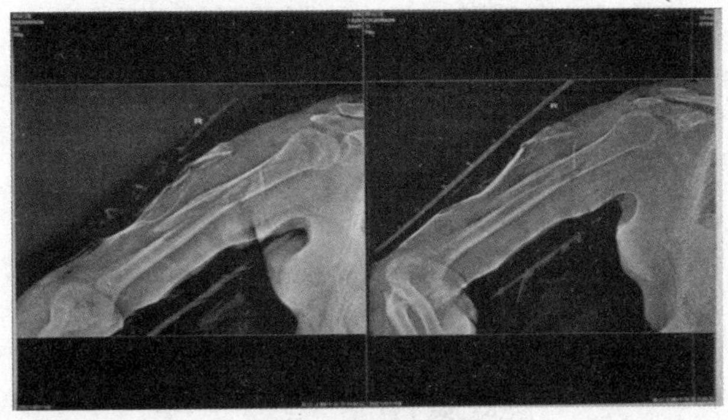

图 14　复位固定后

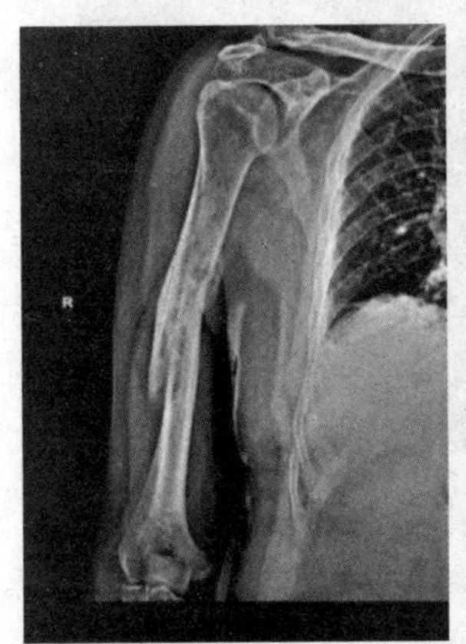

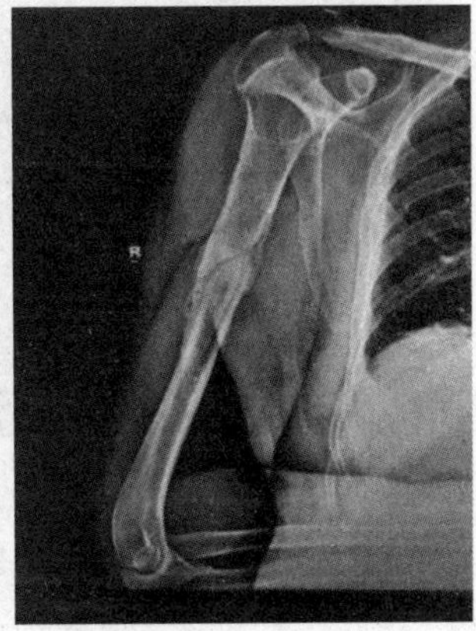

图 15　3 个月后拆除夹板

张某，男，58 岁。

主诉：车祸伤致右上臂肿痛、活动受限 17 小时。

刻下：右上臂肿胀畸形，右腕下垂，拇指压痛明显，可扪及骨擦音。

诊断：右肱骨中段骨折、右侧桡神经损伤。（图 16 至图 18）

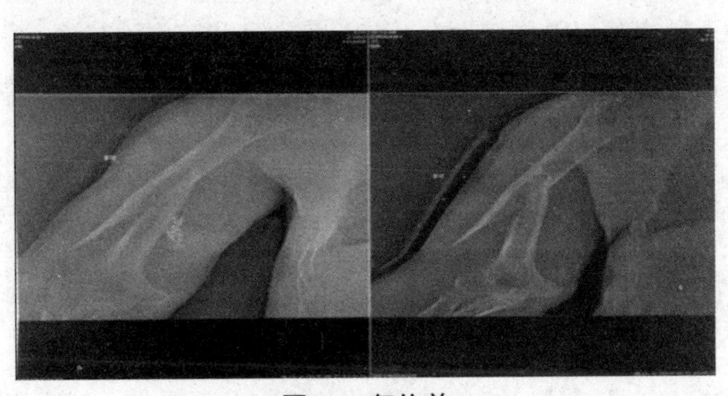

图 16　复位前

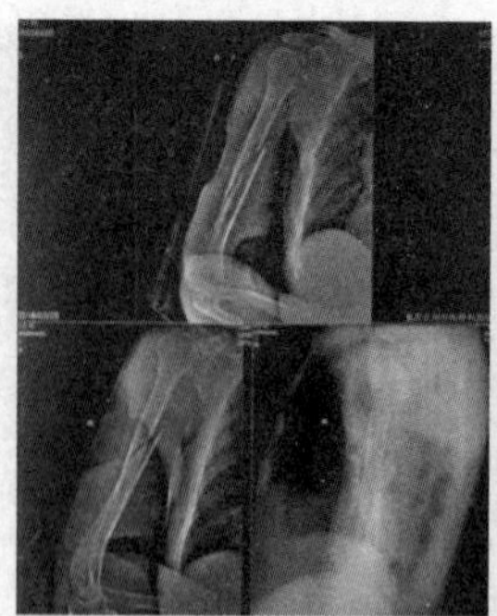
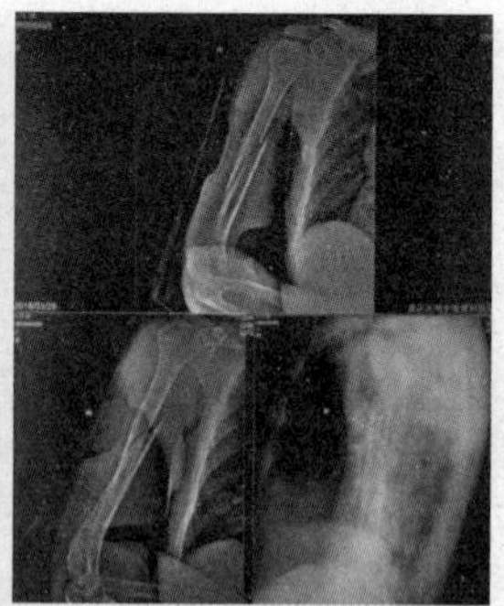

图 17　复位后

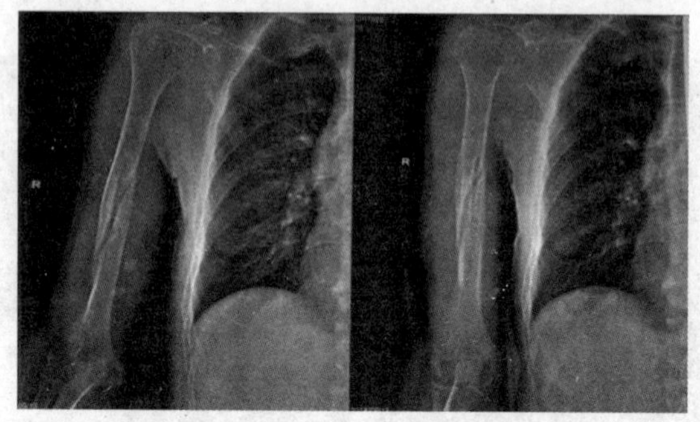

图 18　3 个月后拆除夹板

（国家中医药管理局燕青门正骨疗法流派、
国家级非物质文化遗产代表性传承人　朱怀宇）

守正创新踩压正骨治疗陈旧性盖氏骨折验案

张某，男，13 岁，2021 年 6 月 3 日初诊。

病史：患者半年前因打篮球摔伤致左前臂疼痛，活动受限，静养半年，左腕关节仍疼痛明显，无法负重。前往当地医院行 X 线检查（图 19）：左桡骨中下 1/3 骨折合并下尺桡关节脱位。为求系统治疗，到我院门诊就诊。行健侧腕关节 X 线片无异常，排除先天畸形，明确诊断为左桡骨中下 1/3 陈旧性骨折合并下尺桡关节脱位（陈旧性盖氏骨折）。

治疗：给予手法整复，夹板固定，复查 X 线（图 20）骨折复位，下尺桡关节还纳。

二诊：2021 年 6 月 15 日，复查 X 线（图 21），位置良好，患肢疼痛明显减轻。

三诊:2021 年 9 月 6 日，复查 X 线（图 22），位置良好，肢体功能活动正常。

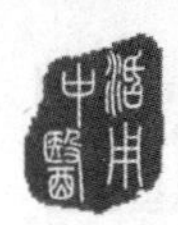

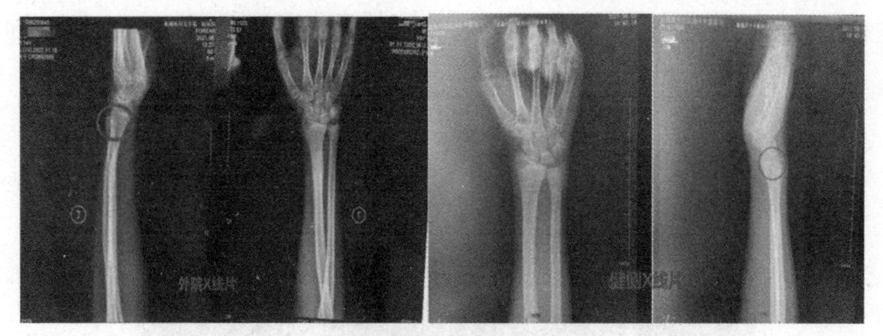

图 19　初诊 X 线

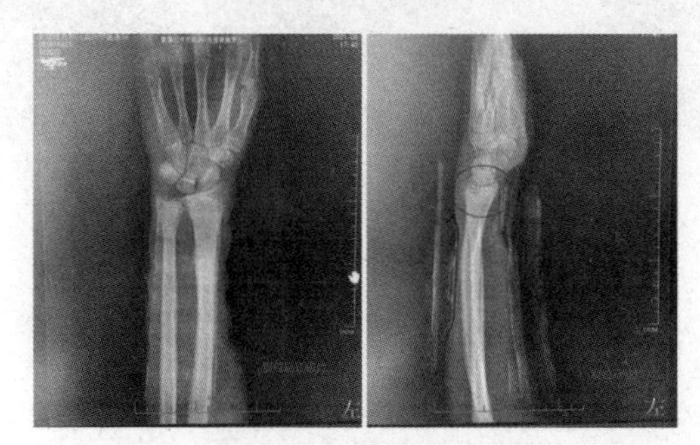

图 20　复位后 X 线

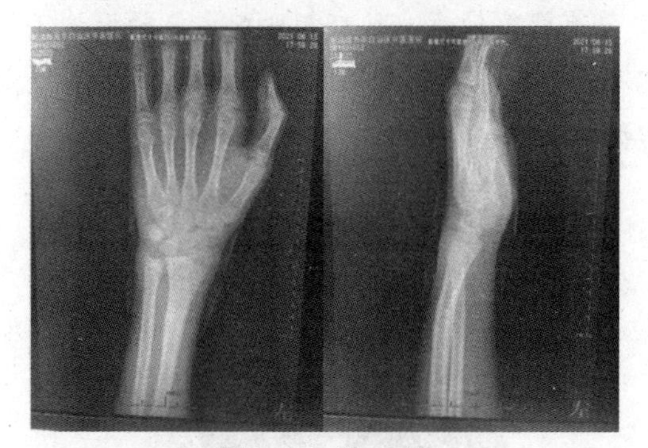

图 21　二诊 X 线

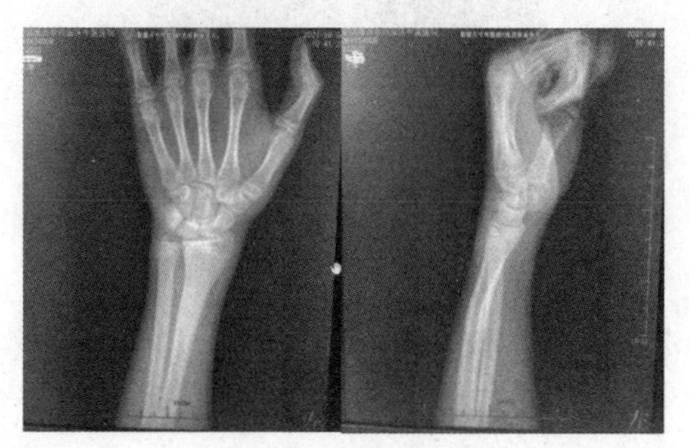

图 22　三诊 X 线

四诊：2022年2月14日，复查X线（图23），位置良好，肢体功能活动正常。

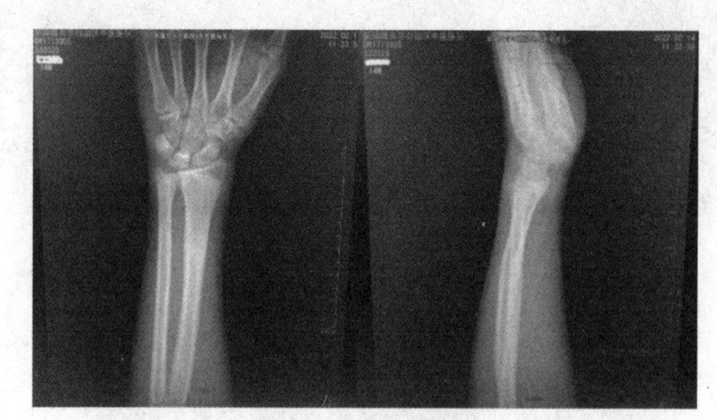

图23　四诊X线

【按语】

1. 儿童桡骨中下1/3骨折合并下尺桡关节脱位(盖氏骨折)，属于青枝型骨折，为不完全骨折，是骨质和骨膜出现皱褶或部分断裂，常有成角、弯曲畸形，有时不明显，或仅有劈裂，如青嫩的树枝被折断状的一类骨折，多见于儿童，常发生在四肢长骨骨干。关节就像轴承，只有相匹配才能很好地工作，如图24所示，患者的腕关节匹配不佳，随着生长发育，桡骨和尺骨的分离会越来越大，如不及时治疗可能导致腕关节功能进一步下降。

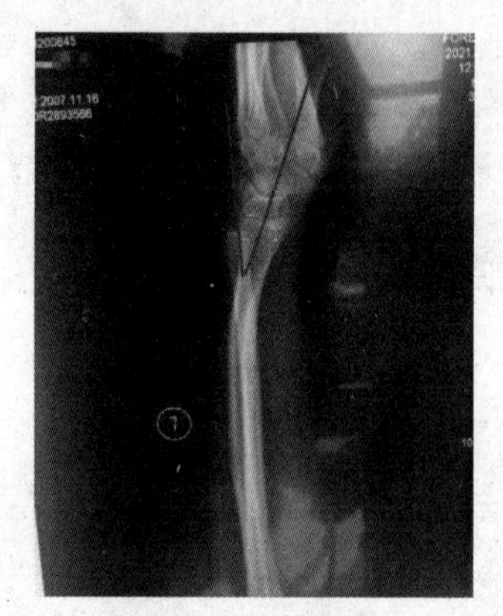

图24　盖氏骨折

2. 面对此类情况，传统治疗方式主要有三种。

(1) 暂不处理，任由骨骼生长，待成年后根据畸形程度进行手术矫形。这种方法于患者而言，要面临近几年的腕关节功能障碍、疼痛及无法负重等情况，还要承担后期手术的风险和费用，甚至需要进行二次手术拆除内固定物。

(2) 石膏或支具固定。此方法可以有效保护腕关节，但石膏或支具都只能起到支撑作用，不能矫正其脱位情况。

(3) 中医正骨夹板固定。因患者受伤时间较长，复位难度大，是否能有效复位结果未知。通过交流沟通，患者及其母亲同意尝试正骨夹板固定治疗。

3. 洛阳郭氏平乐正骨流派主要采取触、摸、揣、探明确骨折情况，给予手法整复，结合杠杆原理利用小夹板复位固定骨折。但此患者骨折时间长，复位难度较大，靠手部力量很难矫正畸形，本着中医学理论机圆法活的本质，我们利用踩压复位法进行治疗，先手摸心会寻找出骨折畸形部位，然后利用足部力量集中、发力猛的特点，在充分牵引的情况下，进行足部施压复位。期间不断询问患者感觉，待其有酸胀感后，进一步发力，患者感酸痛，结合其骨质弹性及韧性较好的特点，持续施压数分钟后，停止复位。结束后，患者活动手腕，明显感觉疼痛缓解，再予前臂小夹板固定，持续加压，利用压垫及绑带配合的杠杆原理再次给予脱位的下尺桡关节一定的纠正力量。

随着现代手术技术的不断进步，中医骨伤中的正骨手法和夹板固定临床使用虽不多见，但它的机制和方法在临床中仍具有指导作用，“简便验廉”的中医特色疗法，让患者朋友有了更好的就医体验。

（首届全国中医临床骨干人才、重庆市“忠州纯针刀”学友　苗德胜）

股骨骨折气血双虚发热验案

刘某，男，53岁，2022年1月17日初诊。

主诉：因车祸伤致“左股骨下段粉碎性骨折”。

刻下：入院时血红蛋白113.00g/L。入院后予消肿止痛、活血化瘀，伤肢骨牵引制动，理疗和中医外治，抗凝，静滴动物多肽类制剂等处理。待完善术前检查后，于2022年1月19日在全麻下行左股骨下段粉碎性骨折有限切开复位内固定+同种骨植骨术。术后予抗感染，消肿止痛、活血化瘀，理疗和中医非药物治疗，指导其功能练习，抗凝，补液，预防应激性溃疡等对症处理。术后第一日，患者出现反复发热，体温高达39.6℃，气短懒言，四肢倦怠，食少，舌淡，脉细无力，伤口无红肿渗出。复查血常规：淋巴细胞0.4×10^9/L、嗜酸性粒细胞0.8×10^9/L、中性粒细胞百分比88.1%、淋巴细胞百分比5.7%、红细胞2.83×10^{12}/L、血红蛋白91.0g/L、红细胞压积26.9%、血小板99.0×10^9/L。考虑可能系术后吸收热，予退热、补液、营养支持、抗感染等处理。第二日患者再次出现反复发热，余症同前。行血培养+鉴定，退热、补液、营养支持等处理。第三日又反复发热，余症同前。复查血常规：淋巴细胞 0.59×10^9/L、中性粒细胞百分比79.0%、淋巴细胞百分比12.3%、红细胞 2.55×10^{12}/L、血红蛋白82.0g/L、红细胞压积24.1%。

初诊：患者发热，血象不高，考虑为气血双虚，予八珍汤合小柴胡汤化裁，以益气养血、健脾开胃等。黄芪100g，人参10g，茯苓10g，白术30g，熟地黄30g，当归30g，川芎30g，白芍30g，柴胡10g，生姜5片，大枣1枚，甘草5g。水煎服，每日1剂，每剂3次，每次150ml。

二诊：服用1剂后体温下降，在38.5℃左右波动，患者出现咳嗽不适，余症同前但减轻。期间患者血培养示无异常。其伤口未见感染迹象。以前方加前胡以降气化痰。黄芪100g，人参10g，茯苓10g，白术30g，熟地黄30g，当归30g，川芎30g，白芍30g，柴胡10g，前胡10g，生姜5片，大枣1枚，甘草5g。水煎服，每日1剂，每剂3次，每次150ml。

三诊：服用5剂后，患者食欲恢复、体温正常。改用桃红四物汤化裁以活血化瘀。黄芪60g，红花10g，茯苓30g，川芎12g，当归12g，牛膝15g，续断15g，熟地黄15g，赤芍15g，桃仁10g，陈皮10g，甘草5g。水煎服，每日1剂，每剂3次，每次150ml。

【按语】

股骨干骨折是指股骨小转子下2～5cm至股骨髁上2～4cm部分的骨折，俗称“大腿骨骨折”，约占全身骨折的6%。近几年随着社会高速发展，车祸等高能量引起比重逐渐增多。股骨干骨折因复杂和创伤严重，并发症较多，譬如成人闭合性股骨干骨折失血量可达1000～1500ml。本案患者受伤时临近春节，又行有限切开复位钉板内固定术，虽然术中创伤小、出血不多，但两次创伤打击、加之术后伤口隐性失血，导致气随血脱，出现气血双虚。《素问·调经论》记载：“人之所有者，血与气耳。”生命的根本在于气血，脏腑、肌肤因气血滋养才能维持其正常生理功能。虽然气与血作用各不同，但行使功能时互相影响。气是血液生成和运行的动力，能生血、行血和摄血；血是气的化生基础和载体，能养气和载气。正如中医学认为“气为血之帅，血为气之母”，所以在股骨干或骨盆骨折出现大量失血后的调理期间，需要注意气血双补，缺一不可。本病因外伤致有形的血液大量流失，机体有形之血不能快速生成，阳气无所依靠，出现阳气外浮，故表象为浑身发热。此时中医治疗依据急则治标原则，当迅速力挽浮越之阳，待浮阳渐渐收敛后，再缓图其本。本病所致气血两虚证系由失血过多而致，病在心、脾、肝三脏。心主血，肝藏血，心肝血虚，故见面色苍白、头晕目眩、心悸怔忡、舌淡脉细；脾主运化而化生气血，脾气虚，故面黄肢倦、气短懒言、饮食减少、脉虚无力。治宜益气与养血并重。《素问·通评虚实论》载："精气夺则虚"，运用八珍汤可以养气血、调营卫、补虚损，达到气血双补，效果颇佳。

八珍汤又称八珍散，首方见元代萨迁编撰的《瑞竹堂经验方》，后金元朱丹溪《丹溪心法》、明代薛己《正体类要》和明代申斗垣《外科启玄》等都收录了八珍散，并略有改动，名八珍汤。《医方考》载："血气俱虚者，此方主之。人之身，气血而已。气者百骸之父，血者百骸之母，不可使其失养者也。是方也，人参，白术、茯苓、甘草、甘温之品也，所以补气；当归、川芎、芍药、地黄，质润之品也，所以补血。气旺则百骸资之以生，血旺则百骸资之以养。"

本病在治疗过程中遵循金元名医李东垣的"甘温除热"理论、孟河医派用药特点，辨病和辨证同时论治。患者虽发热，但非外感所致，乃系血虚郁热，应予补益气血药物。李东垣在《内外伤辨惑论》一书中首创"甘温除热"之理论。孟河医派则代表了中医近代辨治疑难病症的辉煌，是中医近代辨治疑难病症的一面旗帜，临证治法灵活多样，用药"醇正和缓""轻清简约"。在本案例医治中取中医各派经典之精华，熔各派学术于一炉，故获良效。

（首届全国中医临床骨干人才　刘学勇）

督脉走罐结合针刺临床验案三则

澄江针灸学派是以承淡安先生为创始人，多学术传人为追随者而共同形成的学术共同体，是国家中医药管理局首批64家传承工作室建设单位之一。张建斌老师是澄江针灸学派传承工作室负责人，医学博士，教授、主任中医师，博士研究生导师，全国中医临床优才。老师在督脉诊查，诊治各类颈肩腰腿痛、中风、抑郁症、失眠、偏头痛、代谢综合征等方面有深入研究。笔者自2019年起跟张师学习后，将督脉诊察、诊治运用到治疗强直性脊柱炎、失眠、围绝经期综合征等疾病，取效甚宏。

督脉诊查法最早记载于《素问·气府论》："督脉气所发者二十八穴；项中央二，发际后中八，面中三；大椎以下至尻尾及旁十五穴，至骶下凡二十一节，脊椎法也。"《灵枢·刺节真邪论》载："用针者，必先察其经络之虚实，切而循之，按而弹之，视其应动者，乃后取之而下之。"在针刺之前，需要对经络进行具体的诊查，包括经络的虚实，以及皮肤下的病理状况。老师在临床治疗中通过对督脉触诊法及罐诊法观察督脉各个腧穴皮肤的异常、穴位处的肌张力异常以及穴位局部触诊时是否有压痛或条索、硬结等来确定穴位、诊察病情、指导临床、分析预后。

案1：强直性脊柱炎验案

阿男，51岁。

主诉：颈项背部及腰骶部僵硬不适9年余，加重6天。

刻下：患者拄拐行走，表情淡漠，不喜交流，行走时背部躬曲，转身不利，不能俯卧，双侧肩关节不能上举，头痛剧烈以后枕痛为主，睡眠差，舌暗，苔黄腻。

督脉诊察手法：用右手食、中、无名三指，中指放于患者督脉棘突上，食指和无名指置于两侧，左手加压于右手，从上而下进行滑行触诊。发现第3、7、9、11胸椎棘突旁及腰骶部（肺腧、膈俞、肝俞、脾俞、三焦俞）均触及僵硬条索并有明显压痛。这是治疗的重点部位。

治疗：从第7颈椎棘突至腰骶部均匀涂抹橄榄油（本院院内制剂），往返滑动玻璃罐，走罐过程中于大椎、风门、心俞、肝俞、膈俞、脾俞、三焦俞及腰骶部均见紫暗罐痧，患者第3～9胸椎脊椎的两侧皮下、腰骶部有明显的结节，脊柱两侧肌肉较紧张。走罐后在其痛点及紫暗点用0.30mm×70mm针灸针沿皮针刺，并在患者出痧点余穴位常规针刺，留针25分钟。

治疗14次后，患者症状明显好转。睡眠可，心情愉悦，面色红润，头痛基本消失，双侧肩关节可自由抬举，转身轻松，腰骶部晨起时僵硬减轻，可俯卧。

【按语】

督脉为“阳脉之都纲”“总督诸阳”。督脉“起于少腹以下骨中央……至少阴与巨阳中络者，合少阴上股内后廉，贯脊属肾，与太阳起于目内眦，上额交巅上，入络脑，还出别下项，循肩髆内，夹脊抵腰中，入循膂络肾。”根据经络所过，主治所及，患者颈项部及腰骶部僵硬，活动受限，通过走罐刺激督脉经穴皮部及针刺各个出痧点可调理脏腑，疏通经脉。患者长期心情抑郁，出痧点在心俞、肝俞、膈俞，正体现了背俞穴可调理脏腑功能的作用。

案2：围绝经期综合征验案

帕女，58岁。

主诉：烦躁易怒、心悸3年余，加重5天。

刻下：烦躁不安，心悸，时有前胸汗出，面色暗，睡眠差，多梦易醒，大便干，小便偶有刺痛感。

督脉诊察法：患者在心俞、肝俞、膈俞、脾俞、次髎、下髎处触及压痛，并在肝俞两侧触及条索。

治疗：患者俯卧位，均匀涂擦巴达木油（本院院内制剂），沿心俞、督俞、膈俞、肝俞、脾俞至次髎、下髎走罐，于心俞、膈俞、肝俞处见浅紫色罐痧，用0.30mm×70mm针灸针在出痧处沿皮针刺，用0.30mm×40mm针灸针在心俞、督俞、脾俞、次髎、下髎处直刺，留针25分钟。

治疗7次后，患者心情愉悦，烦躁易怒明显改善，四肢感温，全身轻松。

【按语】

脑为元神之府，神志与脑密切相关，督脉总督一身之阳气，直接“入脑”并与人体全身经络和脏腑存在广泛的联络，督脉及其脊柱段的一些特定腧穴与情志之间存在高度的相关性。因此在督脉走罐及针刺结合治疗后患者心情好转，烦躁、易怒等症状明显改善，疗效显著。

案3：失眠验案

努女，61岁。

主诉：睡眠困难1年余，加重2周。

病史：患者1年前出现睡眠困难，白天、夜间均难以入睡，伴头晕，四肢无力，不思饮食。诊察：用拇指或食指垂直按压，先轻后重，先浅层再深层，在大椎、厥阴俞、心俞、膈俞、肾俞、胃俞处触及压痛，并在厥阴俞及心俞间触及条索。

治疗：患者取俯卧位，均匀涂擦巴达木油（本院院内制剂），沿督脉走罐，用0.30mm×70mm针灸针在厥阴俞、心俞处沿皮针刺，其余穴位用0.30mm×40mm针灸针直刺，留针25分钟。

患者2次治疗后睡眠改善，夜间可入睡2～3小时，治疗8次后夜间睡眠达6～7小时，且醒后无劳累感。

【按语】

“经脉所过，主治所及”。选取督脉经穴，不仅可直接调节脑神，亦可调五脏。另外，督脉为阳脉之海，调节督脉也可协调阴阳，使“阴平阳秘，精神乃治”。

《针灸大成》中谈道：“以人之脉络，周流于诸阳之分，譬犹水也，而督脉为之督纲，故名曰海焉。”非常明确的说明了督脉为阳脉之海，总督一身之阳气，统领诸经，对各经病变均有调整作用，刺激督脉经穴可调理脏腑，疏通经脉。督脉的循行，起于下腹部，从会阴出向后向上行于脊柱的内侧达到项后风府，从风府进入脑内上行到头部，再下行到鼻尖。督脉入脑，为“髓海”，脑是人的高级中枢，脊髓是低级中枢，而督脉的路线与脊髓有重复的地方。即督脉与人的神智、精神状态有着非常密切的关系，因此髓海充盈便可使睡眠改善。督脉有“循脊”“贯脊”“夹脊”“并脊”而行的特点，提示其循行并非“线”而呈“带状”，脊柱的病变可以用督脉来治疗。

皮部是机体直接接触外界的最浅表部分，是感受外界气候、寒温等变化，并对这些变化具有调节和适应功能的组织，具有抗御外邪、保卫机体的作用。膀胱经主一身之表，督脉为阳脉之海，任、督、冲三脉一源三歧。沿背部膀胱经及督脉走罐，有开泄腠理、扶正祛邪之功，还可沟通阴阳、调理十四经络，调整三条经脉气血。同时，五脏精气输注于背部，为背俞穴，因此背部走罐还可刺激各脏腑相应背俞穴，激发五脏功能，使五脏调和，恢复其正常的生理功能。因此，运用督脉诊察及督脉走罐法治疗疾病有独特的疗效，值得更系统全面的分析总结。

（首届全国中医临床骨干人才　木巴热克·麦麦提）

验案两则

科技改善了生活。伴随着科技的进步，人们的生活习惯及使用工具也发生了相应改变，由此导致了社会的疾病谱也产生了相应的变化。在人们的日常生活与工作中，因为一些不正确的姿势如久坐、久站、外伤、甚至不正确的锻炼或者生活方式等，皆可引起脊椎小关节的错位与紊乱，而出现颈肩腰腿痛、头晕、乏力、四肢麻木等症状。人体是一个整体，脊柱关节的紊乱亦可进而影响脏腑的气血与结构形态，滋生很多与脊柱相关的内科疾病。正如《素问·生气通天论》所说“骨正筋柔，气血以流”，部分内科疾病源于“骨不正，筋不柔，气不畅，血不流”，如眩晕、头痛、视物模糊、耳鸣、吞咽不适、咳喘、声音嘶哑、腰痛等疾病，传统的中药、针灸对于脊柱的结构形变治疗手段有限。虽然现代医学整脊手法中解剖筋骨体系越来越细化标准，然而缺乏中医气血思维，筋骨全赖气血滋养，才能保持正常的形态和功能。当下，本着从治疗疾病根本病因的理念，着力解决提升传统中医与现代医学之不足，努力为患者优化治疗方案，尽量减少治疗痛苦，竭力提升治疗效果，使疗效更加稳定、确切，同时彰显出传统中医治疗之特色，为临床治疗疑难杂症提供新的治疗思路与路径。

正骨手法广泛吸取冯氏、龙氏正骨之理念，充分发挥小杠杆整脊之优势，以提升疗效，减轻痛苦、追求治愈为目的。不断摸索总结，及时融入传统中医整体

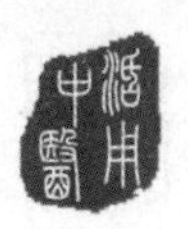

观念，始终考虑局部与整体的关系，气血与筋骨、筋骨与脏腑之联系。在内科疾病治疗中，五运六气之辨证思维与传统中医辨证论治之思维相结合，从而体现出疾病与身体上下、内外、表里、结构与功能皆一气周流、气血相应，杂合以治，择优而取，尽显中医疗效之神奇。

案1：中医整脊巧治小儿颈椎侧弯畸形验案

患者，男，9岁。

主诉：头晕，颈肩部疼痛伴活动不利1周。

病史：患者躺床玩手机2天，因姿势不正，睡觉后起床即觉颈肩疼痛伴头晕，行颈椎X线检查：颈椎生理曲度变直，右侧寰枢关节间隙变窄，$C_{3/4}$右侧椎间孔狭窄（图25）。

整脊治疗：颈肩局部拿法、㨰法、拇指指腹弹拨僵紧肌肉，从颈项向肩两侧各手法分别操作6遍，力量做到轻柔渗透，局部僵紧肌肉松解为度，然后予以侧卧位定点旋转扳法，调整颈椎旋转及寰枢椎侧偏，再以坐位冯氏整脊手法——定点旋转拔伸提拉颈椎手法，矫正颈椎生理曲度变直，8～10分钟结束，患者自觉症状马上减轻、无须颈托固定，嘱其回家平躺休息，切莫再长时间低头或歪头，结合桂枝加葛根汤4剂，早晚各服1次，隔日手法复诊治疗1次，1周后颈椎基本恢复正常形态，症状消失，半年后复诊未见异常，功能自如（图26和图27）。

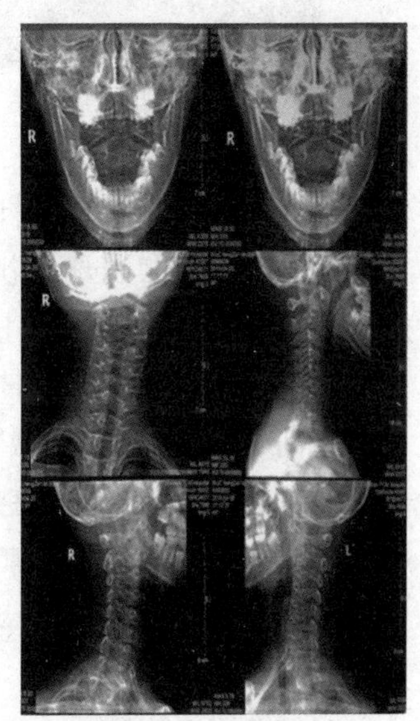

图25　治疗前

案2：潜阳封髓丹治疗皮肤瘙痒验案

康某，女，66岁，2021年12月9日初诊。

主诉：头面部、四肢部、躯干部皮肤瘙痒、红疹、脱屑4年余，加重2个月余。

病史：4年前发带状疱疹，头面部逐渐发红肿，瘙痒、干燥脱皮，夜寐差症状加重；2个月前四肢、躯干部渐发红疹、瘙痒、少量脱屑、偶有脸部抽搐；曾用激素、中药治疗。免疫、肝功能检查均无明显异常；过敏原检查：粉尘、花粉过敏。

刻下：服药后面部瘙痒减轻，面红色减，纳呆、反酸、胃灼热、呃逆，腹部不胀不痛，晨起口苦、不干，饮水较少，喜饮热水，易流涎，大便不成形、每日3～4次，小便正常，入睡困难且易醒。舌瘦小暗红，苔薄微黄，脉弦细。

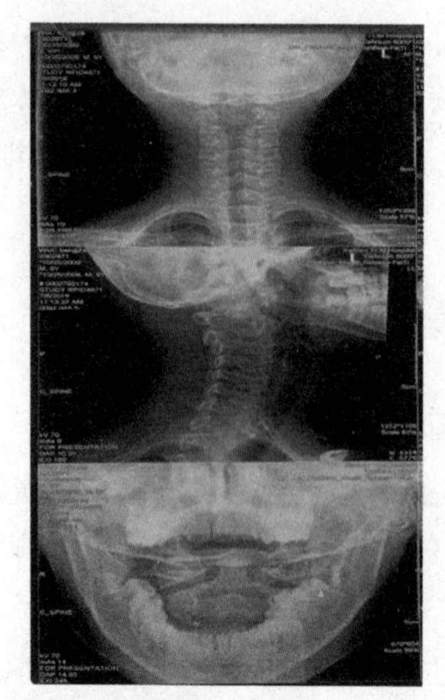

图 **26**　治疗后

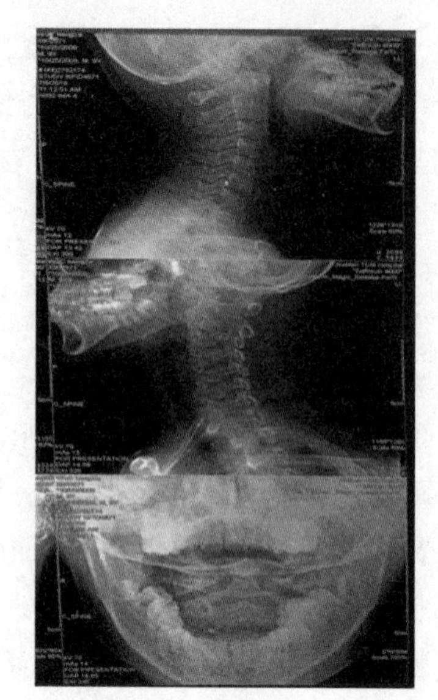

图 **27**　治疗后

诊断：瘙痒（脾胃阳虚证）。

处方：潜阳封髓丹。附子 20g，炙龟板 12g，砂仁 15g，黄柏 6g，肉桂 3g，炙甘草 30g。自煎 4 剂，每日 1 剂，内服，煎 2 遍，分 2～3 次服用。

二诊：2022 年 1 月 5 日，诉头面暗红略肿伴躯干四肢瘙痒较前大为减轻。服药期间，面部瘙痒较前减轻，脱皮基本消除，耳鸣消除，打嗝、矢气较前大为减少，颜面略暗肿，周身瘙痒，进食甜食后容易反胃酸至咽喉处，双目昏花较前缓解，晨起口苦不干，平素饮水较多，纳可，寐差，入睡困难，眠浅易醒，大便偏稀，日 2～3 次，饭后即有便意，夜尿 1～2 次。舌淡暗红，苔薄灰，脉细略弦。

诊断：瘙痒（虚火上炎证）。

处方：潜阳封髓丹。附子 30g，炙龟板 20g，砂仁 15g，黄柏 6g，炙甘草 30g。自煎 5 剂，每日 1 剂，内服，煎 2 遍，分 2～3 次服用。

面对症情复杂之内科疾病，严守中医治病之法度，紧扣中医火神派辨阴火要诀，用治阴火之潜阳封髓丹处方思路；用刁氏正骨手法——侧卧位斜扳颈椎调整颈椎 3 次，虽多年之沉疴，亦可效如桴鼓，至今疗效稳定未再复发，凸显中医疗效之显著。

临床诸多疑难杂症，在常规治疗方法不佳时，可通过整脊手法结合中医针灸、方药，来突破常规治疗的思维桎梏，常常可另辟蹊径，柳暗花明又一村。

（首届全国中医临床骨干人才　雷应）

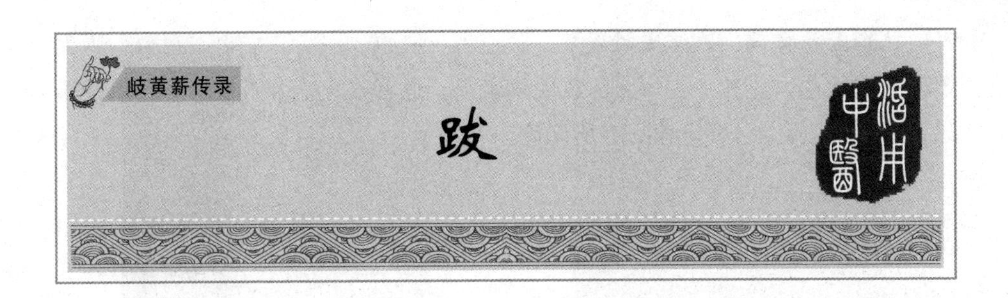

跋

医道者，道也。医道之兴，传也，承也，而后有所立也。壬寅之岁，师陈公撷众贤撰成《岐黄薪传录》，予幸阅后而跋之。是编博涉医药、天文、易理、术数、时运等，载法承方而悟成方，集文于人而用于人。启先贤，创新本，分立各派而又医一统。披坚执锐，奋楫扬帆，如川流赴海，奔腾不息。

吴中孟河，医道之盛，名家辈出。昔有恽老辑《群经见智录》驳《灵素商兑》，挽中医于存亡。倡和法以缓图之，顺人运而法方药。龙砂之黄煌，问触腹诊并重，精方证以应人，准药证而起疾。再龙砂之植山，本五运六气，创三阴三阳开阖枢。嗟呋！人身无处无阴阳开阖枢乎！仰之弥高，钻之弥坚，皆乃今世之大家矣。又时病时方，脑血辨证之论，血浊援药之理，无不惊叹耳。法衡通于胃肠，通则通矣；圆疏利于三焦，利则利也。宗小方，大病以胃；合联方，沉疴得起。是胃肾为本为先，犹兵马未动粮草先行也。药引上下，针通内外；脏腑阴阳，各有其经。循经探源流，究针秀绝技。意力气轴承相合，筋骨脉正柔并济。传于经典，承于家学，悟有新法，证穷内理，医道之勃兴耶！

大儒稀龄以传道，学子扬志而探幽。盖济世者，凭乎术；愈疾者，仗乎法。术法者，不可缺也；新悟者，亦可为据而传也。温通之于经筋，微型癥瘕之于肺损络伤，痰瘀血浊之于眩晕头痛，五行时空之于脊柱阴阳等，理法有序，何不效乎？工巧乎技，文韵乎思。字字珠玑，得君子之妙；笔笔生花，书惊世之举。

宏伤寒内难之道，辨时运气运之变。常理者常也，气血阴阳之升降出入者也，又脏腑经络之交会贯通者也。变者亦常也，因理也。遵传统用传统法，疗慢病久病；时运气定运气方，破疑难杂症。据周期而辨证论治，由轻重以蚕食除疾。督脉有方，诊察得之；阴阳失衡，引而导之。无是乎针、灸、药、推等，皆有所发也。

情到人心暖，针至病无踪。品诸贤之智，莫不若食饕餮盛宴。其辨病证体之异同，证药味之攻补，针推刀之精毫，明如指掌。余医识匮乏，读之亦如蔗境弥甘，不少迷惑次第明晰。真真是有益于医道者也！

九野云龙腾翔，八纮虎风逐梦。医道者，明也。医者，仁也，智也，为人矣。斯编活法，非独一为津梁，在使病者起、危者安也。余不敏于学，粗词廖语，以为跋。望诸不绝于学，有所裨益。

周康艳

壬寅年庚戌月

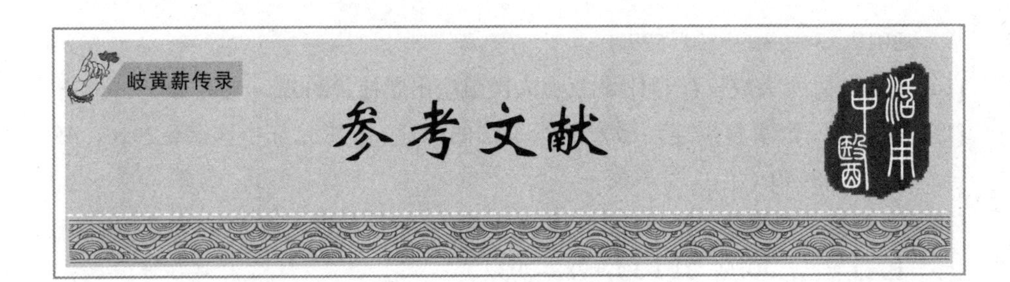

[1] 马翻过，方文岩.《伤寒论》腹诊及其应用[J]. 江苏中医药，2019，51（9）：76–78.

[2] 田婷. 急性脑出血中脏腑证的临床特点[J]. 中医临床研究，2020，12（23）：12–15.

[3] 邵春梅，王淑敏.ICU气管切开患者肺部感染危险因素分析及护理对策[J]. 中华现代护理杂志，2016，22（15）：2097–2100.

[4] 朱玲，罗颂平. 罗颂平从阴阳论治卵巢早衰[J]. 中国中医基础医学杂志，2020，26（6）：841–843.

[5] 朱玲，郜洁，罗颂平. 岭南罗氏妇科调经特色浅析[J]. 环球中医药，2015, 8（7）：777–779.

[6] 李晶晶，周英. 从《景岳全书·妇人规》调经学术思想论岭南罗氏妇科的传承与发展[J]. 浙江中医杂志，2021，56（4）：263–265.

[7] 张景岳. 景岳全书[M]. 太原：山西科学技术出版社，2006.

[8] 夏云，温骏，娄必丹. 湖湘针推学术流派"五经配伍"论治中风后尿失禁[J]. 中国针灸，2017，37（1）：66–68.

[9] 刘密，雷毅军，刘迈兰，等. 湖湘五经配伍针推学术流派"灸经治脏"学术思想剖析[J]. 中华中医药杂志，2015，30（10）：3423–3426.

[10] 柯超，邓泽成，单生涛，等. 湖湘针推学术流派"五经配伍"治疗小儿脑瘫[J]. 长春中医药大学学报，2018，34（6）：1116–1118，1214.

[11] 孙广仁，郑洪新. 中医基础理论[M]. 北京：中国中医药出版社，2012.

[12] 林建荣，万文蓉."从阳引阴，从阴引阳"与"阳中隐阴，阴中隐阳"研究概述[J]. 中华中医药杂志，2017，32（8）：3638–3640.

[13] 许慎. 说文解字[M]. 沈阳：辽海出版社，2014.

[14] 孟子. 孟子[M]. 上海：上海古籍出版社，2016.

[15] 李晓雷，刘延祥，吴滨江，等. 张氏针灸学术流派研究[J]. 中医学报，

2019，34（3）：521–527.

[16] 张缙 . 针灸大成校释 [M]. 北京：人民卫生出版社，2009.

[17] 张鸿麟 . 张缙教授连动激发经气手法的研究 [J]. 黑龙江中医药，2016，45（5）：48–49.

[18] 屠燕捷，方肇勤，郭永洁 . 叶天士卫气营血辨证标准与理法方药 [J]. 中华中医药杂志，2016，31（3）：788–793.

[19] 叶桂 . 温热论 [M]. 北京：人民卫生出版社，2007.

[20] 曹魏，李牧，白长川 . 热病传变中“半表半里”的涵义探析 [J]. 中国中医急症，2015，24（12）：2146–2149.

[21] 李杲 . 东垣试效方 [M]. 上海：上海科学技术出版社，1984.

[22] 陈士铎 . 医学全集 [M]. 北京：中医古籍出版社，1999.

[23] 任应秋 . 论温热学派 [J]. 广东医学 ,1963(2):3–7.

[24] 叶天士 . 临证指南医案 [M]. 北京：人民卫生出版社，2006.

[25] 曹泽毅 . 中华妇产科学 [M].3 版 . 北京：人民卫生出版社，2020.

[26] 韩延华，罗颂平 . 妇科名家诊治不孕症临证经验 [M]. 北京：人民卫生出版社，2019.

[27] Elisabeth J.J. Valk, Jan A. Bruijn and Ingeborg M Bajema. Diabetic nephropathy in humans: pathologic diversity [J]. Current opinion in nephrology and hypertension, 2011, 20(3): 285–289.

[28] Zhang L, Long J, Jiang W, et al. Trends in Chronic Kidney Disease in China [J]. N Engl J Med, 2016, 375(9): 905–906.

[29] Yu R, Bo H, Villani V, et al. The Inhibitory Effect of Rapamycin on Toll Like Receptor 4 and Interleukin 17in the Early Stage of Rat Diabetic Nephropathy [J]. Kidney Blood Press Res, 2016, 41(1): 55–69.

[30] 卞蓉 . 基于“先后天共养”理论治疗脾肾气阴两虚之糖尿病肾病的临床疗效 [J]. 世界中医药，2020，15（20）：3117–3120.

[31] 李寿山 . 李寿山医学集要 [M]. 大连：大连出版社，1992.

[32] 孙禄，袁迅玲，杨亚琦，等 . 大黄素对大鼠肾纤维化肾间质中骨形态发生蛋白 –7 表达的影响及意义 [J]. 中医临床研究，2017，9（3）：73–74.

[33] 马玲玲 . 从中医脾胃入手调控自噬对糖尿病肾病的影响 [J]. 中国中西医结合肾病杂志，2019，20（9）：822–823.

[34] 张倩韬，侯敏娜，彭修娟，等 . 基于整合药理学的经典名方当归补血汤防治糖尿病的作用机制研究 [J]. 中国药理学通报，2019，35（9）：1314–1319.

[35] 杨文奎，张永杰，邱晓堂，等 . 滋脾通络胶囊治疗早期糖尿病肾病的临床效果 [J]. 中国医药导报，2016，13（29）：132–135.
[36] 唐容川 . 血证论 [M]. 上海：上海人民出版社，1977.
[37] 张一云，侯鸿达，张永杰，等 . 滋脾通络颗粒对 2 型糖尿病大鼠早期肾病的保护作用 [J]. 中国民族民间医药，2018，27（20）：9–12.
[38] 程亚伟，邱晓堂，丁一，等 . 滋脾通络方对糖尿病肾病大鼠的疗效及作用机制 [J]. 解放军医学杂志，2020，45（4）：453–456.
[39] 蔺亚东，高文静，侯敏，等 . 基于网络药理学探讨芪术颗粒治疗糖尿病肾病的作用机制 [J]. 中国实验方剂学杂志，2019，26（24）：161–168.
[40] 杨曈，林丽 . 重症肌无力的中西医治疗进展 [J]. 神经病学与神经康复学杂志，2018，14（2）：111–116.
[41] 詹晨阳，黄秋霞，张婷，等 . 浅析胡跃强教授基于扶阳“三焦次第”理论治疗郁证的临床经验 [J]. 中医临床研究，2022，14（3）：30–33.
[42] 文秀华 . 从潜阳封髓丹谈阳气通达与潜藏 [J]. 中国中医药信息杂志，2021，28（5）：122–125.
[43] 张存娣 . 中医火神派医案全解 [M]. 北京：军医出版社，2012.
[44] 吴林纳，葛泉希，李芳芳，等 . 基于中医传承辅助平台的《吴佩衡医案》含附子处方用药规律研究 [J]. 湖南中医杂志，2022，38（2）：34–39，63.
[45] 申春悌 . 临界辨证诊治法：孟河医派徐迪华证“临界状态”理论传承与发展 [M]. 北京：中国中医药出版社，2019.
[46] 李玉来，李娜，白平，等 . 赵凯教授治疗风湿热痹临证经验 [J]. 亚太传统医药，2022，18（2）：164–167.
[47] 李满意，娄玉钤 . 热痹的源流及相关历史文献复习 [J]. 风湿病与关节炎，2014，3（4）：42–48，65.
[48] 王铭增，郭会卿，张开，等 . 基于娄多峰教授“虚邪瘀”理论论治热痹病体会 [J]. 风湿病与关节炎，2021，10（9）：44–46，80.
[49] 仝小林，何莉莎，赵林华 . 论“态靶因果”中医临床辨治方略 [J]. 中医杂志，2015，56（17）：1441–1444.
[50] 朱红俊，陆曙 . 五运与六气时空属性的差异探讨 [J]. 中医研究，2020，33（3）：1–3.
[51] 苟筱雯，赵林华，何莉莎，等 . 从态靶辨证谈中医治疗 2 型糖尿病的用药策略 [J]. 辽宁中医杂志，2020，47（4）：1–4.
[52] 仝小林 . 态靶医学——中医未来发展之路 [J]. 中国中西医结合杂志，2021，

41（1）：16–18.
[53] 何莉莎，王涵，顾成娟，等.基于现代疾病诊断的中医诊疗思路及处方策略[J].北京中医药，2016，35（6）：599–602.
[54] 朱红俊，陆曙.《黄帝内经》五运六气理论源流探析[J].国医论坛，2020，35（3）：17–19.
[55] 张劲松.五行的产生与发展过程[J].地方文化研究，2018（1）：1–16.
[56] 任应秋.阴阳五行[M].北京：中国中医药出版社，2020.
[57] 陈久金.陈久金天文学史自选集[M].济南：山东科学技术出版社，2017.
[58] 刘学春，王光涛.余瀛鳌研究通治方论述略[J].中华中医药杂志，2021，36（5）：2741–2742.